Interdisziplinäre Gastroenterologie

Herausgeber: J. R. Siewert und A. L. Blum

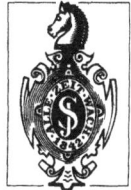

Postoperative Syndrome

Herausgegeben von
J. R. Siewert und A. L. Blum

Unter Mitarbeit von
A. Akovbiantz, J. Alexander-Williams, M. Allgöwer,
A. L. Blum, E. L. Bradley III, M. Classen, P. Danø,
F. Deucher, E. P. Dimagno, H. L. Duthie, H. F. Fehr,
J. T. Galambos, B. L. Gewertz, V. L. W. Go, A. J. Gunning,
K. Gyr, P. R. Hawley, M. L. Hefti, A. M. Hoare, E. Juhl,
L. Kern, H. R. Koelz, G. J. Krejs, D. Löhlein,
J.-R. Malagelada, R. Marshall, F. W. Ossenberg,
R. Pichlmayr, F. Quaade, W. H. Remine, J. K. Ritchie,
E. Schmid, M. Schmid, H. W. Schreiber, J. R. Siewert,
D. A. Simonowitz, A. Sonnenberg, G. A. Stalder,
P. Tondelli, W. D. Warren, T. T. White

Mit 45 Abbildungen

Springer-Verlag
Berlin Heidelberg New York 1980

Prof. Dr. JÖRG RÜDIGER SIEWERT
Klinik und Poliklinik für Allgemeinchirurgie,
Robert-Koch-Straße 40, D-3400 Göttingen

Prof. Dr. ANDRÉ LOUIS BLUM
Medizinische Klinik, Stadtspital Triemli,
Birmendorfstraße 497, CH-8063 Zürich

Titel der englischen Originalausgabe:
Postsurgical Syndromes. First published in English by W. B. Saunders Company Limited, as the May 1979 issue of "Clinics in Gastroenterology".
© 1979 by W. B. Saunders Company Ltd.

ISBN-13: 978-3-540-09137-0   e-ISBN-13: 978-3-642-95341-5
DOI: 10.1007/978-3-642-95341-5

CIP-Kurztitelaufnahme der Deutschen Bibliothek
Postoperative Syndrome. Hrsg. von J.R. Siewert u. A.L. Blum. Unter Mitarb. von A. Akovbiantz... – Berlin, Heidelberg, New York: Springer 1980.
(Interdisziplinäre Gastroenterologie)
Einheitssacht.: Postsurgical syndromes (dt.)
ISBN-13: 978-3-540-09137-0

NE: Siewert, Jörg-Rüdiger [Hrsg.]; Akovbiantz, Aristaks [Mitarb.]; EST

Das Werk ist urheberrechtlich geschützt. Die dadurch begründeten Rechte, insbesondere die der Übersetzung, des Nachdruckes, der Entnahme von Abbildungen, der Funksendung, der Wiedergabe auf photomechanischem oder ähnlichem Wege und der Speicherung in Datenverarbeitungsanlagen bleiben, auch bei nur auszugsweiser Verwertung, vorbehalten.
Bei Vervielfältigungen für gewerbliche Zwecke ist gemäß § 54 UrhG eine Vergütung an den Verlag zu zahlen, deren Höhe mit dem Verlag zu vereinbaren ist.
© by Springer-Verlag Berlin Heidelberg 1980

Die Wiedergabe von Gebrauchsnamen, Handelsnamen, Warenbezeichnungen usw. in diesem Werk berechtigt auch ohne besondere Kennzeichnung nicht zu der Annahme, daß solche Namen im Sinne der Warenzeichen- und Markenschutz-Gesetzgebung als frei zu betrachten wären und daher von jedermann benutzt werden dürften.

Vorwort

Postoperative Syndrome sind ein besonders geeignetes Thema für die interdisziplinäre Gastroenterologie. Internist und Chirurg teilen sich in die Verantwortung für die Entstehung derartiger Syndrome und die Crux ihrer Behandlung. Auch die Diagnostik ist eine gemeinsame Aufgabe, sowohl im Falle eines einzelnen Patienten mit Beschwerden als auch im Rahmen von Erfolgsbeurteilungen chirurgischer Eingriffe.
Die postoperativen Syndrome haben bislang in der Literatur ein Schattendasein geführt. Die wesentliche Ursache mag darin liegen, daß alle Folgekrankheiten nach chirurgischen Eingriffen zu leicht dem Chirurgen angelastet worden sind. Viele postoperative Syndrome sind jedoch unvermeidliche, dem chirurgischen Eingriff zwangsläufig anhaftende Folgen. Mit diesem Buch soll eine objektive Wertung erfolgen. Das größte Anliegen der Herausgeber besteht darin, genügend Fakten für eine sachbezogene Diskussion zu liefern und emotionellen Auseinandersetzungen den Boden zu entziehen.
Die „Postsurgical Syndromes" erschienen 1979 in den „Clinics in Gastroenterology" und wurden anläßlich der deutschen Übersetzung überarbeitet und ergänzt. Der Dank der Herausgeber gilt Herrn Dr. F. Baumgärtel für die Mithilfe bei der Übersetzung und dem Springer-Verlag für Hilfe und Entgegenkommen.

Zürich	J. R. SIEWERT
Göttingen	A. L. BLUM
Frühjahr 1980	

Inhaltsverzeichnis

Kapitel 1
Einleitung: Was ist ein postoperatives Syndrom? J. R. SIEWERT und
A. L. BLUM 1

Kapitel 2
Kosten der postoperativen Syndrome – Eine Kostenanalyse am
Beispiel des Ulcus duodeni. A. SONNENBERG und M. L. HEFTI . . 3
Mit 2 Abbildungen

1	Einleitung	3
2	Definitionen und Annahmen bei der Kostenberechnung . . .	3
2.1	Charakteristika des Patienten	4
2.2	Dauer der Ulcuskrankheit	4
2.3	Kosten einer Erkrankung	4
2.4	Wahl und Beginn der Therapie	4
2.5	Verlauf der internistischen Therapie	5
2.6	Verlauf der operativen Therapie	5
2.7	Der Wert eines Menschenlebens	8
2.8	Kosten des Krankenhausaufenthaltes	8
2.9	Kosten der chirurgischen Therapie	8
3	Methodik	9
3.1	Symbole im Entscheidungsdiagramm	9
3.2	Berechnung der Erwartungskosten	11
3.3	Das Entscheidungsdiagramm für das Ulcus duodeni	12
4	Ergebnisse	12
5	Diskussion	14
	Literatur	17

Kapitel 3
Akute postoperative Störungen. R. PICHLMAYR und D. LÖHLEIN . 19

1	Einleitung	19
2	Postoperative Blutung	20
2.1	Häufigkeit und Bedeutung	20
2.2	Ursachen	21
2.3	Diagnostik	24

2.4 Therapie 26
3   Postoperativer Ileus 27
3.1 Häufigkeit und Formen 27
3.2 Ursachen 27
3.3 Diagnostik 30
3.4 Therapie 31
4   Peritonitis-Sepsis 33
4.1 Häufigkeit und Bedeutung 33
4.2 Ursachen 34
4.3 Diagnostik 35
4.4 Therapie 38
5   Anmerkungen zu anderen akuten postoperativen Erscheinungen 40
5.1 Störungen des Flüssigkeits-, Elektrolyt- und Säurebasenhaushaltes 40
5.2 Störungen des Kohlenhydratstoffwechsels 41
5.3 Störungen der Leberfunktion 42
5.4 Störungen des endokrinen Systems 42
5.5 Störungen des Sensoriums 42
5.6 Störungen des kardiovasculären Systems 43
6   Schlußbemerkung 43
    Literatur 44

Kapitel 4
Eingriffe im Bereich des Oesophagus bei gutartigen Erkrankungen.
J. R. SIEWERT und A. L. BLUM 47
Mit 5 Abbildungen

1   Einleitung 47
2   Störungen nach chirurgischen Eingriffen am oberen Oesophagussphincter (OOS) 48
2.1 Chirurgische Eingriffe am oberen Oesophagussphincter . . . 48
2.2 Klassifikation postoperativer Syndrome 48
3   Störungen nach operativen Eingriffen am tubulären Oesophagus 52
3.1 Chirurgische Eingriffe am tubulären Oesophagus 52
3.2 Klassifikation der postoperativen Syndrome 53
4   Störungen nach Eingriffen am unteren Oesophagussphincter (UOS) 55
4.1 Chirurgische Eingriffe am unteren Oesophagussphincter . . . 55
4.2 Chirurgische Therapie der Refluxkrankheit 57
4.3 Störungen nach allen Typen der Antirefluxchirurgie 60
4.4 Störungen nach Myotomie 71

4.5 Störungen nach Kardiaresektion	72
Literatur	73

Kapitel 5
Postoperative Syndrome nach Oesophagusersatz. A. J. GUNNING und R. MARSHALL 77

1	Einleitung	77
2	Indikationen zur Oesophagusresektion	78
2.1	Benigne Erkrankungen (relative Indikationen)	78
2.2	Maligne Erkrankungen (absolute Indikationen)	78
3	Chirurgische Methoden des Oesophagusersatzes	78
3.1	Magen-, Colon-, Jejunuminterponate	78
4	Postoperative Komplikationen	79
4.1	Nekrose des Transplantates	79
4.2	Anastomoseninsuffizienz – Fistelbildung	81
4.3	Anastomosenstrikturen	86
4.4	Magenretention	88
4.5	Postvagotomiesyndrom	88
4.6	Schmerzen und Unwohlsein	89
4.7	Hämatologische Folgeerscheinungen	89
4.8	Reflux	89
4.9	Störungen beim Essen	90
5	Wahl des Ersatzorgans	91
	Literatur	92

Kapitel 6
Postvagotomiesyndrome. H. R. KOELZ und B. L. GEWERTZ . . 93

1	Einführung	93
2	Techniken der Vagotomie	93
3	Operative Komplikationen	96
3.1	Oesophagusperforation	96
3.2	Blutung	96
3.3	Magenwandnekrose	96
4	Störungen der Oesophagusmotilität	97
4.1	Dysphagie	97
4.2	Gastrooesophagealer Reflux	98
5	Magenentleerung	99
5.1	Verzögerte Magenentleerung	100
5.2	Mit „Mageninkontinenz" assoziierte Störungen	101
6	Duodenogastrischer Reflux	104
7	Cholelithiasis	105
8	Metabolische Folgen	105

8.1 Malabsorption	105
8.2 Anämie	105
8.3 Gewichtsverlust	106
9 Rezidivulcus	106
Literatur	107

Kapitel 7
Postgastrektomiesyndrome. J. ALEXANDER-WILLIAMS und
A. M. HOARE ... 113
Mit 6 Abbildungen

1	Einleitung und Definition	113
2	Gestörte Kardiafunktion	113
2.1	Häufigkeit und Pathophysiologie	113
2.2	Diagnostik	114
2.3	Behandlung	115
3	Dumping, das Syndrom der „Mageninkontinenz"	116
3.1	Physiologie	116
3.2	Pathophysiologie	116
3.3	Häufigkeit	117
3.4	Symptome	117
3.5	Behandlung	118
4	Duodenogastraler Reflux	119
4.1	Definition	119
4.2	Symptome	120
4.3	Diagnostik	120
4.4	Duodenogastraler Reflux nach verschiedenen Magenoperationen	123
4.5	Morphologisches Substrat und Pathophysiologie	123
4.6	Therapie	124
5	Gastritis	126
5.1	Häufigkeit	126
5.2	Die klinische Bedeutung der Gastritis nach Operationen am Magen	127
5.3	Pathophysiologie	128
5.4	Langzeitfolgen der Gastritis nach partieller Gastrektomie	130
6	Mechanische Probleme	131
6.1	Stenose der Anastomose	131
6.2	Das Afferent-loop-Syndrom	133
7	Unzureichende Reduzierung der Säuresekretion	135
7.1	Ursachen des Rezidivulcus	135
7.2	Diagnostik	136
7.3	Behandlung des Rezidivulcus	136

8	Inadäquate Operationsindikation	137
8.1	Psychologische Folgen der Operation	137
8.2	Das Syndrom des Phantom-Ulcus	138
8.3	Cöliakie	138
8.4	Colon irritabile	139
8.5	Biliäre Erkrankungen	139
9	Die Rolle der Endoskopie nach partieller Gastrektomie	139
9.1	Ulceration	139
9.2	Magenerythem und Gallenreflux	140
9.3	Nichtresorbierbares Nahtmaterial	141
10	Metabolische Folgezustände	142
10.1	Anämie	143
10.2	Knochenerkrankungen	144
10.3	Gewichtsverlust	145
	Literatur	146

Kapitel 8
Postoperative Syndrome nach totaler Gastrektomie.
E. L. BRADLEY III 153
Mit 4 Abbildungen

1	Einleitung	153
2	Mangelernährung	154
2.1	Resorptionsstörungen (Malabsorption)	156
2.2	Unzureichende Nahrungsaufnahme	160
3	Anämie	167
3.1	Eisenmangelanämie	168
3.2	Megaloblastische Anämie	170
4	Oesophagitis	171
5	Dumping-Syndrom	172
	Literatur	173

Kapitel 9
Postoperative Syndrome nach Dünndarmresektion. G. J. KREJS . 177
Mit 1 Abbildung

1	Einleitung	177
2	Entscheidende Faktoren für Prognose und Resultat	177
2.1	Ausmaß der Resektion	177
2.2	Proximale oder distale Resektion	179
2.3	Funktionszustand des erhaltenen Dünndarms	179
2.4	Adaptation	180
2.5	Magenhypersekretion nach Dünndarmresektion	182
3	Klinik und Laborbefunde	183

3.1 Diarrhoe 183
3.2 Malabsorption 184
3.3 Laborbefunde 184
4   Therapie 184
4.1 Postoperative Periode 184
4.2 Orale Ernährung 186
4.3 Spezifische Substitutionsbehandlung 187
4.4 Medikamentöse Therapie 187
4.5 Parenterale Ernährung 188
4.6 Chirurgische Behandlung des „Kurzdarmsyndroms" 189
4.7 Behandlung von Begleitzuständen 189
4.8 Vorbeugung 190
    Literatur 190

Kapitel 10
Postoperative Syndrome nach Shuntoperationen zur Behandlung der Fettsucht. E. JUHL, F. QUAADE und P. DANØ 193
Mit 3 Abbildungen

1   Klassifizierung der chirurgischen Eingriffe 193
2   Studie zur Erfassung der Häufigkeit postoperativer Syndrome 193
3   Frühe Komplikationen (Beginn innerhalb von 2 Monaten nach der Operation) 195
3.1 Akute postoperative Komplikationen 195
3.2 Durchfall und durchfallbedingte Komplikationen 195
3.3 Arzneimittelstoffwechsel 197
4   Mittelfristige Komplikationen (Beginn zwischen 3. und 24. Monat nach der Operation) 198
4.1 Nierensteine 198
4.2 Pseudoobstruktion des Colons 198
4.3 Intestinale Pneumatose 199
4.4 Rheumatologische Komplikationen 199
4.5 Lebererkrankungen 199
5 . Späte Komplikationen (Beginn nach etwa 24 Monaten) . . . 201
5.1 Exzessiver Gewichtsverlust 201
5.2 Ungenügender Gewichtsverlust 202
5.3 Vitamin-B 12-Mangel 202
5.4 Osteoporose, Osteomalacie 203
5.5 Gallensteine 203
5.6 Psychiatrische Komplikationen 203
6   Therapie 204
7   Schlußbemerkungen 205
    Literatur 206

Kapitel 11
Bakterielles Kontaminationssyndrom. L. KERN 207
Mit 1 Abbildung

1 Definition 207
2 Die bakterielle Flora des Gastrointestinaltraktes 207
3 Postoperative Syndrome 208
3.1 Magenchirurgie 208
3.2 Dünndarm- und Colonchirurgie 209
3.3 Gallenwegschirurgie 210
4 Klinik, Diagnose und Behandlung 210
  Literatur 211

Kapitel 12
Postoperative Stoma-Probleme nach Eingriffen am Dickdarm.
P. R. HAWLEY und J. K. RITCHIE 213

1 Komplikationen der Colektomie 214
1.1 Sterblichkeit 214
1.2 Peritonitis 214
1.3 Dünndarmverschluß 215
1.4 Die perineale Wunde 215
1.5 Sexuelle Dysfunktion 216
2 Komplikationen der Ileostomie 216
2.1 Die inkontinente Ileostomie 216
2.2 Die kontinente Ileostomie 219
2.3 Neue Methoden zur Erlangung der Kontinenz 221
3 Colostomie 222
3.1 Endständiger Anus praeter 222
3.2 Die kontinente Colostomie 225
3.3 Die doppelläufige Colostomie 225
  Literatur 226

Kapitel 13
Partielle Colektomie und Myotomie. H. F. FEHR und F. DEUCHER 229
Mit 4 Abbildungen

1 Einführung 229
2 Häufige postoperative Komplikationen nach partieller Colektomie 229
2.1 Frühkomplikationen 229
2.2 Funktionelle Störungen der Darmentleerung 232
2.3 Unspezifische Colitis im Bereich der Anastomose und andere Ursachen einer Anämie 235

2.4 Stenosen im Bereich der Anastomose 236
2.5 Adhäsionen 238
3   Spezifische Komplikationen in Abhängigkeit von der Art und
    der Lokalisation der Operation 239
3.1 Hemicolektomie und Colorectostomie 239
3.2 Resektion der Valvula Bauhini mit oder ohne Teile des Ileums 239
3.3 Tiefsitzende Colonteilresektion und andere Operationen am
    Colon 240
3.4 Urologische Komplikationen 240
3.5 Rectumprolapskorrektur mittels IVALON-Sponge-Manschette 241
3.6 Ureterosigmoidostomie 242
3.7 Colomyotomie 242
    Literatur 243

Kapitel 14
Postoperative Komplikationen nach Appendektomie – Adhäsionen
D. A. SIMONOWITZ und T. T. WHITE 245

1   Einleitung 245
2   Akute Komplikationen der Appendektomie 245
2.1 Appendektomie ohne pathologischen Befund 245
2.2 Wundinfektionen 246
2.3 Intraabdominale Abscesse 248
2.4 Sonstige Komplikationen 248
3   Adhäsionen nach Appendektomie 248
3.1 Pathophysiologie 249
3.2 Vorbeugung 250
3.3 Diagnostik 251
3.4 Behandlung 252
4   Spätkomplikationen nach Appendektomie 252
4.1 Intervallappendektomie 252
4.2 Tumoren der Appendix 253
4.3 Hernien 253
4.4 Letalität 254
5   Technische Bemerkungen 254
6   Einteilung der Komplikationen 255
    Literatur 255

Kapitel 15
Rectum und Anus. H. L. DUTHIE 261
Mit 1 Abbildung

1   Mechanismen der Analkontinenz 261
1.1 Muskelapparat 261

1.2 Sensorische Komponenten 264
1.3 Anatomische Merkmale 264
2   Die normale anorectale Funktion 264
3   Die Auswirkung chirurgischer Eingriffe auf die Analkontinenz . 265
3.1 Rectumresektion 265
3.2 Eingriffe zur Behandlung von Hämorrhoiden 266
3.3 Eingriffe zur Behandlung von Analfisteln 268
3.4 Eingriffe zur Behandlung von Analfissuren 270
4   Untersuchungen zur Beurteilung der Inkontinenz 272
5   Wirkung chirurgischer Eingriffe auf die sexuelle Funktion . . 272
6   Zusammenfassung 273
    Literatur 273

Kapitel 16
Postoperative Syndrome nach Eingriffen am Pankreas.
J.-R. MALAGELADA, V. L. W. GO, W. H. REMINE und E. P. DIMAGNO 277

1   Anatomische und pathophysiologische Vorbemerkungen . . . 277
2   Postoperative Syndrome bei primären Pankreasläsionen . . . 280
2.1 Akute postoperative Pankreatitis 280
2.2 Organische Folgen des Operationstraumas 282
3   Postoperative Syndrome aufgrund veränderter Regulations-
    mechanismen der Pankreasfunktion 288
4   Therapeutische Überlegungen zur exokrinen und endokrinen
    Pankreasinsuffizienz 289
4.1 Exokrine Pankreasinsuffizienz 289
4.2 Endokrine Pankreasinsuffizienz 291
    Literatur 292

Kapitel 17
Postoperative Syndrome nach Eingriffen an der Leber.
A. AKOVBIANTZ, M. SCHMID und E. SCHMID 297
Mit 3 Abbildungen

1   Klassifizierung der chirurgischen Eingriffe an der Leber . . . 297
1.1 Lebernaht 297
1.2 Leberresektionen 297
1.3 Cystektomien, Drainageoperationen 298
1.4 Unterbrechung der Blutversorgung 299
1.5 Tamponade 299
2   Postchirurgische Komplikationen und Syndrome 300
2.1 Allgemeine Komplikationen 300
2.2 Spezifische Syndrome nach Resektionen 306

2.3 Spezifische Syndrome nach Eingriffen bei Echinococcosen . . 309
2.4 Spezifische Syndrome nach Ligatur der A. hepatica 310
2.5 Spezifische Syndrome nach Venenligatur 311
Literatur 312

Kapitel 18
Postoperative Syndrome nach Cholecystektomie. P. TONDELLI,
K. GYR, G. A. STALDER und M. ALLGÖWER 315
Mit 3 Abbildungen

1 Das Postcholecystektomiesyndrom (PCS) 315
1.1 Definition 315
1.2 Aetiologie und Klassifikation 316
1.3 Häufigkeit 317
1.4 Abklärung 318
2 Biliäre organische Aetiologie des PCS 318
2.1 Prophylaxe durch intraoperative Untersuchungen 318
2.2 Gallengangsteine 321
2.3 Papillenstenose 325
2.4 Gallengangsstriktur 327
2.5 Langer Cystikusstumpf 327
3 Biliäre nicht-organische Aetiologie des PCS 328
3.1 Metabolische Störungen 328
3.2 Funktionelle Störungen 329
4 Extrabiliäre organische Aetiologie des PCS 329
5 Extrabiliäre nicht-organische Aetiologie des PCS 330
5.1 Irritables Colon 330
5.2 Psychosomatische Störungen 330
6 Zusammenfassung 330
Literatur 331

Kapitel 19
Papillotomie und bilio-digestive Anastomose. M. CLASSEN,
F. W. OSSENBERG und H. W. SCHREIBER 337
Mit 10 Abbildungen

1 Die Funktion des Sphincter Oddi: Indikation zu seiner Durchtrennung und Folgen 337
1.1 Die physiologische Bedeutung des Sphincter Oddi 337
1.2 Pathophysiologische Folgen des Funktionsverlustes des Spinc-
  ter Oddi 338
1.3 Präoperative Diagnostik zur Vermeidung postoperativer Syndrome 339

2	Indikationen für die Sphincterotomie (Papillotomie) oder bilio-digestive Anastomose	340
2.1	Sphincterotomie, Papillotomie	340
2.2	Bilio-digestive Anastomosen	340
3	Papillotomie, Sphincterotomie, Sphincteroplastik	340
3.1	Chirurgische Verfahren	341
3.2	Endoskopische Verfahren	342
3.3	Komplikationen	343
3.4	Syndrome nach chirurgischer und endoskopischer Papillotomie	343
4	Bilio-digestive Anastomosen	347
4.1	Operationsverfahren	347
4.2	Postoperative Syndrome	348
4.3	Diagnostik und Therapie	350
	Literatur	355

Kapitel 20
Postoperative Syndrome nach Shuntoperationen bei portaler Hypertension. J. T. GALAMBOS und W. D. WARREN ... 359
Mit 2 Abbildungen

1	Klassifizierung von Patienten für die Shuntchirurgie	359
2	Klassifizierung der Shuntoperationen	360
3	Verfahrenswahl bei Shuntoperationen	360
4	Wahl des Zeitpunktes für eine Shuntoperation	361
5	Postoperative Syndrome nach Shuntoperationen	363
5.1	Frühe postoperative Komplikationen	365
5.2	Späte postoperative Komplikationen	374
6	Lohnt sich die Shuntchirurgie?	378
	Literatur	378
	Sachverzeichnis	381

Mitarbeiterverzeichnis

AKOVBIANTZ, A., Prof. Dr. med.
Chefarzt der Chirurgischen Klinik, Stadtspital Waid, Tièchestraße 99, CH-8037 Zürich

ALEXANDER-WILLIAMS, J., MD, ChM, FRCS, FACS
Honorary Clinical Senior Lecturer, University of Birmingham; Consultant Surgeon, United Birmingham Hospitals; External Scientific Staff, Medical Research Council, Birmingham, GB

ALLGÖWER, M., Prof. Dr. med.
Vorsteher des Departments für Chirurgie der Universität Basel, CH-4031 Basel

BLUM, A. L., Prof. Dr. med.
Medizinische Klinik, Stadtspital Triemli, Birmendorfstraße 497, CH-8063 Zürich

BRADLEY, E. L., III, MD
Associate Professor of Surgery, Emory University, Atlanta, Georgia; Director, Elective Surgical Service, Grady Memorial Hospital; Staff Surgeon, Emory University Hospital; Consultant, Atlanta Veterans Administration Hospital, Atlanta, Georgia, USA

CLASSEN, M., Prof. Dr. med.
Abteilung für Gastroenterologie, Johann Wolfgang Goethe-Universität, Theodor-Stern-Kai 7, D-6000 Frankfurt/Main 70

DANØ, P., MD
Department of Medicine, Frederiksborg County Hospital, Elsinore, Denmark

DEUCHER, F., Prof. Dr. med.
Chirurgische Klinik, Kantonspital Aarau, CH-5001 Aarau

DIMAGNO, E. P., MD
Associate Professor of Medicine, Mayo Medical School; Consultant in Gastroenterology, Mayo Clinic, Rochester, Minnesota, USA

DUTHIE, H. L., MD, ChM, FRCS
Professor of Surgery, University of Sheffield, Sheffield, GB

FEHR, H. F., Dr. med.
Leitender Arzt der Gastroenterologischen Abteilung, Medizinische Klinik, Kantonspital Aarau, CH-5001 Aarau

GALAMBOS, J. T., MD
Professor of Medicine and Director, Division of Digestive Diseases, Emory University School of Medicine, Atlanta, Georgia, USA

GEWERTZ, B. L., MD
Assistant Professor of Surgery, Southwestern Medical School, Dallas; Department of Internal Medicine and Department of Surgery, University of Texas, Dallas, Texas, USA

GO, V. L. W., MD
Professor of Medicine, Mayo Medical School, Consultant in Gastroenterology, Mayo Clinic, Rochester, Minnesota, USA

GUNNING, A. J., MA, FRCS, FACS
Clinical Lecturer in Surgery, University of Oxford, Consultant Cardiothoracic Surgeon, Radcliffe Infirmary, Oxford, GB

GYR, K., Prof. Dr. med.
Universität Basel, Abteilung für Gastroenterologie, Kantonspital Basel, CH-4031 Basel

HAWLEY, P. R., MS, MB, FRCS
Consultant Surgeon, St. Mark's Hospital, London, GB

HEFTI, M. L., Dr. med.
Schweizer Rückversicherungsgesellschaft, CH-8000 Zürich

HOARE, A. M., MB, MRCP
Consultant Physician, Wycombe General Hospital High Wycombe, Buckinghamshire, GB

Juhl, E., MD
Associate Professor, University of Copenhagen, Department of Medicine, Division of Hepatology, Hvidovre Hospital, Copenhagen, Denmark

Kern, L., Dr. med.
Medizinische Klinik, Stadtspital Triemli, Birmendorferstraße 497, CH-8063 Zürich

Koelz, H. R., MD
Department of Internal Medicine and Department of Surgery, Southwestern Medical School, University of Texas, Dallas, Texas, USA

Krejs, G. J., MD
Associate Professor of Internal Medicine, University of Texas Health Science Center at Dallas, Southwestern Medical School, and Senior Attending Gastroenterologist, Parkland Memorial Hospital and Veterans Administration Medical Center, Dallas, Texas USA

Löhlein, D., Privatdozent, Dr. med.
Medizinische Hochschule Hannover, Klinik für Abdominal- und Transplantationschirurgie, D-3000 Hannover 1

Malagelada, J.-R., MD
Associate Professor of Medicine, Mayo Medical School; Consultant in Gastroenterology, Mayo Clinic, Rochester, Minnesota, USA

Marshall, R., MD, FRCP
Clinical Reader in Chest Diseases, University of Oxford, Honorary Consultant Chest Physician, Churchill Hospital, Oxford, GB

Ossenberg, F. W., Privatdozent, Dr. med.
Oberarzt der I. Medizinischen Abteilung des Allgemeinen Krankenhauses Hamburg-Barmbeck, Rübenkamp 148, D-2000 Hamburg 60

Pichlmayr, R., Prof. Dr. med.
Leiter der Klinik für Abdominal- und Transplantationschirurgie, Medizinische Hochschule Hannover, D-3000 Hannover 1

Quaade, F., MD
Professor, University of Copenhagen; Department of Medicine, Division of Endocrinology, Hvidovre Hospital, Copenhagen, Denmark

ReMine, W. H., MD
Professor of Surgery, Mayo Medical School, Consultant in Surgery, Mayo Clinic, Rochester, Minnesota, USA

RITCHIE, J. K., DM, MRCP
Clinical Assistant, St. Mark's Hospital, London, GB

SCHMID, E., Priv.-Doz., Dr. med.
Chirurgische Klinik, Stadtspital Waid, CH-8037 Zürich

SCHMID, M., Prof. Dr., med.
Chefarzt der Medizinischen Klinik, Stadtspital Waid, CH-8037 Zürich

SCHREIBER, H. W., Prof. Dr. med.
Direktor der Abteilung für Allgemeinchirurgie, Chirurgische Universitätsklinik Hamburg-Eppendorf, Martinistraße 52, D-2000 Hamburg 20

SIEWERT, J. R., Prof. Dr. med.
Klinik und Poliklinik für Allgemeinchirurgie, Robert-Koch-Straße 40, D-3400 Göttingen

SIMONOWITZ, D. A., MD
Assistant Professor of Surgery, University of Washington; Surgeon, Harborview Medical Center, University of Washington Hospitals, Seattle, Washington, USA

SONNENBERG, A., Dr. med.
2. Medizin. Klinik, Moorenstraße 5, D-4000 Düsseldorf

STALDER, G. A., Prof. Dr. med.
Universität Basel, Abteilung Gastroenterologie, Kantonspital Basel, CH-4031 Basel

TONDELLI, P., Privatdozent Dr. med.
Universität Basel, Department für Chirurgie, Kantonspital Basel, CH-4031 Basel

WARREN, W. D., MD
Professor and Chairman, Department of Surgery, Emory University School of Medicine, Atlanta, Georgia, USA

WHITE, T. T., MD
Clinical Professor of Surgery, University of Washington, Surgeon, Swedish Hospital, University of Washington Hospitals, Seattle, Washington, USA

Kapitel 1

Einleitung:
Was ist ein postoperatives Syndrom?

J. R. SIEWERT und A. L. BLUM

Von einer gelungenen Operation sollte man die Beseitigung oder wenigstens eine wesentliche Besserung der präoperativen Störung erwarten dürfen – zumindest, soweit diese Störung Indikation zum operativen Eingriff war. Leider wird diese Erwartung nicht immer erfüllt, weil die Operation zur Behebung der Störung eine mehr oder minder grobe Beeinflussung physiologischer Abläufe erfordert. In vielen Fällen sind diese unvermeidlichen Nebenwirkungen so minimal, daß sie keine klinische Relevanz erlangen. In anderen Fällen können sie Ausmaße annehmen, die den Erfolg des Eingriffs in Frage stellen. Diese auch bei richtiger Indikation und korrekter operativer Technik unvermeidlichen, in der Natur des Eingriffs begründeten Folgen sind die eigentlichen postoperativen Syndrome.
Wenn schon unter optimalen Bedingungen mit der Entwicklung postoperativer Syndrome gerechnet werden muß, sind Folgekrankheiten um so wahrscheinlicher, wenn der Eingriff mit falscher Indikation oder inadäquater Technik ausgeführt worden ist.
Natürlich gibt es auch erfolglose Operationen, d. h. die Störung, die den Anlaß zur Operation bildete, besteht fort, da ihre Ursache nicht erkannt oder inadäquat behandelt wurde.
In engem Zusammenhang mit den erfolglosen Operationen ist auch die Entwicklung von Rezidiven zu sehen. Mögliche Ursachen können sein
– der vorgenommene operative Eingriff verliert seine Effektivität,
– der Eingriff war in der Verfolgung des therapeutischen Ziels nicht konsequent genug, so daß die Grundkrankheit rezidivieren kann,
– eine chirurgisch radikale Therapie ist a priori nicht möglich,
– die Operation hatte nur einen Placeboeffekt, aber wegen der Ausführung im Intervall war sie scheinbar erfolgreich.
Rezidive gehören nicht in den eigentlichen Problemkreis der postoperativen Syndrome. Dies trifft insbesondere für Eingriffe bei Malignomen zu.

Diese Klassifikation soll durch das folgende Beispiel der distalen Magenresektion (siehe auch Kapitel 7) veranschaulicht werden:

Neue postoperative Syndrome trotz korrekter Indikation und Operationstechnik	Postoperative Syndrome aufgrund unzureichender Indikation und Operationstechnik	Postoperative Störung besteht fort oder rezidiviert
Mageninkontinenz, Dumping	Mechanische Abflußbehinderung	Rezidivulcus
Entero-gastrale Refluxkrankheit	Afferent Loop Syndrom	Ulcusartige Beschwerden bei Colon irritabile
Gastritis und andere Folgekrankheiten der Hypochlorhydrie (z. B. Stumpfcarcinom)	Probleme durch Nahtmaterial	
Cardiafunktionsstörungen	sog. Phantomulcus	
Metabolische Spätfolgen		

Kapitel 2

Kosten der postoperativen Syndrome — Eine Kostenanalyse am Beispiel des Ulcus duodeni

A. SONNENBERG und M. L. HEFTI

1 Einleitung

Eine Kostenanalyse der postoperativen Syndrome ist aus mehreren Gründen aufschlußreich: In den Kosten spiegelt sich die Schwere postoperativer Syndrome wider. Wenn die Kosten mit der Erkrankungswahrscheinlichkeit multipliziert werden, ergibt der so errechnete Erwartungswert ein Maß für das Risiko eines chirurgischen Vorgehens. Ein objektiver Vergleich zwischen verschiedenen therapeutischen Alternativen gelingt besser, wenn auch die Kosten eines möglichen Therapieversagens einkalkuliert werden.

Da nur wenige statistische Angaben zu den Kosten postoperativer Syndrome existieren, wurde eine eigene Methode entwickelt, die zu erwartenden Kosten alternativer therapeutischer Verfahren zu berechnen. Als Beispiel haben wir die Behandlung des Ulcus duodeni gewählt. Die beiden Behandlungsmöglichkeiten sind die selektiv-proximale Vagotomie (SPV) und eine internistische Therapie mit Cimetidin.

Dabei wurden vor allem folgende Fragen untersucht: In welchem Ausmaß beeinflussen die Wahrscheinlichkeit, ein postoperatives Syndrom zu entwickeln, und die Schwere einer postoperativen Erkrankung die Gesamtkosten einer Operation? Wie hoch sind die Kosten einer Therapie, die sofort mit einer Operation einsetzt, im Vergleich zu den Kosten einer internistischen Langzeitbehandlung oder zu den Kosten einer internistischen Behandlung, die bei Fortdauer der Ulcuskrankheit in einer Operation endet?

2 Definitionen und Annahmen bei der Kostenberechnung

Als Beispiel für die Schätzung der anfallenden Kosten bei der Behandlung eines Ulcus duodeni wurde der hypothetische Fall eines 50jährigen männlichen Patienten gewählt, der nach seinem dritten Ulcusschub innerhalb von zwei Jahren ins Stadtspital Triemli in Zürich überwiesen worden sei. Bei der Kostenanalyse der chirurgischen und internistischen Behandlung und ihrer jeweiligen Folgezustände sind wir von den folgenden Annahmen ausgegangen:

2.1 Charakteristika des Patienten

Der Patient ist in Zürich geboren und lebt hier. Bis auf sein Ulcusleiden befindet er sich in gutem Allgemeinzustand. Laut Angaben des Eidgenössischen Statistischen Amtes [12] beträgt seine Lebenserwartung 25 Jahre. Er soll das durchschnittliche Jahreseinkommen eines 50jährigen männlichen Zürichers beziehen, nämlich 49 000 Schweizer Franken (sFr.) [31]. Es wird angenommen, daß er bis zum üblichen Schweizer Pensionsalter von 65 Jahren weiterarbeiten wird.

2.2 Dauer der Ulcuskrankheit

Aufgrund der aus der Literatur verfügbaren Daten wird eine mittlere Dauer der Ulcuskrankheit von 15 Jahren geschätzt [7, 8, 13, 16, 24, 25, 28].

2.3 Kosten einer Erkrankung

Die Gesamtkosten einer Erkrankung setzen sich zusammen aus den direkten und den indirekten Kosten. Die direkten Kosten sind die Ausgaben für Krankenhausaufenthalt, ärztliche Konsultationen, Medikamente und medizinische Pflege. Die indirekten Kosten beziehen sich auf den volkswirtschaftlichen Verlust durch Arbeitsausfall, Rentenanspruch und frühzeitigen Tod. Tabelle 1 enthält die Kosten der verschiedenen Behandlungsverfahren beim Ulcus duodeni in sFr.

2.4 Wahl und Beginn der Therapie

Den Schätzungen der Kosten wurde das Vorgehen zugrunde gelegt, das am Stadtspital Triemli üblich ist und das von den meisten Hausärzten im Stadtgebiet praktiziert wird.
Am häufigsten sucht der Patient zunächst seinen Hausarzt auf. Falls es sich um den ersten Ulcusschub handelt, wird er zu einem niedergelassenen Radiologen oder ins Spital zu einer Magen-Darm-Passage überwiesen. Falls er an einem Ulcusrezidiv leidet, wird er i. allg. an einen niedergelassenen Gastroenterologen oder ans Spital überwiesen. Nach der Diagnose erfolgt eine ambulante Behandlung seitens seines Hausarztes. In unseren

Berechnungen wurde eine 6wöchige Therapie mit 1 g Cimetidin/Tag angenommen. Nach 8 Wochen wird der Therapieerfolg endoskopisch verifiziert.

2.5 Verlauf der internistischen Therapie

Nur zwei Verläufe der kurzfristigen Therapie mit Cimetidin und einem Antacidum wurden berücksichtigt: Ulcusheilung und fehlende Heilung. Bei der Langzeittherapie sind vier endgültige Zustände des Therapieverlaufes angenommen worden: Heilung, Ulcusrezidiv, fortdauernde Ulcuskrankheit und Ulcuskomplikationen. Der Begriff „Heilung" versteht sich von selbst. Von Ulcusrezidiven wurde bei vereinzelten akuten Schüben eines symptomatischen Ulcus gesprochen. Mehr als zwei Ulcusrezidive wurden als fortdauernde Ulcuskrankheit definiert. Nur die wichtigsten Komplikationen – Perforation und Blutung – wurden in die Kostenanalyse aufgenommen. Nach einer Ulcusheilung innerhalb von spätestens 8 Wochen schließt sich eine langfristige Prophylaxe mit 400 mg Cimetidin pro Tag an. Wenn das Ulcus während der Langzeitprophylaxe nicht rezidivierte, haben wir angenommen, daß die Therapie während der gesamten geschätzten Krankheitsdauer von 15 Jahren fortgeführt wird.

Bei einem oder sogar zwei Rezidiven trotz Langzeitprophylaxe wird erneut internistisch mit Cimetidin und Antacida behandelt und anschließend die Langzeitprophylaxe wie bisher fortgeführt. Bei fortdauernder Ulcuskrankheit kann zwischen zwei therapeutischen Strategien gewählt werden: Die Strategie I geht nach dem dritten Rezidiv operativ vor. Strategie II setzt die internistische Therapie fort und wechselt erst zur operativen Behandlung über, wenn schwere Komplikationen eintreten. Bei einer Blutung entscheidet sich der Arzt ebenfalls zwischen diesen beiden Strategien. Auch wenn das Ulcus innerhalb der ersten 8 Wochen nicht abgeheilt ist, stehen diese beiden Strategien zur Auswahl. Strategie I beinhaltet bei Versagen operatives Vorgehen, Strategie II eine Fortführung der bereits begonnenen internistischen Behandlung. Die Wahrscheinlichkeiten für den Ausgang einer medizinischen Behandlung des akuten Ulcusschubes und einer Langzeitprophylaxe basieren auf zwei eigenen [26, 28] und zahlreichen, in der Literatur publizierten, klinisch kontrollierten Studien [4, 6, 11, 14, 15, 17].

2.6 Verlauf der operativen Therapie

Fünf verschiedene endgültige Zustände nach der chirurgischen Therapie wurden unterschieden: Heilung, Visick I–II, Visick III–IV, fortdauernde Ulcuskrankheit und Tod. Heilung und Tod verstehen sich von selbst. „Fortdauernde Ulcuskrankheit" wurde in 2.5 definiert. Visick I–II und Vi-

Tabelle 1. Gesamtkosten und direkte Kosten der chirurgischen und internistischen Behandlung

Verlauf	Behandlungsdauer	Aufenthaltsdauer im Spital	Kosten durch	Kosten in sFr pro Patient, Verschreibung und Jahr	Gesamtkosten (auf 1000 sFr. aufgerundet)	Direkte Kosten (auf 1000 sFr. aufgerundet)
Internistische Therapie						
Akuter Ulcusschub	6 Wochen	—	Ärztliche Konsultationen	240		
			Diagnostik (Radiologie, Endoskopie)	780		
			1 Woche Arbeitsausfall	940		
			Medikamente	40	2000	1000
Langzeitprophylaxe mit Cimetidin	15 Jahre	—	2 ärztliche Konsultationen/Jahr	160		
			Medikamente	760	14000	14000
Ulcusrezidiv mit Komplikationen	6 Wochen	7 Tage	Ärztliche Konsultation	80		
			Spitalaufenthalt	2100		
			3 Wochen Arbeitsausfall	2820	5000	2000
Schwere Nebenwirkungen von Medikamenten	2 Wochen	4 Tage	Ärztliche Konsultation	80		
			Spitalaufenthalt	1200		
			1 Woche Arbeitsausfall	940	2000	1000
Fortdauernde Ulcuskrankheit	15 Jahre	5 Tage/Jahr	10 ärztliche Konsultationen/Jahr	800		
			2 Monate Arbeitsausfall/Jahr	8200		
			Spitalaufenthalt	1500		
			Medikamente	1000		
			Diät	500	180000	57000

Tabelle 1 (Fortsetzung)

Verlauf	Behandlungsdauer	Aufenthaltsdauer im Spital	Kosten durch	Kosten in sFr pro Patient, Verschreibung und Jahr	Gesamtkosten (auf 1000 sFr. aufgerundet)	Direkte Kosten (auf 1000 sFr. aufgerundet)
Chirurgische Therapie						
Selektiv-proximale Vagotomie (SPV)	2 Monate	10 Tage	Spitalaufenthalt 40 Tage Arbeitsausfall Ärztliche Konsultationen	3000 5370 640		
Magenteilresektion	3 Monate	19 Tage	Spitalaufenthalt 60 Tage Arbeitsausfall Ärztliche Konsultationen	5700 8050 960	9000	4000
Akute Komplikationen während oder kurz nach der Operation („perioperative Komplikationen")	8 Tage	8 zusätzliche Tage	Verlängerter Spitalaufenthalt Arbeitsausfall	2400 1070	15000 3000	6000 2000
Späte postoperative Syndrome Visick III–IV	25 Jahre	—	50% Invalidität Jährliche ärztliche Konsultationen Medikamente Diät 15 Jahre Arbeitsausfall	24500 480 300 1100 49000	420000	47000
Tod	—	—			750000	0

sick III–IV entsprechen einem postoperativen Verlauf, bei dem leichte (I–II) bzw. schwere (III–IV) postoperative Störungen seit der Operation existieren oder neu nach der Entlassung aus dem Krankenhaus aufgetreten sind [32]. Die postoperativen Syndrome nach Magenoperationen umfassen Störungen der Oesophagusmotilität und der Magenentleerung, den duodenogastralen Reflux, die Cholelithiasis und Stoffwechselstörungen. Bei der Kostenanalyse wurde angenommen, daß ein Patient mit leichten bis mäßigen postoperativen Beschwerden (Visick I-II) keiner weiteren medizinischen Betreuung bedarf, wenn nicht eine subtotale Gastrektomie vorgenommen wurde oder aus anderen Gründen Arbeitsunfähigkeit besteht. Andererseits wurden der Kostenberechnung bei schweren postoperativen Störungen (Visick III-IV) eine ärztliche Betreuung bis zum Lebensende und eine Arbeitsunfähigkeit von 50% als Annahmen zugrunde gelegt. Die Wahrscheinlichkeiten für das Auftreten der peri- und postoperativen Zustände wurden aus der Literatur übernommen [1–3, 18–20, 22, 23, 33, 34]. Die Wahrscheinlichkeiten für den Ausgang der Reoperation wurden einer Aufstellung von Stabile und Passaro [29] entnommen.

2.7 Der Wert eines Menschenlebens

Unter den verschiedenen Ansätzen, den Wert eines menschlichen Lebens mit einem fixen Geldbetrag in Rechnung zu stellen [9] wurde das am häufigsten gebrauchte „human-capital"-Verfahren benutzt [10a]. Bei diesem Verfahren wird das Leben entsprechend dem Einkommen gewertet. Nach dem Vorschlag von Blumenthal [5] wird das mittlere Jahreseinkommen bis zum Pensionsalter ohne Abzüge zusammengezählt.

2.8 Kosten des Krankenhausaufenthaltes

Die Schätzungen der Krankenhauskosten basieren auf den Zahlenangaben im Jahresbericht des Stadtspitals Triemli [30]. Laut diesen Angaben kostet ein Spitaltag im Mittel 300 sFr., einschließlich jeder Form von chirurgischer und internistischer Behandlung oder Pflege. Aus der Statistik wurden auch die mittleren Aufenthaltsdauern im Spital übernommen, wie sie in Tabelle 1 angegeben sind. (Mittlere Aufenthaltsdauern in amerikanischen Krankenhäusern sind von der Comission of Professional Hospital Activities [10] publiziert worden.)

2.9 Kosten der chirurgischen Therapie

In Zürich behandeln die Chirurgen ein unkompliziertes Ulcus duodeni mit SPV, es sei denn, technische Komplikationen machten ein anderes

Vorgehen notwendig. Bei Ulcusrezidiven findet entweder eine Revagotomie oder eine Magenteilresektion statt. Die Revagotomie wird allein oder in Kombination mit Pyloroplastik oder Antrumresektion durchgeführt. Nach einer erstmaligen SPV dauert der Krankenhausaufenthalt im Mittel 10 Tage. Anschließend bleiben die Patienten noch 40 Tage der Arbeit fern, und sie benötigen noch 14 Tage darüber hinaus eine ärztliche Betreuung. Im Mittel besuchen sie während dieser Zeit achtmal ihren Hausarzt. Nach einer Revagotomie und Magenteilresektion dauert der Krankenhausaufenthalt durchschnittlich 14 Tage. Die Patienten sind noch 8 Wochen danach arbeitsunfähig. Sie benötigen eine ärztliche Betreuung während 12 Wochen, und sie suchen in dieser Zeit zehnmal ihren Hausarzt auf. Im Falle perioperativer Komplikationen (s. auch Kap. 3) verlängert sich der Krankenhausaufenthalt um weitere 8 Tage.

3 Methodik

Die Erwartungskosten für ein chirurgisch bzw. internistisch behandeltes Ulcus duodeni wurden mittels eines Entscheidungsdiagrammes (Flußdiagramm) berechnet.

3.1 Symbole im Entscheidungsdiagramm

Abbildung 1 und 2 zeigen ein Entscheidungsdiagramm für die Behandlung des Ulcus duodeni. Das Diagramm wird von links nach rechts gelesen. Ein offenes Quadrat symbolisiert eine Verzweigung mit mehreren frei wählbaren Entscheidungen. Dagegen sind offene Kreise an Wegverzweigungen lokalisiert, deren Wahl ausschließlich vom Zufall bestimmt wird. Jeder Weg nach einer Zufallsverzweigung besitzt eine Wahrscheinlichkeit, die in Prozent angegeben wird. Die Wahrscheinlichkeiten aller Verzweigungen, die von einem offenen Kreis ausgehen, ergeben zusammen 100%. Einige zufällige oder entscheidungsbedingte Verzweigungen, wie z. B. die Entscheidung zur Operation mit allen möglichen Folgezuständen, arten zu recht komplexen Gebilden aus. Um das Entscheidungsdiagramm übersichtlich zu erhalten, wurden solche komplexen Verzweigungen nur einmal detailliert im Flußdiagramm gezeichnet. Wiederholungen wurden später nur noch durch einen schwarzen Kreis oder ein schwarzes Quadrat mit den zugehörigen Erwartungskosten abgekürzt; z.B. wird die Operation durch ein schwarzes Quadrat mit den zu erwartenden Gesamtkosten von 65 000 sFr. repräsentiert. Der Endzustand eines therapeutischen Vorgehens wird durch einen T-förmigen Endast symbolisiert. Entsprechend der fünf möglichen endgültigen Zustände „Heilung", „fortdauernde Ul-

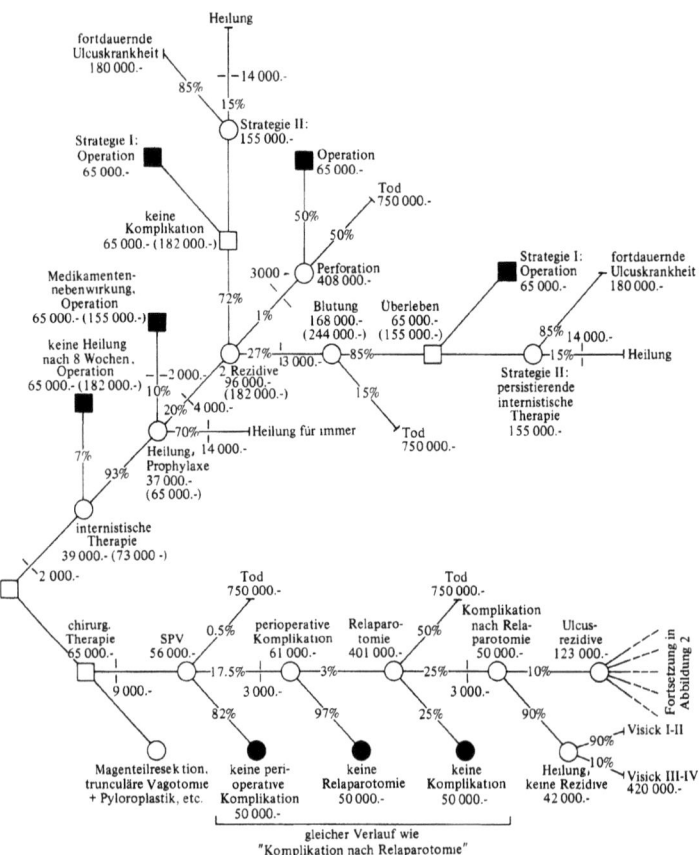

Abb. 1. Entscheidungsdiagramm (Flußdiagramm) für die chirurgische und internistische Behandlung des Ulcus duodeni

cuskrankheit", „Visick I-II", „Visick III-IV" und „Tod" endet das Diagramm in fünf verschiedenen Endästen.

Jeder Weg im Flußdiagramm, der mit Kosten verbunden ist, wird durch eine „Zollschranke" blockiert. Die Wegkosten, die neben der Zollschranke angegeben sind, fallen an, wenn der betreffende Weg zufällig oder nach einer Entscheidung begangen wird. Die Ausgaben betreffen jedoch nur den Weg zwischen zwei Verzweigungspunkten und schließen nicht die Kosten ein, die zwangsläufig beim weiteren Vorgehen noch auftreten werden. So betragen die Wegkosten bei der SPV 9000 sFr., ausschließlich der Kosten der späteren postoperativen Syndrome und Ulcusrezidive.

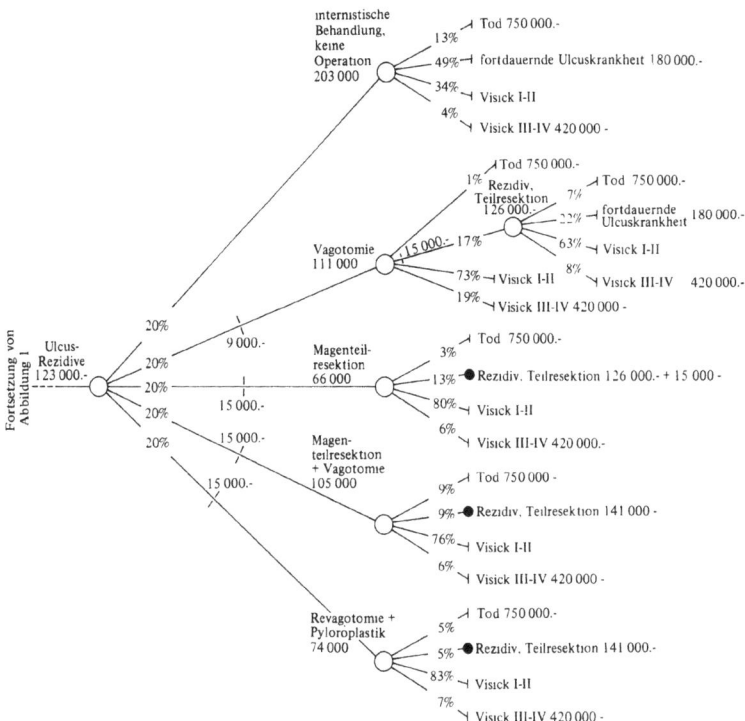

Abb. 2. Fortsetzung von Abb. 1

3.2 Berechnung der Erwartungskosten

Die Erwartungskosten einer Therapie entsprechen der Summe aller Kosten, die infolge der Therapie noch zu erwarten sind, multipliziert mit der Wahrscheinlichkeit ihres Auftretens. Mit anderen Worten, die Erwartungskosten sind das gewogene Mittel aller kommenden Kosten nach einer gewählten oder zufälligen Entscheidung.
Im Entscheidungsdiagramm werden die Kosten von rechts nach links berechnet. Die Kosten der Endäste werden zunächst mit ihrer zugehörigen Auftrittswahrscheinlichkeit multipliziert. Beim letzten, zufallsabhängigen Verzweigungspunkt auf der rechten Seite werden die geschätzten Kosten aller ausgehenden Wege addiert und als Erwartungskosten dieser Verzweigung angesprochen. Sie entsprechen dem gewogenen Mittel aller Kosten hinter dem letzten Verzweigungspunkt. Diese Erwartungskosten werden wieder mit der nächsten links stehenden Wahrscheinlichkeit multipliziert und an der vorletzten Verzweigung addiert. Die Summe ist der

Erwartungswert der vorletzten Verzweigung (und entsprechend das gewogene Mittel der Erwartungskosten der letzten Verzweigungspunkte). Das Verfahren des schrittweisen Rückrechnens von rechts nach links bis zur ersten Verzweigung heißt „Ausmitteln" (engl.: averaging out). Die Wegkosten werden ebenfalls mit der Auftrittswahrscheinlichkeit des zugehörigen Weges multipliziert und den Erwartungskosten der vorhergehenden Verzweigung zugerechnet.

An Verzweigungspunkten, an denen zwischen verschiedenen Wegen entschieden werden darf, ist das Vorgehen anders: Da insgesamt das billigste Vorgehen gesucht wird, entscheidet man sich naturgemäß an den Quadraten für den billigsten Weg. Den Quadraten werden deshalb die Kosten ihrer billigsten Abzweigung zugesprochen. Dieses Vorgehen heißt „Rückfalten" (engl.: folding back).

Durch konsekutives Ausmitteln und Rückfalten können die Kosten aller zufälligen und entscheidungsabhängigen Verzweigungen von rechts nach links berechnet werden [27].

3.3 Das Entscheidungsdiagramm für das Ulcus duodeni

Die Zahlenangaben in Abb. 1 und 2 sind auf 1000 Schweizer Franken (sFr.) aufgerundet. Sie umfassen die direkten und indirekten Kosten der Erkrankung. Die Kosten in Klammern berechnen sich aus dem Vorgehen nach Strategie II.

Das erste Quadrat auf der linken Seite entspricht der allerersten Entscheidung, einen chirurgischen oder internistischen Weg einzuschlagen. Die internistische Therapie (obere Abzweigung) beginnt mit den Wegkosten einer Behandlung des akuten Ulcusschubes ($=2000$ sFr. direkte + indirekte Kosten). Die Entscheidung zur Operation (untere Abzweigung) macht sofort anschließend eine zweite Entscheidung notwendig: Welche Operationsmethode soll angewendet werden? Im dargestellten Flußdiagramm ist nur die selektiv-proximale Vagotomie (SPV) ausgeführt. Dieser Weg kostet 9000 sFr. Das sind die direkten und indirekten Kosten (Gesamtkosten der Operation allein.)

4 Ergebnisse

Die direkten Kosten bei der Behandlung des akuten Ulcusschubes betragen 1000 sFr. Zu diesen müssen die 14000 sFr. einer Langzeitprophylaxe mit Cimetidin während 15 Jahren hinzugerechnet werden. Die direkten Kosten der SPV belaufen sich auf 3000 sFr., wenn die Nachbetreuung mitberücksichtigt wird, auf 4000 sFr. (Tabelle 2). Die indirekten Kosten

Tabelle 2. Vergleich der Kosten von chirurgischer und internistischer Behandlung

Behandlungsmaßnahmen	Gesamtkosten (= direkte + indirekte Kosten) in sFr.	Direkte Kosten in sFr.
Selektiv-proximale Vagotomie		
Operation allein	3000	3000
Operation einschließlich Nachbetreuung	9000	4000
Operation einschließlich Wahrscheinlichkeit chirurgischer Mißerfolge	65000	9000
Internistische Behandlung		
Behandlung des akuten Schubes	2000	1000
Internistische Behandlung einschließlich Langzeitprophylaxe mit Cimetidin, keine Ulcusrezidive	16000	15000
Strategie I: internistische Behandlung einschließlich Wahrscheinlichkeit zweier Rezidive mit nachfolgender Operation („Erwartungskosten I")	41000	14000
Strategie II: persistierende internistische Therapie selbst bei fortdauernder Ulcuskrankheit („Erwartungskosten II")	75000	29000

der internistischen Therapie betragen ebenfalls 1000 sFr. Demnach belaufen sich die Gesamtkosten der internistischen Therapie einschließlich Prophylaxe auf 16000 sFr. Nach Addition von 5000 sFr. indirekter Kosten zu den direkten Kosten der SPV steigen die Gesamtkosten der Operation im Mittel auf 9000 sFr., das ist der dreifache Betrag der direkten Operationskosten allein.

Diese Gesamtkosten spiegeln allerdings nur die Kosten der kurzfristigen initialen chirurgischen oder internistischen Therapie wider. Sie umfassen weder die zu erwartenden Ausgaben, die bei der medizinischen Behandlung von Ulcusrezidiven oder postoperativen Syndromen entstehen könnten (beides zu erwartende direkte Kosten), noch die zu erwartenden Verluste durch Arbeitsausfall und vorzeitigen Tod (indirekte Kosten). Wenn diese nachfolgenden Kosten mit ihrer Auftrittswahrscheinlichkeit hinzugezählt werden, wächst der Erwartungswert für die Gesamtkosten der internistischen Therapie nach Strategie I auf 41000 sFr. und Strategie II auf 75000 sFr. an. Die Addition der gewogenen Kosten aller möglichen postoperativen Verläufe läßt die zu erwartenden Gesamtkosten auf 65000 sFr. ansteigen; das ist ungefähr siebenmal mehr als die Gesamtkosten der Operation allein.

Mit einem Erwartungswert von 41000 sFr. sind die Gesamtkosten der internistischen Therapie entsprechend der Behandlungsstrategie I die

billigste Therapieform. Dann folgt eine Therapie, die den akuten Ulcusschub im hypothetischen Fall sofort mit einer selektiv-proximalen Vagotomie behandelt. Am teuersten ist eine internistische Therapie nach Strategie II.
Der Erwartungswert aller anfallenden direkten Kosten allein wurde nach dem gleichen Flußdiagramm (mit den gleichen Wahrscheinlichkeiten) berechnet, die Zwischenergebnisse dieser Rechnung sind jedoch in Abb. 1 und 2 nicht aufgeführt. Wenn nur die Erwartungswerte der direkten Kosten verglichen werden, fällt die chirurgische Therapie im Vergleich am billigsten aus (9 000 sFr.). Dann folgt die internistische Therapie nach Strategie I (14 000 sFr.) und zuletzt die fortgesetzte internistische Therapie entsprechend Strategie II (29 000 sFr.).

5 Diskussion

Es ist zwar viel über die Kosten postoperativer Syndrome spekuliert worden, aber es existieren nur wenige exakte Daten. Theoretisch sind zwei Methoden denkbar, das Ausmaß dieser Kosten zu erfassen: Die erste Möglichkeit besteht darin, eine Kostenanalyse aufgrund von Statistiken durchzuführen, die seitens staatlicher Gesundheitsorganisationen, einzelner Krankenhäuser oder der Versicherungsgesellschaften publiziert worden sind. Die andere Möglichkeit versucht, einen Erwartungswert zu berechnen, der von der klinischen Erfahrung und einer Reihe von plausiblen Annahmen ausgeht. Unser Versuch, entsprechend der ersten Methode vorzugehen, ist erfolglos geblieben, weil nur wenige Angaben speziell zu postoperativen Syndromen in den zahlreichen analysierten Statistiken gefunden werden konnten. Deshalb wurde der zweite Weg gewählt.
Um die Kosten postoperativer Syndrome mit den Kosten der Operation und der internistischen Therapie vergleichen zu können, mußten die Erwartungswerte der Gesamtkosten sowohl der chirurgischen als auch der internistischen Therapie geschätzt werden. Dabei wurde das Beispiel des unkomplizierten Ulcus duodeni allgemein und die SPV als operatives Verfahren im speziellen Fall aus zwei Gründen gewählt:

1. Das Duodenalgeschwür ist eine chronische Erkrankung. Obwohl eine internistische Therapie kurzfristig zu einem Erfolg geführt haben mag, wird oft zu einem späteren Zeitpunkt doch eine Operation notwendig.
2. Die Letalität und die Häufigkeit schwerer postoperativer Syndrome sind nach SPV gering. Sie beeinflussen nicht von vornherein die Haltung gegenüber dem chirurgischen Vorgehen.

Die zeitliche Reihenfolge und die Wahrscheinlichkeiten für das Auftreten der verschiedenen Folgezustände nach SPV und nach internistischer Therapie des Ulcus duodeni wurden mit Hilfe eines Flußdiagrammes analysiert. Bei der Aufstellung des Diagrammes mußten einige Annahmen gemacht werden. Diese entsprechen unseren Erfahrungen, unserem therapeutischen Vorgehen und – bis zu einem gewissen Grade – auch unseren Wünschen. Beispielsweise behandeln wir den akuten Schub mit einem Anticidum-Gel oder einer hohen Anfangsdosis Cimetidin, um dann später auf eine niedrigere prophylaktische Dosis überzuwechseln. Es ist noch unbekannt, wie lange eine Prophylaxe betrieben werden soll. Deshalb wurde angenommen, daß sie so lange fortgeführt wird, wie die Ulcuskrankheit ungefähr anhält, d. h. 15 Jahre. Weiterhin wurden nur zwei Behandlungsweisen nach einem Ulcusrezidiv berücksichtigt: operative Weiterbehandlung, wenn mehr als zwei Ulcusrezidive unter Langzeitbehandlung aufgetreten sind (Strategie I genannt), und internistische Weiterbehandlung ungeachtet der Rezidivhäufigkeit, falls nicht schwere Komplikationen eine Operation unbedingt notwendig machen (Strategie II).

Bei der Schätzung der zu erwartenden Kosten internistischer und chirurgischer Behandlung wurden nur finanzielle Ausgaben gezählt. Die schwer quantifizierbaren „Kosten" wie Angst, Schmerzen und Verlust an Lebensqualität wurden vernachlässigt, obwohl auch sie die Entscheidung zwischen verschiedenen Behandlungsarten beeinflussen. Die zu erwartenden Gesamtkosten einer Erkrankung können einerseits in direkte und indirekte und andererseits in kurzfristig und längerfristig anfallende Kosten unterteilt werden. Die direkten Kosten resultieren aus den Ausgaben für Prophylaxe, Diagnose und Behandlung einer Erkrankung. Die indirekten Kosten bestehen aus den volkswirtschaftlichen Verlusten aufgrund von Arbeitsunfähigkeit und vorzeitigem Tod. Die kurzfristigen Kosten entstehen bei der Behandlung des akuten Krankheitsschubes. Die längerfristigen Kosten können durch den weiteren Verlauf nach der initialen kurzfristigen Therapie noch verursacht werden, wie z. B. therapeutische Versager, Ulcusrezidive und Komplikationen. Die Kosten postoperativer Syndrome gehören in diese Gruppe. Die kurzfristigen Kosten sind unumgänglich, die längerfristigen Kosten treten nur fakultativ mit einer statistischen Wahrscheinlichkeit auf. Im vorliegenden Versuch, den Einfluß der Kosten postoperativer Syndrome auf die zu erwartenden Gesamtkosten der SPV abzuschätzen, wurden die postoperativen Syndrome als vier nosologische Entitäten entsprechend der Visick-Klassifikation betrachtet. Es können jedoch die Erwartungskosten jedes einzelnen Syndroms nach der gleichen Methode berechnet werden.

In unserem Beispiel sind die initialen Kosten der operativen Behandlung einschließlich Nachbetreuung 9 000 sFr. und die zu erwartenden längerfristigen Kosten 56 000 sFr. Die 56 000 sFr. setzen sich aus folgenden gewogenen Kosten zusammen: tödlicher Ausgang der Operation (4 000 sFr.), perioperative Komplikationen einschließlich Relaparotomie

(14 000 sFr.), Ulcusrezidive (10 000 sFr.) und postoperative Syndrome (31 000 sFr.). Aus den Zahlenverhältnissen wird deutlich, daß die postoperativen Syndrome nahezu die Hälfte der durchschnittlichen zu erwartenden Gesamtkosten bei der SPV ausmachen, mehr als die Hälfte der langfristigen Erwartungskosten und ungefähr den dreifachen Betrag der kurzfristigen Operationskosten.

Diese hohen Kosten der postoperativen Syndrome erklären, warum eine Therapie, die mit einer Operation beginnt, mehr kostet als ein internistisches Vorgehen, das die Operation zunächst meidet, sie aber spätestens beim dritten Ulcusrezidiv mit einschließt. Die Operation ist jedoch bedeutend billiger als eine persistierende konservative Therapie im Falle fortdauernder Ulcuskrankheit.

Wenn nur die initialen direkten Kosten der chirurgischen und der internistischen Therapie einschließlich Langzeitprophylaxe miteinander verglichen werden, kehrt sich das Kostenverhältnis zwischen beiden Behandlungsweisen um. Die Operation erscheint jetzt billiger als die internistische Behandlung. Eine solche Vernachlässigung der langfristig mit einer statistischen Wahrscheinlichkeit zu erwartenden Kosten durch postoperative Folgezustände ist einer der häufig gemachten Fehler beim Nutzen-Kosten-Vergleich zweier verschiedener Behandlungsweisen. Eine Berechnung, die nur auf den direkten Kosten basiert, ist ein weiterer häufiger Fehler.

Die SPV wird als eine Operationstechnik mit relativ wenigen postoperativen Syndromen gepriesen. Deshalb ist es um so erstaunlicher, daß hier die im Mittel zu erwartenden Ausgaben für postoperative Syndrome neunmal höher als die initialen direkten Kosten und dreimal höher als die initialen Gesamtkosten (direkte und indirekte Kosten) der Operation liegen. Ein anderer Satz von Annahmen, die dem Flußdiagramm und den Berechnungen zugrunde gelegt werden, verändert die Ergebnisse nur wenig. Obwohl die Berechnungen andere Zahlen ergeben, bleibt das Verhältnis zwischen den therapeutischen Möglichkeiten praktisch unverändert.

Die dargelegte Methode, die Erwartungskosten postoperativer Syndrome nach der SPV zu berechnen, kann auch zur Schätzung der Kosten postoperativer Syndrome nach anderen Operationen verwendet werden. Sie könnte sich dabei als wertvolles Verfahren herausstellen, die Kosten alternativer Behandlungsweisen zu vergleichen.

Viele neu entwickelte, alternative Behandlungsweisen unterscheiden sich heute nicht mehr durch ihren Einfluß auf die Letalität einer Erkrankung. Deshalb werden beim Vergleich alternativer Behandlungen andere Kriterien zunehmend wichtiger. Das sind unter anderem die Einschränkung der Lebensqualität oder die verursachten volkswirtschaftlichen bzw. medizinischen Kosten durch die gewählte Behandlungsweise.

Danksagung. Wir danken Professor Dr. U. P. Haemmerli für seine kritische Hilfe bei der Erstellung des Manuskriptes
A. S. wurde während der Studie durch den Schweizer Nationalfonds (Gesuch Nr. 3.158-0.77) unterstützt.

Literatur

1. Allgöwer M (1977) Verfahrenswahl bei der chirurgischen Behandlung des Gastroduodenalulkus. Langenbecks Arch Chir 345:229
2. Amdrup E, Jensen H-E, Johnston D, Walker BE, Goligher JC (1973) Clinical results of parietal cell vagotomy (highly selective vagotomy) two to four years after operation. Ann Surg 180:279
3. Amdrup E, Andersen D, Høstrup H (1978) The Aarhus county vagotomy trial. World J Surg 2:85
4. Blackwood WS, Maudgal DP, Northfield TC (1978) Prevention by bedtime cimetidine of duodenal ulcer relapse. Lancet I:626
5. Blumenthal IS (1968) Digestive disease as a national problem. III. Social cost of peptic ulcer. Gastroenterology 54:86
6. Bodemar G, Walan A (1978) Maintenance treatment of recurrent peptic ulcers by cimetidine. Lancet I:403
7. Bonnevie O (1975) The incidence of duodenal ulcer in Copenhagen county. Scand J Gastroenterology 10:385
8. Bonnevie O (1977) Causes of death in duodenal and gastric ulcer. Gastroenterology 73:1000
9. Card WI, Mooney GH What is the monetary value of human life? Br Med J 2:1627
10. Commision of Professional and Hospital Activities (CPHA) (1979) Length of stay in PAS hospitals by diagnosis. Ann Arbor, Michigan
10a. Crammond E (1915) The cost of war. Stat Soc (Ser A)
11. Dornfield MW, Batchelor AH, Larkworthy W, Langman MJS (1978) Cimetidine – maintenance treatment and adverse effect. In: Demlig L, Rösch W (Hrsg) Peptische Läsion im Lichte von Aggression und Protektion. Witzstrock, Baden-Baden Köln New York S 78
12. Eidgenössisches Statistisches Amt (1975) Statistische Quellenwerke der Schweiz, Heft 559. Bern, S 24
13. Fry J (1964) Peptic ulcer: a profile. Br Med J 2:809
14. Gray GR, Smith IS, Mackenzie I, Gillespie G (1978) Long term cimetidine in the management of severe duodenal ulcer dyspepsia. Gastroenterology 74:397
15. Gudmand-Høyer E, Birger Jensen K, Krag E, Rask-Madsen J, Rahbek I, Rune SJ, Wulf HR (1978) Prophylactic effect of cimetidine in duodenal ulcer disease. Br Med J 1:1095
16. Hanscom DH, Buchman E (1971) Chapter 4, the follow-up period. Gastroenterology 61:585
17. Hetzel DJ, Hansky J, Shearman DJC, Korman MG, Hecker R, Taggart GJ, Jackson R, Gabb BW (1978) Cimetidine treatment of duodenal ulceration. Gastroenterology 74:389
18. Holle F, Andersson S (1974) Vagotomy, latest advances. Springer, Berlin Heidelberg New York
19. Johnston D (1974) Progress report, highly selective vagotomy. Gut 15:748
20. Johnston D (1975) Operative mortality and postoperative morbidity of highly selective vagotomy. Br Med J 4:545

21. Johnston D (1976) A therapeutic index (scoring system) for the evaluation of operations for peptic ulcer. Gastroenterology 70:433
22. Johnston D, Humphrey CS, Walker BE, Pulvertaft CN, Goligher JC (1972) Vagotomy without diarrhoea. Br Med J 3:788
23. Kennedy T, Johnston GW, Macrae KD, Anne Spencer EF (1975) Proximal gastric vagotomy: interim results of a randomized controlled trial. Br Med J 2:301
24. Krag E (1966) Long-term prognosis in medically treated peptic ulcer. Acta Med Scand 180:657
25. Krause U (1963) Long term results of medical and surgical treatment of peptic ulcer. Acta Chir Scand [Suppl] 310
26. Peter P, Kiene K, Gonvers JJ, Pelloni S, Weber K, Sonnenberg A, Schmitz H, Richter O, Hofstetter JR, Blum AL, Strohmeyer G (1978) Cimetidin in der Behandlung des Ulcus duodeni. Dtsch Med Wochenschr 103:1163
27. Raiffa H (1970) Decision analysis. Addison-Wesley, Reading, Mass.
28. Sonnenberg A, Kiene, K, Weber, KB, Pelloni S, Peter P, Strohmeyer G, Blum AL 1979 Rezidivprophylaxe des Ulcus duodeni mit Cimetidin. Dtsch Med Wochenschr 104:725–730
29. Stabile BE, Passaro E (1976) Recurrent peptic ulcer. Gastroenterology 70:124
30. Stadtspital Triemli, Zürich (1977) Jahresbericht
31. Statistisches Amt des Kantons Zürich (1977) Zürcher Staatssteuerstatistik 1975. Statistische Mitteilungen des Kantons Zürich, Heft 93, Dritte Folge, S 50
32. Visick AH (1948) Measured radical gastrectomy: review of 505 operations for peptic ulcer. Lancet I:551
33. Wastell C, Collin J, Wilson T, Walker E, Gleeson J, Zeegen R (1977) Prospectively randomised trial of proximal gastric vagotomy either with or without pyloroplasty in treatment of uncomplicated duodenal ulcer. Br Med J 2:851
34. Zumtobel V, Engelke B, Marrie A, Mühe E (1977) Proximale selektive Vagotomie. Langenbecks Arch Chir 345:223

Kapitel 3

Akute postoperative Störungen

R. PICHLMAYR und D. LÖHLEIN

1 Einleitung

Akute postoperative Störungen umfassen ein weites Spektrum von Möglichkeiten. Sie reichen von einer unmittelbar postoperativen Asphyxie bis zum späten Wundabsceß und graduell von leichter Wundheilungsstörung bis zur schweren Peritonitis oder fulminanten Lungenembolie [4, 8, 20, 38, 53]. Ein Teil dieser Störungen ist durch den präoperativen Zustand des Patienten mitbedingt, so etwa eine Bronchopneumonie beim älteren immobilen Patienten, andere Komplikationen treten völlig unerwartet und unabhängig von bestehenden Erkrankungen auf wie eine Nachblutung oder eine Anastomoseninsuffizienz. Letztere sind die chirurgischen Komplikationen im engeren Sinne, die stets auch die Frage des Mißerfolges oder eines Fehlers beim operativen Vorgehen aufwerfen. Sie bringen häufig große Probleme beim therapeutischen Vorgehen mit sich.
Wenngleich der weitaus größte Teil aller Operationen komplikationslos verläuft, so sind trotzdem postoperative Komplikationen für jeden Chirurgen naturgemäß keine seltenen Ereignisse. Jede Komplikation ist dabei letztlich in ihrer Problematik, in ihrer Therapie und in ihrem Verlauf individuell und einmalig. Dennoch weisen Komplikationen Gemeinsamkeiten auf, deren Beachtung eine Komplikation trotz ihres individuellen Charakters erkennen oder vermuten läßt. Die häufigsten und wichtigsten Komplikationen nach gastrointestinalen Operationen sind Blutung, Ileus und Infektion, worauf sich die Ausführung dieses Kapitels konzentriert. Einige wichtige Gesichtspunkte anderer Störungen werden kurz erwähnt.

2 Postoperative Blutung

2.1 Häufigkeit und Bedeutung

Postoperative Blutungen werden nach Laparotomie mit einer Häufigkeit von etwa 1% beobachtet. 1,5–2,5% der postoperativen Todesfälle sind durch Nachblutungen bedingt [28, 54]
Definitionsgemäß wird man von einer pathologischen Nachblutung sprechen, wenn ein Blutverlust eintritt, der in Menge und Dauer nicht mit den erwarteten Folgen der durchgeführten Operation in Einklang zu bringen ist. So muß etwa bereits ein geringer Blutverlust nach simpler Cholecystektomie als pathologisch angesehen werden, während eine mäßig blutige Sekretion nach Operationen mit großen retroperitonealen Wundflächen oder nach Leberresektionen noch als „normal" oder „physiologisch" bezeichnet werden kann. Besonders hervorzuheben ist dabei, daß die Drainagesekretion häufig nicht das wahre Ausmaß einer Blutung erkennen läßt. Lediglich eine für die durchgeführte Operation als zu stark anzusehende blutige Sekretion ist somit ein alarmierendes Zeichen. Eine Blutungsstärke, die hämodynamisch wirksam wird, muß stets als pathologische Blutung bezeichnet werden und kann nicht als „normale" Operationsfolge gewertet werden.
Die Bedeutung einer postoperativen Blutung im Heilverlauf ist mehrschichtig. Hämodynamisch wirksame extra- oder intraluminäre Blutungen sind stets gravierend und können, je nach Stärke, ohne entsprechende Behandlung zum akuten oder protrahierten Volumenmangelschock mit all seinen Folgen führen. Leichtere Grade der Blutung haben zwar häufig keine hämodynamischen Folgen, sind jedoch auf andere Weise für eine postoperative Morbidität verantwortlich: Extraluminäre Blutungen in die freie Bauchhöhle oder in retroperitoneale Gewebsschichten bilden im Stadium der Coagelbildung einen hervorragenden Nährboden für Bakterien. Bedingt oder sogar streng aseptische Eingriffe können so von schweren septischen Komplikationen gefolgt sein. Als typische Beispiele können ein subphrenischer Abszeß links nach Splenektomie oder ein subhepatischer Abszeß nach Cholecystektomie bei geringer, hämodynamisch nicht wirksamer Nachblutung gelten. Dagegen ist eine intraluminäre Blutung in dieser Hinsicht meist weniger gravierend. Lediglich bei Leberfunktionsstörungen kann die im Magen-Darm-Trakt liegende Blutmenge über eine gesteigerte Resorption stickstoffhaltiger Substanzen toxisch wirken.
Abgesehen von ihren Folgen kann eine postoperative Blutung auch als Zeichen anderer Komplikationen bedeutsam sein: So ist die Kombination einer extra- und intraluminären Blutung nach Magen-Darm-Operationen ein weitgehend sicheres Zeichen einer Nahtinsuffizienz.

Somit ist eine postoperative Blutung wegen ihrer vielschichtigen Folgen stets ein sehr ernstzunehmender Befund, besonders wenn sie in Art und Ausmaß der durchgeführten Operation keine ausreichende Erklärung findet. Dies auch im individuellen Fall zu erkennen und durch eine frühzeitige Relaparotomie zu klären, ist besonders wichtig. Erfreulicherweise hat gerade eine rechtzeitige Relaparotomie wegen Blutung eine relativ günstige Prognose, während eine Verzögerung dieser Entscheidung oft deletäre Folgen haben kann.

2.2 Ursachen

2.2.1 Chirurgische Nachblutung

Weitaus der größte Teil aller postoperativen Blutungen ist chirurgisch-technischer Natur (Tabelle 1). Nicht unbedingt handelt es sich dabei ausschließlich um Folgen eines fehlerhaften chirurgischen Vorgehens: Nicht alle Gefäße oder gefäßführenden Gewebe können ligiert werden; die Fähigkeit des Organismus zur spontanen Blutstillung ist hoch; durchaus richtig und für ein chirurgisches Vorgehen notwendig und rationell ist es, diese Funktionen zu nützen und ggf. durch Kompression zu unterstützen. Die Coagulation bzw. Ligatur sollte sich im wesentlichen auf größere Gefäße konzentrieren.

Gelegentlich führen aber multiple Sickerblutungen aus nicht ligierten Gefäßbereichen zu einer postoperativen – meist schwächeren – Blutung, wobei eine Relaparotomie häufig keine isolierte Blutungsquelle erkennen läßt.

Hingegen ist das Zusammenfassen von Gefäßen in zu großen Massenligaturen, die das Zurückweichen des arteriellen Gefäßes erlauben oder zum Abgleiten der Ligatur führen, ein Fehler und häufig Ursache von Nachblutungen. Starke postoperative Blutungen dieses Typs sind meist durch ungünstige Ligaturen größerer Gefäße bedingt.

Typisch sind weiterhin Blutungen aus Incisionen der Magenwand, seltener des Dünn- oder Dickdarmes. Hier handelt es sich meist um eine unzureichende Versorgung der submucösen Gefäße. Sie können bei elektrochirurgischem Vorgehen zunächst coaguliert sein, sich jedoch nach kurzer Zeit wieder öffnen. Ähnliches gilt für eine Blutung aus der Resektionsfläche des Pankreas, wenn die Blutungsstelle anstatt umstochen coaguliert wurde.

Als dritte Hauptursache einer chirurgisch bedingten Nachblutung kommen Verletzungen von parenchymatösen Organen, speziell der Leber und Milz, in Betracht, wenn die Verletzung intraoperativ nicht bemerkt oder nicht ausreichend behandelt wurde.

Tabelle 1. Hauptgruppen einer postoperativen Blutung

Gruppe	Blutungsquelle	Typische Blutungsbeispiele	Typischer Zeitraum des Eintrittes der Blutungskomplikation
Chirurgische Nachblutung	Isolierte Gefäße (unvollständig oder nicht ligiert)	A. gastrica sinistra A. cystica	Unmittelbar postoperativ
	Parenchymverletzung	Leberparenchymblutung bei Ausreißen des Gallenblasenbettes	Bis etwa 24–48 Std postoperativ
	Schleimhaut bei Magen-Darm-Nähten	Submucöse Gefäße der Magenwand (bei B I, B II etc.)	
Blutung in Zusammenhang mit anderen Komplikationen	Dehiscente intestinale Anastomose Gewebsnekrose	Intra- und extraluminäre Blutung nach Darmanastomosierung Blutung aus Pankreasnekrose	Je nach Komplikationsart, meist am 2.–3. postoperativen Tag
Sonderfall: mechanische Traumatisierung	Schleimhaut Arrodierte Gefäße	Decubitalulcus bei langfristiger Intestinalsondierung Milzarterie bei Drainage einer Pankreasnekrose	
Sonderfall: Streßulcus	Schleimhaut Erosionen, Ulcerationen	Obere Gastrointestinalblutung	Meist ab 5.–7. postoperativen Tag
Gerinnungsstörung: primär (sehr selten!)	Meist diffuse Blutung im Operationsbereich	Ungeklärte Sickerblutung im Operationsgebiet	Im Anschluß an die Operation
sekundär	An Prädilektionsstellen (Magenschleimhaut)	Spontan oder nach Manipulation mit Sonden etc.	Nach großen Blutverlusten mit Verbrauch von Gerinnungsfaktoren oder bei Sepsis
Zweiterkrankungen	Übersehenes Ulcus oder Divertikel	Magen-Duodenum Meckel-Divertikel	Fortbestehen einer meist präoperativ vorhandenen Blutung

Charakteristischer Zeitraum für das Auftreten einer Blutung mit chirurgischer Ursache sind die ersten 24–48 Std nach der Operation. Etwa 80% aller postoperativen Blutungen gehören in diese Gruppe [50]. Vor allem Oberbaucheingriffe wie Magenresektionen, Leber- und Gallenwegsoperationen sowie Pankreasresektionen sind mit dieser Komplikation belastet.

2.2.2 Blutungen im Zusammenhang mit anderen Komplikationen

Bei Blutungen, die nach dem dritten postoperativen Tag auftreten, handelt es sich meist um Blutungen, die ursächlich durch andere Komplikationen bedingt sind. Typisch sind hierfür eine Anastomoseninsuffizienz, die zur Blutung aus dehiscenten Wundrändern führt, oder Blutungen bei fortgeschrittener Gewebsnekrose, etwa bei nekrotisierender Pankreatitis oder schweren Infektionen. Diese Blutungen sind meist weniger heftig, sie sind jedoch bedeutsam als Hinweis auf die sie verursachende Störung. Eine sehr heftige Blutung kann bei Arrosion eines großen Gefäßes auftreten, wenn z. B. eine Milzarterie bei schwerer Pankreatitis und lange liegendem Drain arrodiert wird, wobei infektiöse und mechanische Ursachen kombiniert sind.

2.2.3 Akute gastroduodenale Laesionen

Die morphologischen Manifestationen dieses postoperativen Blutungstyps reichen von vereinzelten oberflächlichen Schleimhauterosionen über die ausgedehnte hämorrhagische Gastroduodenitis bis hin zum massiv blutenden Streßulcus. Gemeinsamer Faktor ist die streßauslösende schwere intra- und postoperative Belastung des Organismus, die sich nicht nur durch langandauernde und gewebstraumatisierende Operationen ergibt, sondern auch und vor allem durch zusätzliche postoperative Komplikationen hervorgerufen wird. So sind hypovolämische und septische Schockphasen, Hypoxien bei respiratorischer Insuffizienz, Ileuszustände und Präurämie disponierende Faktoren, wie überhaupt dieser Blutungstyp bei langdauernder Intensivtherapie und künstlicher Beatmung am häufigsten beobachtet wird [23, 43].
Als kausale pathogenetische Mechanismen, die entweder allein oder, was wesentlich häufiger anzunehmen ist, in Kombination zum Auftreten derartiger Blutungen führen, sind im wesentlichen anzusehen: die ischämiebedingte Hypoxie der Gastroduodenalschleimhaut, die qualitative Veränderung der defensiven Mucosabarriere sowie die aktive Destruktion der Schleimhaut durch aggressive Faktoren. Diese bestehen zum einen in einer gesteigerten Magensaft- und Säureproduktion, die im Gefolge einer gesteigerten Vagotonie und Histaminfreisetzung auftritt [31, 41], zum anderen im Einwirken von Gallensäureabbauprodukten durch das Auftre-

ten eines gastroduodenalen Refluxes, wie er bei derartigen Intensivpatienten vermehrt beobachtet wird [48]. Für die qualitativ ungünstige Beeinflussung der Mucosabarriere wird der Einfluß erhöhter Corticoidspiegel sowie eine verminderte Prostaglandinsynthese verantwortlich gemacht ebenso wie eine Schleimhautischämie bei gestörter Mikrozirkulation [31]. Entsprechend einer derartigen multifaktoriellen Genese hat gerade dieser Blutungstyp eine besonders ungünstige Prognose und betrifft, wie die klinische Praxis häufig zeigt, nicht nur die erwähnten Risikopatienten, sondern kann bei jeder Form eines protrahierten postoperativen Verlaufes auftreten.

2.2.4 Gerinnungsstörungen

Die Bedeutung von Gerinnungsstörungen als auslösender Faktor einer postoperativen Blutung wird häufig überschätzt. Primäre Gerinnungsstörungen in einer Stärke, die eine postoperative Spontanblutung erklärt, sind selten. Gelegentlich werden sie bei schweren Lebererkrankungen beobachtet, dann jedoch meist prä- und intraoperativ therapiert [28]. Gerinnungsstörungen zum Zeitpunkt einer postoperativen Blutung sind sehr viel häufiger *Folge* als Ursache einer chirurgisch bedingten Blutung. Auslösend sind die Verluste an Gerinnungsfaktoren in Kombination mit Mehrfachtransfusionen und Gabe von Blutersatzmitteln.

2.2.5 Zweiterkrankungen

Beim Fortbestehen einer bereits präoperativ vorhandenen Blutung muß an Zweiterkrankungen gedacht werden, wobei möglicherweise die sog. „Zweiterkrankung" die primäre Blutungsursache darstellt, die bei der Diagnostik und Operation übersehen wurde. So kann bei der Anlage eines portosystematischen Shunts wegen Oesophagusvaricen ein blutendes Ulcus duodeni nicht bemerkt werden ebenso wie ein blutendes Meckel-Divertikel bei Magenresektionen wegen Magenulcus.

2.3 Diagnostik

Drei Schritte sind wichtig:

a) Feststellen der Blutung
b) Einschätzung der Blutungsstärke
c) Lokalisierung und Klärung der Blutungsursache.

Der wichtigste und entscheidende Schritt ist der erste, d.h. die Feststellung oder die Vermutung einer *Blutung*. Die Diagnose „Blutung" ist nur dann klar, wenn Blut aus Peritonealdrains, aus einer Magensonde oder im Stuhl sichtbar wird. Das Fehlen einer blutigen Absonderung aus einem Peritonealdrain schließt eine Blutung in die Bauchhöhle jedoch ebensowenig aus, wie das Konstantbleiben von Hämoglobin- und Hämatokritwert. Ebenfalls wird eine Blutung leicht verkannt, wenn aufgrund der durchgeführten Operation eine Blutung unwahrscheinlich erscheint. Als Beispiel kann eine extraperitoneal durchgeführte linksseitige Nephrektomie gelten, bei der die postoperativen Schockzeichen als Schmerzfolgen gedeutet wurden, während eine durch harten Druck erfolgte Milzruptur zu einer intraperitonealen Blutung geführt hatte.

Die *Blutungsstärke* kann nur aufgrund von Kreislaufverhalten, zentralem Venendruck, Menge der erforderlichen Volumengabe und – bei ausreichendem Volumen – und Flüssigkeitsersatz – über längere Zeit in etwa anhand der Hämoglobin- und Hämatokritwerte geschätzt werden. Dagegen liegt die Menge des aus Drains, Sonden oder als Melaena geförderten Blutes stets deutlich unter dem tatsächlichen Verlust.

Während die ersten beiden diagnostischen Schritte (Feststellung der Blutung und Einschätzung der Blutungsstärke) für die Frage der Relaparotomie entscheidend sind, hat der dritte Schritt, die Lokalisierung der *Blutungsquelle*, zumindest hierfür eine untergeordnete Bedeutung.

Bei extraluminärer intraperitonealer Blutung würde der Versuch einer Lokalisationsdiagnostik nur eine Zeitvergeudung darstellen. Bei Blutungen in den Magen-Darm-Trakt ist vor allem der Nachweis oder Ausschluß einer Streßulceration für das weitere Vorgehen wichtig. Die Endoskopie hat hierbei überragende Bedeutung erlangt. Bei Vermeidung stärkerer Luftinsufflationen und genauer Kenntnis des Operationsbefundes kann sie auch in der postoperativen Phase nach Magen-Darm-Operationen durchgeführt werden. Bei stärkerer Blutung ist jedoch die Lokalisierung der Blutungsquelle durch Endoskopie – besonders bei der Coloskopie – häufig nicht möglich, da große Coagelmassen die Sicht verlegen. Bei schwächerer intraluminärer Blutung ist die Endoskopie dagegen zur Verlaufsbeurteilung des konservativen Vorgehens geeignet; dies gilt insbesondere für die Magenschleimhautblutung im Bereich einer Gastrostomie.

Eine superselektive Angiographie ist in der Lage, mittlere und stärkere Blutungsquellen in etwa zu lokalisieren. Wegen des Aufwandes und des Zeitbedarfes erscheint sie jedoch nur indiziert, wenn hiervon wesentliche therapeutische Konsequenzen zu erwarten sind. Bedeutsam erscheint sie vor allem, wenn nach einer Operation außerhalb des Magen-Darm-Traktes eine intestinale Blutung auftritt, die nach dem endoskopischen Befund nicht vom Magen- und Duodenalbereich und nach dem klinischen Befund vermutlich vom Dickdarm ausgeht. Gerade die Lokalisierung einer Dickdarmblutung ist oft auch intraoperativ recht schwierig.

2.4 Therapie

In der Therapie postoperativer Blutungen steht die chirurgische Blutstillung an hervorragender Stelle. Besonders bei den unmittelbar postoperativen Nachblutungen stärkeren Grades ist grundsätzlich, d. h. unabhängig vom betroffenen Organgebiet, bei extra- sowie intraluminärer Blutung eine sofortige Nachoperation erforderlich. Ziel der Relaparotomie ist die vollständige Blutstillung und die Beseitigung der häufig – trotz Drainage – überraschend großen Blutmengen. Postoperativ auftretende Gerinnungsstörungen sind kaum je als Kontraindikation gegen eine Relaparotomie anzusehen. Sie sind vielmehr ein zusätzlicher Grund *für* die Reoperation, da ihre definitive Behebung nur durch bzw. nach chirurgischer Blutstillung möglich ist.

Die Frage, bei welcher Blutungsstärke ein Eingreifen notwendig ist, kann nicht einheitlich beantwortet werden. Eine unverzügliche Relaparotomie ist sicher angezeigt, wenn durch rasche Zufuhr von maximal 1 000–2 000 ml Blut keine dauerhafte Kreislaufstabilisierung erreicht wird und die verlorengegangene Blutmenge den kalkulierten postoperativen Blutverlust wesentlich übersteigt. Häufig ist jedoch gerade nach „unkomplizierten" Eingriffen eine Reoperation auch schon bei geringeren Blutverlusten indiziert.

Bei geringgradig verzögert einsetzenden Nachblutungen ist für das therapeutische Vorgehen die Differenzierung zwischen extra- und intraluminärer Blutungsursache wichtig. Bei extraluminärer Blutung ist auch hier meist eine Relaparotomie erforderlich, um ungünstige Folgen zu verhüten. Schwächere intraluminäre Blutungen können häufig auch konservativ, d. h. abwartend, behandelt werden. Genaue klinische und ggf. wiederholte endoskopische Kontrollen sind hierbei jedoch erforderlich. Bei Verstärkung der Blutung oder bei einer auf Anastomoseninsuffizienz hinweisenden Kombination einer intra- und extraluminären Blutung ist dagegen die Relaparotomie dringend indiziert [17]

Beim Vorliegen einer Blutung aus gastroduodenalen Erosionen oder bei einem Streßulcus sollte – falls das Blutungsausmaß den Patienten nicht unmittelbar vital gefährdet – primär ein konservativer Behandlungsversuch durchgeführt werden. Hierbei hat sich die Gabe von Histamin-H 2-Receptor-blockierenden Substanzen (Cimetidin) bewährt, wobei am günstigsten Einzeldosen von 200–400 mg im Abstand von 4 Std intermittierend appliziert werden [16]. Als zusätzliche Maßnahmen sind Antacida-Zufuhr und Eiswasserspülungen zu empfehlen [39]. Über die günstige Beeinflussung von Streßblutungen durch Gaben von Secretin, Vasopressin, und Somatostatin wurde ebenfalls berichtet, allerdings haben diese Maßnahmen ebenso wie die Bindung der Gallensäuren durch Cholestyramin bislang noch keine breite klinische Anwendung gefunden.

Die Indikation zum operativen Vorgehen ist dann gegeben, wenn der konservative Behandlungsversuch erfolglos bleibt und die Blutung ein bedrohliches Ausmaß annimmt. Die Wahl des operativen Vorgehens ist jedoch problematisch. So erfaßt die alleinige Vagotomie mit Reduktion der Säure- und Magensaftproduktion nur *ein* pathogenetisches Prinzip und ist daher, wie die hohe Rezidivblutungsrate von 30% zeigt, nicht ausreichend sicher [9, 51]. Durch Kombination der Vagotomie mit einer subtotalen Magenresektion läßt sich eine zuverlässige Blutstillung erzielen, allerdings ist dabei gleichzeitig mit einer erhöhten Komplikationsgefahr zu rechnen [29]. Bei ausgedehnten Schleimhautdefekten und starker Blutung scheint die totale Gastrektomie das aussichtsreichste und therapeutisch konsequenteste Verfahren zu sein [15, 33]. Sie weist bei entsprechender Erfahrung und häufiger Anwendung keine höhere Komplikationsrate als die partielle Gastrektomie auf und wird im eigenen Vorgehen bevorzugt. Zur Prophylaxe von Streßblutungen bei gefährdeten Patienten hat sich die intermittierende intravenöse Applikation von Histamin-H2-Receptorblockierenden Substanzen in Kombination mit einer ausreichenden Sedierung und möglichst frühzeitiger oraler Nahrungszufuhr bewährt.

3 Postoperativer Ileus

3.1 Häufigkeit und Formen

Störungen der Magen-Darm-Motorik stellen etwa 20–30% aller postoperativen Komplikationen nach Abdominaleingriffen dar [14]. Bei 0,5– 1,5% dieser Operationen tritt ein postoperativer Ileus auf [50]. Er stellt eine erhebliche Gefährdung des Krankheitsverlaufes dar und ist insgesamt mit einer Letalität von 15% belastet [13].
Ätiologisch, pathogenetisch und prognostisch können sehr verschiedene Störungen einem postoperativen Ileus zugrunde liegen. Die Vielzahl von möglichen Konstellationen der auslösenden oder beteiligten Faktoren kann in drei Hauptgruppen zusammengefaßt werden (Tabelle 2), wobei Mischformen zwischen den einzelnen Gruppen und vor allen Dingen Übergänge von einer Form zur anderen häufig sind.

3.2 Ursachen

3.2.1 Verlängerte postoperative Motilitätsstörung

Eine Motilitätsstörung des Magen-Darm-Traktes ist nach jeder abdominellen Operation in Allgemeinnarkose „physiologisch" [22, 27]. Die Magen- und -Dickdarmperistaltik – weniger die des Dünndarms – ist über mehrere Stunden bis zu 1–3 Tagen stark herabgesetzt oder sogar aufge-

Tabelle 2. Hauptgruppen des postoperativen Ileus

Gruppe	Hauptursachen	Verlauf; Folgen für Therapie	Prognose
I Verlängerte postoperative Motilitätsstörung	a) Latente oder geringfügige Elektrolytstoffwechselstörungen b) Stärkere intraoperative Traumatisierung c) Stärkere prä- oder intraoperative Keimkontamination d) Extraabdominelle Ursachen (z. B. Pneumonie)	Möglichkeiten: 1. Spontan reversibel oder medikamentös-konservativ behandelbar 2. Übergang in paralytischen oder mechanischen Ileus	1. Relativ günstig 2. Unterschiedlich
II Paralytischer Ileus	a) Elektrolytstoffwechselstörungen (z. B. Hypokaliämie, Diabetes u. a.) b) Infektionen (z. B. Nahtinsuffizienz, Peritonitis, Residualabsceß u. a., auch extraabdominelle Infektionen) Sonderform: subcutane Wundruptur (Platzbauch)	a) Meist reversibel durch entsprechende konservative Therapie b) Erfordert Relaparotomie	a) Relativ günstig b) Ungünstig
III Mechanischer (Früh-) Ileus	a) Frühzeitige Bridenbildung b) Darmstenosierung (z. B. zu enge Anastomose) c) Nicht korrigierte Zweiterkrankung (z. B. vorbestehende Verwachsungen, übersehener Tumor u. a.)	a) und b) Evtl. reversibel unter Entlastung; sonst Relaparotomie erforderlich c) Relaparotomie erforderlich	Relativ günstig

hoben. Intensität und Dauer dieser neurovegetativen, direkt traumatischen und hormonellen Störungen hängen von zahlreichen Einzelfaktoren wie präoperativem Zustand, Veränderung des Elektrolythaushaltes, Schwere des Eingriffs, Grad der intraoperativen Keimkontamination des Peritoneums sowie vom Grundleiden ab [10, 12, 49]. Die Grenze zwischen einem noch physiologischen zu einem sicher pathologischen Zustand ist somit nicht allgemein gültig zu ziehen, sie muß stets individuell abgeschätzt werden. Als Kriterium dient die Erfahrung über den normalen Verlauf nach entsprechenden Operationen. So kann eine deutliche Motilitätsstörung über 48 Std nach einer langwierigen Pankreasoperation oder nach einem septischen Eingriff als noch adäquat und tolerabel gelten, während dasselbe Verhalten nach einer unkomplizierten Cholecystektomie bereits als verdächtig oder pathologisch angesehen werden muß. Ursächlich kommen für eine verlängerte, also pathologische Motilitätsstörung vor allem leichtere Elektrolyt- und Stoffwechselentgleisungen, eine stärkere intraoperative Traumatisierung vor allem des Dünndarms sowie eine stärkere prä- oder intraoperative Keimkontamination und anderweitige extraabdominelle Ursachen in Betracht. Vielfach wird jedoch in praxi die Ursache einer verlängerten Motilitätsstörung unbekannt bleiben.

3.2.2 Paralytischer Ileus

Vor allem zwei Ursachenkomplexe können einem paralytischen Ileus zugrunde liegen: eine schwere Elektrolyt- bzw. Stoffwechselstörung und eine schwere Infektion meist intra-, selten extraperitonealer Natur. Häufigste Form der Elektrolytstörung ist eine bereits präoperativ vorliegende Hypokaliämie, die prä- und intraoperativ nicht ausreichend substituiert wurde oder werden konnte. Jede schwere Infektion des Bauchraumes führt zum paralytischen Ileus (s. Kap. 3.4), während ein leichterer Infektionsgrad durch körpereigene Abwehrmechanismen nur zum Bild einer verlängerten postoperativen Motilitätsstörung führt und häufig überwunden werden kann. Als Sonderform des paralytischen Ileus kann der Ileuszustand bei subcutaner oder totaler Wundruptur („Platzbauch") gewertet werden. Häufig liegt ihm eine intraperitoneale Infektion zugrunde, in den übrigen Fällen stellt wohl die Kontamination des Peritoneums durch eine klinisch latente subfasciale oder subcutane Infektion sowie möglicherweise auch ein Reflexgeschehen die Ursache dieser Ileusform dar [3, 36].

3.2.3 Mechanischer Frühileus

Häufigste Ursachen sind verstärkte Peritonealadhäsionen im Bereich des Dünndarms mit Briden- oder Knickbildung. Die Stärke dieser Adhäsionsbildung ist möglicherweise individuell unterschiedlich [24], hängt jedoch entscheidend vom Grad der Kontamination und der intraoperativen Traumatisierung ab und ist somit teilweise auch durch die chirurgische Technik bedingt. Weitere Ursachen eines mechanischen Frühileus können ungünstig gelegene intraperitoneale Drains, eine zu enge Anastomose oder Peritoneallücken sein. Gelegentlich kann auch eine geringgradige präexistente Stenosierung durch eine postoperative Motilitätsstörung als Ileus manifest werden.

3.3 Diagnostik

Ähnlich den Verhältnissen bei der Blutung sind auch hier drei Schritte wichtig:

a) Unterscheidung zwischen einer „physiologischen" und einer verlängerten postoperativen Motilitätsstörung bzw. Ileuszustand.
b) Bestimmung der Ileusform und Ursache.
c) Kurzfristige und exakte Verlaufskontrollen

Der erste Schritt ist der wichtigste und gleichzeitig der schwierigste. Objektive Kriterien zur sicheren Unterscheidung zwischen *„physiologischer"* und *verlängerter Motilitätsstörung* sowie ausgeprägten Ileuszustand fehlen. Bei den Symptomen handelt es sich mehr um graduelle als um qualitative Unterschiede. Allen gemeinsam ist, daß Darmgeräusche fehlen, nur spärlich vorhanden sind oder pathologisch klingen. Klinisch wichtige Unterscheidungskriterien sind neben der Beachtung des Gesamtzustandes vor allem die Menge der über eine Magensonde geförderten Flüssigkeit sowie der Grad der Darm- bzw. Bauchdistensionen. Bei einer „physiologischen" postoperativen Motilitätsstörung übersteigt die Ausscheidung über die Magensonde selten 500 ml/24 Std während sie beim Ileus dagegen deutlich höher liegt. Ebenso ist die Distension der Darmschlingen und damit der meist schmerzhafte Meteorismus beim Ileus meist ausgeprägter. Gleichzeitig ergibt die Auskultation eine deutliche Fortleitung des Aortentones. Die postoperative „physiologische" Motilitätsstörung wird meist weder subjektiv unangenehm bemerkt noch führt sie objektiv zu ausgeprägtem Meteorismus oder stärkerer Druckempfindlichkeit. Entsprechende graduelle Unterschiede weisen die Röntgenuntersuchungen – Abdomenleeraufnahmen im Stehen – auf. Dabei schließt ein Fehlen von Spiegelbildungen einen Ileus keinesfalls aus, wie das Beispiel der hohen mechanischen Dünndarmobstruktion mit ablaufender Flüssigkeit über die Magensonde verdeutlicht. Das zeitliche Intervall nach der Operation gestattet ebenfalls keine sichere Unterscheidung. So kann bereits am ersten oder zweiten postoperativen Tag das Vollbild eines paralytischen oder mechanischen Ileus vorliegen oder noch am dritten oder vierten Tag eine verlängerte Motilitätsstörung ohne ernste Ursachen bestehen.

Die Beurteilung des postoperativen Abdominalbefundes erfordert also eine *subtile klinische Kontrolle*. Diese sollte das Wissen über den bisherigen Krankheitsverlauf ebenso wie die täglich zweimalige palpatorische und auskultatorische Untersuchung des Abdomens umfassen. Zusätzlich sind folgende wichtige Allgemeinparameter zu beachten: Puls, Temperatur,

Zungenbeschaffenheit, Urinausscheidung und Befinden des Patienten. Nur die regelmäßige Kontrolle jedes „postoperativen Bauches" läßt pathologische Befunde frühzeitig aufdecken und gibt ausreichend subjektive Erfahrungen mit normalen Verläufen, um abweichende zu erkennen. Der zweite Schritt, die Differenzierung einer als Ileus erkannten Störung in paralytische oder mechanische Form ist i. allg. leichter. Die typische krampfartige Schmerzhaftigkeit eines mechanischen Ileus ist zwar postoperativ – besonders frühpostoperativ – nicht so stark ausgeprägt, meist jedoch erkennbar. Der Verlauf ist i. allg. akut, der Gesamtzustand des Patienten in der Anfangsphase gut. Beim paralytischen Ileus ist meist ein protrahierter Verlauf, häufig mit schleichendem Übergang aus der postoperativen Motilitätsstörung vorhanden. Wenngleich krampfartige Schmerzen fehlen, kommt es infolge der zugrunde liegenden Infektion oder Stoffwechselstörung zu einem deutlich gestörten Allgemeinbefinden. Bei einem mechanischen Ileus kann gelegentlich die Höhe des Hindernisses röntgenologisch mittels Kontrastbreischluck oder -einlauf (Gastrografin oder dünnflüssiger Bariumbrei) in etwa bestimmt werden. Diese diagnostische Maßnahme kann u. U. für die Therapie bedeutsam sein und weiterhin Hinweise auf Zweiterkrankungen oder anderweitige Störungen ergeben.

Die kurzfristige Kontrolle aller relevanten Befunde ist auch während der Phase einer konservativen Behandlung von entscheidender Bedeutung. Dabei ist besonders die Möglichkeit einer „Scheinbesserung" zu beachten, die sich in der Zunahme der Urinausscheidung oder einer leichten subjektiven Besserung durch die Infusionsbehandlung sowie dem Abgang von dünnflüssigem Stuhl bemerkbar macht, obwohl der Ileus selbst und seine Ursache unverändert bestehenbleiben

3.4 Therapie

3.4.1 Postoperative Motilitätsstörung

Es erscheint sinnvoll, bei einer „physiologischen" postoperativen Motilitätsstörung den spontanen Verlauf abzuwarten. Eine Peristaltikanregung würde vor allem an gesunden, aber nicht an traumatisierten Darmabschnitten wirken und so ggf. eine ungünstige Verschiebung des Darminhaltes hervorrufen. Außerdem würde der für die Gesamtbeurteilung wichtige Spontanverlauf gestört und verwischt werden. Bei einer verlängerten postoperativen Motilitätsstörung ist – abgesehen von der Korrektur vorliegender Elektrolytstörungen – aus therapeutischen und differentialdiagnostischen Gründen eine vorsichtige Peristaltikanregung angezeigt. Hierfür gibt es diverse Möglichkeiten, wobei folgendes Vorgehen vom Autor bevorzugt wird:

a) Rectales Klysma, um den Dickdarm zu entleeren und damit möglicherweise reflektorisch eine Anregung der Magen- und Dünndarmperistaltik zu erreichen (Ausnahme: tiefe Dickdarmanastomose).
b) Leichte Abführmittel oral oder über die Magensonde, sofern eine gewisse Dünndarmaktivität nachweisbar ist.
c) Parasympathicomimetica parenteral, wobei das Ansprechen der Peristaltik genau verfolgt werden muß. Gelegentlich ist so eine Differentialdiagnose gegenüber einem paralytischen oder mechanischen Ileus zu stellen (z. B. Ubretid).
d) Die Anwendung von gastrointestinalen Hormonen wie Caerulein oder Cholecystokinin auf parenteralem Wege (z. B. Takus).

3.4.2 Paralytischer Ileus

Beim Verdacht auf einen paralytischen Ileus wird man die Wirkung der genannten Methoden zur Peristaltikanregung, besonders der Gabe von Parasympathicomimetica, sowie der erwähnten gastrointestinalen Hormone erproben und gleichzeitig eine intensive Vorbereitung für eine evtl. notwendige Relaparotomie treffen. Gerade bei einem sich schleichend entwickelnden paralytischen Ileus können bei insuffizienter parenteraler Ernährung stärkere Wasser-, Elektrolyt- und Volumendefizite sowie ein erheblicher Katabolismus auftreten. Eine gezielte und möglichst vollständige Korrektur ist in jedem Falle anzustreben. Behandlungserfolg sowie die Art der zugrundeliegenden Störung entscheiden dann über das weitere Vorgehen. Häufig ist gerade wegen des Verdachtes auf Infektion eine Relaparotomie indiziert. Für gewöhnlich ist dabei das gesamte Abdomen zu revidieren, weshalb ein großer Zugang in Form eines erweiterten Primärschnittes oder einer neuen, meist längsgeführten Laparotomie erforderlich ist [40]. Auch bei der Wundruptur ist in den meisten Fällen eine Revision des Bauchraumes zur Entdeckung möglicher Infektionsquellen vorzunehmen, es sei denn, aus dem bisherigen Verlauf ergeben sich keinerlei Hinweise auf eine Infektion, vor allem wenn die Wundruptur bei bisher ungestörtem Verlauf einsetzte.

3.4.3 Mechanischer Frühileus

Beim Verdacht auf einen mechanischen Frühileus ist die frühzeitige Relaparotomie mit Revision des gesamten Abdomens die Regel. Sie darf keinesfalls zu lange, etwa bis zum sekundär paralytischen Stadium, aufgeschoben werden. Alternativ *kann* unter günstigen Voraussetzungen ein konservativer Behandlungsversuch mit endoskopischem Einführen einer langen Darmsonde unternommen werden. Bleibt hierbei eine eindeutige Besserung des allgemeinen klinischen Befindens über 1–2 Tage aus, so ist in aller Regel eine Operation dringend indiziert.

Jede Ileusoperation verfolgt zwei Hauptziele, nämlich die Beseitigung der Ursache und die Darmdekompression. Daneben wird eine möglichst gute Rezidivprophylaxe angestrebt. Die Beseitigung der Ursache kann beim mechanischen Ileus meist vollständig, beim paralytischen Ileus aufgrund eines Infektionsgeschehens meist nur partiell gelingen. Stets ist jedoch an die Möglichkeit mehrerer Ursachen zu denken. Die Darm- und hierbei speziell die Dünndarmdekompression soll, wenn irgend möglich, geschlossen erfolgen, da der Dünndarminhalt wegen des hohen Eiweißgehaltes beim Ileus stark keimhaltig sein kann und jede Form der Naht ein erhöhtes Risiko hat. Je nach Situation wird eine geschlossene Darmdekompression durch vorsichtiges Ausstreifen nach gastral unter gleichzeitigem Absaugen über eine transnasale Magensonde oder über eine eingeführte lange Darmsonde erfolgen. Bei schwächeren Distensionen kann auch das Weiterbewegen des Darminhaltes in prograder Richtung empfohlen werden.

Die wichtigste Rezidivprophylaxe stellt ein zartes operationstechnisches Vorgehen mit den gerade im Ileus äußerst empfindlichen Darmschlingen dar. Werden stärkere Adhäsionen befürchtet, vor allem bei ausgedehnten Verwachsungen und Peritonitis, so erscheinen das Einführen einer langen Darmsonde und die frühzeitige medikamentöse Peristaltikanregung postoperativ sinnvoll. Eine offene Darmabsaugung ist nur dann angebracht, wenn ausnahmsweise keine der geschlossenen Methoden möglich ist oder der Darm zur Resektion ohnehin eröffnet wird. Darmnähte beim Ileus müssen besonders exakt mit möglichst breiter Serosadeckung angelegt werden, nach eigener Erfahrung am günstigsten in einreihiger Knopfnahttechnik.

Eine Relaparotomie wegen postoperativem Ileus – speziell wegen paralytischem infektionsbedingten Ileus – hat eine deutlich ungünstigere Prognose als die Reintervention wegen Nachblutungen. Dies liegt z. T. daran, daß man die Infektionsursache nicht beheben kann, z. T. ist aber auch ein häufig später – zu später – Entschluß zur Relaparotomie verantwortlich. Die Relaparotomie darf daher keineswegs eine Ultima-ratio-Methode sein, sondern muß bei entsprechendem Verlauf möglichst frühzeitig eingesetzt werden [14, 38, 50, 55].

4 Peritonitis – Sepsis

4.1 Häufigkeit und Bedeutung

Eine postoperative Peritonitis ist die ungünstigste intraabdominelle Komplikation nach Baucheingriffen. Etwa 50–60% aller Komplikationen gehören in diese Gruppe [14, 50]. Je nach Altersgruppe beträgt die ab-

solute Häufigkeit der postoperativen Peritonitis 1,5–8% [54]. Die Letalität einer postoperativen Peritonitis liegt bei 50–90% [50, 52], wobei vor allem die diffuse Peritonitis die hohe Mortalität bedingt.
Zwei Ursachen sind für die hohe Letalität der postoperativen Peritonitis verantwortlich:

a) Die Relaparotomie wird wegen Nichterkennens dieser Komplikation häufig sehr spät ausgeführt, so daß die pathophysiologischen Vorgänge des septischen Geschehens nicht mehr reversibel sind.
b) Die Infektionsquelle kann vielfach nicht vollständig oder nicht wirksam genug ausgeschaltet werden.

Sowohl der Diagnostik wie der Wahl des chirurgischen-praktischen Vorgehens kommt somit eine besondere Bedeutung zu.

4.2 Ursachen

Die postoperative Keimkontamination stellt die häufigste Ursache der postoperativen Peritonitis dar (Tabelle 3).

4.2.1 Nahtinsuffizienz

Häufiger als allgemein angenommen dürfte eine Nahtinsuffizienz bereits primär, d.h. unmittelbar postoperativ, vorliegen oder zumindest in den ersten 24 Std entstehen, auch wenn sie nicht sofort klinisch manifest wird. Sie ist somit meist eine direkte Folge der Anastomosierungstechnik. Sei es, daß eine Anastomose primär insuffizient genäht wurde, also etwa eine Wundlefze am Übergang von Hinterwand- zu Vorderwandnaht übersehen wurde, oder daß eine erhebliche Spannung auf der Anastomose lag und somit eine ungenügende Durchblutung bestand, die zur baldigen Ruptur führte. Das Entstehen – nicht das Manifestwerden – einer Nahtinsuffizienz erst im späteren postoperativen Verlauf, etwa nach 3–5 Tagen, dürfte seltener sein und spezielle Gründe haben. Ein typisches Beispiel hierfür ist die Duodenalruptur nach Magenresektion mit Anastomosierung nach Billroth II als Folge einer übermäßigen Stenosierung im duodenalen zuführenden Schlingenbereich.

4.2.2 Verletzung anderer Organe

Direkte oder indirekte Ursachen von postoperativen Infektionen können unbemerkte Verletzungen anderer Organe sein. So führen Verletzungen der Dünndarmwand beim Lösen von Adhäsionen unter ungünstiger Sicht fernab vom Operationsgebiet oder die oben erwähnten „geringfügigen" Nachblutungen zu postoperativen abdominellen Infektionen.

Tabelle 3. Postoperative Peritonitis – Zeitpunkt der Keimkontamination

Keim-kontamination	Ursachen	Beispiele	Spezielle Problematik
Präoperativ	Vorbestehende Peritonitis	Perforierte Appendicitis mit lokalisierter oder generalisierter Peritonitis	
		Infizierte Pankreasnekrose	Infektionsherd häufig nur partiell zu beseitigen
Intraoperativ	a) Von außen	Iatrogene Kontamination	Häufig hoch resistente Keime
	b) Von innen	Jede Eröffnung eines keimhaltigen Hohlorganes	Je nach Grad der Kontamination
		Spezielle Gefahr: „Ileus-Darm", „Carcinom-Magen"	Hoher Keimgehalt
Postoperativ	a) Postoperative Komplikationen		
	Nahtinsuffizienz	Primäre oder sekundäre Anastomoseninsuffizienz	Kontinuierliches Fortschreiten der Infektion bei oft larvierter Symtomatologie
	Unbemerkte Verletzung von Hohlorganen	Dünndarmverletzung bei Lösen von Peritonealadhäsionen unter ungünstiger Sicht	
	Infektion von Coageln	Subphrenischer Absceß nach Splenektomie	
	b) Zweiterkrankungen	Akute Cholecystitis Akute Appendicitis	An die Möglichkeit denken!

4.2.3 Zweiterkrankungen

Auch übersehene oder neu entstandene Zweiterkrankungen können postoperativ zur Peritonitis führen. So wird eine Cholecystitis bzw. Gallenblasengangrän bei Intensivpatienten infolge des Subikterus leicht als toxische Leberschädigung fehlgedeutet. Entscheidend ist auch hier das „Darandenken".

4.3 Diagnostik

Die Diagnostik infektiöser Komplikationen, speziell einer postoperativen Peritonitis, ist meist schwieriger als die einer Nachblutung oder eines Ileus. Wiederum können drei Schritte herausgestellt werden:

Tabelle 4. Symptome einer postoperativen Peritonitis bzw. Sepsis

Symptome	Mechanismus/Ursache	Beispiele
Akut einsetzend	Sekundäre Nahtinsuffizienz	Duodenalstumpfruptur Insuffizienz einer Dünndarmanastomose
Protrahiert verlaufend	Primäre Nahtinsuffizienz	Primär undichte Colonanastomose
	Starke intraoperative Keimkontamination	Colonchirurgie bei schlecht vorbereitetem Dickdarm Ileusop. mit Darmeröffnung
	Fortwirken einer präoperativen Infektion	Primäre Perforationsperitonitis Pankreasnekrose
Mischformen	Primär regional begrenzte Infektion mit sekundärer Generalisierung	Residualabsceß mit (sekundärer) Perforation
Septische Komplikationen extraabdomineller Ursache	Pulmonal	Aspirationspneumonie, Bronchopneumonie
	Urologisch	Infektion durch Harnblasenkatheter; Harnblasenentleerungsstörungen; Ligatur eines Ureters bei Sigma/Rektum-Operation
	Vasculär	Infektion durch zentralvenösen Katheter
	Lokal	Schwere Wundinfektion (Sacralhöhle bei Rectumamputation)

a) Erkennen einer infektiösen Komplikation bzw. der Verdacht hierauf.
b) Abgrenzung einer infektiösen Komplikation von den „normalen" Folgen einer bedingt aseptischen oder septischen Operation.
c) Differenzierung der Infektionsursache.

Der erste Schritt, die Erkennung einer infektiösen Komplikation im Bauchraum, kann je nach Erscheinungsbild der Infektion (Tabelle 4) unterschiedlich schwierig sein. Er ist leicht bei akut einsetzender Symptomatologie, etwa beim Auftreten einer späten Nahtinsuffizienz bei primär suffizienter Anastomose. Die Symptome sind dann denen eines akuten Abdomens im nichtoperierten Zustand ähnlich. Sehr schwer ist jedoch die Diagnose bei der wesentlich häufigeren Form einer Infektion mit schleichend einsetzenden Symptomen. Die intra- oder frühpostoperative Infektion der Bauchhöhle verursacht postoperativ möglicherweise eine etwas gesteigerte Druckempfindlichkeit, aber keine typische Abwehrspannung. Fieber, Leukocytose und eine erhöhte Pulsfrequenz können einerseits infolge postoperativer Behandlung – speziell mit Antibiotica – fehlen oder nur schwach ausgeprägt sein, sind andererseits, falls vorhanden, keine eindeutigen Zeichen einer Infektion, sondern können auch auf andere Vorgänge zurückzuführen sein. Je nach Infektionsart und Infektionsstärke sowie Resistenz und Reaktionsanlage des Patienten variieren die Symptome einer Infektion sehr. So können nicht selten auch bei schwerer Infektion lediglich eine erhöhte Pulsfrequenz und eine nur mäßige Leukocytose vorhanden sein.

Allein eine äußerst subtile Untersuchung des Patienten und die Beachtung sowie die Wertung aller vom Normalverlauf abweichenden Erscheinungen ermöglichen die Diagnose oder die Verdachtsdiagnose einer intraabdominellen Infektion. Dabei ist auch besonders das Sensorium des Patienten zu beachten. Häufig liegt als frühes Zeichen eine gewisse Euphorie oder Kritikminderung vor – dem Patienten geht es „zu gut" –, die dann bald von Verwirrtheitszuständen gefolgt wird. Solche Veränderungen werden nicht selten zuerst von den Angehörigen bemerkt. Verdächtig ist auch stets eine kontinuierlich erhöhte Pulsfrequenz, die nicht auf einen Volumenmangel bezogen werden kann. Die Blutgaswerte zeigen in der Frühphase einer Infektion infolge gesteigerter Atemtätigkeit eine respiratorische Alkalose [18]. Bedenklich sind Leukopenie und Thrombopenie als Zeichen einer (meist gramnegativen) Sepsis mit rasch folgendem Schockgeschehen [35]. Die Abgrenzung einer vermuteten infektiösen Komplikation von Restzuständen einer vorbestehenden Infektion oder den Folgen einer nicht streng aseptischen Operation ist individuell nur unter Kenntnis des operativen Befundes und unter kontinuierlicher Verlaufsbeobachtung möglich.

Auch bei großer Erfahrung und sorgfältiger Beobachtung ist ein Irrtum in dieser schwierigen Differenzierung nicht ausgeschlossen und auch nicht immer vermeidbar. Wenn möglich, wird man deshalb zusätzliche Untersuchungsverfahren zur Differenzierung heranziehen. Doch der Wert dieser Untersuchungsmethoden ist eng begrenzt: Diffuse oder lokalisierte Abscesse können heute mit keiner Methode einigermaßen sicher nachgewiesen werden. Radioaktiv markierte Leukocyten, Thermographie und Sonographie sind relativ unspezifische Methoden, die allenfalls Hinweise bei massiven Befunden geben können. Am ehesten läßt sich eine Anastomoseninsuffizienz mit Gastrografin, das entweder oral oder als Einlauf verabreicht wird, darstellen. Eine hiermit dargestellte Fistelbildung muß aber nicht immer einer klinisch relevanten Insuffizienz entsprechen, und andererseits kommt manche Insuffizienz röntgenologisch nicht zur Darstellung.

Der dritte Schritt, die Differenzierung der Infektionsursache, ist vor allem bezüglich einer abdominellen oder extraabdominellen Ursache therapeutisch bedeutsam. Die wichtigsten extraabdominellen Infektionsquellen sind postoperativ ein bronchopulmonaler Infekt, eine Harnwegsinfektion sowie eine Infektion des intravenösen Katheters. Pulmonale und urologische Infektionen können auch zu einer abdominellen Symptomatik führen, andererseits aber ebenso neben einer Abdominalinfektion bestehen, wodurch die Gefahr einer Fehldeutung gegeben ist. Infektionen durch zentralvenöse Katheter sind häufig lokal nicht zu erkennen und stellen wegen des intravasalen Sitzes der Infektionsquelle eine hohe Gefahr dar.

4.4 Therapie

Auch bei einer postoperativen intraabdominellen Infektion ist die Relaparotomie die wichtigste und am häufigsten indizierte Behandlungsmethode. Die Indikationsstellung muß dabei rasch erfolgen, da die Infektion unbehandelt fortschreitet und gelegentlich innerhalb weniger Stunden einen deletären Verlauf nimmt. Doch gibt es auch hier Ausnahmen von der generellen Indikationsstellung. Dabei sind vor allem zwei Kriterien wichtig:

a) Ist die Infektion durch bisherige Maßnahmen wie Drainage, Antibiotica o. ä. ausreichend behandelt?
b) Besteht die Aussicht durch eine Reoperation den Infektionsherd zu sanieren oder zumindest über das bisher erreichte Maß hinaus zu begrenzen?

Die Indikation zur Relaparotomie ist klar und in jedem Fall gegeben, wenn Kriterium a) *nicht* oder *nicht sicher* erfüllt ist. Dies gilt vor allem für das Vorliegen eines paralytischen Ileus, für den Nachweis oder den Verdacht einer Nahtinsuffizienz ohne Drainage sowie für eine Nahtinsuffizienz, die trotz Drainage zum paralytischen Ileus geführt hat. Nur wenn die Voraussetzung entsprechend Kriterium a) ausreichend sicher gegeben ist, *kann* konservativ vorgegangen werden. Dies gilt z. B. für eine intraabdominelle Infektion mit fehlenden oder höchstens geringfügig ausgeprägten allgemeinen Entzündungszeichen, wenn gleichzeitig eine gut funktionierende Drainage und normale Peristaltik vorhanden sind. In diesem Fall hängt die Entscheidung zum operativen Vorgehen davon ab, ob eine sofortige und vollständige Infektionsbeseitigung durch die Reoperation zu erwarten ist. Dies ist etwa bei einer Dünndarmnahtinsuffizienz zu überlegen, während die Insuffizienz einer Oesophagojejunostomie kurativ kaum oder nur unsicher versorgt werden kann. Hier ist beim Vorhandensein einer Infektionsbegrenzung infolge Drainage ein abwartendes Verhalten geeigneter. Wird ein konservatives Vorgehen angestrebt, ist stets eine möglichst vollständige Ruhigstellung des betroffenen Gebietes vorzunehmen. Dies bedeutet bei Insuffizienzen von Anastomosen im proxi-

malen Gastrointestinaltrakt eine totale parenterale Ernährung, evtl. in Kombination mit intraluminärer lokaler Absaugung, bei Insuffizienzen im Dickdarmbereich die Gabe einer vollresorbierbaren Kost oder – noch günstiger – die Anlage eines vorgeschalteten doppelläufigen Anus praeter. Bei diffuser oder intraabdomineller Infektionsausbreitung erscheint eine intermittierende peritoneale Spülbehandlung mehrmals täglich evtl. mit gezieltem Antibioticazusatz, angezeigt [5, 4, 6]. Sie sollte bei regionalen Infektionen sowie unsicherer Infektionsbegrenzung jedoch unterbleiben. Die Behandlung einer septischen Komplikation außerhalb des Bauchraumes ist vorwiegend konservativ. Für pulmonale Infektionen, speziell bei Intensivpflegepatienten unter Beatmung, wird zunehmend ein regelmäßiges bronchoskopisches Absaugen empfohlen. Bei Verdacht auf Harnwegsinfektionen ist vor allem die Durchgängigkeit beider Ureteren zu prüfen. Bei Temperaturen, die möglicherweise mit einem zentralvenösen Katheter in Zusammenhang stehen, ist ggf. eine Phlebographie angezeigt. Wundinfektionen sollten stets ausgedehnt eröffnet und offen, d. h. nur locker verbunden, behandelt werden.
Die Indikation zur Antibioticagabe ist abhängig von der Wahrscheinlichkeit, durch operative und lokale Maßnahmen die Infektion ausreichend zu behandeln. Die Antibioticagabe ist sicher angezeigt bei diffuser Peritonitis, meist bei bronchopulmonalen Infektionen und Harnwegsinfektionen sowie speziell bei Infektionen durch einen zentralen Venenkatheter. Bei ungeklärtem postoperativen Fieber wird man sich meist zur Antibioticagabe entschließen, wenn eine Temperaturerhöhung wiederholt auftritt oder kontinuierlich besteht und die Entscheidung zu einem – zumindest vorläufigen – konservativen Vorgehen getroffen wurde. Die Gefahr der Verschleierung des Befundes erscheint dann geringer als die einer fortschreitenden und nicht lokalisierbaren Infektion.
Neben den chirurgischen Maßnahmen und der Antibioticatherapie ist zur Überwindung einer infektiösen Komplikation die optimale Gesamtbehandlung des Patienten von entscheidender Bedeutung. Hierzu gehört vor allem eine adäquate und möglichst hochcalorische Infusionstherapie. Zu achten ist fernerhin auf eine ausreichende Atmung, bei entsprechender Indikation auf frühzeitigen Einsatz einer Respiratorbehandlung und die Einleitung einer Digitalisierung sowie die Vermeidung einer starken Hypothermie. Die Gabe von Heparin beim septischen Schock ist angebracht zur Verhinderung einer intravasalen Gerinnung, zusätzliche hochdosierte Glucocorticoidgaben sind offensichtlich in der Lage, akut bedrohliche Phasen eines septischen Schockgeschehens zu unterbrechen. Inwieweit damit eine generelle Verbesserung der Prognose verbunden ist, erscheint unklar [35, 56].
Eine besonders ungünstige Situation liegt bei dem Bild der gramnegativen Sepsis mit einer sich rasch entwickelnden Schocksymptomatik vor. Die

Infektion kommt vor allem nach Darmeingriffen, speziell nach Ileusoperationen mit Eröffnung des Darmes vor. Sie verläuft häufig unter starker Leuko- und Thrombopenie und mäßiger Pulsbeschleunigung afebril und weist dabei deutliche Veränderungen des Sensoriums auf. Bei dieser Symptomatologie ist ein sofortiges Eingreifen, also meist eine Relaparotomie, indiziert, wobei jedoch die Prognose insgesamt sehr ungünstig ist.

5 Anmerkungen zu anderen akuten postoperativen Erscheinungen

5.1 Störungen des Flüssigkeits-, Elektrolyt- und Säurebasenhaushaltes

Unzureichende oder fehlerhafte Flüssigkeits- und Elektrolytzufuhr machen sich postoperativ selten als akute Störungen bemerkbar. Doch führen Komplikationen wie Ileus, Infektion sowie die Reoperation selbst häufig zur akuten Verschlechterung einer bereits latent gestörten Flüssigkeits- und Elektrolytsituation. Bei Komplikationen des postoperativen Verlaufes ist somit stets die Situation im Wasser- und Elektrolythaushalt zu beachten und zumindest zu diesem Zeitpunkt so gut wie möglich zu korrigieren.

Bei akuten Nachblutungen am ersten postoperativen Tag bestehen abgesehen von den Hypovolämiefolgen meist keine weiteren metabolischen Störungen. Dagegen muß bei längeren Komplikationen, speziell in der späten postoperativen Phase, mit erheblichen Abweichungen gerechnet werden, sofern nicht eine optimale parenterale Flüssigkeits- und Elektrolytsubstitution durchgeführt wurde. Sofern eine Reoperation in diesem Zeitraum indiziert ist, muß abgewogen werden, ob ein Aufschub der Operation zumindest um einige Stunden vertretbar ist, um einen gezielten und möglichst vollständigen Elektrolyt- und Flüssigkeitsausgleich zu erreichen. Dabei ist jedoch zu berücksichtigen, daß eine Normalisierung der Serumelektrolyte noch nicht die Normalisierung auch des intracellulären Milieus bedeuten muß und daß schwere Stoffwechselstörungen nicht innerhalb weniger Stunden kompensierbar sind. Dies gilt besonders für eine bestehende Hypokaliämie und/oder Acidose.

Somit ist es immer bedeutsam, wie gut die routinemäßige postoperative Flüssigkeits- und Elektrolytsubstitution bis zum Eintritt einer möglichen Komplikation durchgeführt wurde [23].

Ein zum Zeitpunkt einer Komplikation bestehendes Caloriendefizit kann kurzfristig nicht ausgeglichen werden. Die Gabe von Glucose und Aminosäuren dient jedoch der momentanen Bereitstellung von Calorien und Eiweiß. Langfristig ist vor allem bei septischen Komplikationen eine dringende Indikation zur hochcalorischen, vollständigen parenteralen Ernährung gegeben [2, 11]. Dies macht allerdings das Legen eines zentralvenösen

Katheters mit all seinen Gefahren notwendig [6, 25]. Neben der Infektionsgefahr kann ein Pneumothorax oder eine intrathorakale Blutung auftreten. Bei paravasaler Lage können Infusionen in den Pleuraraum erfolgen, wodurch es zu einer Verschlechterung der Kreislaufsituation kommt, und bei Nichterkennen dieser Komplikation wird möglicherweise die vermeintlich unzureichende „Infusionsbehandlung" weiter forciert. Das Einlegen eines zentralvenösen Katheters muß somit eindeutig indiziert sein und die korrekte Lage sollte *stets* röntgenologisch kontrolliert werden.

Nicht zuletzt wegen dieser Gefahren ist ein möglichst früher Übergang auf eine enterale Calorienzufuhr anzustreben. Dies kann bei entsprechender Indikation etwa beim Vorhandensein einer insuffizienten Oesophagojejunostomie über eine dünne, weit vorgeschobene Magen- oder Jejunalsonde geschehen. Eine seltene akute Komplikation der längerfristigen parenteralen Ernährung ist die nichtbeachtete bzw. nicht ausgeglichene Hypophosphatämie [30]. Sie kann sich im Auftreten zentralnervöser sowie peripherer neurologischer Störungen in Form von Verwirrtheit, Koma, Krampfanfällen oder Parästhesien manifestieren und wird nicht selten als cerebrale Minderdurchblutung oder psychoorganisches Syndrom mißgedeutet.

Ein postoperatives Nierenversagen wird fälschlicherweise zu häufig als Folge einer vorbestehenden Nierenschädigung angesehen. In Wirklichkeit handelt es sich in aller Regel um die Folge einer nicht erkannten intraabdominellen Komplikation, vor allem einer Infektion oder eines Ileus. Sofern der Abdominalbefund in diesen Fällen infolge Somnolenz oder Verwirrtheit nicht eindeutig zu beurteilen ist, besteht neben der Dialysebehandlung immer eine Indikation zur Relaparotomie.

5.2 Störungen des Kohlenhydratstoffwechsels

Bei nichtdiabetischen Patienten kommt es postoperativ häufig zu einer geringfügigen Erhöhung des Blutzuckerspiegels infolge des Überwiegens insulinantagonistischer Faktoren und einer herabgesetzten peripheren Insulin-Wirksamkeit [47]. Diese postoperative Hyperglykämie ist i. allg. nicht therapiebedürftig. Andererseits kann bei bislang klinisch latentem Diabetes mellitus eine Operation oder eine postoperative Komplikation eine erhebliche Kohlenhydratstoffwechselentgleisung mit hohen Glucosewerten und möglicher Ketoacidose auslösen. Blutzuckerkontrollen sind somit speziell bei älteren Patienten nach größeren Eingriffen in den ersten Tagen sowie bei allen Komplikationen routinemäßig durchzuführen. Bei bekanntem Diabetes mellitus muß die antidiabetische Behandlung im perioperativen Zeitraum eher hyperglykämisch eingestellt werden, so daß gefährliche Hypoglykämien sicher vermieden werden.

5.3 Störungen der Leberfunktion

Wenngleich Leberdurchblutung und Leberfunktion durch Narkose und Operation mit all ihren Folgen erheblich beeinflußt werden, sind manifeste Störungen der Leberfunktion – abgesehen von speziellen Operationen wie portocavalen Shuntoperationen – postoperativ selten.
Gelegentlich ist das Auftreten eines postoperativen Ikterus ohne begleitende Symptomatik und mit fehlendem Anstieg der Transaminaseaktivitäten oder der cholestatischen Enzyme zu beobachten. Bei einer primär gestörten Leberfunktion kann die Anhäufung von Bilirubin als Folge von Transfusionen mit älterem Konservenblut zu einer weiteren Verschlechterung der Leberfunktion führen [37, 44]. Als Grund für die fehlende Reaktion der Cholestaseenzyme wird eine toxische Syntheseblockierung diskutiert [5]. Im allgemeinen klingt dieser Ikterus nach einigen Tagen folgenlos ab und erfordert daher keine spezielle Therapie.
Ernst zu nehmen sind jedoch Ikteruserscheinungen im Zusammenhang mit septischen Komplikationen, die meist als toxische Leberschäden anzusehen sind und häufig einen ungünstigen Verlauf anzeigen. Eine spezielle Behandlungsmöglichkeit dieses septischen Leberschadens existiert nicht. Nach Eingriffen im Oberbauch ist eine mögliche Verletzung der Gallenwege mit Austritt und Resorption von Gallenflüssigkeit oder mit Gallengangsverschluß auszuschließen. Dies kann je nach Situation endoskopisch retrograd, röntgenologisch percutan-transhepatisch mit der Chiba-Nadel-Punktion oder nuklearmedizinisch durch eine hepatobiliäre Sequenzszintigraphie erfolgen.

5.4 Störungen des endokrinen Systems

Akute Störungen des endokrinen Systems sind – von der diabetischen Stoffwechselstörung abgesehen – nach abdominellen Eingriffen selten. Zu beobachten sind gelegentlich akute Thyreotoxikosen, akuter Hyperparathyreodismus oder akut hypertone Krisen eines bislang nicht bekannten Phäochromocytom [21]. Letztgenannte Krise kann auch erstmals intraoperativ bei einer beliebigen Operation auftreten und bietet dann erhebliche differentialdiagnostische Schwierigkeiten und führt unbehandelt zum akuten Linksherzversagen.

5.5 Störungen des Sensoriums

Bei Störungen des Sensoriums müssen nach abdominellen Operationen zunächst septische Komplikationen erwogen bzw. ausgeschlossen werden, ebenso bei parenteraler Ernährung eine Hypophosphatämie (s. 5.1). Zustände mit Halbseitensymptomatik, aber auch Verwirrtheitsphasen,

besonders bei älteren Patienten, können auf eine interkurrente Minderdurchblutung des Gehirns intra- oder postoperativ hindeuten.
Relativ häufig sind heute Alkoholentziehungserscheinungen sowie uncharakteristische Entzugssymptome bei Patienten mit längerfristiger Einnahme von Analgetica oder Tranquilizern, Die Behandlung besteht im wesentlichen in sedierenden Maßnahmen.

5.6 Störungen des kardiovasculären Systems

Akute Kreislaufkomplikationen sind postoperativ – Nachblutungen ausgeschlossen – vor allem durch tachykarde Herzrhythmusstörungen, einen frischen Herzinfarkt (häufig Reinfarkt) oder eine Thromboembolie bedingt. Vor allem eine hämodynamisch wirksame Tachyarrhythmie erfordert ein rasches Handeln bezüglich der Differenzierung der Störung und der daraus resultierenden spezifischen Therapie [19]. Besonders nach langdauernden Eingriffen tritt unmittelbar postoperativ häufig ein Bild der Kreislaufzentralisation mit kalter blasser Haut, meist erhöhter Pulsfrequenz bei nahezu normalem Blut- und zentralem Venendruck und Oligurie auf. Pathogenetisch liegt dieser Situation hauptsächlich eine arterioläre und venöse Vasoconstriction sowie ein vermindertes Herzminutenvolumen zugrunde [7, 34]. Unter kontinuierlicher Volumen- und Flüssigkeitssubstitution sowie Erwärmung des Patienten gleicht sich diese Situation zwar spontan allmählich aus, doch erscheint es angebracht, sie bei starker Ausprägung gezielt zu behandeln. Dies geschieht unter fortlaufender Registrierung des zentralvenösen Druckes durch forcierte Volumengabe und gleichzeitige Blockierung der Alphareceptoren. Hierdurch wird die periphere Vasoconstriction durchbrochen und damit die ungünstige pathophysiologische Situation beseitigt, was sich besonders auch in der baldigen Normalisierung der Urinausscheidung bemerkbar macht.

6 Schlußbemerkung

Akute postoperative Störungen stellen stets eine erhebliche Gefährdung des Heilverkaufes dar. Manche dieser Störungen sind trotz Einsatzes aller Möglichkeiten irreparabel, die meisten können erfolgreich behandelt werden. Dies jedoch nur, wenn zwei Voraussetzungen gegeben sind:

a) das *Erkennen* der Störung, d. h. das Beobachten des vom „normalen" abweichenden Verlaufes,
b) das *Werten* dieser Störung, d. h. die Bereitschaft, aus dem Erkannten Schlußfolgerungen zu ziehen,

beides zum frühestmöglichen Zeitpunkt.

Beide Leistungen erfordern große persönliche Erfahrung sowie die Fähigkeit, Mißerfolge oder Fehler anderen und sich selbst gegenüber offen einzugestehen.

Literatur

1. Alexander JW (1975) Nutrition and surgical infection. In: Ballinger FW (ed) Manual of surgical nutrition. Saunders, Philadelphia London Toronto, pp 386–395
2. Alexander-Williams J, McLeish AR, Keighley KRB, Burdow DW (1976) Prophylactic antibiotics in bowel surgery. Proc R Soc Med 69:327–329
3. Altemeier WA, Berkich E (1971) Wound sepsis and dehiscence. In: Hardy JD (ed.) Critical surgical illness. Saunders, Philadelphia London Toronto, pp 187–206
4. Arzt CP, Hardy JD (1967) Complications in surgery and their management. Saunders, Philadelphia London Toronto
5. Aune S, Norman E (1970) Diffuse peritonitis treated with continuous peritoneal lavage. Acta Chir Scand 136:401–404
6. Bauer H (1975) Über die Komplikationen des Vena subclavia-Katheters und deren Verhütung. Infusionsther Klin Ernähr 2:134–138
7. Borst HG, Hannekum A (1976) Pathophysiologie und Klinik des Kreislaufs in der unmittelbaren postoperativen Phase. In: Pichlmayr R (Hrsg) Postoperative Komplikationen. Springer, Berlin Heidelberg New York, S 229–235
8. Brandt G, Kunz H, Nissen R (1970) Intra- und postoperative Zwischenfälle. Thieme Stuttgart
9. Byrne JJ, Guardione V (1973) Surgical treatment of stress ulcers. Am J Surg 125:464–467
10. Cantor MO (1967) Ileus. Am J Gastroenterol 47:461–467
11. Copeland EM, MacFadyen BN, Dudrick JS (1974) Intravenous hyperalimentation in cancer patients. J Surg Res 16:241–248
12. Dahlgreen S, Thoren L (1967) Intestinal motility in low small bowel obstruction. Acta Chir Scand 133:417–423
13. Deucher F, Oesch J (1974) Postoperativer Frühileus. Prophylaxe und Relaparotomie. Chirurg 45:195–202
14. Dinstl K, Schiessel R (1972) Indikationen und Ergebnisse der Relaparotomie. Acta Chir Austria 5:107–113
15. Drapanas T, Woolverton WC, Reeder JW, Reed RL, Weichert RF (1971) Experiences with surgical management of acute gastric mucosal hemorrhage: a unifed concept in pathophysiology. Ann Surg 173:628–635
16. Dykes PW, Kang JY, Hoare A, Hawkins CF, Mills JG (1977) Treatment of upper gastrointestinal hemorrhage with Cimetidine. Proc. of the II. Int. Symp. on Histamin H_2-receptor Antagonists. Excerpta Med 416:337–344
17. Eichfuss HP, Farthmann E, Horatz K, Schreiber HW (1976) Die große Blutung aus Magen und Zwölffingerdarm. Dtsch Med Wochenschr 101:753–761
18. Eisele R, Dissmann W, Nasseri M, Thimme W (1976) Wertigkeit von Bewußtseinsstörungen und veränderter Atmung für die frühzeitige Erkennung einer intraabdominellen bakteriellen Komplikation nach einer Bauchoperation. In: Pichlmayr R (Hrsg) Postoperative Komplikationen. Springer, Berlin Heidelberg New York, S 43–48
19. Gotzsche H (1973) Postoperative Komplikationen und ihre Behandlung, Anaestesiol Wiederbeleb 77:45–53
20. Hardy JD (ed) (1971) Critical surgical illness. Saunder, Philadelphia London Toronto
21. Hardy JD, Chavez CM (1971) Endocrine emergencies. In: Hardy JD (ed) Critical surgical illness. Saunders, Philadelphia London Toronto, pp 517–534

22. Harrower HW (1968) Postoperative ileus. Am J Surg 116:369–378
23. Kern E, Buchwald J (1974) Allgemeine Gesichtspunkte zur Frührelaparotomie. Chirurg 45:193
24. Kern E, Lick R (1975) Peritoneum. In: Lindenschmidt ThO (Hrsg) Pathophysiologische Grundlagen der Chirurgie. Thieme, Stuttgart, S 516–522
25. Konold P, Ullmann U, Schrader CP, Kieninger G (1974) Klinische und bakteriologische Beobachtungen bei intravenös eingeführten Kathetern. Dtsch Med Wochenschr 99:1009–1014
26. Kümmerle F, Brünner H (1968) Der postoperative Ileus. Gynäkologie 1:16–21
27. Lindenschmidt ThO (1976) Postoperative Magen-Darm-Atonie oder paralytischer Ileus. In: Pichlmayr R (Hrsg) Postoperative Komplikationen. Springer, Berlin Heidelberg New York, S 23–34
28. Linder F, Enke A (1966) Die postoperative Nachblutung in der allgemeinen Chirurgie. Langenbecks Arch Chir 316:50–62
29. Lindkaer-Jensen St, Nielsen OV, Pagel J (1976) Acute hemorrhagic gastritis – diagnosis and treatment. Acta Chir Scand 142:246–250
30. Löhlein D (1976) Beobachtungen zur Hypophosphatämie während der postoperativen Infusionstherapie. Infusionsther Klin Ernäh 3:312–318
31. Lorenz W, Reimann H-J, Fischer M (1978) Pathogenese der akuten gastroduodenalen Läsion („Streßulcus"). In: Blum AL, Siewert JR (Hrsg) In Ulcus-Therapie. Springer, Berlin Heidelberg New York, S 50–62
32. Menguy R, Masters YF (1963) Effect of cortison on mucoprotein secretion by gastric antrum of dogs: pathogenesis of steroid ulcer. Surgery 54:19–28
33. Menguy R, Gadacz Th, Zaitchuk R (1969) The surgical management of acute gastric mucosal bleeding. Arch Surg 99:198–208
34. Moore FD (1972) Homeostasis: bodily changes in trauma and surgery. Saunders Philadelphia London Toronto
35. Neuhof H, Lasch HG (1974) Schock infolge bakterieller Infektionen. Chirurg 45:111–114
36. Peitsch W, Burkhardt K (1976) Der Platzbauch als Indikation zur Relaparotomie. In: Pichlmayr R (Hrsg) Postoperative Komplikationen. Springer, Berlin Heidelberg New York, S 128–131
37. Pichlmayr I, Stich W, Pichlmayr R (1967) Die bilirubinostatische Form des postoperativen Ikterus. Med Klin 62:1858–1864
38. Pichlmayr R (Hrsg) (1976) Postoperative Komplikationen. Springer, Berlin Heidelberg New York
39. Pichlmayr R, Grotelüschen B (1978) Chirurgische Therapie. Springer, Berlin Heidelberg New York
40. Pichlmayr R, Guthy E, Ziegler H (1975) Eröffnung und Verschluß der Bauchhöhle bei Wiederholungseingriffen. Chirurg 46:476–479
41. Rosenberg A (1967) Production of gastric lesions in rats by combined cold and electrostress. Am J Dig Dis 12:1140–1148
42. Rosenberg IL, Graham NG, Dombal FF De, Goligher JC (1971) Preparation of the intestine in patients undergoing major large bowel surgery, mainly for neoplasm of the colon and rectum. Br J Surg 58:266–271
43. Scheibe O (1974) Relaparotomie bei Intensivpatienten. Chirurg 45:216–221
44. Schmid M, Hefti ML (1966) Der benigne postoperative Ikterus, eine Form der intrahepatischen Cholostase. Z Gastroenterol 4:15–22
45. Schmid FW, Korb G (1976) Prae- und postoperative Störungen der Leberfunktion. In: Pichlmayr R (Hrsg) Postoperative Komplikationen. Springer, Berlin Heidelberg New York, S 264–272
46. Schmitt W, Pietsch P, Troeger H (1973) Die interperitoneale Antibiotica-Spüldrainage bei diffuser Peritonitis. Zentralbl Chir 97:3–10

47. Schultis K (1976) Postaggressionsstoffwechsel als Adaptation und als Krankheit. In: Heberer G, Schultis K, Hoffmann K (Hrsg) Postaggressionsstoffwechsel. Schattauer, Stuttgart, S 3–9
48. Schumpelick V, Rauchenberger B (1976) Duodenogastraler Reflux und Streßulcus. Dtsch Med Wochenschr 101:1647–1649
49. Seidel W, Richter H (1975) Ileus und Peritonitis. In: Lindenschmidt ThO (Hrsg) Pathophysiologische Grundlagen der Chirurgie. Thieme, Stuttgart, S 523–564
50. Siewert R, Schulz G, Cassau D (1970) Die Frührelaparotomie. Chirurg 41:76–81
51. Sullivan RC, Waddell WR (1968) Accumulated experience with vagotomy and pyloroplasty for surgical control of hemorrhagic gastritis. Am J Surg 116:745–749
52. Wachsmuth W (1965) Peritonitis. Langenbecks Arch Chir 313:146–170
53. White TT, Harrison EC (1973) Reoperative gastrointestinal surgery. Little, Brown & Co, Boston
54. Wilde J, Laube R (1968) Die akute Blutung in der postoperativen Phase. Bruns Beitr Klin Chir 216:13–22
55. Ziegler H (1978) Die Relaparotomie beim Ileus. In: Richter H, Eckert P (Hrsg) Ileus. Thieme, Stuttgart, S 110–116
56. Zühlke V (1976) Allgemeine Behandlungsprinzipien der postoperativen Peritonitis. In: Pichlmayr R (Hrsg) Postoperative Komplikationen. Springer, Berlin Heidelberg New York, S 53–60

Kapitel 4

Eingriffe im Bereich des Oesophagus bei gutartigen Erkrankungen

J. R. SIEWERT und A. L. BLUM

1 Einleitung

Die Hauptfunktion der Speiseröhre ist der Bolustransport in den Magen. Für den gerichteten Transport verfügt die Speiseröhre neben einer koordinierten Peristaltik im tubulären Anteil an ihrem oralen und aboralen Ende jeweils über ein Verschlußsystem (digestive Sphincteren). Störungen der Transportfunktion oder der Funktion dieser Sphincteren sind, sobald sie sich mit konservativen Maßnahmen nicht befriedigend bessern lassen, die häufigste Indikation zur Durchführung eines operativen Eingriffs.

Zur Erfolgsbeurteilung eines operativen Eingriffes an der Speiseröhre und ihrer Verschlußsysteme müssen die präoperativ durchgeführten diagnostischen Verfahren (Endoskopie, Radiologie, eventuell pH-Metrie) wiederholt und vergleichend beurteilt werden. Bei der Abklärung postoperativer Störungen muß dagegen das gesamte Rüstzeug der morphologischen und funktionellen Oesophagusdiagnostik zum Einsatz kommen. Das beinhaltet folgende Untersuchungen, von denen in den meisten Fällen nur ein kleiner Teil schon präoperativ durchgeführt worden ist:

- Röntgen-Röntgenkinematographie
- Endoskopie – Biopsie
- Oesophagus-Manometrie (evtl. in Kombination mit Radiologie)
- pH-Messungen – Clearance
- Magenfunktionsdiagnostik (Sekretionsanalyse, Magenentleerung)

Gegebenenfalls muß der Patient in ein entsprechend ausgerüstetes Zentrum überwiesen werden.

2 Störungen nach chirurgischen Eingriffen am oberen Oesophagussphincter (OOS)

Tabelle 1 zeigt die Klassifikation dieser Störungen und ihre Ursachen

2.1 Chirurgische Eingriffe am oberen Oesophagussphincter

Eine alleinige Funktionsstörung des oberen Oesophagusphincters ist relativ selten eine Indikation zur operativen Intervention. Sie ist häufig nur ein Symptom von übergeordneten, operativ nicht behandelbaren Erkrankungen, nämlich von Erkrankungen des zentralen Nervensystems, insbesondere cerebrovasculären Krankheiten und von musculären Erkrankungen wie Muskeldystrophie, Myasthenia gravis und thyreotoxischer Myopathie. Gelegentlich ist sie die Folge einer oropharyngealen Operation. Fortschritte in der Manometrie des oberen Oesophagussphincters erlauben jedoch zunehmend häufig die Diagnose von isolierten Funktionsstörungen dieses Organs, und zunehmend häufig wird in solchen Fällen die Indikation zur Myotomie gestellt.

Eine eindeutig „chirurgische Erkrankung" stellt das cervicale sog. Zenker-Divertikel dar. Ursache dieser Divertikel ist in der Regel eine Störung der Koordination von Pharynxentleerung und schluckreflektorischer Erschlaffung des oberen Oesophagussphincters. Ein vorzeitiger Schluß des oberen Sphincters während des Schluckaktes ist als wesentlicher pathogenetischer Faktor beschrieben worden [20]. Diese Erkenntnis bestimmt heute das operative Vorgehen. Die operative Maßnahme am oberen Oesophagussphincter ist in solchen Fällen die Myotomie. Hierbei erfolgt nach Freilegung des cervicalen Oesophagus von links her die Spaltung der Oesophagusmuskulatur lateral vom oralen Rand des M. cricopharyngeus an. Die Muskulatur kann in der Regel leicht von der Schleimhaut gelöst und dann mit einem Instrument unterfahren werden. Die Spaltung muß über 3–4 cm erfolgen, d. h. die oralen Anteile der Muskulatur des tubulären Oesophagus miterfassen. In Ausnahmefällen reicht die Myotomie allein aus, um kleinere Divertikel zur Rückbildung zu bringen. Nur bei größeren Divertikeln ist Abtragung notwendig.

2.2 Klassifikation postoperativer Syndrome

2.2.1 Störungen nach alleiniger Divertikelabtragung – Divertikelrezidiv

Störungen sind zu erwarten, wenn durch den operativen Eingriff zwar das Divertikel entfernt, die Funktionsstörung des oberen Oesophagussphincters jedoch nicht behoben wird. Bei alleiniger Divertikelabtragung muß mit einer Rezidivquote von 15–20% gerechnet werden [1, 12]. Bei Er-

Tabelle 1. Klassifikation der postoperativen Störungen nach Resektion eines oesophagopharyngealen Divertikels und nach Myotomie des oberen Oesophagussphincters

Störungen nach Resektion eines pharyngooesophagealen Divertikels	Ursache der Komplikation		
	Neue Syndrome trotz korrekter Indikation und Operationstechnik	Neue Syndrome aufgrund unzureichender Indikation oder Operationstechnik	Präoperative Störung besteht fort oder rezidiviert
Aspiration		Patienten mit gastrooesophagealer Refluxkrankheit	
Narbenstenose		Zu ausgedehnte Resektion der Oesophagusschleimhaut bei der Divertikelabtragung	
Cervicale Speichelfistel		Nahtinsuffizienz	
Recurrensparese		Kompression durch Hämatom oder Ödem, Überdehnung oder Durchtrennung des Nervus recurrens	
Rezidivdivertikel			Selten nach vollständiger Myotomie, in 20% der Fälle ohne oder mit unvollständiger Myotomie

gänzung der Divertikulektomie durch eine Myotomie des oberen Oesophagussphincters kann die Rate der postoperativen Rezidive wesentlich, auf schätzungsweise 2% gesenkt werden.

Nur wenn das Rezidiv mit Beschwerden (Dysphagie, Aspiration) einhergeht, gibt es Anlaß zu erneuten therapeutischen Maßnahmen. Vor der Entscheidung, ob eine weitere operative Intervention notwendig ist, ist vor allem eine eingehende Röntgenuntersuchung notwendig, wegen des schnellen Bewegungsablaufs in dieser Region am besten mit der Röntgenkinematographie. Stellt sich eine Einengung direkt unterhalb des Divertikels dar, so ist zu klären, ob es sich um eine organische Enge (Narbenstenose) oder um eine funktionelle Enge als Folge eines nicht oder nur unzureichend myotomierten (s. 2.2.2) oberen Oesophagussphincters handelt. Das Ergebnis dieser Untersuchung ist für die Art der Reintervention – erneute Divertikelabtragung und/oder Myotomie – von entscheidender Bedeutung.

2.2.2 Störungen nach unvollständiger Myotomie

Gleichartige Folgen wie die unterlassene Myotomie (s. 2.2.1) verursacht auch die unvollständige Myotomie. Da sich die Divertikel immer im Bereich des Killian- und nicht, wie häufig fälschlich behauptet wird, im Bereich des Leimerschen Dreiecks entwickeln, muß die Myotomie am Oberrand der quer verlaufenden Fasern des M. cricopharyngeus beginnen und sich wie beschrieben (s. 2.1) über 3–4 cm nach aboral hin erstrecken, d. h. die oralen Anteile der Oesophagusmuskulatur miterfassen. Dazu ist eine übersichtliche Freipräparation des Oesophagus notwendig. Die Freilegung des meist stark ausgebildeten M. cricopharyngeus wird durch Stielung und Hervorziehen des Divertikelsackes erleichtert. Nach Vorschieben einer Ballonsonde durch den Anaesthesisten in den Oesophagus wird die Muskelschlinge auf den gebläht zurückgezogenen Ballon aufgeladen, mit einem Spreizinstrument unterfahren und radikal gespalten. Die sich aus dem Myotomieschlitz hervorwölbende Oesophagusschleimhaut muß ohne Unterbrechung bis zur Divertikelabtragungsfläche verfolgt werden können.

Das Zurückziehen eines aufgeblasenen Ballonkatheters ist gleichzeitig ein guter Test für die Vollständigkeit der Myotomie [50]. Nur wenn der Katheter leicht den oberen Oesophagussphincter passieren kann, ist die Myotomie ausreichend. Besteht noch ein Hindernis, muß die Myotomie erweitert werden.

Wünschbar wäre ein objektiver Test zur Erfolgsbeurteilung nach Myotomie. Die Erfolgskontrolle der Myotomie mit Endoskopie und Röntgenuntersuchung ist jedoch schwierig. Röntgenologisch kann eine Verminderung der Kontrastbrei-Verweildauer im Hypopharynx und eine Verbreiterung der Kontrastmittelsäule bei der Sphincterpassage im seitlichen Strahlengang nach Myotomie erwartet werden [38]. Eine quantitative Aussage über die Auswirkung der Myotomie auf den oberen Oesophagussphincter ist aber nur mit Hilfe der Manometrie möglich, die in Zweifelsfällen in der postoperativen Diagnostik mit herangezogen werden sollte. Nach einer effektiven Myotomie sollen die Sphincter-Ruhedrucke um gut 50% absinken [20]. Ein noch stärkerer Druckabfall durch eine alleinige Längsmyotomie ist – in Analogie zu den Verhältnissen am unteren Oesophagussphincter [21, 53] – nicht zu erwarten. Trotz belegt guter klinischer Resultate der Myotomie ist es indessen nicht allen Untersuchern gelungen, postoperativ einen Druckabfall nachzuweisen [31]. Ursache dieser unterschiedlichen Ergebnisse kann einmal in der verschiedenartigen technischen Durchführung der Myotomie (unterschiedliche Ausdehnung), zum anderen aber auch in den methodischen Problemen der Manometrie liegen. Gerade im Bereich des oberen Oesophagussphincters mit seinem ausgeprägt asymmetrischen Druckprofil spielt die Orientierung der Katheteröffnungen bei der Druckregistrierung eine große Rolle. Druckmessungen sind daher nur aussagefähig, wenn sie mit speziellen multiluminären Kathetern oder mit Minitransducern durchgeführt werden [66]. Die Interpretationsschwierigkeiten bei manometrischen Untersuchungen lassen auch dieses Verfahren vorderhand zur Kontrolle des Behandlungserfolges fragwürdig erscheinen.

2.2.3 Störungen nach vollständiger Myotomie

Solche sind praktisch nie zu erwarten.
Eine tödlich verlaufene Aspiration nach Myotomie des oberen Oesophagussphincters ist bisher nur bei einem einzigen Patienten beschrieben worden [31]. In diesem Fall lag zusätzlich eine Inkompetenz des unteren Oesophagussphincters mit gastrooesophagealen Reflux vor. Offenbar verhindert die intakte Motilität der tubulären Speiseröhre und insbesondere des unteren Oesophagussphincters das Regurgitieren von Intestinalinhalt. Auch eine klinisch relevante Anschluckstörung wird durch die obere Myotomie nicht verursacht.

2.2.4 Andere, operationstechnisch bedingte Störungen

Hierzu zählen in erster Linie die unmittelbar postoperativ auftretenden *cervicalen Speichelfisteln*, die fast immer spontan ausheilen, und die reversible oder irreversible *Recurrensparese*. Die Speichelfisteln entsprechen einer Insuffizienz der Schleimhaut an der Divertikelabtragungsstelle. Nahttechnik (die einstülpende fortlaufende Naht ist zu bevorzugen) und Nahtmaterial (vorteilhaft ist die Anwendung von Polyglykolsäure) können die Häufigkeit dieser Komplikationen beeinflussen. Die Recurrensparese

entsteht selten durch eine direkte operative Schädigung. Sie ist häufig indirekte Folge der Operation (Hämatom, Kompression etc.) oder ihrer Komplikationen (z. B. Speichelfistel).
Eine andere operationstechnisch bedingte Komplikation stellt die *narbige Stenose* dar. Eine derartige Stenose kann entstehen, wenn das Divertikel bei der Abtragung zu brüsk hervorgezogen wird und somit beim Verschluß der Basis eine Raffung des Schleimhautzylinders und damit eine Einengung des Lumens erfolgt. Aus diesem Grunde soll die Divertikelabtragung über einer dicken endooesophageal eingeführten Sonde erfolgen. Derartige narbige Stenosen haben eine Neigung zur Progression und verursachen oft schwerste Dysphagien und Aspirationen. Die therapeutischen Maßnahmen haben sich am Schweregrad der Stenose zu orientieren. Geringgradige Stenosen sind der Bougierung zugängig, die dann aber meist über Jahre durchgeführt werden muß. Hochgradige Stenosen zwingen auch bei zurückhaltender Indikationsstellung gelegentlich zu einer operativen Reintervention. Die Freilegung des Oesophagus erfolgt dabei am zweckmäßigsten von der unoperierten Seite her. Falls bereits eine Recurrensparese vorliegt, wird von der bereits operierten Seite eingegangen, damit eine Schädigung des kontralateralen N. recurrens auf jeden Fall vermieden wird. Plastische Erweiterungen oder gar Resektionen des betroffenen Oesophagus stellen außerordentliche technische Probleme dar und sind in ihrem Erfolg zweifelhaft.

3 Störungen nach operativen Eingriffen am tubulären Oesophagus

3.1 Chirurgische Eingriffe am tubulären Oesophagus

Nimmt man die Malignome aus, so sind Indikationen zu isolierten Eingriffen am tubulären Oesophagus relativ selten. Häufigster Anlaß sind neben den gutartigen Tumoren die Oesophagusdivertikel im epiphrenischen Bereich, seltener im mittleren Drittel. Im Gegensatz zu den cervicalen Divertikeln treten bei epiphrenischen nur gelegentlich und bei parabronchialen sehr selten Symptome auf. In der Mehrzahl rühren die Beschwerden von Begleiterkrankungen des Oesophagus her, so von einem diffusen Oesophagospasmus oder einer Achalasie [31, 33]. Häufig liegt auch eine Refluxkrankheit vor [1]. Entsprechend selten besteht die Notwendigkeit einer Operation. Wird die Indikation trotzdem gestellt, müssen die zugrunde liegenden Motilitätsstörungen mit in die therapeutischen Überlegungen einbezogen werden.
Bei der Divertikelabtragung ebenso wie bei der Enucleation gutartiger Tumoren bleibt die Kontinuität des Organs erhalten. Indikationen zu ei-

ner Kontinuitätsunterbrechung des Oesophagus mit anschließender End-zu-End-Anastomose sind selten. Dementsprechend stehen Nachuntersuchungsergebnisse an Patienten nicht zur Verfügung. Eine Ausnahme bilden lediglich die Oesophagusatresien des Neugeborenen. Sie bieten die Chance, die Motilität des Oesophagus nach anastomosierter Kontinuitätsunterbrechung zu studieren.

3.2 Klassifikation der postoperativen Syndrome

3.2.1 Störungen nach Divertikelabtragung

Direkte Folgen der Divertikelabtragung sind Nahtinsuffizienzen, bronchooesophagealen Fisteln oder Vagusschädigungen. Solche Komplikationen sind selten. Langzeitbeobachtungen zeigen indessen, daß bei fast der Hälfte der operierten Patienten auch postoperativ weiterhin mäßige oder starke Schluckstörungen bestehen [24]. Dies nimmt nicht wunder, da die begleitende und oft auch kausale Oesophagusfunktionsstörung bei alleiniger Divertikelabtragung fortbesteht. Beim epiphrenischen oder parahiatalen Divertikel sollte daher die gleichzeitige Sanierung eines funktionsgestörten unteren Oesophagussphincters durch Myotomie bzw. Antirefluxplastik erfolgen.

3.2.2 Störungen nach Entfernungen gutartiger Tumoren

Gutartige Tumoren werden meist unter dem Eindruck ihrer fraglichen Dignität oder aus Furcht vor einer Entartung, weniger wegen der ohnehin meist geringen Symptomatologie operiert. Da das am häufigsten vorkommende Leiomyom streng extramucös wächst, läßt es sich gut durch Enucleation entfernen. Das gleiche gilt für die dysontogenetischen Oesophaguscysten. Postoperative Probleme sind somit selten. Die übersehene Eröffnung der Mucosa stellt die wichtigste Quelle von Frühkomplikationen dar. Motilitätsstörungen im tubulären Oesophagus resultieren bei gelungener Operation ebensowenig wie Stenosen.

3.2.3 Störungen nach operativer Korrektur einer Oesophagusatresie

Überlebt das Neugeborene die Operation und die Phase der unmittelbaren postoperativen Gefährdung, so hat es die Chance, später ohne wesentliche Probleme von seiten der Speiseröhre zu leben.
Interessant sind Spätbeobachtungen 15–20 Jahre nach der Atresieoperation, bei denen gravierende dysphagische Beschwerden in keinem Fall, geringgradige Dysphagien nur bei etwa 30% festgestellt werden konnten [34]. Ein gastrooesophagealer Reflux oder eine Hiatushernie waren röntgenologisch ebenfalls nicht nachweisbar.

Nur selten ist das Persistieren oder Wiederauftreten einer *tracheooesophagealen Fistel*. Da die Verbindung nur fadendünn sein kann und dann röntgenologisch nicht darstellbar ist, bereiten derartige Fisteln oft erhebliche diagnostische Schwierigkeiten [32]. Eine Ansammlung zahlreicher Luftblasen im kontrastmittelgefüllten Oesophagus kann in diesen Fällen ein wertvolles indirektes diagnostisches Zeichen sein [35]. Die meisten Fisteln verursachen keine Symptome; gelegentlich tritt eine jedoch therapieresistente Pneumonie auf. Die Indikation zum therapeutischen Eingreifen fällt bei symptomfreien Patienten schwer, zumal die chirurgische Versorgung nicht ohne Risiken ist. Unumstritten ist die chirurgische Indikation lediglich in Fällen chronischer Aspiration. Die interessante Möglichkeit einer endoskopischen Fistelverklebung ist unlängst aufgezeigt worden [63].

Strikturen sind eine häufigere Spätkomplikation nach Atresieoperationen. Mit ihnen ist bei mindestens 25% der überlebenden Operierten zu rechnen; ein Teil von ihnen muß noch einmal operiert werden [22]. Leitsymptome sind die Dysphagie für feste Speisen, die Impaktation und Aphagie und die rezidivierende Aspirationspneumonie. Die Stenose läßt sich röntgenologisch relativ einfach und zuverlässig diagnostizieren. Um solche postoperative Striktur zu vermeiden, wird heute in der Regel postoperativ eine prophylaktische Bougierungsbehandlung durchgeführt.

Von besonderem Interesse sind die *Motilitätsstörungen* nach Atresieoperationen. Bei einigen Kindern läßt sich röntgenologisch [30] oder manometrisch [9, 34] ein 3–15 cm langes Oesophagussegment distal von der Anastomose feststellen, in dem scheinbar keine peristaltischen Kontraktionen auftreten. Das Kontrastmittel bleibt oft längere Zeit liegen und kann frei vor und zurück fließen (sog. Jo-Jo-Phänomen). Eine Vagusläsion während der Operation oder wahrscheinlicher eine angeborene myogene oder nervale Schädigung im Rahmen der angeborenen Atresie könnte die Ursache sein.

3.2.4 Störungen nach langer Myotomie

Die gelegentlich zur Therapie des diffusen Spasmus empfohlene lange Myotomie ist ein nur selten geübtes Verfahren, so daß repräsentative Nachuntersuchungsergebnisse nicht vorliegen. Es ist aber vorstellbar, daß bei kompletter Durchtrennung des unteren Oesophagussphincters ein gastrooesophagealer Reflux entsteht. Da durch die Myotomie des tubulären Oesophagus auch die Oesophagusfunktion beeinträchtigt wird, leidet zusätzlich die Selbstreinigungsfunktion der Speiseröhre. Zur Vermeidung einer postoperativen Refluxkrankheit wird die lange Myotomie häufig mit einer Fundoplicatio ausgeführt.

4 Störungen nach Eingriffen am unteren Oesophagussphincter (UOS)

4.1 Chirurgische Eingriffe am unteren Oesophagussphincter

Aus operationstechnischer Sicht können vier verschiedene Eingriffe am unteren Oesophagussphincter ausgeführt werden (s. Tabelle 2):

1. Der untere Oesophagussphincter kann bei der axialen Hiatushernie aus dem Thorax zurück in den Bauchraum *verlagert* werden. In der chirurgischen Praxis handelt es sich dabei einmal um Verfahren, die die Beseitigung von Hiatushernie und Bruchlücke zum Inhalt haben, wie das transthorakale Vorgehen nach Allison; zum anderen um Verfahren, die eine anatomische Rekonstruktion der Mageneingangsregion, z.B. durch Rekonstruktion des His-Winkels oder durch Gastropexie, zum Inhalt haben.
Die sog. hintere Gastropexie [28] gehört nicht zu diesen Verfahren. Der Erfolg dieser Operation hängt *von der* dabei durchgeführten sog. Kardiakalibration ab, d.h. von der „Einwitzelung" des terminalen Oesophagus durch jeweils eine Falte aus der Magenvorder- bzw. -hinterwand. Somit ist dieser Eingriff unter die Valvuloplastiken einzuordnen.

2. Der untere Oesophagussphincter kann im Falle einer Inkontinenz („Inkompetenz") durch eine „Valvuloplastik" ersetzt, verstärkt bzw. *rekonstruiert* werden. Typische Eingriffe sind die Fundoplicatio nach Nissen, die Mark-IV-Operation nach Belsey und die Hill-Fundoplastik.

3. Der untere Oesophagussphincter kann im Falle einer Achalasie *myotomiert* werden, indem die terminale Oesophagusmukulatur an der Vorderseite auf eine Strecke von wenigstens 4 cm längs incidiert wird. Die Schleimhaut bleibt dabei intakt. Das Ausmaß der Myotomie war lange umstritten. Nachdem aber in manometrischen Untersuchungen die Länge des unteren Oesophagussphincters einwandfrei festgelegt werden konnte, ist auch die Länge der Myotomie mit mindestens 4 cm eindeutig. Wichtig ist, daß sie die Magenvorderwand erreicht und die gesamte Muskelschicht bis auf die Schleimhaut erfaßt. Diese vordere, extramucöse Myotomie nach Gottstein und Heller ist heute im Falle der operativen Behandlung einer Achalasie die Methode der Wahl. Bei über 90% der Operierten werden die Symptome durch diesen Eingriff entscheidend gemildert oder beseitigt. Ungenügende Erfolge haben in der Regel operationstechnische Gründe.

4. Der untere Oesophagussphincter kann *reseziert* werden. Die Resektion bewirkt einen schweren Reflux. Eine Indikation zur Resektion des di-

Tabelle 2. Antirefluxchirurgie. Bewertung von Indikationen und postoperativen Syndromen

Art des Eingriffes	Indikationen	Form der Nachuntersuchung	Postoperative Syndrome
Abdominalverlagerung des UOS			
Hiatoplastik: Transthorakal nach Allison, Effler, Sweet Transabdominal nach Harrington	Keine, mit Ausnahme der alleinigen Beseitigung einer Hiatushernie (selten)	Unzuverlässig und unvollständig, retrospektiv	Persistierender Reflux, Stenosierung im Bereich des Hiatus, Divertikelbildung
Gastropexie (Nissen, Boerema)	Paraoesophageale Hiatushernie	Unkontrollierte Fallberichte	Persistierender Reflux, postprandiale epigastrische Schmerzen in Abhängigkeit von der Körperlage
Oesophagofundopexie (Lortat-Jacob)	Unter Umständen indiziert bei axialen Hiatushernien mit lokalen Komplikationen	Unkontrollierte Fallberichte	Unbekannt
Gastroplastik (Collis)	Intrathorakale Fixation der Kardia als Folge eines sekundären Brachyoesophagus	Unkontrollierte Fallberichte	Persistierende oder rezidivierende peptische Stenose durch lokale Säureproduktion im Bereich des neugebildeten Oesophagus
Thalsche Operation	Terminale peptische Stenose seltener Achalasie	Unkontrollierte Fallberichte	Persistierender Reflux
Valvuloplastik			
Fundoplastik Hintere Gastropexie mit Kardiakalibration (Hill) [13, 28, 36]	Refluxoesophagitis (*Grad I–III*)[a]	Kontrollierte prospektive Studien	Selten Refluxrezidive
Fundoplicatio (Nissen, Belsey) [60, 12, 42, 3, 49, 14, 27, 51, 53, 55, 21, 11]	Refluxoesophagitis (Grad I–IV)[a]	Kontrollierte prospektive Studien	Gas-bloat-Syndrom, Teleskop-Phänomen, Denervationssyndrom etc.

[a] Grad I: einzelne Erosionen, Grad II: konfluierende Erosionen, Grad III: zirkuläre Erosionen, Grad IV: Komplikationen

stalen Oesophagus ist nur beim Vorliegen eines Kardiacarcinoms unumstritten. Die Resektion einer peptischen Stenose hat, solange nicht alle konservativen (Bougierung, Cimetidin) und rekonstruktiven Maßnahmen (Valvuloplastik) ausgeschöpft hat, keine eindeutige Indikation.

4.2 Chirurgische Therapie der Refluxkrankheit

4.2.1 Allgemeines zu den Antirefluxoperationen

Sowohl die Abdominalverlagerung des unteren Oesophagussphincters als auch die Valvuloplastik sind aufgrund experimenteller und klinischer Studien in der Lage, die Sphincterinkontinenz („Inkompetenz") zu beheben. In beiden Fällen werden rein mechanische Faktoren und Verbesserungen der Kardiafunktion diskutiert. Die Abdominalverlagerung wird meistens mit einer „Rekonstruktion" der Kardia kombiniert, wodurch mechanische Klappen neu geschaffen werden. Zudem besteht das – in seiner Wirksamkeit allerdings umstrittene – Hauptziel der Operation darin, den Sphincter aus dem einer Suffizienz abträglichen negativen Thoraxdruck wieder in den Bereich des positiven Abdominaldruckes zurückzuholen. Durch dieses Manöver wird auch die Längsspannung der Speiseröhre verstärkt, wodurch die Verschluß des Sphincters weiter verbessert werden könnte.

Bei der Valvuloplastik wird eine mechanisch hochwirksame Klappe geschaffen. Gewisse Beobachtungen sprechen dafür, daß die Fundusmanschette den Verschluß auch funktionell, in der Art eines digestiven Sphincters, verbessert. Sie ist in der Lage, beim Schlucken zu erschlaffen und sich bei pharmakologischer Stimulation zu kontrahieren. Ob mechanisch oder über die Motilität, die Valvuloplastik hat einen viel stärkeren Effekt auf den Kardiaverschluß als die Abdominalverlagerung und „Rekonstruktion" [3, 4, 11, 16, 19, 21, 23, 27, 37, 39, 49, 55, 57]. Somit ist sie bei schwerer Kardiainkontinenz („Inkompetenz") wirksamer, dagegen bei nur geringer Inkontinenz oder gar bei normaler Funktion der Kardia (nicht selten in Fällen mit axialer Hiatushernie ohne Refluxbeschwerden) viel häufiger von schwerwiegenden postoperativen Beschwerden gefolgt. Die Superposition einer normal funktionierenden Kardia und einer Valvuloplastik bewirkt eine Superkontinenz mit Gasbloat-Syndrom, eventuell auch Dysphagie (vgl. Abschn. 4.3).

In diesem Zusammenhang muß darauf hingewiesen werden, daß von Antirefluxeingriffen nicht mehr und nicht weniger als eine Beseitigung von Refluxbeschwerden erwartet werden darf. Diese Aussage mag banal erscheinen – allzu häufig ist jedoch eine axiale Hiatushernie bei Patienten mit nicht durch Reflux bedingten Symptomen die Indikation zum chirurgischen Eingriff. Solche Symptome persistieren nach dem Eingriff, es sei denn, daß der „Placeboeffekt" des Eingriffes therapeutisch günstig wirkt.

Tabelle 3. Therapeutische Konsequenzen, die sich aufgrund präoperativ erhobener Befunde in bezug auf Oesophagus- oder Magenfunktion bei Patienten mit Refluxkrankheit ergeben

Diagnostisches Verfahren	Ergebnis	Vermeidbare postoperative Syndrome	Therapeutisches Vorgehen, das evtl. postop. Syndr. verhindert
Manometrie	Normaler Druck im UOS	Superkontinenz nach Valvuloplastik	?
	Sekundärer Brachyoesophagus, UOS oberhalb des Zwerchfells fixiert	Primäres Teleskop-Phänomen nach abdomineller Valvuloplastik	Thorakale Valvuloplastik, OP nach Collis?
	Hypotoner/atoner tubulärer Oesophagus (z. B. bei Sklerodermie)	Dysphagie nach Valvuloplastik	Fundoplastik?
pH-Metrie und Endoskopie	Säureproduzierendes Epithel im Bereich des tubulären Oesophagus (spezielle Form des Endobrachyoesophagus/Barrett-Syndrom)	Persistierende Oesophagitis trotz effektiver Antirefluxoperation	Hohe oesophageale Vagotomie? Cimetidin-Langzeitbehandlung?
pH-Metrie	Upright refluxer	Gas-bloat-Syndrom	Fundoplastik?
Radiologie	Verzögerte Magenentleerung, z. B. Pylorusstenose	Gas-bloat-Syndrom, persistierende Oesophagitis bedingt durch Reflux und Erbrechen als Folge einer Magenretention	Pyloroplastik oder andere Behandlung der Stenose

Die Vagotomie ist nicht ein Bestandteil der Antirefluxchirurgie. Sie hat die folgenden drei Indikationen:

1. Neben der Refluxkrankheit besteht auch eine Ulcuskrankheit.
2. Intraoperativ stellt es sich heraus, daß eine vollständige Valvuloplastik nicht möglich ist, weil für die Bildung einer Manschette nicht genügend Fundusanteile mobilisiert werden können. Somit ist mit dem Fortbestehen einer Kardiainsuffizienz zu rechnen, und die Vagotomie soll die Azidität des Refluates senken.
3. In den sehr seltenen Fällen von echtem Barrett-Syndrom findet sich säureproduzierende Schleimhaut proximal von der Kardia und demnach auch proximal von der zukünftigen Fundusmanschette. Durch die Vagotomie soll die Sekretion dieses Epithels gesenkt werden. Die Ansicht, daß die Vagotomie bei einer technisch gut durchführbaren Valvuloplastik günstig wirkt [31a], ist nicht erwiesen, im Gegenteil – nach kombiniertem Eingriff sind postoperative Syndrome offenbar häufiger als nach alleiniger Antirefluxoperation [62].

4.2.2 Schwierigkeiten bei der Erfolgsbeurteilung der Operationsmethoden

Sie haben vier Gründe:

1. Die Refluxkrankheit ist nach wie vor schlecht definiert. Wir betrachten als Refluxkrankheit eine Schädigung der Oesophaguswand durch einen abnorm langen Kontakt mit Mageninhalt – säure- und pepsinhaltigen Magensaft, Duodenalsaft oder beides. Die Schädigung besteht meistens – aber nicht immer – in einer Oesophagitis, wobei wir den endoskopisch sichtbaren Epithelfeketen viel größeres Gewicht zumessen als der histologischen Granulozyteninfiltration der Lamina propria. Andere Autoren benützen Kriterien, deren Aussagekraft wir aufgrund von kontrollierten Studien bezweifeln, etwa Größe und Form der axialen Hiatushernie, endoskopische Zeichen wie Schleimhautrötung und histologische Zeichen wie besonders lange Stromapapillen [7]. Solange die zu behandelnde Erkrankung schlecht definiert ist, läßt sich auch der Behandlungserfolg schlecht beurteilen. Noch schlechter ist es um den Schweregrad der Refluxkrankheit bestellt, der unseres Erachtens aufgrund der endoskopischen Diagnose (Ausdehnung der Epitheldefekte, Komplikationen wie peptische Stenose und Endobrachyoesophagus) bestimmt werden sollte. Andere verlassen sich mehr auf Radiologie und Endoskopie.
2. Der Spontanverlauf der Refluxkrankheit ist bisher nur in zwei Studien mit kleiner Patientenzahl untersucht worden [5, 68]. Ohne Kenntnis des Spontanverlaufes ist jedoch die Beurteilung des Therapieerfolges schwierig.

3. Die Indikation zur chirurgischen Therapie der Oesophagitis wird auch bei recht eindeutigen Situationen, beispielsweise einer peptischen Stenose, so unterschiedlich gehandhabt [8 a], daß sich verschiedene Kollektive kaum miteinander vergleichen lassen.
4. Die Art, wie eine Erfolgsbeurteilung durchgeführt werden soll, ist noch weniger gut standardisiert als etwa bei der Magenchirurgie, obwohl eigentlich das eine der beiden relevanten Kriterien, nämlich der endoskopische Befund, einfach zugänglich wäre. Beim anderen, der Lebensqualität, könnte mit einer der bewährten Visickgradierung angelehnten System viel gewonnen werden. Prospektiv geplante Nachkontrollen mit Endoskopie und gradierter Beurteilung der Lebensqualität sind jedoch nach Antirefluxoperationen unseres Wissens noch nicht publiziert worden.

4.3 Störungen nach allen Typen der Antirefluxchirurgie

4.3.1 Typische akute Komplikationen des Eingriffs

Allen Eingriffen an der Kardia gemeinsam sind die intra- und unmittelbar postoperativen Komplikationsmöglichkeiten. Die schwerwiegendste Komplikation ist die *Oesophagusperforation*. Wird die Läsion intraoperativ bemerkt, so ist die Situation unproblematisch. Nach Verschluß der Perforationsöffnung erfolgt eine Deckung des Defekts durch die Fundoplicatio. In einem hohen Prozentsatz tödlich verläuft dagegen die frühpostoperativ auftretende oder intraoperativ unbemerkt gebliebene Oesophagusläsion. Diese Komplikation ist am häufigsten bei der technisch schwierigen Belsey-Mark IV-Operation [10]. Die Neigung zur Perforation ist eine Konsequenz der für die Belsey-Operation nötigen schwierigen Nahttechnik. Bei der Belsey-Technik muß die Manschette an der Oesophaguswand befestigt werden; dabei muß die gesamte Muskulatur erfaßt werden, während das Miterfassen der Schleimhaut vermieden werden sollte. Dies ist bei der Fundoplicatio unnötig und sogar gefährlich. Seitdem wir die Manschette bei der Fundoplicatio nicht mehr am tubulären Oesophagus befestigen, haben wir keine Leckagen mehr beobachtet.

Eine im angelsächsischen Schrifttum häufiger, bei uns nur selten beobachtete Frühkomplikation nach Valvuloplastik ist die *Magenfistel* [10, 29]. Sie kann durch ein Ausreißen der Manschettennähte entstehen, kann aber auch selbst einmal Folge einer Manschettenincarceration im Hiatus oder eines perforierten Ulcus ventriculi innerhalb einer epiphrenischen Manschette sein. In jedem Fall ist die Prognose dieser Komplikation ernst, die Mortalität beträgt bis zu 58% [10]. Durch Zug am Fundus oder aber durch direkte Traumatisierung kann es zu *Milzverletzungen* kommen, die eine Splenektomie erfordern. Daß die Milzentfernung nicht eine unbedeutende Begleiterscheinung ist, zeigt die viel höhere Komplikationsrate nach Splenektomie im Vergleich zu Valvuloplastiken ohne Splenektomie: subphrenische Abscesse von 10% auf 1% werden also praktisch nur nach Splenektomie beobachtet, ebenso Wundinfektionen von 16% auf 1% [47].

4.3.2 Rezidive

Von einem *Rezidiv* nach Antirefluxoperation sollte man sprechen, wenn ein gastrooesophagealer Reflux nach einem längeren oder kürzeren Zeitintervall postoperativ erneut nachweisbar wird. Wird der Reflux durch die Operation nicht beseitigt, liegt ein *persistierender Reflux* vor. Konsequent durchgeführte Erfolgskontrollen zeigen, daß es zu einem postoperativen Reflux nach Valvuloplastik praktisch nur bei technischen Manschettenkomplikationen (z. B. gelöste oder ausgestülpte Manschette bei der Fundoplicatio, Ausreißen der Nähte bei der Mark IV-Operation nach Belsey etc.) kommt. Die Rezidivrate ist insgesamt mit etwa 6–10% zu veranschlagen. Ohne funktionelle Bedeutung ist dagegen, ob die Fundusmanschette nach Fundoplicatio postoperativ epi- oder subphrenisch gelegen ist. Ein epiphrenisch gelegener Magenanteil hat allerdings auch postoperativ definitionsgemäß als Hiatushernie zu gelten, ist aber nicht Ausdruck eines Therapieversagens. Allerdings werden Manschettenkomplikationen wie Stauungsgastritis oder gar Ulcerationen an Schnürringen oder in der Manschette besonders häufig bei epiphrenischer Fundoplicatio beobachtet. Rezidivierende Incarcerationen im Hiatus wie bei der paraoesophagealen Hiatushernie sind ursächlich verantwortlich zu machen [59, 29]. In Einzelfällen sind sogar Perforationen im Rahmen derartiger rezidivierender Incarcerationen beschrieben worden [29]. Anders ist die Situation bei Verfahren, deren Therapieziel die intraabdominelle Fixation der Kardia ist (z. B. Operation nach Allison, Mark IV-Operation nach Belsey). Hier muß das Hernienrezidiv als Therapieversager gewertet werden.

4.3.3 Chronische postoperative Syndrome

4.3.3.1 Superkontinenz und enge Manschette

Diese Syndrome unterscheiden sich in der Ursache, bewirken jedoch ähnliche Beschwerdebilder.

Die Superkontinenz kommt zustande, wenn eine an sich normale Manschette bei einem Patienten mit kontinenten Sphincter konstruiert wird. Manschettendruck und Sphincterdruck superponieren sich gegenseitig, und es resultiert ein abnorm starker Kardiaverschluß. Der Fehler liegt bei

Tabelle 4. Klassifikation der Folgekrankheiten nach Antirefluxchirurgie

Folgekrankheiten nach Antirefluxchirurgie	Ursache der Folgekrankheit
	Neue Syndrome trotz korrekter Indikation und Operationstechnik

Alle Verfahren

Mediastinitis	
Subphrenischer Absceß, verzögerte Wundheilung	
Oesophagitis mit peptischer Stenose	

Hiatuseinengung und Abdominalverlagerung der Kardia

Dysphagie	
Epiphrenisches Divertikel	
Refluxsymptome	Subphrenische Fixation der Kardia
Dysphagie	Segmentale Denervierung des Oesophagus
	Postoperatives Ödem der Speiseröhrenwand
Unmöglichkeit aufzustoßen	
Gas-bloat-Syndrom	
Diarrhoe	
Magenretention	
Refluxsymptome (persistierend oder rezidivierend)	
Oberbauchschmerz	Epiphrenisch lokalisierte Magenwandmanschette mit hämorrhagischer Gastritis und Ulcus ventriculi

Ursache der Folgekrankheit	
Neue Syndrome als Folge inadäquater Indikationsstellung oder Operationstechnik	Präoperative Erkrankung besteht fort oder rezidiviert
Unbemerkt gebliebene iatrogene Perforation des Oesophagus	
Splenektomie wegen Milzläsion	
	Säureproduzierendes Epithel im Bereich des Oesophagus (echtes Barrett-Syndrom)
Zu starke Einengung des Hiatus (Allison)	
Ausreißen von Fixationsnähten zwischen Hiatus und Oesophagus (Allison)	
	Ineffektive Antirefluxplastik
	Vorbestehende Motilitätsstörungen
Zu enge Manschette, Superkontinenz; Valvuloplastik trotz kompetenten UOS	
Unbeabsichtigte Läsion von Vagusästen	
Teleskop-Phänomen, besonders nach sog. kombinierter OP (Valvuloplastik und Vagotomie)	Unzureichende Antirefluxoperation (selten)
Manschettenlösung (Ausreißen von Nähten)	

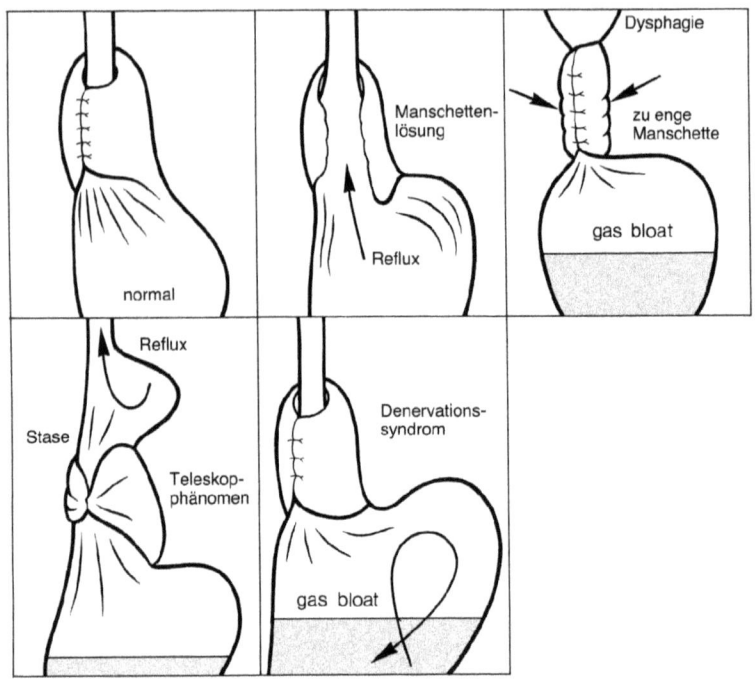

Abb. 1. Typische Komplikationen nach Fundoplicatio

der falschen Indikationsstellung zur Valvuloplastik, indem beispielsweise die Valvuloplastik zur Therapie einer Hiatushernie ohne Reflux durchgeführt wird.

Die enge Manschette ist die Folge einer mangelhaften Operationstechnik. Insbesondere in früheren Jahren war die Meinung verbreitet, daß ein genügender Kardiaverschluß nur durch eine enge Manschette erzeugt werden könne. Dementsprechend waren Syndrome der engen Manschette häufig. In letzter Zeit hat sich die Meinung durchgesetzt, daß eine betont lockere Manschette eine ausgezeichnete Refluxbarriere darstellt, postoperative Syndrome jedoch weitgehend verhütet. Dies kommt in experimentellen Studien [17] und in unserer eigenen klinischen Erfahrung zum Ausdruck. Es ist allerdings technisch nicht immer möglich, eine weite Manschette zu konstruieren. Besonders bei adipösen und bei bereits früher operierten Patienten stößt die Mobilisation eines genügend großen Fundusanteils mitunter auf Schwierigkeiten, und die Konstruktion einer engen Manschette ist unvermeidlich. Die Beschwerden von Superkontinenz und enger Manschette kommen durch eine Behinderung des aboralen und

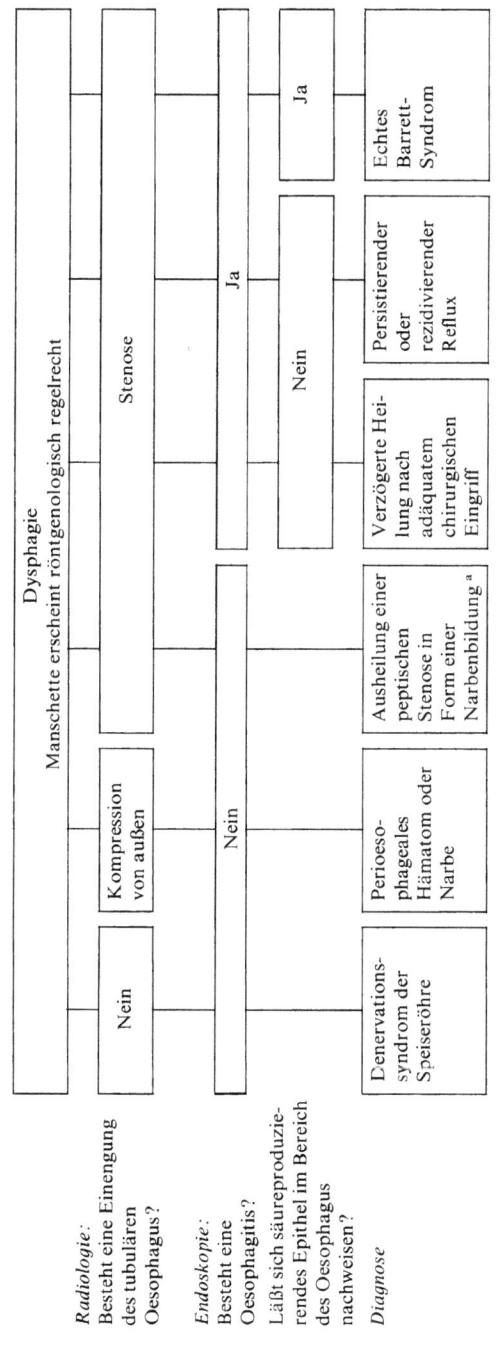

[a] Häufigster Grund einer postoperativen Dysphagie: kein Therapieversager

Abb. 2. Dysphagie nach Valvuloplastik bei Patienten mit röntgenologisch regelrecht erscheinender Fundusmanschette

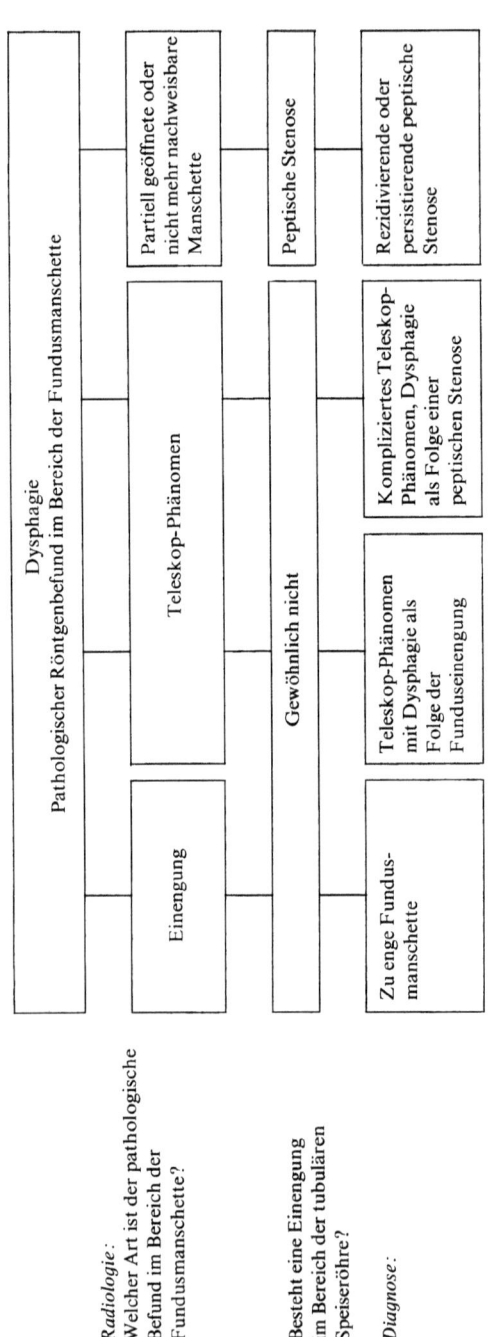

Abb. 3. Dysphagie nach Valvuloplastik bei Patienten mit pathologischem Röntgenbefund im Bereich der Fundusmanschette

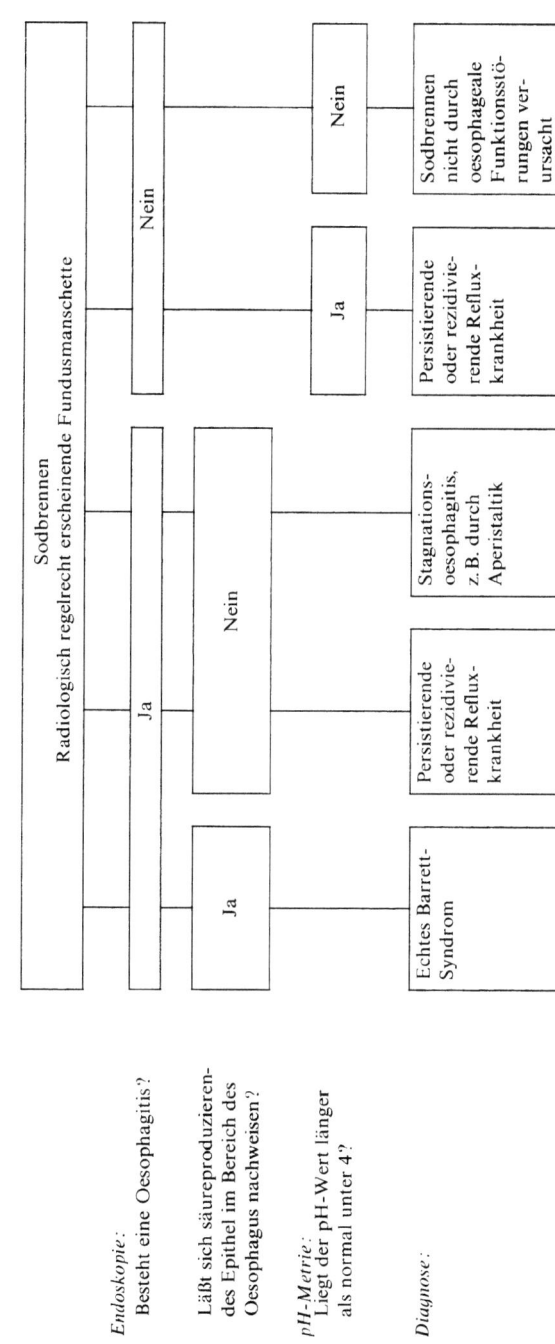

Abb. 4. Sodbrennen nach Valvuloplastik bei Patienten mit radiologisch regelrecht erscheinender Fundusmanschette

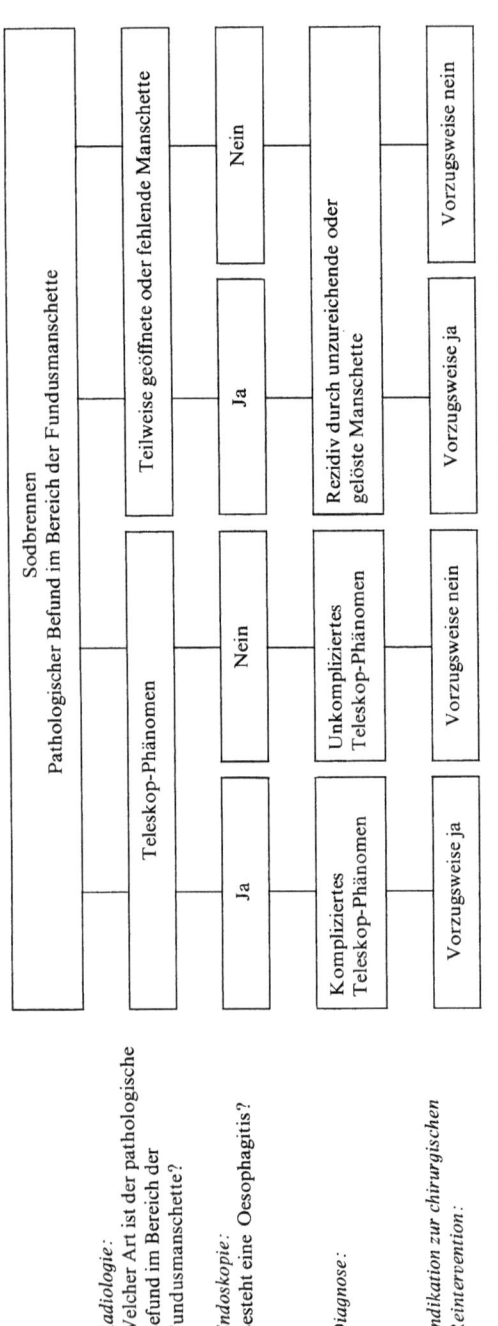

Abb. 5. Sodbrennen nach Valvuloplastik bei Patienten mit pathologischem Röntgenbefund im Bereich der Fundusmanschette

oralen Transportes zustande. Es resultiert eine Dysphagie einerseits und die Unfähigkeit zur Eructation von Luft sowie die Unfähigkeit zum Erbrechen andererseits. Die abnorme Luftfüllung des Magens wird als Gas-Bloat-Syndrom bezeichnet. Besonders stark ausgeprägt ist dieses Gas-Bloat-Syndrom bei Patienten, die schon vor der Operation zum Luftschlucken neigen. Dazu gehören unter anderem die sogenannten „upright refluxers" [16], bei denen sich die Refluxepisoden vor allem tagsüber einstellen. Diese Patienten bekämpfen reflexartig den Reflux durch das Schlucken von Luft. Das Luftschlucken wird auch nach Beheben des Refluxes beibehalten und persistiert somit nach der Operation. Differentialdiagnostisch kommt bei der postoperativen Dysphagie eine Grundkrankheit mit schwerer Störung der Oesophagusmotilität in Frage. Ein besonders typisches Beispiel ist die Sklerodermie, bei der die schwachen Schluckdrucke präoperativ gerade noch ausreichen, postoperativ jedoch nicht in der Lage sind, um einen Bolus durch eine normale Manschette zu schieben. Dementsprechend tritt die postoperative Dysphagie bei Patienten mit Sklerodermie besonders häufig auf [51]. Weiter in Betracht zu ziehen ist eine Denervationssyndrom, das offenbar eine geordnete Peristaltik hemmen und das Auftreten von tertiären Kontraktionen fördern kann [61]. Schließlich ist zu bedenken, daß allgemein nach einer Valvuloplastik die während des Schluckaktes physiologische Verschiebung der Kardia nach carnial vermindert oder aufgehoben ist und daß deshalb eine erhöhte Bereitschaft zur Dysphagie postuliert wird [15].

Die Häufigkeit einer postoperativen Dysphagie jedwelcher Aetiologie wird mit 10–15% angegeben. Fast alle Schluckstörungen bilden sich innerhalb der ersten 3–4 Monate nach der Operation zurück.

Vielschichtig ist auch die Differentialdiagnose des Gas-Bloat-Syndroms. Von Bedeutung ist vor allem ein Denervationssyndrom (siehe 4.4). Insgesamt wird ein Gas-Bloat-Syndrom jedwelcher Aetiologie bei 8–12%, in Ausnahmefällen bis zu 54% der Patienten beobachtet; in 4–10% erlangt es klinische Relevanz [67].

4.3.3.2 Das sog. Denervationssyndrom

Häufiger als vermutet entwickelt sich postoperativ nach Valvulplastik ein sog. Denervationssyndrom. Im eigenen Krankengut beträgt die Häufigkeit der persistierenden Denervationen ca. 3%. Es ist anzunehmen, daß im unmittelbar postoperativen Verlauf derartige Denervierungen noch häufiger sind. Entsprechende Magendilatationen werden in 10–15% der Fälle beschrieben. Für eine Denervation spricht auch, daß in der Literatur häufig über passagere Diarrhoen und gehäufte Blähungen berichtet wird [14]. Wie häufig eine Innervationsstörung auch Ursache des sog. Gas-Bloat-Syndroms sein kann, ist nicht sicher bekannt (vgl. 4.4.2)

Zur Vermeidung des Denervationssyndroms ist die Beachtung der Vagusinnervation beim Auslösen des Oesosophagus und beim Anlegen der Fundusmanschette von größter Bedeutung. Gefährdet sind vor allem die links vom Oesophagus verlaufenden fundalen Äste. Schwierig ist gelegentlich auch die Identifizierung des hinteren Truncus N. vagi, der beim Durchstoßen der retroperitonealen und präaortalen Fixation der Kardia lädiert werden kann. Eine kausale Therapie dieser Komplikation ist nicht möglich. Es bleibt nur eine symptomatische medikamentöse Behandlung mit Metoclopramid oder Domperidon. Besteht eine eindeutige Stase, so ist die Pyloroplastik in zweiter Operation notwendig. Gelegentlich wird die Entwicklung eines Ulcus ventriculi beobachtet. Dieses stasebedingte Ulcus ist dann an typischer Stelle (Antrumgrenze) lokalisiert und hat nichts mit den manschettenbedingten Komplikationen zu tun.

4.3.3.3 Das Teleskop-Phänomen

Eine typische, wenn auch seltene Komplikation der Fundoplicatio ist das postoperative Auskrempeln der Manschette, Bislang wurde über diese Komplikation nur in kasuistischen Mitteilungen berichtet [29, 47, 58, 59]. Mit Bekanntwerden dieses Phänomens wird es jetzt aber zunehmend häufiger diagnostiziert. Die Kardia steigt dem Längszug des Oesophagus folgend, einem Teleskop-Mechanismus vergleichbar, aus der Manschette empor. Die umgekrempelte Manschette kann ihre Funktion nicht mehr erfüllen, da sie in den Bereich des Corpus zu liegen kommt. Die Folgen sind Refluxrezidiv und Passagestörung im Bereich des Magens als Folge der manschettenbedingten Einengung. Ursache dieser Komplikation ist in der Regel eine unzureichende Befestigung der Fundusmanschette. In seltenen Fällen ist die Fundusmanschette primär zu tief, d. h. nicht um den terminalen Oesophagus, sondern um den proximalen Magen, angelegt worden. Nach unseren Erfahrungen ist das Teleskop-Phänomen deshalb in erster Linie nach Skelettierung im Bereich des kleinen Kurvatur, insbesondere also nach gleichzeitiger durchgeführter proximalgastrischer Vagotomie, zu beobachten. Nach einer in der Standardtechnik durchgeführten Fundoplicatio ist dagegen die Auskrempelung eine Seltenheit. Der sicherste Weg zur Vermeidung dieser unangenehmen Komplikation ist die Fixation der Manschette mit der untersten Manschettennaht in Höhe der Kardia, d. h. in Höhe der peritonealen Umschlagsfalte. Bei gleichzeitiger proximal-gastrischer Vagotomie ist eine weitere fixierende Naht oral davon empfehlenswert. Immer sollte die Fixation mit den beiden distalen Nähten erfolgen, damit im Falle eines Nahtausrisses eine ausreichende Deckung nach oral hin gewährleistet ist. Darüber hinaus sollten wenigstens zwei weitere Nähte die Manschette an der Magenvorderwand fixieren.

Das Teleskop-Phänomen kann ohne wesentliche postoperative Beschwerden einhergehen. Es kann aber auch zu Beschwerden führen, die größere Probleme für den Patienten darstellen als die primäre Refluxkrankheit. Nur ein kleiner Teil dieser Patienten läßt sich konservativ behandeln. Die chirurgische Reintervention bietet aber erhebliche technische Probleme.

4.3.4 Chronische postoperative Syndrome nach Intraabdominalverlagerung

Bei der transthorakalen Operation nach Allison wird der terminale Oesophagus in den Hiatusschlitz eingenäht. Neben dem oftmals ungelösten Refluxproblem sind zwei Komplikationen typisch: Die Stenose des Oesophagus als Folge einer übertriebenen Hiatusenengung und das postoperative Divertikel als Folge einer Oesophaguswandverletzung bei Ausreißen der Fixationsnähte. Die Verfahren der anatomischen Rekonstruktion der Mageneingangsregion, wie die Oesophagofundopexie nach Lortat-Jacob oder die Gastropexie nach Nissen sind nur selten von postoperativen Störungen gefolgt, führen aber auf der anderen Seite besonders häufig zu Rezidiven. Nach der Gastropexie werden typische lagebedingte Oberbauchschmerzen angegeben.

4.4 Störungen nach Myotomie

Leider stehen den guten Frühergebnissen der Myotomie nicht immer gute Spätergebnisse gegenüber. Nach einfacher Myotomie läßt sich ein gastrooesophagealer Reflux bei 17% [2] bis zu 40% [41] nachweisen. In vielen Fällen führt der Reflux wohl auch wegen der gestörten Selbstreinigungsfunktion der Speiseröhre bei der Achalasie zu einer terminalen peptischen Stenose. Einige Autoren sind deshalb dazu übergegangen, die Myotomie primär mit einer Fundoplicatio als refluxverhindernden Eingriff zu kombinieren, was wiederum gerade bei der gestörten Funktion der tubulären Speiseröhre zu Passageverzögerungen führen kann.

Klagt ein Patient nach Myotomie erneut über Schluckstörungen, gilt es festzustellen, ob ein Achalasierezidiv oder eine sekundäre peptische Stenose vorliegt. Von dieser Diagnose hängt die weitere Behandlung ab. Besonders geeignet für die Differenzierung sind die Pharmakoröntgenologie, die Manometrie und die Endoskopie. Beim Vorliegen einer peptischen Stenose läßt sich meist röntgenologisch oder noch besser durch pH-Metrie der gastrooesophageale Reflux nachweisen. Entscheidend aber ist die Frage, ob es sich um eine funktionsbedingte Verengung handelt oder ob die Stenose bereits organisch fixiert ist. Läßt sich die Enge durch pharmakologische Dosen von Glucagon (0,5–1 mg i.v.) öffnen, spricht dies gegen eine Narbenstenose. Noch zuverlässiger und zudem quantitativ läßt sich die Glucagonwirkung auf den UOS manometrisch erfassen. Sprechen die geklagten Dysphagien auf eine Adalat-Therapie (3–2 Tbl. tägl.) an, spricht dies ebenfalls eher für ein Achalasierezidiv. Die Endoskopie ist in zweierlei Weise hilfreich: Zum einen lassen sich in- und oberhalb einer peptischen Stenose bei der makroskopischen und feingeweblichen Untersuchung meist Zeichen einer erosiv-ulcerösen Refluxoesophagitis nachweisen, zum anderen ist nur beim Achalasierezidiv die Enge nachgiebig und läßt das Endoskop in den Magen gleiten; demgegenüber ist die peptische Stenose ein starres Hindernis. Gelegentlich spielen beide Mechanismen eine pathogenetische Rolle, so daß sog. kombinierte Stenosen nach behandelter Achalasie entstehen können. Therapeutisch kommt beim Achalasierezidiv neben einer Adalat-Medikation entweder eine nochmalige – evtl. hintere – Myotomie oder eine vorsichtig durchgeführte pneumatische Dilatation in Frage [44, 64]. Schwierig ist die Behandlung einer terminalen peptischen Stenose. Die Resektion der Stenose führt zu neuen Refluxproblemen und sollte als letzte Maßnahme gelten. Gelingt es durch konservative Maßnahmen, insbesondere durch Bougierung nicht, einen kompensierten Zustand zu erreichen, muß man eine Fundoplicatio, jetzt allerdings unter erschwerten Bedingungen, zusammen mit einer intra- und postoperativen Bougierungsbehandlung versuchen. Eine andere Alternative stellt die Thalsche Operation dar (Längsspaltung der terminalen Stenose plus Fundoplastik). Verbleibt die Myotomie nach aboral hin unvollständig (oder wird sie bewußt nur partiell durchgeführt (Silber, persönliche Mitteilung), so kann es postoperativ zur Entwicklung eines iatrogenen Divertikels durch den Myotomieschlitz hindurch kommen. Der bewußt oder unbewußt belassene distale Anteil des unteren Oesophagussphincters wirkt als Passagehindernis mit konsekutiver Entwicklung eines Pulsionsdivertikels oral vom Hindernis.

4.5 Störungen nach Kardiaresektion

Die Kardiaresektion führt zwangsläufig zum gastrooesophagealen Reflux. In Abhängigkeit von Quantität und vor allem von Qualität des Refluxes entstehen entzündliche Veränderungen im Bereich des Oesophagus, die zu erheblichen Problemen Anlaß geben. Resektionen sollten daher immer mit valvulären Anastomosen ausgeführt werden, um derartigen Komplikationen vorzubeugen. Nach Ausschöpfen aller konservativen Maßnahmen ist bei gutem Allgemeinzustand des Kranken die sekundäre isoperistaltische Jejunum- oder Coloninterposition zwischen Oesophagusstumpf und Magen versucht worden [6]. Der Darm ist gegenüber dem peptischen Magensekret unempfindlicher als die Speiseröhre und entwickelt daher nur selten peptische Veränderungen [46]. Ein anderer Weg ist die komplette oder partielle Resektion des Restmagens und Anlage einer neuen Oesophagusjejunostomie im Sinne einer ROUX-Anastomose oder der Oesophagojejunoplicatio [57]. Es können aber auch ohne Vorliegen einer Refluxkrankheit narbige Stenosen im Anastomosenbereich entstehen. Ihre Ursachen sind in einer ungenügenden Blutversorgung der Anastomose oder in nahttechnischen Problemen zu sehen. Sie sind in der Regel der Bougierung gut zugängig; nur selten muß die Indikation zur Nachresektion gestellt werden (s. auch Kap. 5).

Als ungeeignete Technik muß heute die Oesophagoantrostomie nach Kardia- und proximaler Magenresektion sowie die direkte Oesophagoduodenostomie nach Gastrektomie angesehen werden, weil sie fast zwangsläufig zu schweren alkalischen Refluxoesophagitiden Anlaß geben.

Literatur

1. Allen T, Clagett OT (1965) Changing concepts in the surgical treatment of pulsion diverticula of the lower esophagus. J Thorac Cardiovasc Surg 50:455–462
2. Barker JR, Franklin RH (1971) Heller's operation for achalasia of the cardia. A study of the early and late results. Br J Surg 58:466–468
3. Battle WS, Nyphus LM, Bombeck CTh (1973) Nissen fundoplication and esophagitis secondary to gastrooesophageal reflux. Arch Surg 106:588–592
4. Behar J, Biancani P, Spiro HM, Storer EH (1974) Effect of fundoplication on lower esophageal sphincter (LES) competence. Gastroenterology 67:209–215
5. Behar J, Sheahan DG, Biancani P, Spiro HM, Storer EH (1975) Medical and surgical management of reflux esophagitis. A 35 months report on a prospective clinical trial. N. Engl Med 293:263–268
6. Belsey R (1965) Reconstruction of the esophagus with left colon. J Thorac Cardiovasc Surg 49:33–38
7. Blum AL (1978) Refluxkrankheit aus internistischer Sicht. Chirurg 49:129–136
8. Blum AL, Siewert R (1977) Hiatushernie, Refluxkrankheit, Refluxoesophagitis. Internist 18:423–435
9. Burgess JN, Carlosn HC, Ellis FHJr (1968) Esophageal function after successful repair of esophageal atresia and tracheo-esophageal fistula. J Thorac Cardiovasc. Surg 56:667–673
10. Burnett HF, Raymond CR, Morris WD, Campbell GS (1977) Management of complications of fundoplication and Barrett's esophagus. Surgery 82:521–530
11. Bushuin FL, Neustein CL, Parker TH, Woodward ER (1977) Nissen fundoplications for reflux peptic esophagitis. Ann Surg 185:672–677
12. Clagett OT, Payne WS (1960) Surgical treatment of pulsion diverticula of the hypopharynx. Dis Chest 37:257–261
13. Csendes A, Larrain A (1972) Effect of posterior gastropexy on gastrooesophageal sphincter pressure and symptomatic reflux in patients with hiatal hernia. Gastroenterology 63:19–24
14. Demeester TR, Johnson LF (1975) Evaluation of the Nissen antireflux procedure of esophageal manometry and twenty-four pH monitoring. Am Surg 129:94–100
15. Demeester TR, Johnson LF, Kent AH (1974) Evaluation of current operation for the prevention of gastroesophageal reflux. Ann Surg 180:511–516
16. Demeester TR, Johnson LF, Joseph GJ, Toscano MS, Hall AW, Skinner DB (1976) Patterns of gastroesophageal reflux in health and disease. Ann Surg 184:459–470

17. Donahue PE, Bombeck CT (1977) The modified Nissen fundoplication – reflux prevention without gas bloat. Chir Gastroenterol 11:15–27
18. Duranceau A et al. (1977) Motor function of the esophagus after repair of esophageal atresia and tracheoesophageal fistula. Surgery 82:116–123
19. Eastwood GL, Castell DO, Higgs RH (1975) Experimental esophagitis in cats impairs lower sphincter pressure. Gastroenterology 69:146–153
20. Ellis FH Jr (1971) Upper esophageal sphincter in health and disease. Surg Clin North Am 51:553–565
21. Ellis FH, Eckurd FA, Gibb SP (1976) The effect of fundoplication on the lower esophageal sphincter. Surg Gynecol Obstet 143:1–5
22. El Shafie M, Rickham PP (1971) Long-term results after primary repair of oesophageal atresia and tracheooesophageal fistula. Z Kinderchir 9:309–316
23. Farrell RL, Higgs RH, Castell DO (1974) Dynamics of the lower high pressure zone before and after Belsey fundoplasty. Gastroenterology 66:A–36/690
24. Habein HC Jr, Kirklin JW, Clagett OT, Moersch HJ (1956) Surgical treatment of lower esophageal pulsion diverticula. Arch Surg 72:1018–1021
25. Hanna EA, Harrison AW, Derrick JR (1967) I. Long-Term results of visceral esophageal substitutes. II. Comparative function of visceral esophageal substitute by cinefluoroscopy. Ann Thorac Surg 3:111, 173–177
26. Heller E (1914) Extramuköse Cardioplastik beim chronischen Cardiospasmus mit Dilatation des Oesophagus. Mitt Grenzgeb Med Chir 27:141–149
27. Higgs RH, Castell DO, Farrell RL (1975) Evaluation of the effect of fundoplication on the incompetent lower esophageal sphincter (asbtr.) Surg Gynecol Obstet 141:571–575
28. Hill LD (1967) An effective operation for hiatal hernia: an eight year appraisal. Ann Surg 166:681–692
29. Hill LD, Ilues R, Stevenson JK, Pearson JM (1979) Reoperation for disruption and recurrence after Nissen fundoplication. Arch Surg 114:542–548
30. Holder TM, Ashcraft KW (1970) Esophageal atresia and tracheooesophageal fistula. Ann Thorac Surg 9:445–448
31. Hurwitz AL, Nelson JA, Haddad JK (1975) Oropharyngeal dysphagia: manometric and cine esophagographic findings. Am J Dig Dis 20:313
32. Kafrouni G, Baick CH, Wooley MM (1970) Recurrent tracheooesophageal fistula: a diagnostic problem. Surgery 69:889–894
33. Kaye MD (1974) Oesophageal motor dysfunction in patients with diverticula of the midthoracic eosophagus. Thorax 29:666–671
34. Koch A, Ellers J, Krtsch H, Siewert R (1976)Spätergebnisse nach operierter Oesophagusatresie. Z Kinderchir 18:33–44
35. Köllermann MW, Gall F (1966) Ein Beitrag zur Behandlung der Oesophagusatresie. Z Kinderchir 3:472–478
36. Larrain A, Csendes A, Pope GE (1975) Surgical correction of reflux. Gastroenterology 69:578–583
37. Lipshutz WH, Eckert RI, Lukash WM (1974) A critical evaluation and comparison of the surgical treatment of gastrooesophageal reflux. Gastroenterology 66:A–199/853
38. Mitchell RL, Armanini GB (1975) Cricopharyngeal myotomy: treatment of dysphagia. Ann Surg 181:262–266
39. Moran JM, Pihl CO, Norton RA, Rheinlander HF (1971) The hiatal hernia-reflux complex: current approaches to correction. Am J Surg 121:403–411
40. Mullen JT, Burke EL, Diamond AB (1975) Esophagogastric fistula. A complication of combined operation for esophageal disease. Arch Surg 110:826–828
41. Nemir P Jr, Fallahnejad M, Bose B, Jacobowitz D, Frobese AS, Hawthorne HR (1971) A study of the causes of failure or esophagocardiomyotomy for achalasia. Am J Surg 121:143–149

42. Orringer MB, Skinner DB, Belsey RH (1972) Long-term results of the Mark IV operation for hiatal hernia and analysis of recurrences and their treatment. J Thorac Cardiovasc Surg 63:25–31
43. Orringer MB, Kirsch MM, Sloan H (1977) Long-term esophageal function following repair of esophageal atresia. Ann Surg 186:436–441
44. Palmer ED (1972) Treatment of achalasia when the Heller operation has failed. Am J Gastroenterol 57:255–260
45. Payne S W, Olsen AM (1974) The Esophagus. Lea & Febiger Philadelphia
46. Petrow BA, Sytnik AP (1972) Früh- und Spätergebnisse nach Anlage eines künstlichen Ösophagus. Zentralbl Chir 97:1681–1687
47. Polk HC (1976) Fundoplication for reflux esophagitis: misadventures with the operation of choice Ann Surg 183:645–652
48. Rossetti M (1971) Zur Operationstechnik des zervikalen Ösophagusdivertikels. Helv Chir Acta 38:237–239
49. Rossetti M, Allgöwer M (1973) Fundoplication for treatment of hiatal hernia. Prog Surg 12:1–21
50. Rossetti M, Siewert R (1976) Ösophagusdivertikel. In:Siewert R, Blum AL, Waldeck F (eds) Funktionsstörungen der Speiseröhre. Springer, Berlin Heidelberg New York, S 183–191
51. Siewert R, Peiper HJ (1973) Technik und Ergebnisse der Oesophago-Jejunoplicatio. Chirurg, 3:115–120
53. Siewert R, Jennewein HM, Waldeck F, Peiper HJ (1973) Experimentelle und klinische Ergebnisse der Fundoplicatio. Langenbecks Arch Chir 333:5–21
54. Siewert R, Weiser HF, Jennewein HM, Waldeck F (1974) Clinical and manometrical investigations of the lower esophageal sphincter and its reactivity to pentagastrin in patients with hiatus hernia. Digestion 10:287–297
55. Siewert R, Wallat HJ, Krtsch H, Peiper HJ (1975) Klinische Ergebnisse der Fundoplicatio. Langenbecks Arch Chir 338:9–26
56. Siewert R, Blum AL, Waldeck F (1976) Funktionsstörungen der Speiseröhre. Springer, Berlin Heidelberg New York
57. Siewert R, Meyer H, Peiper HJ (1976) Klinische Ergebnisse der Oesophago-Jejunoplicatio. Langenbecks Arch Chir 343:45–56
58. Siewert R, Weiser HF, Lepsien G, Schattenmann G, Peiper HJ (1977) Das Teleskop-Phänomen. Chirurg 48:640–645
59. Skinner DB, (1977) Complications or surgery for gastroesophageal reflux. World J Surg 1:485–492
60. Skinner DB, Belsey RHR (1967) Surgical management of esophageal reflux and hiatus hernia. Long-term results with 1030 patients. J Thorac Cardiovasc Surg 53:33–54
61. Skinner DB, Booth ID (1972) Assessment of distal esophageal function in patients with hiatal hernia or gastroesophageal reflux. Ann Surg 173:627–637
62. Vansant IH, Baker IW (1976) Complications of vagotomy in the treatment of hiatal hernia. Ann Surg 183·629–635
63. Waag KL, Joppich I, Manegold BC (1975) Zur endoskopischen Verklebung der ösophago-trachealen Rezidivfistel nach Ösophagusatresie. Z Kinderchir 17:24–28
64. Wienbeck M (1976) Achalasie. In: Siewert R, Blum AL, Waldeck F (eds) Funktionsstörungen der Speiseröhre. Sporinger, Berlin Heidelberg New York, S 154–182
65. Wienbeck M, Siewert R (1976) Probleme nach Ösophagus-Operationen. Internist 17:290–301
66. Winans CS (1972) The pharyngoesophageal closure mechanism: a manometric study. Gastroenterology 63:768–777
67. Woodward ED, Thomas HF, McAlhany JC (1971) Comparison of crural repair and Nissen fundoplication in the treatment of esophageal hiatal hernia with peptic esophagitis. Ann Surg 171:782–789

Kapitel 5

Postoperative Syndrome nach Oesophagusersatz

A. J. Gunning und R. Marshall

1 Einleitung

Die meisten eine Resektion bzw. einen Ersatz des Oesophagus erforderlich machenden stenosierenden Oesophaguserkrankungen entstehen in einem Alter, in dem Essen und Trinken oft zu den wichtigsten noch verbleibenden physischen Freuden des Lebens gehören. Gegenwärtig wird die Mehrzahl aller Oesophagusersatzoperationen wegen maligner Erkrankungen ausgeführt, da gutartige Erkrankungen wie peptische Stenosen oder traumatische Perforationen einer organerhaltenden Therapie gut zugänglich sind. Der Verbesserung der funktionellen Spätergebnisse nach Speiseröhrenrekonstruktionen gelten seit geraumer Zeit die Bemühungen der Speiseröhrenchirurgie. In diesem Sinne sollte ein zufriedenstellender Speiseröhrenersatz folgende Kriterien erfüllen [2]:

- Die Morbidität und die Letalität der Operation müssen akzeptabel sein.
- Nach Möglichkeit sollte das Oesophaguscarcinom in einer Sitzung so radikal wie notwendig entfernt und die Rekonstruktion der Speiseröhre sofort angeschlossen werden können.
- Es muß ein ausreichend langes Ersatzorgan vorhanden und mobilisierbar sein, um bei Bedarf die gesamte Speiseröhre ersetzen zu können.
- Die Methode sollte bei Säuglingen, Kindern und Erwachsenen gleichermaßen effektiv anwendbar sein.
- Die Beseitigung der Dysphagie muß vollständig und von Dauer sein.

Diese Kriterien sind in bezug auf den Speiseröhrenersatz leider nur schwer zu erfüllen, deshalb sind die Probleme des Speiseröhrenersatzes nach wie vor groß.

2 Indikationen zur Oesophagusresektion

2.1 Benigne Erkrankungen (relative Indikationen)

- Angeborene Erkrankungen, speziell die Oesophagusatresie
- Entzündliche Erkrankungen, z. B. im Ausnahmefall peptische Oesophagusstenosen oder Verätzungen
- Irreparable Oesophagusverletzungen als Folge eines direkten oder indirekten Traumas.

2.2 Maligne Erkrankungen (absolute Indikationen)

- Das primäre Oesophaguscarcinom im oberen, mittleren oder unteren Drittel
- Das fortgeschrittene primäre Magencarcinom, das sekundär auf Kardia bzw. distalen Oesophagus übergegriffen hat.

3 Chirurgische Methoden des Oesophagusersatzes

3.1 Magen-, Colon-, Jejunuminterponate

Der Oesophagus kann wie folgt ersetzt werden:

- durch den Magen als Ganzes oder durch einen aus der großen Kurvatur geformten Schlauch im Sinne von Gavriliu [4],
- durch ein Coloninterponat – entweder Colon descendens oder ascendens mit oder ohne terminalem Ileum [2]. Das Colon wiederum kann sowohl intrapleural als auch retrosternal oder subcutan antesternal zum Hals hochgezogen werden,
- durch eine jejunale Schlinge [3]; sie hat ihre Indikation vor allem in den Fällen, in denen sowohl die totale Gastrektomie als auch eine partielle Oesophagektomie ausgeführt werden muß.

Die Präparation einer Colon- oder Jejunumschlinge für den Oesophagusersatz erfordert ein präzises Vorgehen. Bezüglich der technischen Einzelheiten sei auf die Beschreibung von Belsey [2] und Allison [1] hingewiesen. Eine Kompression, Verdrehung oder Dehnung des Gefäßstieles kann nur dann sicher vermieden werden, wenn es gelingt, ein Ersatzorgan von adäquater Länge und guter arterieller bzw. venöser Versorgung zu mobilisieren. Eine postoperativ häufig auftretende venöse Stauung kann durch eine Distension des interponierten Darmteiles noch verschlimmert werden. Eine geeignete Präventivmaßnahme ist die Schienung des Interponats durch eine transnasal oder transgastrisch eingebrachte Sonde, die postoperativ an einen leichten Sog angeschlossen wird. Die Transposition des Magens in den Thorax kann ebenfalls von einer Distension gefolgt sein, die wiederum durch die Vernähung der mediastinalen Pleura über dem Magen verringert werden kann. Auf diese Weise entsteht ein schlauchförmiges Gebilde, dessen Entlastung darüber hinaus durch eine Magensonde gewährleistet wird.

4 Postoperative Komplikationen

4.1 Nekrose des Transplantates

Ausgedehnte Nekrosen des Ersatzorgans sind in 2–25% der Fälle beschrieben worden. Die Häufigkeit dieser Nekrosen liegt nach Operationen wegen maligner Erkrankungen höher als nach Eingriffen wegen benigner Erkrankungen wie Oesophagusatresien oder peptischer Stenosen.

Tabelle 1. Nekrose des Oesophagusersatzorgans

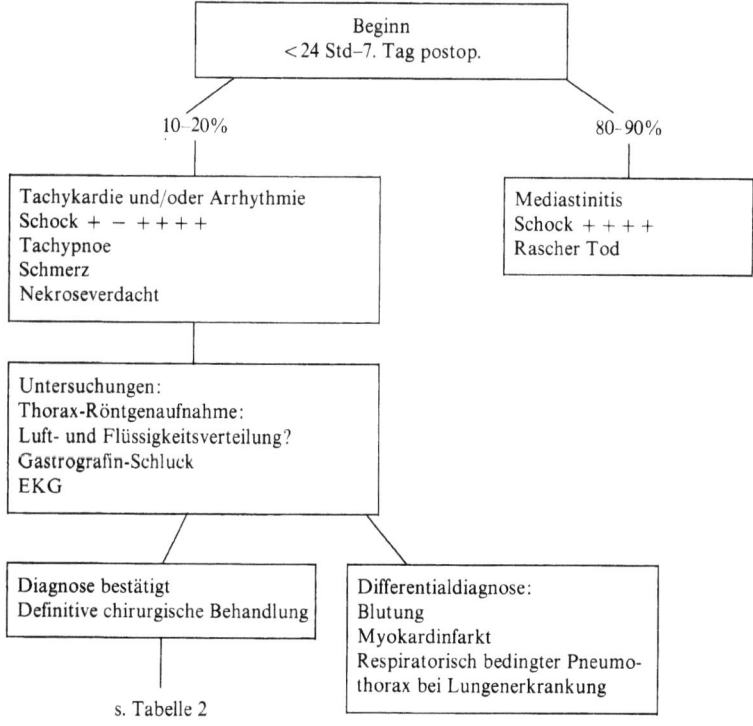

Die ausgedehnte Nekrose des Interponats ist meist auf eine Kompression, Dehnung oder Torsion des versorgenden Gefäßstiels zurückzuführen, was wiederum eine venöse Stauung oder Thrombose begünstigt. Arteriosklerose oder Endarteriitis können Ursache einer arteriellen Insuffizienz sein. Am häufigsten sind Nekrosen bei Jejunum- oder Coloninterpositionen zu beobachten, die totale Nekrose des Magens ist dagegen seltener. Die ausgedehnte Nekrose der interponierten Schlinge tritt meist unmittelbar postoperativ bis zum vierten, maximal siebten Tag ein (Tabelle 1). Die Diagnose ist nicht immer leicht zu stellen; es gibt jedoch einige Hinweise, die den Verdacht nahelegen: anhaltende Tachykardie oder Arrhythmie, die bei einer eventuellen Ruptur der Schlinge oder bei einer Anastomosendehiscenz zunehmen, sowie Austritt von Intestinalinhalt oder Speichel in den Pleuraraum. Die Situation wird eindeutig durch einen protrahierten Schock. Ein anderes Merkmal ist die Unruhe des Patienten, der klinisch schon frühpostoperativ einen verwirrten Eindruck macht. Für die Diagnose in der Frühphase ist ein Gastrografin-Schluck nicht immer hilfreich, da bis zur Anastomoseninsuffizienz oder Ruptur des Interponats ein Flüssigkeitsaustritt in den Pleuraraum fehlen kann. Die Gangrän ist noch im Mediastinum abgedeckt, löst hier jedoch bereits durch eine Perikardreizung die genannte Tachykardie aus. In extremen Fällen kann eine gangränöse Schlinge bis zum siebten oder achten postoperativen Tag ohne Ruptur oder Insuffizienz bleiben. Deshalb sollte vor Freigabe des Interponats zwischen dem neunten und zwölften postoperativen Tag ein weiterer Gastrografin-Schluck erfolgen. Bei gesicherter ausgedehnter Schlingennekrose nach transthorakalem Speiseröhrenersatz bleibt nur noch die Möglichkeit einer Rethoracotomie, sofern der Zustand des Patienten dies noch erlaubt (Tabelle 2). Der gangränöse Darm muß entfernt werden, Magen und proximaler Oesophagus müssen verschlossen werden. Soweit nicht bereits bei der Erstoperation erfolgt, sollte zur Ernährung in der weiteren postoperativen Phase eine Witzelfistel angelegt werden. Eine durch eine seitliche cervicale Oesophagostomie ausgeleitete T-Drainage entlastet den verschlossenen cervicalen Oesophagus. Eine ausgedehnte mediastinale und pleurale Spülung beendet die Operation. Die Drainage des Pleuraraumes und des Mediastinums erlaubt eine volle Expansion der Lunge und verhindert somit die Bildung einer Resthöhle, in der sich Luft oder Flüssigkeit ansammeln könnte.

Der Patient wird in der unmittelbaren postoperativen Phase parenteral hyperkalorisch ernährt, später erfolgt die Nahrungsaufnahme durch die Witzelfistel. Auf diese Weise kann die lebensbedrohliche Situation überbrückt werden. Zu einem späteren Zeitpunkt, meist nach 3–4 Wochen, kann durch kontralaterale Thoracotomie ein zweiter Rekonstruktionsversuch unternommen werden. Dazu kann eine isolierte Dünn- oder Dickdarmschlinge bzw. bei noch vorhandenem Magen dieser mit dem

Tabelle 2. Nekrose des Oesophagusersatzes – Behandlung

Sofortmaßnahmen	Elektivtherapie (nach 3–4 Wochen)

1. Verbesserung des Allgemeinzustandes
  a) Parenterale Flüssigkeits- und Blutsubstitution
  b) Zentralvenöser Zugang (zur parenteralen Ernährung und Messung des zentralen Venendruckes)
  c) Antibioticagabe
  d) Thoraxdrainage
2. Operative Notfalltherapie
  a) Entfernung des Interponates (sehr selten)
  b) Mediastinum- und Pleuraspülung, Drainage zur Sicherung einer vollständigen Lungenentfaltung
  c) Verschluß des proximalen Magens, Gastrostomie (für spätere enterale Ernährung)
  d) Verschluß des proximalen Oesophagus
  e) T-Drainage durch laterale cervicale Oesophagostomie
	1. Reoperation via nichtkontaminierte Pleurahöhle
	2. Hochziehen des Magens zum distalen oder cervicalen Oesophagus und Anastomosierung
	3. Extrapleurale Coloninterposition bei Risikopatienten

cervicalen Oesophagus anastomosiert werden. Besser erscheint dann ein extrapleurales Vorgehen mit subcutanem Hochziehen des gewählten Interponats. Leider sind die Überlebenschancen eines Patienten, dessen Oesophagusersatz bei intrapleuraler Lage nekrotisch geworden ist, sehr gering. Die genannten Komplikationen sind in ihren Folgen sehr viel geringer, wenn für das Interponat der retrosternal-extrapleurale Weg, am allergeringsten jedoch, wenn der antesternale, subcutane Weg gewählt wurde. Hier zwingt nur die ausgedehnte Phlegmone zur Revision. Muß revidiert werden, sollte die Exstirpation des Transplantates vorgenommen werden. Einerseits ist sonst mit der Ausheilung des Infektes trotz Spül-Saug-Drainage nicht zu rechnen, andererseits nützt ein teilweise belassenes Interponat für die spätere zweite Rekonstruktion nichts.

4.2 Anastomoseninsuffizienz – Fistelbildung

Fisteln entstehen am häufigsten an der cervicalen Anastomose und sind Folge einer Teilnekrose am oralen Rand des Interponats. An der aboralen Anastomose (gastrojejunale oder gastrocolische Anastomose) sind Fisteln und Anastomosen sehr viel seltener. Die Ursache der Nekrose am oralen Pol des Transplantates ist nicht nur in der weiten Entfernung dieser Anastomose von der arteriellen Versorgung, sondern auch in Kompressionserscheinungen der Venen in diesem Bereich zu sehen. Nekrosen treten am häufigsten bei oesophagojejunalen oder oesophagogastralen Anastomosen auf, aber auch die Coloninterposition ist in bis zu 50% der Fälle durch diese Komplikation belastet. Nahttechnische Fehler können ebenfalls Leckagen bedingen. Das Ausmaß der daraus resultierenden Fistel kann einige Millimeter betragen, aber auch die gesamte Breite der Anastomose einnehmen. Insuffizienzen können unmittelbar postoperativ oder bis hin zum zehnten (zwölften) postoperativen Tag auftreten (s. Tabelle 3).

Mit kleineren Insuffizienzen in der unmittelbar postoperativen Phase muß bei fast allen Interpositionsoperationen gerechnet werden. Es handelt sich dann um Insuffizienzen, die bei unzureichender Drainage zur Bildung von lokalen Abscessen führen können, die dann im Laufe der Zeit entweder spontan nach außen perforieren und somit zu einer manifesten Fistel werden oder aber zu einer perianastomotischen Entzündung mit möglicher Kontraktur der Anastomose Anlaß geben können. Aus diesem Grund ist eine ausreichende Drainage wichtig. Unter diesen Bedingungen bleibt die Insuffizienz lokal begrenzt und heilt in der Regel symptomlos und spontan ab. In seltenen Fällen, insbesondere bei intrapleuralem Interponat, kann auch die Insuffizienz der cervicalen Anastomose zu einer Kontaminierung des Pleuraraumes und damit zu einem Empyem führen. Bis zur Diagnose und Drainage des Empyems hat sich oft die kleine Fistel selbst bereits wieder spontan verschlossen. Eine lokale chirurgische Reintervention ist bei den cervicalen Fisteln praktisch nie notwendig.

4.2.1 Operationstechnische präventive Maßnahmen zur Vermeidung von Insuffizienzen

Nach unserer Erfahrung kann die Häufigkeit postoperativer Insuffizienzen am besten durch Verwendung eines ausreichend langen Ersatzorganes mit spannungsloser Anastomose verringert werden. Auf eine präzise Nahttechnik sollte geachtet werden. Die Anastomose kann am Ende der Operation auf ihre Dichtigkeit hin überprüft werden, indem die Wunde mit Kochsalz gefüllt wird und der Anaesthesist in das Lumen des Interponates über eine Magensonde Luft insuffliert. Bei Vorhandensein einer Undichtigkeit entstehen an der Anastomose kleine Luftblasen [6]. Inwieweit allerdings eine primär wasserdichte Naht für eine komplikationslose Anastomosenheilung von Bedeutung ist, muß noch offen bleiben. Von größerem Wert ist sicher die Durchblutung der Anastomosenränder.

Während sich die Anastomoseninsuffizienzen im Halsbereich in aller Regel spontan schließen und somit eine relativ harmlose Komplikation darstellen, werden Insuffizienzen im intrathorakelen Raum zu einer vitalen

Tabelle 3. Anastomoseninsuffizienz (Fistelbildung)

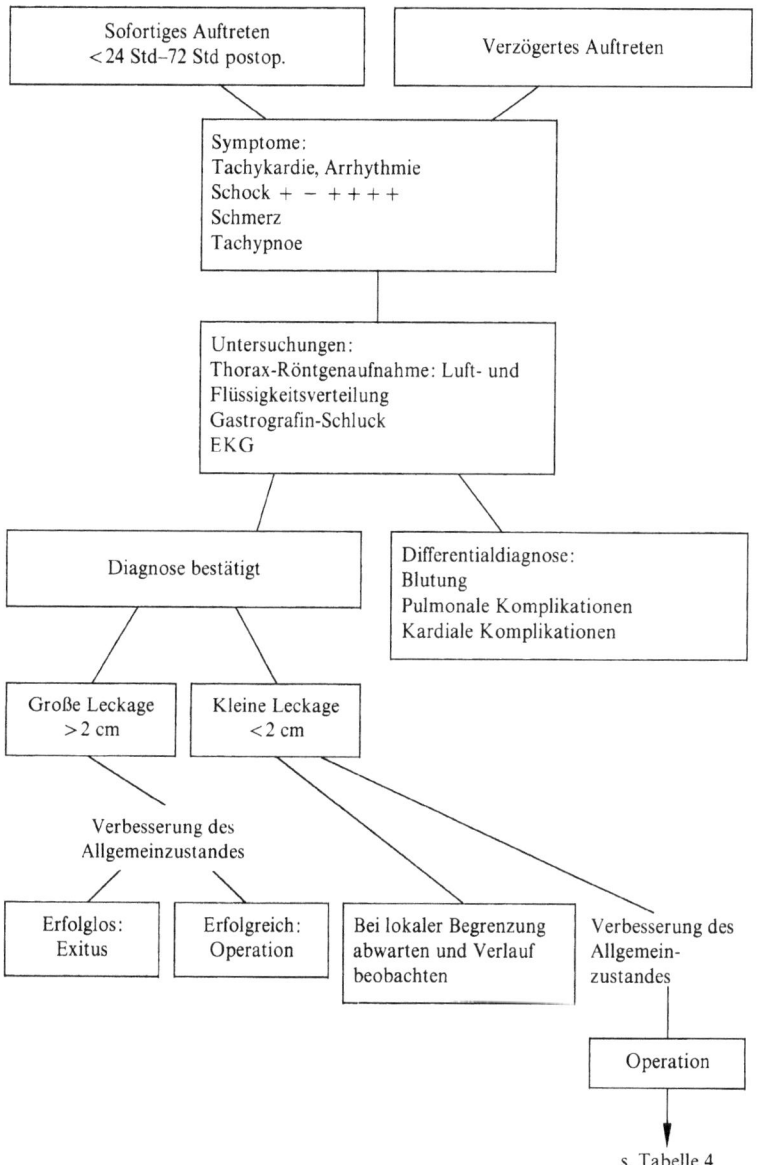

Tabelle 4. Anastomoseninsuffizienz (chirurgische Behandlung)

Große Leckage	Kleine Leckage (nicht lokalisiert)

1. Reanastomosierung bei ausreichender Länge des Interponates
2. Mediastinale und pleurale Spülung, Drainage
   Auf volle Lungenentfaltung achten (Nachbeatmung mit PEEP)
3. Ist 1. nicht möglich, Magen verschließen und Interponat entfernen
4. Proximalen Oesophagusstumpf verschließen
5. T-Drain durch laterale cervicale Oesophagostomie einlegen
6. Enterale Ernährung mittels Gastrostomie ermöglichen
7. Antibioticagabe
   Verbesserung des Allgemeinzustandes
   2–3 Wochen später:
   – Reoperation mit kontralateralem thorakalem Zugang
   – Versuch der Rekonstruktion mit dem Magen
   – Falls 2) nicht möglich oder zu riskant, extrapleurale Coloninterposition
	1. Zentraler Zugang für Hyperalimentation
	2. Mediastinale und pleurale Spülung und ausgiebige Saugdrainage von Leckagengebiet und Pleurahöhle
	3. Volle Lungenentfaltung sichern (evtl. Beatmung mit PEEP)
	4. Gastrostomie zum Absaugen, um gastralen Reflux zu vermeiden
	5. Nasooesophageale Sonde oder T-Drainage durch laterale cervicale Oesophagostomie zur kontinuierlichen Entleerung des Oesophagus
	6. Endoskopische Applikation alkalischer Substanzen (NaOH, 20%), Kauterisation des Leckagengebietes 1–2 mal pro Woche
	7. Verlaufskontrolle mittels Gastrografin-Schluck (wöchentlich)
	8. Verabreichung oraler und systemischer Antibiotica und oraler Antimycotica

Gefährdung. Deshalb sollten nach unserer Ansicht alle operablen malignen Oesophagustumoren durch eine subtotale Oesophagusektomie behandelt werden. Dafür gibt es zwei Gründe:

– Die durch die Anastomoseninsuffizienzen bedingte Morbidität und Letalität kann durch Verlegung der Anastomose in den Halsbereich auf ein geringes Maß reduziert werden.
– Eine vollständige Tumorexstirpation und ein tumorfreier Schnittrand sind auf diese Weise gewährleistet. Für die Oesophaguscarcinome ist belegt, daß sie mit Vorliebe lymphogen submucös in der Oesophaguswand metastasieren.

4.2.2 Behandlung der Anastomoseninsuffizienz

Die Behandlung der Anastomoseninsuffizienz (s. Tabelle 4), insbesondere der intrathorakalen, erfolgt in Abhängigkeit vom klinischen Zustand des Patienten und von der verstrichenen Zeit seit Auftreten der Insuffizienz. Bei früher Diagnose und befriedigendem Allgemeinzustand des Patienten sollte rethoracotomiert werden, um Pleura und Mediastinum von infektiösem Material zu befreien. Bei kleineren Leckagen – unter 2 cm im Durchmesser – genügt eine lokale Drainage, eine Gastrostomie zum permanenten Absaugen des Magens und zur Vermeidung eines Refluxes in das Interponat sowie die Plazierung einer oesophagealen Sonde zur Entlastung des cervicalen Oesophagus. Die interpleuralen Drainagen werden an einen Sog angeschlossen, um Flüssigkeit und Luft fortwährend absaugen zu können, so daß eine vollkommene Dehnung der Lunge gewährleistet ist. Unter dieser Therapie kann sich die Insuffizienz allmählich schließen.

In letzter Zeit haben wir und andere Autoren [5] festgestellt, daß die Heilung einer Insuffizienz durch endoskopische Applikation von 20%igem Natriumhydroxyd in den Bereich der Anastomose beschleunigt werden kann. Die genaue Lokalisation des Leckes wird mit einem starren Endoskop vorgenommen. Mit 20%igem Natriumhydroxyd getränkte Wattebäusche werden dann mit Hilfe einer langen Zange in das Endoskop eingeführt und für die Dauer von einer Minute auf die Perforationsstelle gedrückt. Während einer Sitzung können vier solche Behandlungen durchgeführt und bei Bedarf die Gegend der Anastomose abschließend mit 30%iger Essigsäure wieder neutralisiert werden. Die Anwendung von Natriumhydroxyd verursacht eine intensive fibroplastische Reaktion, die den Defekt verschließen hilft. Diese Therapie kann ein- bis zweimal wöchentlich zur Anwendung kommen, wobei der Erfolg jeweils röntgenologisch durch Gastrografin-Schluck kontrolliert werden kann.

Bei ausgedehnten Insuffizienzen oder gar Dehiscenzen der Anastomose, die auch bei längerer konservativer Therapie keine ausreichende Heilungstendenz zeigen, stehen bei operationsfähigem Allgemeinzustand des Patienten zwei Verfahren zur Wahl:

- Die Anastomose wird neu angelegt; dabei muß auf die Spannungslosigkeit der Anastomose und auf die adäquate arterielle Versorgung sowohl des Interponates als auch des Oesophagusstumpfes geachtet werden. Diese Situation ist allerdings nur sehr selten gegeben.
- Bei ausgedehnter Nekrose muß das Interponat entfernt, der Oesophagus cervical und der Magen an seinem oralen Pol verschlossen werden. Der Thorax bzw. das retro- oder antesternale Interponatbett wird in adäquater Weise drainiert, so daß die sich voll entfaltende Lunge zu einer Verklebung des Mediastinums führt. Nach 2–3 Wochen können die kontralaterale Thoraxhöhle eröffnet und der Magen hochgezogen und mit dem cervicalen Oesophagus anastomosiert werden. Risikoärmer ist auch hier das extrapleurale Vorgehen, z. B. mit einem Coloninterponat. Leider sind die meisten Patienten, besonders diejenigen mit malignen Grundkrankheiten, von seiten ihres Allgemeinzustandes inoperabel, so daß sie den Folgen dieser Komplikation erliegen.

4.3 Anastomosenstrikturen

Strikturen der Anastomose treten häufiger bei der Verwendung des Magens als bei der Verwendung von Colon oder Jejunum als Ersatzorgan auf. Zwei Situationen können für die Bildung einer Striktur verantwortlich sein:

- eine Anastomoseninsuffizienz mit nachfolgender perianastomotischer Fibrose oder
- eine Refluxoesophagitis als Folge eines Galle- und Pankreassaftrefluxes.

Der zur perianastomotischen Fibrose führende Anastomosenabsceß ist die häufigste Ursache für eine Striktur bei Verwendung von Colon oder Jejunum als Interponat. Wichtigste Ursache der Refluxoesophagitis ist der duodenale Reflux. Durch eine perorale Gabe von Cholestyramin oder auch Antacida können Gallensäuren gebunden und so die Folgen des Gallerefluxes günstig beeinflußt werden. Gleichzeitig wird die Stenose bougiert (s. Tabellen 5 und 6). Diese Art der Behandlung ist besonders bei schlechter Prognose in bezug auf die Grundkrankheit indiziert. Bei günstiger Prognose sollten zur Vermeidung eines duodenalen Refluxes in den Oesophagus folgende Lösungen erwogen werden: Das Duodenum wird vom Magen abgetrennt und blind verschlosssen. Die erste Jejunumschlinge wird mit dem Magenrest End-zu-End anastomosiert und die duodeno-

Tabelle 5. Spätpostoperative Probleme – Diagnostik

Problematik	Diagnostik
Knickung, Torsion oder Kompression des Interponates; Atonie; Funktionsstörung der Schlinge	Symptome, Röntgen (Bariumbreischluck), evtl. Angiographie
Regurgitation	Symptome, Röntgen, Endoskopie, pH-Messung
Reflux Ulceration Stenose	Symptome, Oesophagoskopie, Röntgen
Verminderte Nahrungskapazität	Symptome
Postvagotomiesyndrom Dumping	Symptome, Stuhluntersuchung auf Gallensalze, Bariummahlzeit zur Darstellung der beschleunigten Darmpassage, Endoskopie
Geschmacksstörungen Anämie	Symptome (Gelegentlich zu erwarten bei Colon-, Ileum- und Mageninterposition) Kontrollen des Blutbildes

Tabelle 6. Spätpostoperative Probleme – Behandlung

Problematik	Prädisponierender Faktor (am häufigsten bei:)	Intraoperative Präventivmaßnahmen	Postoperative Maßnahmen
Knickung oder Kompression des Interponates an Thoraxöffnung oder Diaphragma	Retrosternal. Verlauf Coloninterposition	Bei transthorakalem Verlauf geringere Häufigkeit	Evtl. Operation
Atonie, Magenretention	Retrosternal. Verlauf Colon-, Mageninterposition		Besserung mit der Zeit
Funktionsgestörte Schlinge Regurgitation	Jejunuminterposition, transthorakal Jejunuminterposition (Obstruktion)	Fixierung der Schlinge am Diaphragma	evtl. Operation evtl. Operation
Reflux Ulceration Stenose	Mageninterposition Colon-, Jejunuminterposition (selten)	Fundoplicatio nach Nissen; lange subphrenische Schlinge; keine Pyloroplastik	evtl. Operation: Biliärdigestive Umgehungsop. Dilatation
Verminderte Nahrungskapazität	Magen-, Colon-, Jejunuminterposition (Vagotomie)	Keine	Besserung mit der Zeit Häufige kleine Mahlzeiten
Unfähigkeit zu erbrechen	Jejunum-, Coloninterposition		Besserung mit der Zeit
Fremdkörperansammlung	Coloninterposition		Endoskopie
Foetor ex ore	Coloninterposition		Besserung mit der Zeit
Postvagotomiesyndrom a) Diarrhoe b) Dumping	Jejunum-, Colon-, Mageninterposition		Konservative Therapie, Besserung mit der Zeit
Geschmacksstörungen	Jejunum-, Colon-, Mageninterposition		Besserung mit der Zeit
Wachstumsstörungen Fehlende Gewichtszunahme	Jejunum-, Colon-, Mageninterposition		Besserung mit der Zeit
Anämie	Colon-, Mageninterposition		Eisen, B 12, Folsäure

jejunale Schlinge etwa 45 cm aboral der gastrojejunalen Anastomose nach Roux neu eingepflanzt [11]. Der einfachste und vielleicht beste Weg ist, von einer Pyloroplastik bei der Erstoperation Abstand zu nehmen, da auch so ein Gallereflux vermindert bzw. vermieden werden kann.

4.4 Magenretention

Bei Verwendung von Colon oder Jejunum als Interponat zwischen cervicalem Oesophagus und Magen kann eine Magenretention zum Problem werden, sofern eine Pyloromyotomie bzw. Pyloroplastik unterlassen worden ist. Eine 2–3 Wochen postoperativ belassene Witzelfistel ist nicht nur für den Patienten angenehm, sondern auch für die Verhütung einer Magendistension und -retention von Nutzen. Nach 10–14 Tagen hat der Magen sich in der Regel auch ohne Pyloroplastik ausreichend tonisiert, so daß eine adäquate Entleerung des Magens gewährleistet ist. Es besteht jedoch kein Zweifel, daß auch 12–18 Monate nach Oesophagusresektion mit nachfolgender Interposition eines isolierten Darmanteils eine verzögerte Magenentleerung mit daraus resultierendem Völlegefühl und gelegentlichen epigastrischen Schmerzen zu den am häufigsten genannten Beschwerden der Patienten gehört. Diese Situation ist nur schwer erfolgreich zu behandeln, bildet sich aber im Laufe der Zeit praktisch immer zurück, wenn eine postpylorische Obstruktion ausgeschlossen ist. Die Gabe von Metoclopramid kann Erleichterung verschaffen. Bei Verwendung des Magens als Ersatzorgan tritt eine Retention auch ohne Pyloroplastik nur sehr selten auf.

4.5 Postvagotomiesyndrom

Bei jeder Oesophagusresektion wird der N. vagus beidseitig durchtrennt. Diese Form der trunculären Vagotomie kann bei einem Teil der Patienten zu zwei Symptomenkomplexen führen: Der erste Komplex besteht in einer Magenretention mit übelriechendem Aufstoßen, Völlegefühl, epigastrischen Schmerzen und Diarrhoe. Der zweite Symptomenkomplex entspricht dem Dumpingsyndrom, das früh oder spät postprandial auftreten kann. Das Frühdumping wird durch plötzliche und schnelle Passage einer hochosmolaren Flüssigkeitsmenge in das Jejunum ausgelöst, das Spätdumping wahrscheinlich durch Hypoglykämie; es ist gekennzeichnet durch Schweißausbrüche, Flush, Schwächegefühl, Übelkeit und explosive Diarrhoe. In Kap. 6 werden diese Symptomenkomplexe, ihr Vorkommen, Prävention und Behandlung eingehender dargestellt. Es genügt, hier darauf hinzuweisen, daß dieses Syndrom auch bei oesophagusrezensierten Patienten vorkommen kann, daß aber nur in 1 % der Fälle schwerwiegende oder permanente Symptome bestehen. Das Postvagotomiesyndrom ist seltener bei Patienten ohne Pyloroplastik, bei der Jejunuminterposition kommt es häufiger als bei Verwendung des Colons vor.

4.6 Schmerzen und Unwohlsein

Schmerzen als Spätsymptom kommen sowohl bei oesophagusresezierten Patienten mit Oesophagusersatz als auch bei Patienten vor, die lediglich einen Oesophagus-Bypass wegen hochgradiger Oesophagusstenose mit ausgedehnter Mediastinitis oder wegen inoperabler Carcinome erhalten haben. Im ersten Fall handelt es sich meist um einen postprandialen Schmerz, der in der Regel im linken Hypochondrium oder retrosternal empfunden wird und jahrelang anhalten kann. Die Suche nach einer Ursache dieser Beschwerden gestaltet sich oft schwierig. Wahrscheinlich handelt es sich um Magenfunktionsstörungen. Ebenfalls schwer einzuordnen sind die Schmerzen bei belassenem Oesophagus nach Bypass-Operationen. Beim Carcinom sind die Schmerzen mit großer Wahrscheinlichkeit auf ein Fortschreiten des Tumors in das Mediastinum zu beziehen. Demgegenüber können Schmerzen im Zusammenhang mit einer Verätzungsstriktur oder bei schwerer Refluxoesophagitis mit chronisch-adhäsiver Mediastinitis auf persistierende Ulcerationen oder eine Distention des Oesophagus mit nachfolgenden unregelmäßigen schmerzhaften Kontraktionen zurückgeführt werden.

4.7 Hämatologische Folgeerscheinungen

Gelegentlich wird eine Eisenmangelanämie diagnostiziert, die bei Erwachsenen eher einer chronischen Anastomosenblutung zuzuschreiben ist als einer Resorptionsstörung. Kinder mit Coloninterponaten sollten über längere Zeit laborchemisch überwacht werden, da man hier häufiger manifeste Eisenmangelanämien und B12-Resorptionsstörungen beobachtet hat [10]. In regelmäßigen Abständen sollten diese Substanzen daher substituiert werden.

4.8 Reflux

Ein Reflux aus dem Magen in ein Jejunum- oder Coloninterponat oder in den Oesophagusrest oberhalb des Magens kann Entzündungserscheinungen mit progredienter Ulceration und Stenosebildung verursachen. Diese Komplikation ist am häufigsten bei der Oesophagogastrostomie zu finden und tritt um so häufiger auf, je tiefer im Mediastinum anastomosiert wird. Ein Reflux in ein interponiertes Colon verursacht dagegen nur selten eine Stenose; eine jejunooesophageale Anastomosenstenose ist im eigenen Krankengut sogar noch nie als Folge eines Refluxes beobachtet worden. Dennoch ist die Entstehung einer Oesophagitis oral der interponierten Colon- oder Jejunumschlinge durchaus möglich und kann die Lebensqualität eines Patienten stark beeinträchtigen.

Die Diagnose eines Refluxes wird röntgenologisch mit Hilfe eines Bariumbreischluckes oder pH-metrisch gestellt; durch eine Endoskopie kann das Ausmaß der Refluxoesophagitis dokumentiert und über eine Aspiration auch die Zusammensetzung des Regurgitates analysiert werden. Patienten mit einer Oesophagogastrostomie sollten über diese Komplikationsmöglichkeit bereits präoperativ aufgeklärt werden. Folgende therapeutische Hinweise erscheinen sinnvoll: Schlafen in Kopfhochlage, Beschränkung der abendlichen Nahrungsaufnahme und Vermeiden von abdominellen Drucksteigerungen.

Diese einfachen Anweisungen können dazu beitragen, den unangenehmen Reflux zu verringern. Gallensäuren können darüber hinaus durch die perorale Gabe von Cholestyramin oder Antacida gebunden werden. Am besten ist die Prophylaxe des Refluxes, die durch folgende Maßnahmen versucht werden kann:

- Die gastrojejunale oder gastrocolische Anastomose sollte an der Hinterwand des Magens angelegt werden.
- Das Interponat sollte zwischen Hiatus und Magenanastomose eine überschüssige Länge von ca. 10–15 cm haben.
- Gegebenenfalls kann nach Blindverschluß des Duodenums durch eine tiefe Neueinpflanzung (s. 4.3) ein Reflux vermieden werden.

4.9 Störungen beim Essen

Unabhängig von der Art der Interposition sind Beeinträchtigungen der Essensgewohnheiten und verzögerte Gewichtszunahme häufige Folgeerscheinungen des Oesophagusersatzes.

4.9.1 Nahrungsaufnahme

Während der ersten 12–18 Monate post operationem ist die Nahrungsaufnahme erfahrungsgemäß stark eingeschränkt. Die Patienten leiden bereits nach wenigen Bissen unter Völlegefühl. Vorher gern gegessene Speisen werden nicht mehr toleriert. Der Patient muß sehr auf die Art der Nahrung, die er zu sich nimmt, achten. Das präoperative Sollgewicht wird nur langsam oder gar nicht erreicht. Die Flatulenz stellt ein besonderes Problem nach Oesophagusersatz durch Colon oder Magen dar. Die Patienten sollten bereits präoperativ darauf hingewiesen werden, daß sich dieser Zustand mit der Zeit bessert. Kleine häufige Mahlzeiten und das Vermeiden gleichzeitiger Aufnahme von festen und flüssigen Speisen sind wichtige therapeutische Maßnahmen.

4.9.2 Geschmacksstörungen

Einige Patienten beschweren sich über einen strohartigen oder gänzlich fehlenden Geschmack bei der Nahrungsaufnahme, oder sie berichten über einen ständigen Salzgeschmack im Mund. Die Ursache dieser Mißempfindungen läßt sich schwer ermitteln. Auch sie sind mit der Zeit rückläufig.

4.9.3 Dysphagie

Die Operation sollte eigentlich dieses Symptom beseitigt haben, dennoch kann durch Passageverzögerung im Colononinterponat und seltener im Magen ein Gefühl des Steckenbleibens der Nahrung auftreten. Eine Besserung tritt meist nach kurzer Zeit und nach ausreichender ärztlicher Aufklärung ein.

5 Wahl des Ersatzorgans

Wie bereits erwähnt, ist der Oesophagusersatz am häufigsten bei malignen Erkrankungen des Oesophagus indiziert. Wegen der meist schlechten Prognose der Grundkrankheit sollte dafür die einfachste Operation mit der geringsten Letalität, die dennoch zu einem möglichst guten funktionellen Ergebnis führt, gewählt werden. Die Methode der Wahl ist die Oesophagogastrostomie, bevorzugt als 3-Phasen-Oesophagogastrostomie nach McKeown [9]. Der Magen ist bei dieser Technik ausreichend arteriell versorgt, die Dysphagie kann effektvoll beseitigt werden, es muß lediglich eine Anastomose hergestellt werden.
Bei diffusen benignen Oesophagusläsionen, z. B. langstreckigen Verätzungen oder schweren Traumen, die einen Bypass oder eine Totalresektion des Oesophagus erfordern, ist nach unseren Erfahrungen ebenfalls der Magen als Ersatzorgan zu wählen. In Fällen mit distal gelegenen Stenosen, z. B. bei der schweren peptischen Stenose mit allschichtiger Fibrose, können ebenso gute funktionelle Ergebnisse mit einer interponierten Jejunumschlinge erreicht werden. Auch hier sind die Spätergebnisse gut [7]. Die Korrektur einer mißlungenen operativen Therapie einer Oesophagusatresie sollte mit einer Colononinterposition oder einer Oesophagogastrostomie versucht werden. Die Wahl des Organs bleibt letztendlich Gegenstand der Erfahrung und Neigung des einzelnen Chirurgen. Beide Rekonstruktionsmethoden erzielen gute funktionelle Früh- und Spätergebnisse.

Die Rekonstruktion erfolgt am besten zwischen dem ersten und zweiten Lebensjahr.

Steht der Magen als Ersatzorgan wegen einer Voroperation oder wegen inniger Verwachsungen im Bereich des Duodenums nicht zur Verfügung oder ist eine zusätzliche Magenresektion notwendig, sollte eine Roux-Y-Gastrojejunostomie oder eine Coloninterposition durchgeführt werden. Je höher die Oesophagusläsion, um so größer ist die Zuverlässigkeit des Colons als Ersatzorgan.

Literatur

1. Allison PR, Silva LT da (1953) The roux loop. Br J Surg 41:173–180
2. Belsey R (1965) Reconstruction of the esophagus with left colon. J Thorac Cardiovasc Surg 49:33–55
3. Brain RHF (1953) Steatorrhea in oesophago-gastric surgical practice. Proc R Soc Med 46:438
4. Froggat D, Gunning AJ (1966) Treatment of esophageal perforations. Thorax 21:524–528
5. Gavriliu D (1975) Aspects of oesophageal surgery. Curr Probl Surg 12/10
6. Gunning AJ (1972) The long-term clinical state after resection with jejunal replacement. In: Smith RA, Smith RE (eds) Surgery of the oesophagus. Butterworth, London, pp 29–33
7. Gunning AJ, Kingsnorth A (1979) Endoscopic treatment of esophageal leaks. Br J Surg 66:226–229
8. McCluskie RA (1975) Endoscopic Treatment of late oesophageal fistulae. Read before the Society of Thoracic and Cardiovascular Surgeons of Great Britain and Ireland, September 25th
9. McKeown KC (1973) The surgical treatment of cancer of the esophagus. In: McFarland J (ed) Postgraduate surgery lectures 1. Butterworth, London, p 34
10. Roders BM, Talbert JL et al. (1978) Functional and metabolic evaluation of colon replacement of the esophagus in children. J Pediatr Surg 13/1:35–39
11. Spencer Payne W (1972) Long-term clinical state after resection with total gastrectomy and roux loop anastomosis. In: Smith RA, Smith RE (eds) Surgery of the oesophagus. Butterworth, London, pp 23–28

Kapitel 6

Postvagotomiesyndrome

H. R. Koelz und B. L. Gewertz

1 Einführung

Verminderung der Magenresektion ist die einzige Absicht des Chirurgen, der zur Behandlung der Ulcuskrankheit eine Vagotomie durchführt. Da der abdominelle N. vagus jedoch nicht nur die Parietalzellen des Magens versorgt, bleiben die Folgen der Operation auch nicht auf den beabsichtigten Effekt beschränkt. Die wichtigsten zusätzlichen Folgen der Vagotomie sind auf Motilitätsstörungen der Oberbauchorgane zurückzuführen (Tabelle 1). Die Häufigkeit und der Schweregrad dieser Nebenwirkungen nach vollständiger abdomineller Vagotomie haben zur Entwicklung selektiver Techniken geführt, bei denen die vagale Denervation nur den proximalen, säuresezernierenden Teil des Magens umfaßt. Durch Vermeidung einer antralen Denervation ist es zudem auch möglich geworden, die früher obligate Drainageoperation (Pyloroplastik oder Gastroenterostomie) wegzulassen, was sich in einer weiteren – wahrscheinlich sogar entscheidenden – Reduktion von Spätfolgen auswirkte.

2 Techniken der Vagotomie

Drei verschiedene Techniken der Vagotomie sind zur jetzigen Zeit gebräuchlich: trunculäre Vagotomie, selektive (oder selektiv-gastrische) Vagotomie und selektiv-proximale Vagotomie (oder superselektive Vagotomie, hoch-selektive Vagotomie, Parietalzell-Vagotomie, proximal gastrische Vagotomie).

Die *trunculäre Vagotomie* (TV) umfaßt die Durchtrennung der zwei Vagus-Hauptstämme und aller zusätzlichen Fasern am Hiatus oesophageus. Vorteile dieser Operation sind eine relativ einfache Technik und eine geringe Devascularisation des Magens. Die trunculäre Vagotomie muß jedoch wegen Entleerungsstörungen des Magens mit einer Drainageoperation (Pyloroplastik oder Gastroenterostomie) kombiniert werden und ist

Tabelle 1. Ursachen von Postvagotomiesyndromen

Chirurgische Prozedur	Mechanismus	Folge	Beitrag zur Entstehung von			
			Magen-retention	Dumping	Diarrhoe	Duodeno-gastrischem Reflux
Denervation des proximalen Magens (bei SPV, SV und TV)	Aufhebung der receptiven Reflexation führt zu erhöhtem intragastrischem Druck	Beschleunigte initiale Magenentleerung von Flüssigkeiten	Nein	+	+	Nein
	Frühpostoperative Rhythmusstörung des Pacemakers führt zu unregelmäßiger Antrummotilität	Verzögerte Magenentleerung von fester Nahrung	+	Nein	Nein	Nein
Denervation des distalen Magens (bei SV und TV)	Hemmung der Antrummotilität	Verzögerte Magenentleerung von fester Nahrung, verzögerte vollständige Entleerung von Flüssigkeiten	+ +	Nein	Nein	(+)
Intestinale Denervation (bei TV)	Veränderung der Darmmotilität	Beschleunigte Entleerung von Flüssigkeiten	Nein	Nein	+ +	(+)?
	Störung der intestinalen Steuerung der Magenentleerung		Nein	+	+ +	(+)?
Denervation der Gallenwege (bei TV)	Erhöhte Ruhekapazität der Gallenblase	Überladung des Darmes mit Gallensäuren	Nein	Nein	+	Nein
Drainageoperation (Pyloroplastik oder Gastroenterostomie)	Verminderter Widerstand am Magenausgang	Beschleunigte Magenentleerung von fester und flüssiger Nahrung	Nein	+ +	+ +	+ +

Tabelle 2. Chronische Komplikationen nach proximal-gastrischer Vagotomie mit und ohne Pyloroplastik

Komplikation	I Neues Syndrom trotz korrekter Indikation und Technik	II Neues Syndrom wegen ungenügender Indikation oder Technik	III Präoperative Störung persistiert oder tritt wieder auf
Dysphagie	Sphincterdenervation?	Mechanische Traumatisierung	
Gastroösophagealer Reflux	Sphincterdenervation?		Vorbestehende Inkompetenz der Kardia
Magenretention	Denervation des proximalen Magens	Exzessive Antrumdenervation, keine Pyloroplastik trotz Magenausgangsstenose, ungenügende Pyloroplastik	
„Mageninkontinenz" (Dumping, Diarrhoe)	Fehlen der receptiven Relaxation wegen Fundusdenervation	Pyloroplastik	
Duodenogastrischer Reflux		Pyloroplastik	Vorbestehende Inkompetenz des Pylorus
Rezidivulcus	Trotz vollständiger Vagotomie	Unvollständige Vagotomie, Magenretention	Zollinger-Ellison-Syndrom, Hyperparathyreoidismus

mit der höchsten Incidenz von Spätfolgen belastet. Für die Behandlung des unkomplizierten Ulcus duodeni betrachten wir daher die trunculäre Vagotomie als obsolet.

Bei der technisch etwas schwierigen *selektiven Vagotomie* (SV) werden alle gastrischen Fasern des N. vagus durchtrennt. Darm, Leber, Gallenwege und Pankreas bleiben innerviert. Wichtig ist, daß die Denervation des Magen-antrums wiederum eine Drainageoperation erfordert. Aus diesem Grunde ist die Anwendung der SV kaum gerechtfertigt.

Bei der selektiv-*proximalen Vagotomie* (SPV) werden nur die Fasern durchtrennt, die zum säuresezernierenden proximalen Magenabschnitt führen. Das Magenantrum bleibt intakt, und somit ist eine Drainageoperation überflüssig. Die SPV erfordert eine außerordentlich sorgfältige chirurgische Technik; andernfalls sind unvollständige Vagotomien mit sehr hohen Ulcusrezidivraten unvermeidlich (Tabelle 2). Bis vor kurzem war die SPV noch für Patienten ohne relevantes Abflußhindernis aus dem Magen reserviert; neuere Berichte haben jedoch gezeigt, daß die meisten Stenosen erfolgreich intraoperativ dilatiert werden können [51, 74].

3 Operative Komplikationen

3.1 Oesophagusperforation

Eine intraoperative Oesophagusperforation ist ein gravierender technischer Fehler, der, wenn nicht sofort erkannt, in den meisten Fällen durch Peritonitis oder Mediastinitis zum Tode führt. Diese Komplikation kommt in etwa 0,5% der Operationen vor und ist wahrscheinlich unabhängig von der angewandten Technik der Vagotomie [2, 76]. Risse entstehen meist in der Hinterwand der Speiseröhre. Prädisponierende Faktoren sind Hernien, Perioesophagitis und frühere chirurgische Eingriffe in der Kardiagegend [28, 47].

3.2 Blutung

Eine akzidentelle Milzruptur kommt in weniger als 2% der Vagotomien vor, stellt aber die häufigste Ursache einer massiven intra- oder postoperativen Blutung dar. Andere Ursachen sind Blutungen aus dem kleinen Netz.

3.3 Magenwandnekrose

Die Magenwandnekrose ist eine sehr seltene (Incidenz etwa 0,2%), jedoch gefährliche Frühkomplikation der SV und der SPV [34, 43]. Die freie Perforation führt bei etwa der Hälfte der Patienten zum Tode. Die Ätiologie

ist nicht völlig klar; sowohl direkte Verletzungen der kleinen Kurvatur während der Skelettierung wie ischämische Schädigung durch ausgedehnte Devascularisation der Magenwand sind als Ursachen denkbar.
Einige Fälle von Magenwandnekrose nach SPV wurden bei chronisch urämischen Patienten beobachtet [34, 68]. Es wurde angenommen, daß die Blutversorgung der kleinen Magenkurvatur durch die vorbestehende urämische Vasopathie zusammen mit der operativen Devascularisation unter eine kritische Grenze reduziert wurde. Die SPV könnte somit bei allen Patienten mit generalisierter Vasopathie und auch nach Ligatur der Vasa gastrica brevia (beispielsweise nach Splenektomie) kontraindiziert sein. Die meisten Chirurgen invaginieren und reperitonealisieren die kleine Kurvatur routinemäßig, um bei einer etwaigen Nekrose eine freie Perforation zu verhindern.

4 Störungen der Oesophagusmotilität

4.1 Dysphagie

Eine postoperative Dysphagie kommt bei etwa 5–16% aller Patienten nach Vagotomie vor [2, 16, 19, 58]. Weit größere Schwankungen der Incidenz, wie sie in der Literatur angegeben werden (1–37%), sind wohl eher auf verschiedene diagnostische Kriterien als auf echte Unterschiede zurückzuführen.
Die Dysphagie tritt meist in der zweiten oder dritten postoperativen Woche auf. Der Schweregrad variiert von unbedeutenden Schluckschwierigkeiten bis zur Impaktation fester Speisen. Meistens nehmen die Symptome innerhalb von etwa zwei Wochen spontan ab. Die Patienten sind üblicherweise nach 1–3 Monaten vollständig symptomfrei. In seltenen Fällen beginnt die Dysphagie erst nach dem ersten postoperativen Monat; es scheint, daß diese Gruppe weniger zu spontaner Heilung neigt.
Dysphagie ist wahrscheinlich keine direkte Konsequenz der Durchtrennung des N. vagus, obwohl die Komplikation häufig mit einer Vagotomie assoziiert auftritt, sondern Folge einer unspezifischen Traumatisierung des distalen Oesophagus [19]. Frühe Resorption eines Hämatoms oder eines entzündlichen Ödems zeigt sich klinisch in prompter spontaner Besserung, während Organisation und Proliferation nach einiger Zeit zu einer starren stenosierenden Manschette um die distale Speiseröhre führen.
Zwei andere Erklärungsversuche der postoperativen Dysphagie erscheinen weniger plausibel: fehlende Relaxation des unteren Oesophagussphincters im Sinne einer Achalasie als Folge von Sphincterdenervation und peptischer Oesophagusstenose. Gegen ein achalasierartiges Krankheitsbild durch Denervation sprechen das freie Intervall zwischen Opera-

tion und Beginn der Symptome sowie die Tatsache, daß die Nervenfasern, die für die Sphincterrelaxation verantwortlich sind, bei der Operation kaum geschädigt werden können, da sie innerhalb der Oesophaguswand verlaufen. Eine starre Stenose kann allerdings eine effektive Sphincterrelaxation verhindern und manometrisch fälschlicherweise als Achalasie imponieren. Dies ist der Fall, wenn der Durchmesser der Stenose demjenigen des Manometriekatheters entspricht. Entscheidend für die Diagnose einer Achalasie wäre ein Absinken des gemessenen Sphincterdruckes nach Gabe eines Relaxans der glatten Muskulatur, beispielsweise Glucagon. Peptische Oesophagusstenosen kommen gelegentlich als Folge eines vorbestehenden gastrooesophagealen Refluxes (s. 4.2) oder einer lange liegenden Magensonde vor, doch erweist sich in den meisten Fällen einer Postvagotomie-Dysphagie die Oesophagusmucosa als völlig normal.

Ausgedehnte Abklärungsuntersuchungen sind in den meisten Fällen nicht notwendig, da die Passagebehinderung üblicherweise unvollständig ist und eine spontane Heilung erwartet werden kann. Somit genügt es meistens, die Nahrung an das verengte Oesophaguslumen anzugleichen. Die Wirksamkeit von Medikamenten ist nicht erwiesen. Bei totaler Obstruktion, oder wenn die Dysphagie über eine Zeit von etwa zwei Monaten fortbesteht, ist eine gründliche radiologische (möglichst mit Röntgenkinematographie) und endoskopische Abklärung indiziert. Eine Manometrie ist zumindest in der initialen Untersuchung überflüssig. In hartnäckigen Fällen muß die Stenose dilatiert werden; eine chirurgische Korrektur ist sehr selten notwendig [63].

4.2 Gastrooesophagealer Reflux

Retrosternales Brennen und saures Aufstoßen sind geläufige Beschwerden sowohl bei vagotomierten Patienten als auch bei „gesunden" Kontrollpersonen. Kennedy et al. fanden diese Symptome mit gleicher Häufigkeit bei Patienten nach SV mit Gastrojejunostomie, nach SPV und gesunden Kontrollpersonen [42]. Einige indirekte Hinweise bestehen, daß die Vagotomie zur Entstehung eines pathologischen gastrooesophagealen Refluxes beitragen könnte. Während die meisten Autoren normale Ruhedruckwerte im unteren Oesophagussphincter fanden [29, 46], beobachteten Angorn et al. einen abnorm geringen Druckanstieg bei Abdominalkompression [4], was möglicherweise auf eine verringerte funktionelle Reserve des Sphincters hindeutet. In dieselbe Richtung weisen die Resultate von Csendes et al., die zeigten, daß der normale postprandiale Druckanstieg nach SPV oder SV ganz ausbleibt [14]. Bei der Interpretation dieser Studien ist aber zu bedenken, daß Messungen des

Sphincterdruckes nur indirekte Anhaltspunkte für die Kompetenz der Refluxbarriere liefern.

Von größerer Relevanz ist eine prospektive Studie [77] an Patienten mit einer endoskopisch gesicherten Ulcus-duodeni-Krankheit. Etwa 30% dieser Patienten wiesen bereits vor der Vagotomie histologisch eine Oesophagitis auf. Da die Funktion des unteren Oesophagussphincters nicht beeinträchtigt war, können diese Veränderungen nur als Folge eines sekundären Refluxes gedeutet werden. Durch die Vagotomie (SPV) wurde die Sphincterfunktion nicht beeinträchtigt. Im Verlaufe eines Jahres nach der Operation heilte sogar die Oesophagitis aus; ein Phänomen, das als Folge der Änderung der Zusammensetzung des Regurgitates zu deuten ist. Nach dieser Studie könnte somit der SPV eine günstige Wirkung auf die Refluxkrankheit zukommen.

5 Magenentleerung

Vagotomie und Drainageoperationen führen zu charakteristischen Veränderungen der normalen Magenentleerung. Studien der letzten Jahre haben die pathophysiologischen Mechanismen teilweise aufgeklärt.

Vereinfacht kann der Magen in zwei funktionell verschiedene Abschnitte unterteilt werden. Der *proximale Magen* funktioniert als adaptionsfähiges Nahrungsreservoir und ist hauptsächlich für die Entleerung von Flüssigkeiten verantwortlich. Dies wird durch einen vagovagalen Reflex erreicht, den Cannon und Lieb im Jahre 1911 als „receptive Relaxation" beschrieben haben [9]. Der Muskeltonus der Magenwand wird durch Dehnung des Magens gehemmt, wodurch während der Füllungsphase eine exzessive Drucksteigerung im Lumen vermieden wird. Da die Entleerung von Flüssigkeiten hauptsächlich durch den Druckgradienten zwischen Magen und Duodenum bestimmt wird, verhindert dieser Mechanismus eine überstürzte Entleerung flüssiger Nahrung [75]. Eine zusätzliche Relaxation des Magens und damit Hemmung der Entleerung wird durch Dünndarmreceptoren vermittelt, die auf bestimmte physikochemische Eigenschaften des Darminhaltes wie Fettgehalt, Kohlenhydratkonzentration, pH und Osmolalität reagieren. Es scheint, daß bei dieser Steuerung sowohl Hormone als auch der N. vagus eine Rolle spielen [48, 60]. Untersuchungen am Hund deuten darauf hin, daß die Flüssigkeitsentleerung daneben auch durch einen variablen Widerstand am Magenausgang reguliert wird, wenn die Drucke im Magen und im Duodenum konstant gehalten werden [54].

Die phasischen Kontraktionen des *distalen Magens* dienen der mechanischen Zerkleinerung und der Entleerung von festen Nahrungsbestandteilen. Der Grundrhythmus der Antrumkontraktionen wird durch einen Pacemaker in der Fundusgegend diktiert. Der Pacemaker produziert dauernd elektrische Impulse in einer Frequenz von etwa 3/min. Jeder Impuls wandert als „slow wave" vom Fundus zum distalen Magen, wo er je nach hormonellen und neuralen Einflüssen eine Muskelkontraktion provozieren kann.

Die Vagotomie führt zu zwei typischen Störungen des normalen Entleerungsmusters (s. Tabelle 1). Erstens bewirkt vagale Denervation des proximalen Magens eine beschleunigte Entleerung von Flüssigkeiten, insbesondere während der initialen Entleerungsphase. Diese Störung, bekannt als „Mageninkontinenz", wird nach allen Arten der Vagotomie beobachtet und kann wahrscheinlich vor allem auf einen Wegfall der receptiven Relaxation wegen Denervation des proximalen Magens zurückgeführt werden [5, 11, 23, 33, 75]. Zweitens verzögert die Denervation des distalen Magens (durch TV oder SV) die Entleerung fester Nahrung. Da der Magen festen und flüssigen Inhalt völlig verschieden behandelt, können Retention für feste Nahrung und Inkontinenz für flüssige Nahrung gleichzeitig bestehen [11]. Entsprechend der intakten Innervation des Antrums ist die Entleerung fester Nahrung nach SPV i. allg. normal [31]. Eine vorübergehende, meist asymptomatische Entleerungsverzögerung fester Nahrung nach dieser Operation könnte durch unregelmäßige Aktivität des Pacemakers (wegen Fundusdenervation) oder ein unspezifisches chirurgisches Trauma erklärt werden [7].

Zusätzliche *Drainageoperationen* verschlimmern die „Mageninkontinenz" nach allen Vagotomien wahrscheinlich durch Erniedrigung des Widerstands im antropylorischen Kanal. Sie normalisieren jedoch praktisch die durch TV oder SV verzögerte Entleerung fester Nahrung.

5.1 Verzögerte Magenentleerung

Die Ursachen von verzögerter Magenentleerung sind Motilitätsstörungen („Magenatonie") und mechanische Hindernisse am Magenausgang. Als Komplikation der Vagotomie zeigt sie sich in der frühen postoperativen Phase oder nach einem asymptomatischen Intervall von mehreren Wochen oder Monaten.

Unmittelbar postoperativ wird eine verzögerte Magenentleerung gehäuft bei Patienten mit chronischer Magenretention beobachtet. Wohl in den meisten Fällen ist die unmittelbar postoperative Magenretention jedoch auf technische Fehler wie Antrumdenervation bei SPV, SPV ohne Drainageoperation trotz Magenausgangsstenose oder technisch ungenügende Drainageoperation zurückzuführen. Wenn Symptome einer gestörten Magenentleerung (Erbrechen, übermäßiges Volumen aus der Magensonde) mehr als zwei bis drei Wochen nach der Operation noch bestehen, sollte der Patient endoskopiert werden. Der Befund einer mechanischen Obstruktion bedeutet im allgemeinen, daß eine chirurgische Revision nötig ist, während in Fällen ohne gesichertes Hindernis eine abwartende Haltung zu empfehlen ist. Es scheint, daß bei primären Motilitätsstörungen häufige kleine Mahlzeiten mit fester Nahrung besser toleriert werden als ausschließlich flüssige Kost.

Eine Gastroduodenoskopie ist als erste diagnostische Maßnahme einer Röntgenuntersuchung vorzuziehen, da der operierte Magen radiologisch schwer zu beurteilen ist. Speisereste im Magen nach mindestens 12-stündigem Fasten sind ein zuverlässiges Zeichen einer gestörten Magenentleerung. In zweifelhaften Fällen mag eine quantitative Messung der Magenentleerung mit markierter fester Nahrung hilfreich sein. Bei organischer Stenose ist i. allg. eine chirurgische Intervention nicht zu umgehen. Bei primärer Motilitätsstörung ist ein Versuch mit Metoclopramid gerechtfertigt [53].

Typisch für Magenretention, die nach einem asymptomatischen Intervall auftritt, sind postprandiales Völlegefühl mit Erleichterung nach voluminösem Erbrechen von Speiseresten und Aufstoßen von faulig riechenden Gasen. Eine Magenretention ohne mechanisches Hindernis ist hier ungewöhnlich. Als Ursache kann in den meisten Fällen eine Obstruktion gefunden werden wie eine Pylorusstenose wegen Rezidivulcus oder – nach Pyloroplastik – wegen Narbenstenose. Seltene Ursachen sind innere Hernien, Phytobezoare und – nach Gastrojejunostomie – jejunogastrische Intussusceptionen.

5.2 Mit „Mageninkontinenz" assoziierte Störungen

„Mageninkontinenz" (Definition s. 5) ist vermutlich die wichtigste Ursache für das Dumping-Syndrom und ein entscheidender Faktor in der Pathogenese der Postvagotomie-Diarrhoe. Anfängliche Hoffnungen, daß Dumping und Diarrhoe nach SPV ohne Drainageoperation nicht mehr vorkommen, haben sich nur z. T. erfüllt. Offenbar genügt bei gewissen Patienten die geringgradig abnorme Magenentleerung nach SPV zur Auslösung der beiden häufigsten Folgen der Vagotomie.

5.2.1 Dumping-Syndrom

Die Pathogenese und Merkmale des Dumping-Syndroms werden ausführlich in Kap. 7 besprochen.

Die Incidenz des Frühdumping-Syndroms beträgt 0,9–6% nach SPV ohne Drainageoperation; schwere Fälle kommen praktisch nicht vor. Nach TV oder SV sowie auch nach SPV mit Pyloroplastik liegt die Incidenz bei 10–30%, wobei die Symptome in etwa 10% der Fälle als schwer und in etwa 1% als invalidisierend bewertet werden müssen [2, 11, 16, 25, 61, 71]. Die Behandlung eines Patienten mit Frühdumping besteht hauptsächlich in einer Diät, die verhindert, daß der Dünndarm mit großen Mengen hy-

pertoner Flüssigkeit belastet wird [69]. Der Patient sollte daher täglich mindestens sechs kleine Mahlzeiten einnehmen, Nahrung mit hohem Gehalt an wasserlöslichen Kohlenhydraten vermeiden und nicht während des Essens, sondern erst 30–60 min nach der Mahlzeit Getränke einnehmen. Eine ganze Reihe von Medikamenten haben keinen überzeugenden Erfolg erbracht.
Ausnahmsweise kann trotz strikter Diät keine genügende Besserung erreicht werden. In Ermangelung einer wirksamen konservativen Therapie müssen diese Patienten einer chirurgischen Behandlung zugeführt werden. Da eine spontane Heilungstendenz besteht und die chirurgische Therapie nicht in jedem Fall erfolgreich ist, aber eine relativ hohe Letalität aufweist, ist eine vorsichtige Indikationsstellung entscheidend. Nach unserer Ansicht müssen folgende Bedingungen erfüllt sein: 1. konservativ nicht beherrschbare, invalidisierende Dumping-Symptome während mindestens sechs Monaten; 2. Persistieren der Symptome während Kurzhospitalisation mit strenger Diätüberwachung und 3. möglichst vollständiger Ausschluß anderer Krankheiten mit ähnlichen Symptomen mittels Endoskopie, Radiologie und Laboratoriumsuntersuchungen. Ein psychiatrisches Konsilium ist empfehlenswert [6]. Eine Vielzahl von Operationen mit der Absicht, die überschnelle Magenentleerung zu verzögern, ist zur Anwendung gekommen, doch noch nie objektiv (in einer kontrollierten Studie) verglichen worden. Wir ziehen die Methode der antiperistaltischen Jejunalschlinge vor, da bei dieser Präparation das Gebiet der früheren Operation weitgehend unberührt bleibt.
Das Spätdumping-Syndrom, das einer postprandialen reaktiven Hypoglykämie entspricht, kommt seltener vor. Die konservative Prophylaxe ist praktisch identisch mit derjenigen des Frühdumping-Syndroms. Die Anfälle können jedoch regelmäßig durch Zuckereinnahme coupiert werden. Chirurgische Behandlungsversuche sollten vermieden werden.

5.2.2 Diarrhoe

Die Incidenz von Diarrhoe beträgt 1–8% nach SPV ohne Drainage, 4–20% nach SV und 20–30% nach TV mit Drainageoperation. Schwere Fälle kommen praktisch nur nach SV und TV vor; unter invalidisierenden Symptomen leiden bis zu 1% der truniculär vagotomierten Patienten [2, 25, 35, 71].
Durchfall nach Vagotomie kann sich in zwei verschiedenen Formen äußern. Die kontinuierliche Form ist durch anhaltenden Durchfall (mehr als drei ungeformte oder wäßrige Stuhlentleerungen täglich) charakterisiert. Patienten mit der häufigeren episodischen Form werden zeitweise von heftigem Stuhldrang und wenigen explosionsartigen Entleerungen dünnflüssigen Stuhles überfallen. Das völlig unerwartete Auftreten führt oft zu Stuhlinkontinenz. Obwohl diese Attacken nur in Abständen von Tagen,

Wochen oder sogar Monaten auftreten, sind diese Patienten sozial weit mehr behindert. Beide Formen weisen während der ersten postoperativen Monate eine Spontanheilungstendenz auf.

Die Ursache der Postvagotomie-Diarrhoe ist kontrovers; wahrscheinlich ist die Ätiologie nicht einheitlich. Neben „Mageninkontinenz" sind mehrere zusätzliche Mechanismen für verantwortlich erklärt worden: durch Vagotomie veränderte Sekretion und Resorption von Gallensäuren, Änderung der normalen Dünndarmflora wegen gestörter „Säuredesinfektion" im Magen (s. Kap. 7) und primäre intestinale Motilitätsstörungen Die Gallensäuren-Hypothese basiert auf der Tatsache, daß erhöhte Konzentration von Gallensäuren im Colonlumen die Dickdarmsekretion stimulieren und damit zu Durchfall führen. Für das Vorliegen eines solchen Mechanismus sprechen abnorm hohe Gallensäurekonzentrationen im Stuhl von Patienten mit Postvagotomie-Diarrhoe [12] (aber nicht bei solchen mit Diarrhoe anderer Genese) und der therapeutische Effekt von Cholestyramin, einem Gallensäuren-adsorbierenden Harz. Weiterhin ist angezeigt, daß die Gallenblase nach TV ein erhöhtes Ruhevolumen bei erhaltener Kontraktionsfähigkeit aufweist [57]. So ist es möglich, daß die postprandiale Gallenblasenkontraktion den Dünndarm mit einer nicht vollständig resorbierbaren Menge von Gallensäuren überschwemmt. Gegen diese Hypothese können jedoch folgende Einwände erhoben werden: Die Bindungsfähigkeit von Cholestyramin ist nicht auf Gallensäuren beschränkt; Diarrhoe kommt auch nach SV oder SPV vor, obwohl die Motilität der Gallenblase durch diese Operation wahrscheinlich nicht verändert wird; und schließlich scheint eine Cholecystektomie in Kombination mit TV die Incidenz von Durchfall eher zu vermehren als zu vermindern [66]. Die bakterielle Besiedlung des oberen Dünndarmes ist nach Vagotomie i. allg. nicht erhöht. Eine wichtige Ausnahme bilden jedoch Patienten mit Immunoglobulin-A-Mangel, bei denen nach TV eine massive bakterielle Besiedlung des Jejunums mit schwerster Diarrhoe assoziiert ist [49, 50]. Gelegentlich kann ein klinisch latenter Lactasemangel demaskiert werden. Die Vagotomie ändert zwar die Disaccharidaseaktivität der Dünndarmmucosa nicht; ein erhöhtes Angebot von Lactose aus einem inkontinenten Magen kann aber eine begrenzte Kapazität übersteigen. Bei mit Rezidivulcus kombiniertem Durchfall ist an ein Zollinger-Ellison-Syndrom zu denken. Andere sehr seltene Ätiologien nach Vagotomie und Gastroenterostomie sind eine gastrojejunocolische Fistel oder eine unbeabsichtigte Gastroileostomie.

Durchfall kommt unmittelbar nach TV so häufig vor und bessert sich so regelmäßig spontan, daß diagnostische Anstrengungen i. allg. überflüssig sind. Eine symptomatische Therapie mit Loperamid oder Codein genügt meistens. Wenn der Durchfall jedoch länger als etwa sechs Wochen persistiert, ist eine Abklärung indiziert. Außer Lactasemangel gibt die Anamnese meist wenig Hinweise auf eine spezifische Ätiologie. Wenn der orale Lactosetoleranztest positiv ausfällt, ist eine Dünndarmbiopsie zu empfehlen, da nur der histologische Befund einen sekundären Lactasemangel durch Zottenatrophie (beispielsweise bei Sprue oder Giardiasis) nachweisen kann. Selbstverständlich kommen differentialdiagnostisch auch alle nicht durch Vagotomie bedingten Durchfallsformen in Frage.

Bei negativer Abklärung und wenn die Therapie mit Antidiarrhoica nicht befriedigend ausfällt, sollte Cholestyramin (4 g der Wirksubstanz, 2–4mal täglich) versucht werden. Die Wirksamkeit von Cholestyramin ist in kontrollierten Kurzzeitstudien nachgewiesen worden [1, 18]. In vielen Fällen kann die Dosis nach einiger Zeit reduziert werden. Kontrollierte Langzeitstudien sind uns nicht bekannt; bei langfristiger Verabreichung von Cholestyramin ist an eine Malabsorption von fettlöslichen Vitaminen zu denken.

Bei konservativ nicht behandelbarem invalidisierenden Durchfall bleibt als ultima ratio die chirurgische Therapie. Wie bei der chirurgischen Behandlung des Dumping-Syndroms muß die Indikation zurückhaltend gestellt werden, und wiederum werden viele verschiedene Methoden (in unkontrollierten Studien) als erfolgreich angepriesen: Rekonstruktion des Pylorus nach Pyloroplastik [10], Zwischenschaltung eines anisoperistaltischen Dünndarmsegments in das Jejunum oder neuerdings einfaches Zunähen einer Gastrojejunostomie ohne Zusatz einer Pyloroplastik [26, 51]. Wie bei der Therapie des Dumping-Syndroms bevorzugen wir das Zwischenschalten einer 20 cm langen anisoperistaltischen Jejunalschlinge.

Die Prophylaxe der Postvagotomie-Diarrhoe ist eine Frage der Vagotomiemethode. Das Risiko nach SPV ist minimal; TV oder SV sollten folglich speziell bei Patienten mit grenzwertiger intestinaler Lactaseaktivität und auch in Kombination mit Cholecystektomie vermieden werden.

6 Duodenogastrischer Reflux

Pathophysiologie, Diagnose und Therapie des duodenogastrischen Refluxes werden ausführlich in Kap. 7 diskutiert.

Dem Grundsatz entsprechend, daß zur Verhütung von duodenogastrischem Reflux zumindest ein normal funktionierendes Antrum, ein intakter Pylorus und möglicherweise auch eine normale Duodenalmotilität notwendig sind, kommen dyspeptische Symptome in Verbindung mit objektiv gemessenem pathologischen Reflux häufig nach TV mit Drainageoperation, aber selten nach SPV ohne Drainageoperation vor [25, 37, 38, 41].

7 Cholelithiasis

Die Vermutung, daß eine Vagotomie das Risiko für Cholelithiasis erhöhe, ist unbewiesen. Prospektive epidemiologische Untersuchungen gibt es unseres Wissens nicht, und die publizierten retrospektiven Studien sind kontrovers [8, 55, 67].

8 Metabolische Folgen

8.1 Malabsorption

Die faecale Fettausscheidung ist normal nach SPV, jedoch signifikant erhöht nach SV oder TV. Der Fettverlust beträgt jedoch meist weniger als 10 g pro Tag und ist somit klinisch bedeutungslos [20, 21]. Die Calciumresorption nach Vagotomie ist normal, ebenso scheint die Incidenz einer Osteomalacie nicht erhöht zu sein [39, 72].

8.2 Anämie

Ergebnisse älterer retrospektiver Studien schienen darauf hinzuweisen, daß die Eisenmangelanämie mehrere Jahre nach Vagotomie ein ernsthaftes praktisches Problem darstellt [59]. So berichteten Wheldon et al. über eine Incidenz von 43,5% bei Männern (Hämoglobin unter 13 g/100 ml) und 84% bei Frauen (unter 11,6 g/100 ml) nach einer Zeit von mehr als 15 Jahren nach TV mit Gastrojejunostomie [72]. Die Autoren konnten jedoch diese Resultate in einer späteren prospektiven Studie nicht bestätigen [73]; bei der Nachkontrolle von Patienten mit TV und Pyloroplastik über eine Zeit von bis zu 10 Jahren betrug die Incidenz 7–11%. Dies deckt sich gut mit den Resultaten einer anderen Studie, wo nach 5–15 Jahren 10,7% der Patienten mit TV und Pyloroplastik, 17,6% nach TV und Gastrojejunostomie und zum Vergleich 6,7% einer Kontrollgruppe anämisch waren [39]. Die Ursache für den Eisenmangel liegt möglicherweise hauptsächlich in einer gestörten Resorption von an Nahrung gebundenem Eisen [32]. Langzeitergebnisse nach SPV stehen noch aus, doch scheinen vorläufige Berichte darauf hinzudeuten, daß eine Anämie kein häufiges Problem nach SPV ist [39].
Obwohl jede Art von Vagotomie die Sekretion von intrinsic factor und die Resorption von Vitamin B_{12} zu einem gewissen Grad hemmt, ist die Perniciosa nach Vagotomie sehr ungewöhnlich [17, 52, 72].

8.3 Gewichtsverlust

Ungewollter Gewichtsverlust betrifft nur eine kleine Minderzahl der Patienten. Die meisten Patienten nehmen nach der Operation zu. Nur wenige erreichen allerdings ihr „bestes" präoperatives Körpergewicht, nähern sich jedoch um so mehr ihrem Idealgewicht [13, 24].

9 Rezidivulcus

Unter einen Rezidivulcus versteht man ein neu entstandenes Geschwür des Magens, Duodenums oder Jejunums nach Behandlung eines Ulcus ventriculi oder duodeni – unabhängig von der Lokalisation des Rezidivulcus in Relation zum ursprünglichen Ulcus [64]. Dies ist an sich nicht korrekt, da die Pathogenese des Magenulcus und des Duodenalulcus nach der heutigen Anschauung beträchtlich differieren. Nach Behandlung eines Ulcus duodeni durch SPV ist beispielsweise bei einem Rezidivulcus im Magen der Verdacht auf eine Entleerungsstörung wegen exzessiver Antrumdenervation gegeben, während ein Wiedererscheinen eines Ulcus im Duodenum auf eine unvollständige Vagotomie hinweist. Zudem scheint es auch, daß nach einem Ulcus duodeni Rezidive am selben Orte meistens in den ersten postoperativen Jahren auftreten, während neue Ulcera im Magen in der Regel nach einem längeren Intervall diagnostiziert werden [15, 56].

Wahrscheinlich ist die Rezidivrate nach allen Arten der Vagotomie (jedoch ohne Kombination mit Magenteilresektion) vergleichbar und beträgt etwa 5–10% [3, 25, 64, 71]. Die entscheidende Voraussetzung ist aber eine einwandfreie operative Technik. Dies hat sich insbesondere bei ersten Ergebnissen der technisch anspruchsvollen SPV gezeigt; Kurzzeit-Rezidivraten nach SPV von bis zu 22% waren mit großer Wahrscheinlichkeit auf unvollständige Vagotomie im Bereiche des distalen Oesophagus zurückzuführen [27, 30, 44].

Bekannte Ursachen von Rezidivulcera sind eine inadäquate chirurgische Technik (unvollständige vagale Denervation und ungenügende Magendrainage) oder bei der ursprünglichen Operation nicht vermutete Zustände basaler Säurehypersekretion (Zollinger-Ellison-Syndrom, antrale G-Zell-Hyperplasie, Hyperparathyreoidismus). Es ist anzunehmen, daß eine unvollständige Vagotomie die häufigste Ursache darstellt. Ob eine Regeneration des N. vagus möglich ist und zur Entstehung von Rezidiven beiträgt, kann nicht sicher entschieden werden. Insulintests nach SPV deuten auf die Möglichkeit hin: Johnston et al. zeigten, daß die Frequenz positiver Tests von 3% eine Woche postoperativ auf 51% ein Jahr postoperativ anstiegen, während die hemmende Wirkung der Vagotomie auf die Pentagastrin-stimulierte Säuresekretion praktisch konstant blieb [36]. Es bleibt allerdings unbewiesen, ob die Vollständigkeit der Vagotomie mittels eines Insulintests geprüft werden kann.

Der klinische Verdacht auf ein Rezidivulcus kann am zuverlässigsten durch eine endoskopische Untersuchung bestätigt oder widerlegt werden [65]. Die diagnostische Treffsicherheit der Röntgenuntersuchung ist gering, weil der Pylorus und der Bulbus duodeni oft durch ein früheres Ulcus und/oder Pyloroplastik deformiert sind. Wegen geringer Sensitivität und Spezifität hat der Insulintest keinen Platz in der Diagnostik des Rezidivulcus [45, 64]. Dagegen sollten basale und Pentagastrin-stimulierte Säuresekretion zur Abklärung einer möglichen basalen Hypersekretion gemessen werden. Bei positivem Resultat sind Serum-Gastrin (in Zweifelsfällen mit Secretinstimulation) und Serum-Calcium zu bestimmen.

Ein unkompliziertes Rezidivulcus erfordert nicht unbedingt eine Reoperation. Eine konservative Behandlung sollte versucht werden. Die Wirkung von Cimetidin oder Placebo (beide kombiniert mit Antacida nach Bedarf) auf die Heilung von Rezidiven nach Ulcuschirurgie wurde in einer Doppelblindstudie an 24 Patienten geprüft [40]. Daß Cimetidin in diesem kleinen Patientenkollektiv nicht signifikant besser als Placebo abschnitt, ist weniger bemerkenswert als die Tatsache, daß die Hälfte der Patienten nach einer 6-wöchigen Behandlung mit Antacida ulcusfrei war. Beim Versagen der konservativen Therapie oder beim Vorliegen ernsthafter Komplikationen ist die Indikation zur Operation gegeben. Aus unkontrollierten Studien kann gefolgert werden, daß eine Reoperation immer eine säurereduzierende Prozedur, d. h. Revagotomie oder Magenresektion enthalten sollte, um das hohe Risiko weiterer Rezidive in Schranken zu halten [64]. Beim Zollinger-Ellison-Syndrom führen wir i. allg. eine totale Gastrektomie durch; Patienten mit erhöhtem operativen oder postoperativen Risiko werden dagegen mit Cimetidin behandelt. Die äußerst ungewöhnliche G-Zell-Hyperplasie des Antrums erfordert eine Antrektomie. Bei Patienten mit Hyperparathyreoidismus und peptischem Ulcus ist zuerst nur eine Sanierung der endokrinen Störung zu empfehlen, da diese Ulcera nach Korrektur der Hypercalciämie üblicherweise abheilen.

Literatur

1. Allan JG, Russell RI (1977) Cholestyramine in treatment of postvagotomy diarrhoea – double blind controlled trial. Br Med J 1:674–676
2. Amdrup E, Andersen D, Hostrup H (1978) The Aarhus county vagotomy trial. I. An interim report on primary results and incidence of sequelae following parietal cell vagotomy and selective gastric vagotomy in 748 patients. World J Surg 2:85–90
3. Andersen D, Hostrup H, Amdrup E (1978) The Aarhus county vagotomy trial. II.–An interim report on reduction in acid secretion and ulcer recurrence following parietal cell vagotomy and selective gastric vagotomy. World J Surg 2:91–100

4. Angorn IB, Dimopoulos G, Hegarty MM, Moshal MG (1977) The effect of vagotomy on lower oesophageal sphincter: a manometric study. Br J Surg 64:466–469
5. Blum AL, Hegglin J, Krejs GJ, Largiader F, Säuberli H, Schmid P (1976) Gastric emptying of organic acids in the dog. J Physiol. 261:285–299
6. Borgström SG, Bülow KB, Nyman GN (1972) The relationship between some physiological parameters in individuals with postgastrectomy dumping syndrome. J Psychosom Res 16:459–463
7. Bortolotti M, Labo G, Serantoni C, Ciani P (1978) Effect of highly selective vagotomy on gastric motor activity of duodenal ulcer patients. Digestion 17:108–120
8. Bouchier IAD (1970) The vagus, the bile, and gallstones. Gut 11:799–803
9. Cannon WB, Lieb CW (1911) The receptive relaxation of the stomach. Am J Physiol 79:267–273
10. Christiansen PM, Hansen OH, Pedersen T (1974) Reconstruction of the pylorus for postvagotomy diarrhoea and dumping. Br J Surg 61:519–520
11. Clarke RJ, Alexander-Williams J (1973) The effect of preserving antral innervation and of a pyloroplasty on gastric emptying after vagotomy in man. Gut 14:300–307
12. Condon JR, Robinson V, Suleman MI, Fan VS, McKeown MD (1975) The cause and treatment of post-vagotomy diarrhoea. Br J Surg 62:309–312
13. Cox AG (1969) Effects of vagotomy on nutrition. In Alexander-Williams J, Cox AG (eds) After vagotomy. Butterworths, London, pp 131–136
14. Csendes A, Öster M, Brandsborg O, Möller J, Brandsborg M, Amdrup E (1978) Gastroesophageal sphincter pressure and serum gastrin studies following food intake before and after vagotomy for duodenal ulcer. Scand J Gastroenterol 13:437–441
15. DeMiguel J (1977) Gastric ulceration after vagotomy for duodenal ulcer. Br J Surg 64:39–41
16. Dorricott NJ, McNeish AR, Alexander-Williams J, Royston CMS, Cooke WM, Spencer J, DeVries BC, Muller H (1978) Prospective randomized multicentre trial of proximal gastric vagotomy or truncal vagotomy and antrectomy for chronic duodenal ulcer: interim results. Br J Surg 65:152–154
17. Doscherholmen A, Swaim WR (1973) Impaired assimilation of egg Co^{57}vitamin B_{12} in patients with hypochlohydria and achlorhydria and after gastric resection. Gastroenterology 64:913–919
18. Duncombe VM, Bolin TD, Davis AE (1977) Double-blind trial of cholestyramine in post-vagotomy diarrhoea. Gut 18:531–535
19. Edwards DAW (1970) Post-vagotomy dysphagia. Lancet I:90–92
20. Edwards JP, Lyndon PJ, Smith RB, Johnston D (1974) Faecal fat excretion after truncal, selective, and highly selective vagotomy for duodenal ulcer. Gut 15:521–525
21. Edwards JP, Bakran A, Johnston D (1975) Metabolic studies after Billroth I gastrectomy and highly selective vagotomy for gastric ulcer. Gut 16:829
22. Eldh J, Kewenter J, Kock NG, Olson P (1974) Long term results of surgical treatment for dumping after partial gastrectomy. Br J Surg 61:90–93
23. Faxén A, Berger T, Kewenter J, Kock NG (1977) Gastric emptying after different surgical procedures for duodenal ulcer. Scand J Gastroenterol 12:983-⁹87
24. Goligher JC, Pulvertaft CN, DeDumbal FT, Conyers JH, Feather DB, Latchmore AJC, Shoesmith JH, Smiddy FC, Willson-Pepper J (1968) Five to eight year result of Leeds-York controlled trial of elective surgery for duodenal ulcer. Br Med J 2:781–787
25. Goligher JC, Hill GL, Kenny TE, Nutter E (1978) Proximal gastric vagotomy for duodenal ulcer: results after 5-8 years. Br J Surg 65:145–151
26. Green R, Spencer A, Kennedy T (1978) Closure of gastrojejunostomy for the relief of post-vagotomy symptoms. Br J Surg 65:161–163
27. Hallenbeck GA, Gleysten JJ, Aldrete JS, Slaughter RL (1976) Proximal gastric vagotomy. Effects of two operative techniques on clinical and gastric secretory results. Ann Surg 184:435–442

28. Hauser JB, Lucas RJ (1970) Esophageal perforation during vagotomy. Arch Surg 101:466–467
29. Higgs RH, Castell DO (1976) The effect of truncal vagotomy on lower esophageal sphincter pressure and response to cholinergic stimulation. Proc Soc Exp Biol Med 153:379–382
30. Holst-Christensen J, Hansen OH, Pedersen T, Kronborg O (1977) Recurrent ulcer after proximal selective vagotomy for duodenal and pre-pyloric ulcer. Br J Surg 64:42–46
31. Howlett PJ, Sheiner HJ, Barber DC, Ward AS, Perez-Avila CA, Duthie HL (1976) Gastric emptying in control subjects and patients with duodenal ulcer before and after vagotomy. Gut 17:542–550
32. Jacobs A, Rhodes J, Peters DK, Campbell H, Eskins JD (1966) Gastric acidity and iron absorption. Br J Haematol 12:728–736
33. Jahnberg T (1977) Gastric adaptive relaxation. Effects of vagal activation and vagotomy. An experimental study in dog and man. Scand J Gastroenterol [Suppl. 46] 12:1–32
34. Johnston D (1975) Operative mortality and postoperative morbidity of highly selective vagotomy. Br Med J 4:545–547
35. Johnston D, Humphrey CS, Walker BE, Pulvertaft CN, Goligher JC (1972) Vagotomy without diarrhoea. Br Med J 3:788–790
36. Johnston D, Wilkinson AR, Humphrey SC, Smith RB, Goligher JC, Kragelund E, Amdrup E (1973) I. Effect of highly selective vagotomy on basal and pentagastrin-stimulated maximal acid output. Gastroenterology 64:1–11
37. Keighley MRB, Asquit P, Edwards JAC, Alexander-Williams J (1975) The importance of an innervated and intact antrum and pylorus in preventing postoperative duodenogastric reflux and gastritis. Br J Surg 62:845–849
38. Kennedy F, MacKay C, Bedi BS, Kay AW (1973) Truncal vagotomy and drainage for chronic duodenal ulcer disease: A controlled trial. Br Med J 2:71–75
39. Kennedy T (1977) Which vagotomy? In: Truelove SC, Lee E (eds) Topics in Gastroenterology, Vol 5. Blackwell, Oxford, pp 263–284
40. Kennedy T, Spencer A (1978) Cimetidine for recurrent ulcer after vagotomy or gastrectomy: a randomised controlled trial. Br Med J 1:1242–1243
41. Kennedy T, Connell AM, Love AHG, MacRae KD, Spencer EFA (1973) Selective or truncal vagotomy? Five year results of a double-blind, randomised controlled trial. Br J Surg 60:944–948
42. Kennedy T, Johnston GW, MacRae KD, Spencer EFA (1975) Proximal gastric vagotomy: interim results of a randomised controlled trial. Br Med J 2:301–303
43. Kolaja E, Clermesen I, Banke L, Kragelund E, Christiansen PM (1975) Accidens and complications in selective and proximal gastric vagotomy. Surgery 77:140–143
44. Kronborg O, Madsen P (1975) A controlled, randomised trial of highly selective vagotomy versus selective vagotomy and pyloroplasty in the treatment of duodenal ulcer. Gut 16:268–271
45 Kronborg O, Madsen P (1976) Relationship between gastric acid secretion and recurrent duodenal ulcer after selective vagotomy and pyloroplasty in man. Scand J Gastroenterol 11:465–469
46. Martinoli S, Müller M, Allgöwer M (1978) Prä- und postoperative endomanometrische Befunde im Oesophagus bei proximal-selektiver Vagotomie. Helv. Chir Acta 45:75–79
47. McBurney RP (1969) Perforation of esophagus: a complication of vagotomy or hiatal hernia repair. Ann Surg 169:851–856
48. McKelvey STD (1970) Gastric incontinence and post-vagotomy diarrhoea. Br J Surg 57:741–747
49. McLoughlin GA, Bradley J, Chapman DM, Temple JG, Hede JE, McFarland J (1976) IgA deficiency and severe postvagotomy diarrhoea. Lancet I: 168–170

50. McLoughlin GA, Hede JE, Temple JG, Bradley J, Chapman DM, McFarland J (1978) The role of IgA in the prevention of bacterial colonization of the jejunum in the vagotomized subject. Br J Surg 65:435–437
51. McMahon MJ, Greenall MJ, Johnston D, Goligher JC (1976) Highly selective vagotomy plus dilatation of the stenosis compared with truncal vagotomy and drainage in the treatment of pyloric stenosis secondary to duodenal ulceration. Gut 17:471–476
52. Meikle DD, Bull J, Callender ST, Truelove SC (1977) Intrinsic factor secretion after vagotomy. Br J Surg 64:795–797
53. Metzger WH, Cano R, Sturdevant RAL (1976) Effect of metoclopramide in chronic retention after gastric surgery. Gastroenterology 71:30–32
54. Meyer JH, Strunz R, Carter D, Kauffman G (1978) The distal stomach may regulate fluid outflow at constant pressure. Gastroenterology 74:1067
55. Mujahed Z, Evans JA (1971) The relationship of cholelithiasis to vagotomy. Surg Gynecol Obstet 133:656–658
56. O'Leary JP, Woodward ER, Hollenbeck HI, Dragstedt LR (1976) Vagotomy and drainage procedure for duodenal ulcer: The results of seventeen years' experience. Ann Surg 183:613–618
57. Parkin, GJS, Smith RB, Johnston D (1973) Gallbladder volume and contractility after truncal, selective and highly selective (parietal-cell) vagotomy in man. Ann Surg 178:581–586
58. Postlethwait RW, Dillon ML (1969) Esophageal complications of vagotomy. Surg Gynecol Obstet 128:481–488
59. Pulvertaft CN, Cox AG (1969) Effects of vagotomy on haemopoiesis. In: Alexander-Williams J, Cox AG (eds) After vagotomy. Butterworths, London, pp 150–160
60. Rozé C, Couturier D, Chariot J, Debray C (1977) Inhibition of gastric electrical and mechanical activity by intraduodenal agents in pigs and the effect of vagotomy. Digestion 15:526–539
61. Sawyers JL, Herrington JL, Burney DP (1977) Proximal gastric vagotomy compared with vagotomy and antrectomy and selective gastric vagotomy and pyloroplasty. Ann Surg 186:510–517
62. Siewert R, Lepsien G, Schattenmann G, Blum AL (1978) Göttinger pH-Metrie. Telemetrische Langzeit-pH-Metrie der Speiseröhre. Chirurg 49:333–334
63. Spencer JD (1975) Postvagotomy dysphagia. Br J Surg 62:354–455
64. Stabile BE, Passaro E Jr (1976) Recurrent peptic ulcer. Gastroenterology 70:124–135
65. Steinberg DM, Green G, Toye DKM, Alexander-Williams J (1975) The accuracy of methods of diagnosis in patients with suspected recurrent ulcer after vagotomy. Aust Z J Surg 45:252–256
66. Taylor TV, Lambert ME, Quereshi S, Torrance B (1978) Should cholecystectomy be combined with vagotomy and pyloroplasty? Lancet – I:295–298
67. Tomkins RK, Kraft AR, Zimmerman E, Lichtenstein JE, Zollinger RM (1972) Clinical and biochemical evidence of increased gallstone formation after complete vagotomy. Surgery 71:196–200
68. Uhlschmid G, Säuberli H, Largiadèr F (1975) Magenwandnekrose als Komplikation der proximalen selectiven Vagotomie bei urämischen Patienten. Helv. Chir Acta 42:547–550
69. Unser HL (1976) Principles of diet therapy for postgastrectomy dumping syndrome. Major Prob Clin Surg 20:159–162
70. Wastell C, Wilson T, Pigott H (1974) Proximal gastric vagotomy. Proc. Soc Med 67:1183–1185
71. Wastell C, Colin J, Walker E, Gleeson J, Zeegen R (1977) Prospectively randomized trial of proximal gastric vagotomy with or without pyloroplasty in treatment of uncomplicated duodenal ulcer. Br Med J 4:851-853

72. Wheldon EJ, Venables CW, Johnston IDA (1970) Late metabolic sequelae of vagotomy and gastroenterolstomy. Lancet I:437–440
73. Wheldon EJ, Venables CW, Johnston IDA (1978) A prospective study of haematological and biochemical trends in male patients undergoing vagotomy and pyloroplasty. Br J Surg 65:820
74. White CM, Haring LK, Keighley MRB, Dorricott NJ, Alexander-Williams J (1978) Gastric emptying after treatment of stenosis secondary to duodenal ulceration by proximal gastric vagotomy and duodenoplasty or pyloric dilatation. Gut 19:783–786
75. Wilbur BG, Kelly KA (1973) Effect of proximal gastric, complete gastric and truncal vagotomy on canine gastric electric activity, motility, and emptying. Ann Surg 178:295–303
76. Wirthlin LS, Malt RA (1972) Accidents of vagotomy. Surg Gynecol Obstet 135:913–916
77. Schattenmann G, Lepsien G, Siewert R (1979) Cardiafunktion nach proximal gastrischer Vagotomie. Langenbecks Arch Chir 348:231–237

Kapitel 7

Postgastrektomiesyndrome

J. ALEXANDER-WILLIAMS und A. M. HOARE

1 Einleitung und Definition

Funktionsstörungen nach partieller Magenresektion sind so alltäglich und häufig so schwerwiegend, daß ihnen ein eigener Begriff „Post-Gastrektomie-Syndrome" zugeordnet wurde. Das Postgastrektomiesyndrom ist die Folge einer gestörten Physiologie der Verdauungsfunktion nach der Operation und kann auch bei sachgemäßer Operationsausführung und eindeutiger Indikation auftreten.
Grundsätzlich wird bei allen heute bekannten Operationsmethoden der Ulcuschirurgie die Sekretion von Säure und Pepsin gehemmt. Dabei wird je nach Operationsart versucht, nervöse Stimuli, hormonelle Stimuli oder beide Arten von Stimuli auszuschalten. Bei den Resektionen wird ferner die Menge der Parietalzellen verkleinert. Denkbar ist schließlich auch das Umleiten der Galle und Duodenalsaft in den Magen, was neben der Pufferwirkung eine Zerstörung bzw. Atrophie der spezifischen sekretorischen Zellen zur Folge haben kann. Es gelingt keiner Operationsmethode, die Säuresekretion zu senken, ohne daß dabei unerwünschte, oft von Nebenwirkungen gefolgte Veränderungen anderer physiologischer Vorgänge der Verdauung provoziert werden. Zudem kann die permanente Hemmung der Magensekretion ungewollte Sekundärveränderungen verursachen.

2 Gestörte Kardiafunktion

2.1 Häufigkeit und Pathophysiologie

Sämtliche Operationen, die mit trunculärer Vagotomie (TV), selektiver (SV) oder proximaler Vagotomie (SPV) einhergehen, beinhalten eine Präparation im Bereich des gastrooesophagealen Übergangs. Die Folgen dieser Manipulation sind im vorhergehenden Kapitel im Detail besprochen worden. Auch die gezielte Befragung von BI- und BII-gastrektomierten Patienten zeigte indessen, daß die Mehrheit der Patienten an restrosternalen Schmerzen, saurem oder bitterem Aufstoßen und sogar an Dysphagie leidet [65]. Bei Patienten mit BII-Resektion verhindert die Ausschaltung der duodenalen Receptoren [103] vermutlich den physiologischen postprandialen Druckanstieg im unteren Oesophagussphincter und kann auf diese Weise den gastrooesophagealen Reflux fördern. Die Umwandlung von einer BII-Anastomose in eine BI-Anastomose verbessert die Kardiafunktion [133]. Der Grund für den Reflux bei BI-Patienten ist bislang unklar. Während bei nichtoperierten Patienten der saure Magensaft für das Auftreten einer Oesophagitis verantwortlich ist, sind es nach der Operation andere Noxen. Hier besteht bekanntlich eine Hypochlorhydrie oder sogar Achlorhydrie, speziell im nicht stimulierten Magen. Unter diesen Umständen ist der in den Magen zurückfließende Duodenalsaft für die Oesophagitis verantwortlich. Für die Schädigung der Speiseröhre durch Duodenalsaft genügen wahrscheinlich schon relativ kleine Refluxmengen, sodaß bei unveränderter Refluxmenge ein präoperativ symptomfreier Patient mit gastrooesophagealem Reflux postoperativ, nach Auftreten des duodenogastralen Refluxes, Symptome einer Oesophagitis aufwiese.

2.2 Diagnostik

Mit einer Bariummahlzeit können zwar gewisse Hinweise auf einen gastrooesophagealen Reflux gewonnen werden, doch ist diese Methode nicht zuverlässig. Trotz radiologisch nachweisbarer Hiatushernie sind viele Patienten „kontinent", und umgekehrt spricht das Fehlen einer Hiatushernie nicht sicher gegen Reflux. Häufig tritt der Reflux intermittierend, beispielsweise nur nächtlich, auf und kann während der kurzen radiologischen Untersuchung nicht nachgewiesen werden. Umgekehrt kann ein zufällig während der Bariumuntersuchung beobachteter Reflux klinisch irrelevant sein. Oesophageale Stenosen können zwar durch einen Bariumbreischluck entdeckt werden, doch entgeht die Oesophagitis fast immer der radiologischen Diagnose. Beim Verdacht auf eine Oesophagitis sollte immer eine Endoskopie durchgeführt werden. Auch die Biopsie ist unerläßlich, da beim Fehlen von Epitheldefekten (Erosionen, Ulcera) die Diagnose einer Oesophagitis nur histologisch gestellt werden kann. Endoskopie und Histologie erlauben indessen keine Rückschlüsse auf den Grund der Schmerzen des Patienten und auf die Art der die Oesophagitis verursachenden Refluxzusammensetzung. Während bei nichtoperierten

Patienten mit refluxartigen Beschwerden die *16-Stunden-Langzeit-pH-Metrie* ein zuverlässiges diagnostisches Verfahren darstellt, ist die Aussagekraft bei operierten Patienten mit niederer Acidität beschränkt. In solchen Fällen empfiehlt sich die Kombination der Langzeit-pH-Metrie mit *Absaugen aus dem Oesophagus* durch eine dünne Sonde, deren Spitze sich im unteren Oesophagus befindet. Falls reichlich gallige Flüssigkeit, eventuell ohne Säure, abgesaugt wird, liegt der Verdacht auf eine gallige Oesophagitis nahe.

Der *Säureperfusionstest* kann von Nutzen sein, sofern Zweifel besteht, ob die geäußerten Symptome vom gastrooesophagealen Reflux herrühren. Ein positives Ergebnis läßt die Vermutung zu, daß die Schmerzen des Patienten einem gastrooesophagealen Reflux zuzuschreiben sind [13]. Unglücklicherweise können falschpositive Ergebnisse bei Patienten ohne Reflux vorkommen. Mit manometrischen Untersuchungen des unteren Oesophagus können Funktionsstörungen besser charakterisiert werden, doch tragen Manometrien zur primären Diagnose wenig bei.

2.3 Behandlung

Die Behandlung der Säurerefluxoesophagitis nach partieller Gastrektomie ist ähnlich wie bei der durch andere Noxen verursachten Oesophagitis. Auf diese Therapie wird hier nicht eingegangen.

Die Gallenrefluxoesophagitis stellt nach unserer Erfahrung eine sehr häufige Ursache von gastrektomiebedingten Beschwerden dar und wirft spezielle Probleme der Therapie auf. Der nächtliche Reflux kann dadurch vermindert werden, daß der Patient das Kopfende seines Bettes mit Klötzen hochstellt und während des Schlafes die Seitenlage vermeidet, sofern sie einen Reflux zu unterstützen scheint. Medikamente, die die Magenentleerungsphase beschleunigen und die Oesophagusperistaltik unterstützen, wie z. B. Metoclopramid oder Domperidon (Paspertin oder Motilium) können zusätzlich Linderung verschaffen und sollten zur Probe eingesetzt werden. Aus Gewohnheit oder aufgrund kommerzieller Werbung nehmen viele Patienten Antacida ein. Der nützliche Effekt resultiert wahrscheinlich aus der Adsorptionsfähigkeit von Al-Mg-Gelen für Gallensäuren. Sie werden beim duodenogastralen Reflux näher besprochen (Abschn. 4). Cimetidin hat bei der alkalischen Gallenoesophagitis keine Indikation.

Die Existenz eines schweren Gallenrefluxes stellt die wohl eindeutigste Operationsindikation für biliäre Umgehungsverfahren dar. Auch diese werden in Abschn. 4 im Detail besprochen. In unserer Studie [82] ergaben endoskopische und histologische Befunde vor und nach Umwandlungsoperationen eindeutige Besserung der Oesophagitis. Von 19 operierten

Patienten hatten sieben vor der Operation eine histologisch verifizierte Oesophagitis, während ein Jahr nach der Umwandlung in allen Fällen anhand von Oesophagusbiopsien eine Normalisierung festgestellt wurde.

3 Dumping, das Syndrom der „Mageninkontinenz"

3.1 Physiologie

Die Magenentleerung wird durch alle jene Faktoren bestimmt, die die Druckdifferenzen zwischen Magen- und Dünndarmlumen beeinflussen. Die Magenentleerung wird gefördert durch Schwerkraft, großes Volumen der Mahlzeit, erhöhten Tonus des Magenfundus, verstärkte Peristaltik des Antrums und verminderten Tonus des Dünndarms distal des Magenausganges. Alle diese Faktoren erhöhen die Druckdifferenz zwischen Magen- und Dünndarmlumen. Der Tonus des nichtoperierten Magens unterliegt dem Vaguseinfluß; Vagotomieeffekte auf die Magenentleerung sind im vorhergehenden Kapitel behandelt worden. Die Antrumperistaltik ist, zusammen mit der Motorik des proximalen Dünndarms, auch verantwortlich für die Verzögerung der Magenentleerung und ist allgemein der entscheidende Faktor der Magenkontinenz, d. h. der geordneten Abgabe von Calorienpaketen an das Duodenum.

3.2 Pathophysiologie

Mit der Magenresektion wird der antrale Muskelapparat entfernt, so daß die postoperative Magenentleerung vorwiegend vom Druck im Duodenum bzw. Jejunum abhängt. Eine relativ untergeordnete Rolle spielt auch der Durchmesser des Stomas. Eine kleine Öffnung kann die Magenentleerung, besonders die fester Nahrungsbestandteile, verzögern. Umgekehrt ist es jedoch nicht erwiesen, daß eine breite Öffnung eine raschere Magenentleerung zur Folge hat als eine normal gestaltete. Einige Umstände sprechen dafür, daß die Magenentleerung nach einer Magenteilresektion mit gastroduodenaler Anastomose weniger rasch abläuft als bei einer gastrojejunalen Anastomose. Radiologisch läßt sich zeigen, daß das Duodenum die Magenentleerung vor allem von Flüssigkeiten bremst.
Die Ursache des Dumping-Syndroms liegt offenbar in einem raschen Einstrom („Dumping") der Ingesta vom Magen in Jejunum und Duodenum. In diesen Darmabschnitten kann ein rascher osmotischer Ausgleich zwischen intraluminärer und extraluminärer Flüssigkeit stattfinden. Die Zucker und die rasch zu Zucker abgebauten Polysaccharide besitzen einen starken osmotischen Effekt, was einen raschen und starken Flüssigkeitseinstrom in das Darmlumen zur Folge hat. Daraus ergibt sich die

Distension des Intestinums, die ihrerseits für die abdominelle Symptomatik verantwortlich ist. Die Symptome systemischer Art können teilweise durch Aufblasen eines Ballons im Intestinum nachgeahmt werden und entstehen somit zum Teil durch eine Dehnung der Dünndarmwand. Die vasomotorischen Symptome müssen jedoch auf einer nervösen bzw. hormonalen Basis beruhen. Sie werden durch eine trunculäre Vagotomie nicht beseitigt und benötigen keinen zentralen Reflexbogen. Nach LeQuesne et al. [111] sind sie Folge eines erniedrigten Plasmavolumens während des Dumping-Syndroms. Butz [24] hat jedoch schon früher gezeigt, daß die Dumping-Symptome vor allem bei prädisponierten Patienten auftreten und durch Volumengabe per infusionem nicht zu verhüten sind. Eine andere Hypothese macht Hormone verantwortlich, die von der distendierten oder osmotisch stimulierten Wand des Dünndarms freigesetzt werden. Hierfür kämen 5-Hydroxytryptamin (Serotonin) [23, 90] sowie Plasmakinin [40, 163] in Frage.

3.3 Häufigkeit

Die Angaben über die Häufigkeit des Dumping-Syndroms sind in der Literatur so uneinheitlich, daß die Differenzen eher den verschiedenen angewandten Beurteilungskriterien als dem operativen Verfahrensspektrum anzulasten sind. Bei kritischer Beurteilung der Dumping-Häufigkeit nach partieller Magenresektion liegt sie nach zuverlässigeren Angaben zwischen 15% [38], 21,5% [65] und 49% [123]. Offensichtlich kommt das Syndrom nicht nur nach Resektion des Antrums oder nach einer Gastrojejunostomie vor, sondern auch, wie die gleichen Gruppen eben erwähnter Autoren beschreiben, nach Vagotomie und Pyloroplastik (11,5, 12 und 29%). Darüber hinaus konnten wir auch nach selektiv proximaler Vagotomie Dumping beobachten, allerdings mit einer Häufigkeit von nur 5% [33].

3.4 Symptome

Das Dumping-Syndrom ist gekennzeichnet durch eine Reihe von Symptomen, die 10–20 min postprandial auftreten. Sie lassen sich gliedern in abdominelle und systemische Symptome. Zu den abdominellen Symptomen gehören Nausea, Völlegefühle, Abdominalbeschwerden und Diarrhoen. Die systemischen Symptome umfassen Schwäche, Kollaps, Schwitzen und Palpitationen. Zudem empfindet der Patient häufig den Wunsch nach Schlaf oder zumindest das Bedürfnis, sich hinzulegen. Er ist blaß und tachycard, der Blutdruck ist niedrig, und im EKG finden sich Zeichen der „Vagotonie" [143]. Dieses Syndrom wird manchmal auch als

Frühdumping bezeichnet und von einem sog. Spätdumping abgegrenzt. Dieses tritt 60–90 min postprandial auf und wird wahrscheinlich durch eine Hypoglykämie verursacht. Das Spätdumping ist selten und verursacht weniger schwere Symptome als das Frühdumping.

3.5 Behandlung

Wichtig ist die Erkenntnis, daß zwar viele Patienten in den ersten Wochen oder Monaten nach einer Magenresektion Beschwerden im Sinne eines Dumping-Syndroms äußern, daß aber die Zahl der Patienten mit fortbestehenden Symptomen in den folgenden Monaten oder Jahren abnimmt. Während viele Patienten es lernen, durch diätetische und andere Maßnahmen die Symptome auf ein Minimum zu reduzieren, scheint auch eine natürliche Tendenz zur Abnahme der Symptome eine Rolle zu spielen, was einer Anpassung des Körpers an die abnorme Magenentleerung gleichkommt. Bislang gibt es hierfür keine schlüssige Erklärung. Entscheidend bei der Therapie des Dumping-Syndroms ist die Diät. Von Süßspeisen und Stärke wird abgeraten. Die Flüssigkeitseinnahme zum Essen wird vermieden, die Mahlzeiten sollen möglichst trocken eingenommen werden. Der Restmagen entleert feste Speisen viel langsamer als flüssige [32]. Eine schlackenreiche Kost wirkt oft günstig [68].

3.5.1 Konservative Behandlung

Verschiedene Medikamente werden bei der Behandlung des Dumping-Syndroms angewandt. Insulin oder Tolbutamid vor Mahlzeiten [20, 111, 113, 143] können die Resorption von Monosacchariden beschleunigen, so daß Kohlenhydrate eine kürzere Verweildauer im Dünndarmlumen besitzen. Dadurch wird ihr osmotischer Effekt verringert. Bei hospitalisierten Patienten mit Dumping-Syndrom können diese Medikamente die Symptome verringern. Nach Spitalentlassung ist jedoch die Besserung nicht von Dauer, und keiner unserer Patienten war gewillt, die Medikamente weiterhin einzunehmen. Der Serotonin-Antagonist Cyproheptadin-Hydrochlorid wurde 1966 von Sullivan propagiert, ist jedoch wahrscheinlich wirkungslos. Neu entwickelte, nur auf die Blutgefäße gerichtete Serotoninantagonisten sind zur Zeit in Erprobung. Das gleiche gilt für Hemmer des Stärkeabbaus im Darm.

3.5.2 Chirurgische Behandlung

Ein oftmals angewandtes Verfahren ist die Umwandlung eines Billroth II (Gastrojejunostomie) in einen Billroth I (Gastroduodenostomie). Einige Autoren berichten über eine 90%ige Erfolgsrate für diese Umwandlungsmethode [7, 17, 73, 150]. Andreasson [7] beobachtete jedoch bei fast allen Patienten Rückfälle nach anfänglicher Besserung. Borg et al. [19] konnten nur bei sechs von 16 Patienten einen vollständigen Erfolg verbuchen. In unserer Serie [3] konnten bei der Nachuntersuchung nach einem Jahr durch einen unabhängigen Untersucher nur vier von neun Patienten als geheilt betrachtet werden.

Über positive Ergebnisse nach isoperistaltischer Jejunuminterposition haben einige Autoren berichtet [62, 68, 98, 105]. Unsere Erfahrungen sind jedoch weniger erfreulich: Nur fünf von zwölf Patienten konnten nach zwölf Monaten als geheilt betrachtet werden. Ähnliche Ergebnisse berichten Woodward und Hastings [161].

Die Verwendung eines anisoperistaltischen Jejunuminterponates wurde von Jordan et al. 1963 [94] als günstig bezeichnet. In unserem kleinen Patientengut konnten fünf von sechs Patienten nach einem Jahr als geheilt betrachtet werden. Eine spätere Untersuchung derselben Patienten zeigte jedoch, daß nur ein Patient eine befriedigende Besserung aufwies. Die übrigen vier klagten weiterhin über schwere Postgastrektomie-Symptome trotz Heilung ihres Dumping-Syndroms. Da viele Patienten mit Dumping andere Postgastrektomie-Symptome wie z.B. galliges Erbrechen oder Sodbrennen haben, scheint das anisoperistaltische jejunale Interponat nicht die Methode der Wahl zu sein.

Auf die Roux-Y-Umwandlung bei Gallenreflux-Symptomen wird in Abschnitt 4 eingegangen. Hier soll nur erwähnt werden, daß die Roux-Y-Umwandlung auch die gleichzeitig vorhandenen Dumping-Symptome günstig beeinflussen kann. Die Resultate sind allerdings weit weniger eindrucksvoll als beim Gallenreflux.

Insgesamt sind wir der Meinung, daß nur selten ein Patient mit einem Dumping-Syndrom ein anisoperistaltisches Jejunuminterponat benötigt.

4 Duodenogastraler Reflux

4.1 Definition

Der duodenogastrale Reflux ist die wichtigste Ursache für das postoperative Gallenerbrechen. Galliges Erbrechen kann nach allen Arten von Ulcusoperationen auftreten und von epigastrischen Schmerzen begleitet sein [5, 64, 65, 101].

Das „Syndrom" wird oft „Gallenrefluxgastritis" genannt, obwohl die Rolle einer Gastritis bei der Entstehung der Symptome mehr als ungewiß ist.

4.2 Symptome

Das wichtigste Symptom des duodenogastralen Refluxes ist das Erbrechen einer klaren, bitteren gelben Flüssigkeit. Das Erbrechen von Nahrungsbestandteilen ist fakultativ. Oft treten die Beschwerden morgens nach dem Aufwachen auf. Die epigastrischen Schmerzen verschwinden typischerweise nach dem Erbrechen. Starke Schmerzen ohne Erbrechen sprechen für ein Rezidivulcus und sind nicht typisch für einen duodenogastralen Reflux [100]. Die Beurteilung wird oft dadurch erschwert, daß die Patienten mit Gallenerbrechen schon mehrere Reoperationen hinter sich haben und zudem psychisch auffällig sind. Die Objektivierung des duodenogastralen Refluxes ist deshalb wünschenswert.

4.3 Diagnostik

Von den verschiedenen Methoden zur Messung eines duodenogastralen Refluxes sind nur wenige bei Patienten nach partieller Gastrektomie zur Anwendung gekommen. Radiologisch kann ein duodenogastraler Reflux während eines Bariumbreischluckes beobachtet werden, jedoch ist dabei die Quantifizierung sehr schwierig [125]. Eine spezielle radiologische Technik ist von Capper, Airth u. Kirby [26] beschrieben worden. Dabei wird eine dünne Sonde im Duodenum plaziert. Eine verdünnte Bariumlösung wird infundiert und der Bariumreflux in den Magen radiologisch dokumentiert. Diese experimentelle Untersuchung hat sich für die klinische Praxis nicht durchgesetzt [37, 69, 100]. Das Einführen der Duodenalsonde ist unangenehm und kann einen Reflux provozieren, besonders wenn der Patient würgt. Im übrigen ist die Beurteilung subjektiv. Ein Gallenreflux kann *endoskopisch* nachgewiesen und sogar semiquantitativ erfaßt werden [34]. Nach Goldner u. Boyce [63] entspricht die endoskopisch geschätzte Refluxintensität der Konzentration der Gallensäuren in endoskopisch erbrachten Aspirationsmaterial. Nach unserer Erfahrung überschätzt jedoch der Endoskopierende die Menge der vorhandenen Galle [83]. Im übrigen kann das Einbringen eines Endoskopes in besonderem Maße einen Gallenreflux und galliges Erbrechen induzieren. Auf die Rolle der Endoskopie bei Patienten mit Gallenerbrechen wird ausführlich in Abschn. 9 eingegangen.

Die Messung von Bestandteilen des Duodenalsaftes bei Magensaftanalysen stellt eine befriedigendere Methode der Beurteilung des duodenogastralen Refluxes dar. Fiddian-Green et al. [32] entwickelten eine Formel zur Berechnung des duodenogastralen Refluxes aufgrund der Konzentration von Natrium im Magensaft. Die Berechnung basiert auf der Beobachtung, daß die Konzentration des Natriums im Duodenalsaft konstant

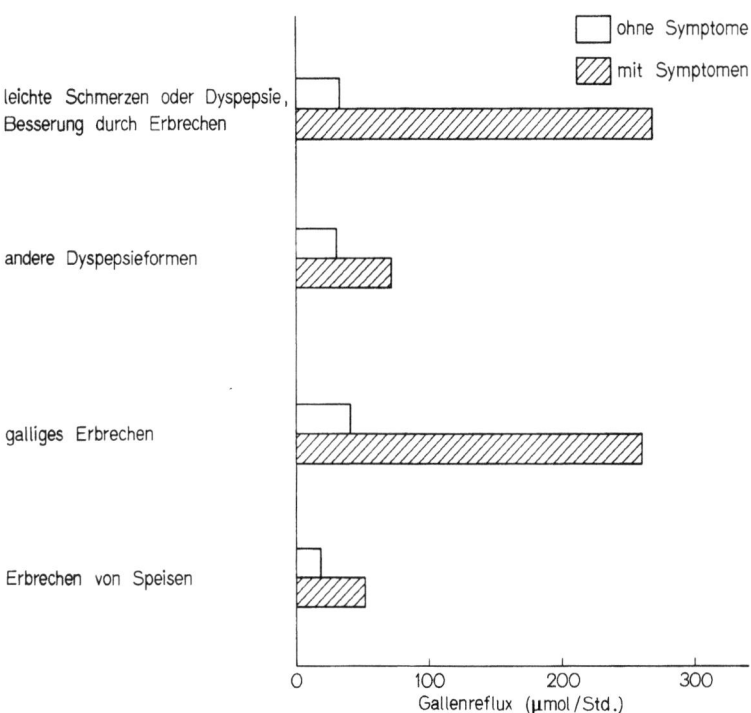

Abb. 1. Nüchtern-Gallenreflux (GR) bei 30 Postgastrektomie-Patienten mit Symptomen und 30 Patienten ohne Symptome

bei 146 mmol/l liegt. Da jedoch die Galle die Schleimhautintegrität des Magens zerstört, führt dies zu einer verstärkten Diffusion von Natrium in das Lumen des Magens und macht die Berechnung wertlos [87, 154]. Andere Bestimmungsmethoden betreffen das Trypsin. Trypsin wird zwar durch Säure inaktiviert [102], doch kann dieser Prozeß durch Alkalisierung der Magensaftproben verhütet werden. Unter diesen Umständen ist die Bestimmung des Trypsins ebenso verläßlich wie die der Gallensäuren [162].

Die gallige Verfärbung der Magensaftproben ist ein Zeichen eines Gallenrefluxes [18, 134]. Die Objektivierung erfolgt durch Messung der Gallensäuren im Magensaft [16].

Wir haben die Messungen der Gallensäuren in Magensaftproben als Test für Gallenreflux nach Magenoperationen verwendet [84]. Die Gallensäuren wurden mit Methanolaceton nach der Methode von Brusguard extrahiert und unter Verwendung einer reinen Hydroxysteroid-Dehydrogenase enzymatisch gemessen. Bei der kontinuierlichen Bestimmung der Gal-

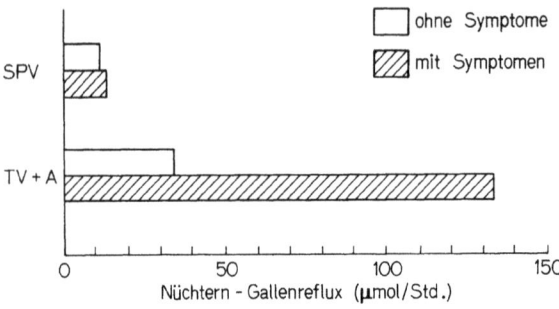

Abb. 2. GR in einer prospektiven Studie zum Vergleich von SPV und trunculärer Vagotomie (TV) mit Antrektomie (A) 6 Monate post operationem. Es besteht eine Korrelation zwischen GR und Beschwerden

lensäuren im Rahmen einer fraktionierten Magenausheberung war der Gallenreflux zu allen Zeiten bei den Postgastrektomiepatienten mit Gallenerbrechen stärker als bei den symptomfreien Patienten. Vor allem erhöht waren Konzentration und Menge der Gallensäuren im Nüchternzustand. Die Gesamtmenge der im Zeitraum von einer Stunde zurückfließenden Gallensäuren wurde Nüchtern-Gallenreflux (GR) genannt. Gallenerbrechen war mit einem Nüchtern-Gallenreflux von über 120 µmol pro Stunde assoziiert.

Die Messung des Nüchtern-Gallenrefluxes wurde des weiteren mit einer Modifikation des Capper-Tests und mit der endoskopischen Beurteilung des Gallenrefluxes verglichen. Keiner der 20 postoperativ symptomfreien Patienten hatte einen Nüchtern-Gallenreflux von mehr als 120 µmol/Std, doch konnte bei fünf dieser Patienten radiologisch und bei 17 Patienten endoskopisch ein Reflux nachgewiesen werden.

Bei 30 Patienten mit Symptomen nach Magenresektion untersuchten wir den Nüchtern-Gallenreflux und verglichen die Werte mit denen von 30 symptomfreien Patienten, wobei Art der Operation, Alter und postoperatives Intervall der beiden Gruppen vergleichbar waren. Die einzigen mit Gallenreflux korrelierbaren Symptome waren galliges Erbrechen und epigastrische Schmerzen, die durch Erbrechen erleichtert wurden (Abb. 1). Diese Symptome sind deshalb in direktem Zusammenhang mit einem duodenogastralen Reflux zu sehen und werden offenbar durch den Reflux verursacht. Dies konnte in einer weiteren prospektiven Studie am Patienten mit trunculärer Vagotomie (TV) und Antrektomie (A) sowie mit selektiver proximaler Vagotomie (SPV) bestätigt werden [78]. Sämtliche Patienten mit einem Nüchtern-Gallenreflux von mehr als 120 µmol/Std hatten Symptome (Abb. 2), die mit einer Ausnahme aus galligem Erbrechen mit Schmerzen bestanden. Die Schmerzen wurden durch das Erbrechen beseitigt.

4.4 Duodenogastraler Reflux nach verschiedenen Magenoperationen

Das Vorkommen von galligem Erbrechen nach Magenresektion wird unterschiedlich, mit 1% [115] bis 26% [123] angegeben. Diese Unterschiede liegen wahrscheinlich in der Schwierigkeit, die Symptome objektiv zu beurteilen. Bei spezifischer Befragung nach Beschwerden im Zusammenhang mit galligem Erbrechen beträgt die Incidenz 9–18% [25, 61, 66]. In den meisten Studien wurde eine größere Häufigkeit des galligen Erbrechens bei Frauen als bei Männern gefunden [25, 61]. Nur Griffith [46] berichtete über eine gleiche Geschlechtsverteilung. Nach Griffith nimmt die Incidenz mit dem Alter des Patienten zu. Dahlgren [41] konnte in einer prospektiven Studie jedoch keine Alterskorrelation feststellen. Am häufigsten stellt sich das Erbrechen kurz nach der Operation ein, es kann jedoch zu jeder Zeit, sogar noch 13 Jahre nach der Operation, erstmals auftreten [152]. Glücklicherweise ist die Symptomatik mit der Zeit meist rückläufig. Dauern jedoch die Beschwerden länger als 18 Monate lang unvermindert an, kann mit einer spontanen Besserung nicht mehr gerechnet werden.

Zur Beurteilung der Häufigkeit des duodenogastralen Refluxes bestimmten wir den Nüchtern-Gallenreflux bei allen Patienten, die sich ein Jahr nach trunculärer Vagotomie und Antrektomie (Billroth I-Anastomose) und selektiv-proximaler Vagotomie mit einer Kontrolle einverstanden erklärten.

Nüchtern-Gallenrefluxwerte von mehr als 120 μmol/Std wurden bei 23% der trunculär vagotomierten Patienten gefunden, aber bei keinem Patienten nach selektiv-proximaler Vagotomie [58].

Galliges Erbrechen kann zwar nach proximal-selektiver Vagotomie vorkommen [5], ist jedoch eine Seltenheit verglichen mit anderen operativen Eingriffen. Diese Tatsache unterstreicht die Bedeutung einer intakten Innervierung des Antrums hinsichtlich der Verhinderung eines Gallenrefluxes. Jede Operation, die mit einer Beseitigung des Antrums bzw. einem Ausfall von dessen Funktion einhergeht, z. B. durch Pyloroplastik oder Denervation, verursacht bei über 10% der Patienten galliges Erbrechen unabhängig von der Operations- oder Anastomosentechnik.

4.5 Morphologisches Substrat und Pathophysiologie

Das morphologische Substrat des postoperativen duodenogastralen Refluxes ist offenbar das Magenerythem. Auf das Erythem wird ausführlich in Abschnitt 9.2 eingegangen.

Man darf annehmen, daß der per Reflux in den Magen gelangte Duodenalinhalt das Mucosaerythem durch eine direkte Schädigung der Schleimhaut hervorruft. Die Natur der im Duodenalsaft vorhandenen Noxen ist allerdings nicht sicher bekannt. In Frage kommen Gallensalze und Lysolecithin [15, 42]. Auch der Mechanismus der Schädigung ist nicht bekannt. Denkbar wäre eine Ischämie als mögliche Ursache. Der Zusammenbruch der „Schleimhautbarriere" geht mit einer Ischämie, gefolgt von einer Dilatation der Capillaren, einher [43].

4.6 Therapie

Galliges Erbrechen verursacht normalerweise keine schweren Beschwerden und verhält sich mit der Zeit rückläufig. Entsprechend dieser Tatsache sollten sich Korrektureingriffe auf hartnäckige und langanhaltende Fälle beschränken.

4.6.1 Medikamentöse Therapie

Am häufigsten werden gallensäurebindende Pharmaka verwendet. Cholestyramin ist ein ionenaustauschendes Harz, das Gallensäuren in Magen und Dünndarm bindet. Verschiedentlich ist über die symptomatische Besserung der Beschwerden unter Cholestyramin (Quantalan) berichtet worden [34, 95], dem stehen Berichte über schlechte Ergebnisse gegenüber [22, 70]. In einer Doppelblindstudie wurde nachgewiesen, daß dieses Mittel keine Besserung der Symptome bewirkt und darüber hinaus Nausea verursacht [117].

Gewisse Al-Mg-Hydroxyd-Antazida (Maaloxan, Alucol) binden Gallensäuren im Magen, jedoch nicht im Dünndarm und können oral ohne Schwierigkeiten eingenommen werden. Wir konnten in einer Doppelblindstudie nachweisen, daß bei Patienten, bei denen galliges Erbrechen innerhalb von zwei Jahren nach einer Magenresektion auftrat, Hydrotalcit dem Placebo überlegen ist. Die Resultate mit Hydrotalcit waren allerdings nicht optimal, da kein Patient von Symptomen ganz frei wurde, eine zu mindestens kurzfristige Besserung konnte jedoch verzeichnet werden. Eine Besserung der endoskopischen Befunde (Gastritis etc.) war in der kurzen Zeit des Versuchs nicht zu verzeichnen. Das von manchen empfohlene Aluminium-Hydroxyd adsorbiert ebenfalls Gallensäuren. Eine Doppelblindstudie steht jedoch noch aus [153].

Metoclopramid und Domperidon beschleunigen die Magenentleerung und können so die Symptome des duodenogastralen Refluxes verringern. Davidson u. Hersh [44] haben über eine positive Wirkung berichtet: Bei sieben von 22 Patienten, die sich einer Roux-Y-Umwandlungsoperation unterzogen hatten, konnten die persistierenden Symptome durch Metoclopramid gebessert werden. Diese Studie ist allerdings nicht schlüssig, da die postoperativ persistierenden Symptome wahrscheinlich nicht durch einen Gallenreflux, sondern durch eine verzögerte Magenentleerung verursacht wurden [31]. Die verzögerte Magenentleerung wird durch Metoclopramid unzweifelhaft gebessert [118, 140]. Eine Doppelblindstudie über den Effekt des Metoclopramids auf das gallige Erbrechen gibt es nicht.

Eine zwei bis vier Wochen andauernde parenterale Ernährung führte zu einem Nachlassen der Symptome bei drei Patienten und gleichzeitig zu einer Besserung der Gastritis bei zwei dieser drei Patienten [6]. Diese Behandlungsweise ist offensichtlich nicht praktikabel.

4.6.2 Chirurgische Therapie

Wie schon erwähnt, sollte eine operative Intervention nicht vor Ablauf eines Jahres erfolgen, d. h. erst zu einem Zeitpunkt, zu dem mit Sicherheit feststeht, daß eine spontane Besserung nicht mehr eintreten wird. Bei der Indikationsstellung soll möglichst aufgrund von objektivierbaren Kriterien entschieden werden. Dabei eignet sich die Messung des Nüchtern-Gallenrefluxes besser als radiologische und endoskopische Untersuchungen [83]. Die Messung des Nüchtern-Gallenrefluxes stellt eine objektive Untersuchung dar, die ohne weiteres mit einem routinemäßigen postoperativen Pentagastrin-Test kombiniert werden kann, ohne zusätzliche Unannehmlichkeiten für den Patienten zu verursachen [78].
Die Unzulänglichkeit der Braunschen Enteroanastomose wird im Zusammenhang mit dem Abschnitt über das Afferent-loop-Syndrom besprochen (6.2). Die relative Unzulänglichkeit der Umwandlung einer Billroth II-Operation in eine Billroth I-Anastomose ist bereits abgehandelt worden. Wir beobachteten eine Versagerquote von 33% (5 von 15) bei der Umwandlung einer Billroth II-Anastomose in eine Billroth I-Anastomose und eine Versagerquote von 22% (4 von 18) bei der Anwendung einer 12 cm langen isoperistaltischen Jejunuminterposition [3]. Neuerdings wenden wir eine Roux-Y-Umwandlung mit einer 35 cm langen efferenten Schlinge an. Bei korrekter Indikation, d.h. bei Nüchtern-Gallenrefluxwerten von mehr als 120 μmol/Std betrug die Versagerquote lediglich 8% (1 von 13). Bei weiteren 20 Ende 1979 nachuntersuchten Patienten mit Roux-Y-Umwandlungsoperationen ergaben sich etwas schlechtere Ergebnisse: 9 waren stark, 6 mäßig gebessert. 3 gaben keine Besserung an. 1 Patient war an Operationsfolgen gestorben, ein weiterer an einer nicht mit der Operation in Zusammenhang stehenden Ursache. Nach unserer Auffassung stellt die Roux-Y-Umwandlung dennoch die sicherste und beste Operation für diejenigen Patienten dar, die unter den Symptomen des duodenogastralen Refluxes nach partieller Gastrektomie leiden. Soweit beurteilbar, gab es nach einer Roux-Y-Umwandlung keine metabolischen Folgeerscheinungen und keine relevanten Resorptionsstörungen, im Gegenteil, nach Beseitigung der Symptome besserte sich der Ernährungszustand der Patienten merklich.

5 Gastritis

5.1 Häufigkeit

Eine Gastritis des Magencorpus ist bei Patienten mit einem Ulcus duodeni ungewöhnlich [91, 125]. Dagegen kann diese Krankheit bei 60–100% aller resezierten Patienten gefunden werden [90, 105, 114]. Wall et al. [149] verzeichneten eine höhere Gastritishäufigkeit nach einer Billroth II-Anastomose als nach einer Anastomose nach Billroth I. Diese Studie war jedoch nicht randomisiert. Die postoperative Gastritis ist zwar beim Ulcus ventriculi häufiger als beim Ulcus duodeni, doch ist bei Patienten mit einem Ulcus ventriculi die Gastritis schon vor dem operativen Eingriff vorhanden [41].

Den meisten Arbeiten über Gastritis liegen Saugbiopsien aus dem Magencorpus zugrunde. Die Anastomose bzw. Magenöffnung kann jedoch nur endoskopisch gezielt biopsiert werden. Wir stellten fest, daß nach Magenresektion die Gastritis im distalen Magenanteil häufiger auftritt als im proximalen Magen; bei 87% fand sich die Gastritis an der Gastroenterostomie und bei 67% im proximalen Anteil [78]. Im Gegensatz zu Wall et al. [149] stellten wir fest, daß sowohl die proximale als auch die distale Gastritis häufiger nach Vagotomie und Antrektomie mit einer Billroth I-Anastomose als nach einer Billroth II-Resektion vorkommen.

Gültige Häufigkeitszahlen über das Vorkommen von Gastritiden nach verschiedenen Operationsverfahren können nur erbracht werden, wenn von allen operierten Patienten Biopsien untersucht werden können und wenn darüber hinaus eine Randomisierung der Operationsverfahren erfolgte.

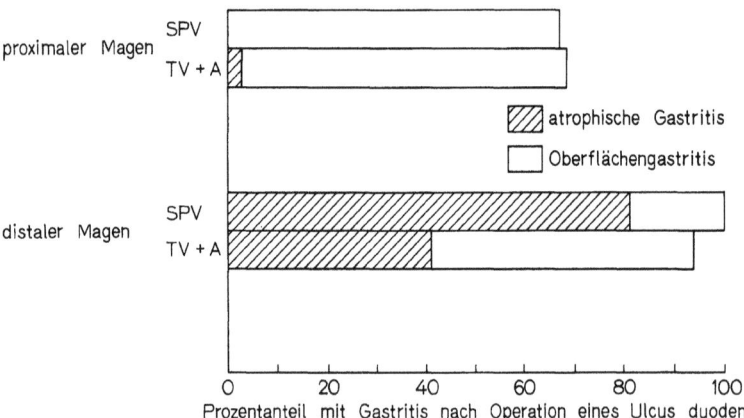

Abb. 3. Gastritis in proximalen und distalen Magenbiopsien bei Patienten ohne Rezidivulcera nach SPV oder trunculärer Vagotomie (TV) plus Antrektomie (A)

Uns sind nur zwei Arbeiten bekannt, bei denen diese Kriterien erfüllt wurden. Meikle et al. [115a] entnahmen multiple Biopsien bei 20 Patienten vor und drei Monate nach den Operationen. Als Operationsverfahren wurden die selektiv-proximale Vagotomie (SPV) und die trunculäre Vagotomie (TV) mit Pyloroplastik (P) durchgeführt. Die Zuordnung zu den beiden Verfahren erfolgte nach Zufallskriterien. Vor der Operation war eine Gastritis der präpylorischen Region bereits bei 90% der Patienten vorhanden und wurde durch den chirurgischen Eingriff nicht beeinflußt. Eine Gastritis in den höheren Abschnitten der kleinen Kurvatur war bei 35% vor und 80% nach der Operation zu verzeichnen. Die postoperative Gastritis war bei den beiden Operationsverfahren gleich häufig.

Wir führten eine randomisierte Studie proximale Vagotomie gegen trunculäre Vagotomie und Antrektomie durch [78]. Eine Gastritis des Antrums fand sich nach proximaler Vagotomie häufiger als nach Vagotomie und Antrektomie (A), eine Gastritis der höher gelegenen Abschnitte der kleinen Kurvatur trat jedoch bei beiden Operationen postoperativ gleich häufig auf (Abb. 3). Demnach ist die Häufigkeit der Gastritis bei allen untersuchten Operationsverfahren, d.h. proximaler gastrischer Vagotomie, trunculärer Vagotomie mit Pyloroplastik und Vagotomie mit Antrektomie, gleich groß.

5.2 Die klinische Bedeutung der Gastritis nach Operationen am Magen

Oft ist die Meinung vertreten worden, daß die Gastritis für die Symptome beim duodenogastralen Reflux verantwortlich sei und daß sie durch diesen Reflux selbst verursacht werde [35, 54]. Es gibt jedoch keine Beweise

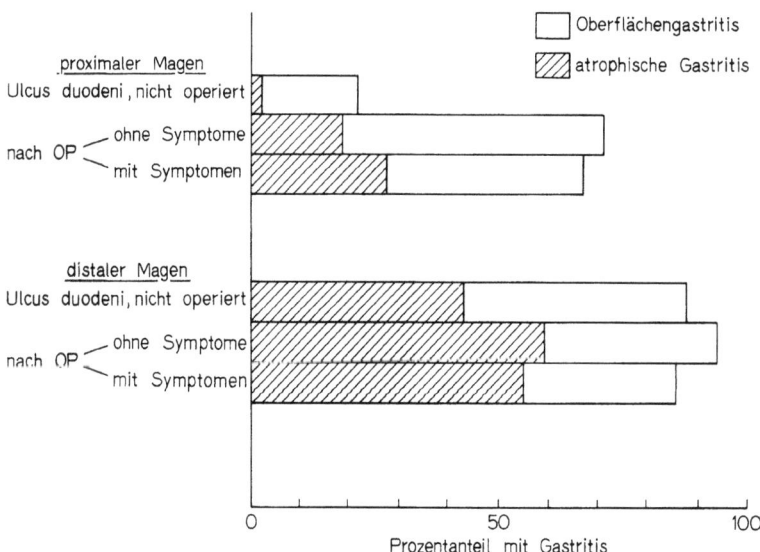

Abb. 4. Gastritis in Biopsien aus dem proximalen und distalen Magen bei 42 Patienten ohne postoperative Symptomatik, 42 Patienten mit postoperativer Symptomatik und 42 nichtoperierten Patienten mit Ulcera duodeni

dafür, daß eine postoperative Gastritis überhaupt Symptome verursacht. Die postoperative Gastritis tritt nach partieller Gastrektomie praktisch zwangsläufig auf, und doch klagen nur wenige Patienten über irgendwelche „Gastritissymptome". Wir konnten feststellen, daß die Gastritis bei Patienten mit Symptomen nicht häufiger vorkommt als bei Patienten ohne Symptome [83] (Abb. 4). Eine histologisch „aktive" Gastritis war häufiger bei Patienten mit Symptomen zu finden, jedoch ist die Beurteilung der Aktivität einer Gastritis problematisch. Folgestudien konnten ebenfalls keinen Nachweis dafür erbringen, daß eine „aktive" Gastritis mit Symptomen einhergeht.

In unserer prospektiven Studie proximale Vagotomie gegen Vagotomie mit Antrektomie konnte eine Korrelation zwischen einer Gastritis und etwaigen Symptomen nicht nachgewiesen werden [78]. Die nach Magenresektion auftretende Gastritis der Anastomose oder des proximalen Magens steht demnach in keinem Verhältnis zu den Symptomen der Dyspepsie bzw. des Erbrechens.

5.3 Pathophysiologie

Im Tierversuch hat die Umleitung der Galle, des Pankreassaftes oder des gesamten Duodenalsaftes in den Magen zum Zwecke einer künstlichen Gastritis widersprüchliche Ergebnisse gebracht [12, 46, 158]. Nach Antrektomie verursacht die Umleitung von Duodenalsaft in den Magen beim Hund stets eine Gastritis [102, 122]; diese Gastritis kann durch eine Roux-Y-Anastomose verhindert oder zur Abheilung gebracht werden [122, 109]. Diese Ergebnisse sind indessen kritiklos auf den Menschen übertragen worden. Die Meinung ist weit verbreitet, daß die Gastritis nach partieller Gastrektomie durch den duodenogastralen Reflux verursacht wird und daß diese Gastritis durch eine Roux-Y-Operation rückgängig gemacht werden kann. Beweise zur Unterstützung dieser Hypothese fehlen bis heute. Versuche, einen Zusammenhang zwischen der Gastritis und dem duodenogastralen Reflux zu finden, waren bisher erfolglos [125, 134].

Bei 105 operierten Patienten (Vagotomie und Pyloroplastik, Billroth II-Gastrektomie) konnten wir keinen Zusammenhang zwischen einer Gastritis und dem Nüchtern-Gallenreflux bzw. Gallenreflux nach Pentagastrin-Injektion finden [77]. In unserer Arbeit über Vagotomie konnte ebenfalls keine Korrelation einer durch Biopsie nachgewiesenen Gastritis und dem Wert des Nüchtern-Gallenrefluxes gefunden werden [78].

Capper, Butler u. Kilby [27] berichten darüber, daß die Achlorhydrie nach partieller Gastrektomie durch eine Roux-Y-Operation rückgängig gemacht werden kann. Andere Autoren haben darüber hinaus eine Besse-

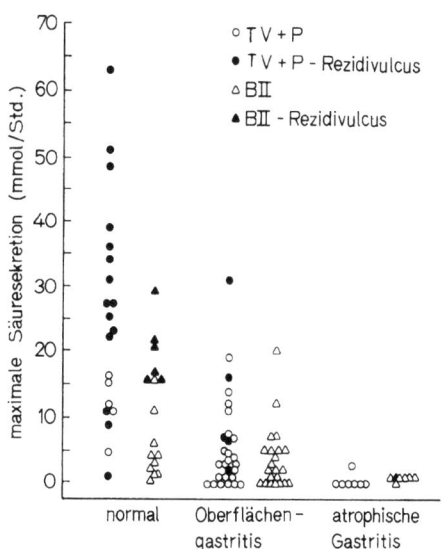

Abb. 5. Beziehung zwischen maximaler Säuresekretion nach Pentagastrin und Gastritishäufigkeit im proximalen Magenbereich bei 100 Patienten nach Vagotomie (V) plus Pyloroplastik (P) oder nach B II-Resektion

rung des Mucosaerythems beobachtet, doch kennen wir keine Berichte über eine histologische Besserung der Gastritis. In unserer Arbeit stellte sich heraus, daß die Gastritis ein Jahr nach einer Roux-Y-Operation ausgeprägter ist als zu einem Zeitpunkt vor der Umwandlungsoperation [83]. Wenn nun der duodenogastrale Reflux nicht Ursache der Gastritis nach partieller Gastrektomie ist, worin ist dann die Ursache zu sehen? Eine Gastritis kann verursacht werden durch eine Sensibilisierung mit einem gastralen Antigen [32]. Dieses Phänomen könnte bei einem chirurgischen Eingriff theoretisch eintreten, doch konnten wir keine Hinweise auf einen immunologischen Mechanismus bei der postoperativen Gastritis finden [29, 30]. Dagegen sprechen manche Beobachtungen für einen Einfluß der Acidität auf die Gastritis. Johnston [92] machte die Beobachtung, daß nach der partiellen Magenresektion bei Patienten mit Rezidivulcera und hoher Säuresekretion im proximalen Magenbereich die Mucosa normal war, während bei Patienten ohne Rezidiv eine Gastritis auftrat. Die Beobachtung, daß nach partieller Gastrektomie die normale Mucosa mit erhöhtem Vorkommen von Magenausgangsstenosen und einem hohen Säuresekretionswert einhergeht, konnten wir bestätigen [81] (Abb 5). Es kann deshalb angenommen werden, daß die Gastritis die Konsequenz jeglicher erfolgreichen Ulcusoperation darstellt.

5.4 Langzeitfolgen der Gastritis nach partieller Gastrektomie

5.4.1 Intrinsic-factor-Mangel

Die Sekretion des intrinsic-factor ist bei Patienten mit einer perniziösen Anämie reduziert [86]. Nach einer Billroth II-Resektion werden niedrige intrinsic-factor-Werte gefunden ähnlich jenen bei perniziöser Anämie. Diese Feststellung korreliert mit einer schlechten Vitamin-B12-Resorption nach Magenresektion [8]. Die Konzentration des intrinsic-factor im Magensaft korreliert mit der Magenschleimhautatrophie bei schwerer Gastritis [39, 125]. Deshalb ist die Gastritis eine mögliche Ursache des Vitamin-B12-Mangels nach Magenoperationen.

5.4.2 Magencarcinome

Der kausale Zusammenhang zwischen Magencarcinom und Gastritis wurde von Matthieu 1889 beschrieben und ist später wiederholt bestätigt worden [104, 107, 119, 135]. Magencarcinome kommen bei Patienten mit einer perniziösen Anämie gehäuft vor [96, 120]. Nicht operierte Patienten mit einer Hypochlorhydrie weisen offenbar eine höhere Incidenz von Magencarcinomen auf als Patienten mit einer normalen Säuresekretion [75]. Langzeituntersuchungen von Patienten mit einer durch Saugbiopsien nachgewiesenen atrophischen Gastritis haben gezeigt, daß im Vergleich zu Patienten ohne Gastritis die Carcinomhäufigkeit erhöht ist [31, 137, 148]. Die atrophische Gastritis und die Hypochlorhydrie prädisponieren also zur Entstehung eines Carcinoms.

Trotz zahlreicher Untersuchungen besteht nach wie vor Unsicherheit darüber, ob chirurgische Eingriffe am Magen das Risiko der Entstehung eines Magencarcinoms größer werden lassen. Frühe Untersuchungen beschränkten sich auf die Schwierigkeit der Diagnosestellung. Bis zum Jahre 1959 waren erst 20 Fälle von Stumpfcarcinomen beschrieben worden, bis 1972 1100 [119a]. Aufgrund von neueren Studien beträgt die Häufigkeit nach Magenoperationen 1–3%. Einige Autoren behaupten, daß das Magencarcinom häufiger nach Operationen wegen Ulcus ventriculi als nach Operation wegen Ulcus duodeni auftritt [69, 124], doch konnten andere Autoren diese Behauptung nicht sicher bestätigen [45, 132]. Die Schwierigkeit der Beweisführung, daß Magenoperationen Carcinome verursachen, besteht darin, daß adäquate Kontrollgruppen fehlen. Der Vergleich der Carcinomhäufigkeit des resezierten Magens mit der Carcinomhäufigkeit des intakten Magens aufgrund von Obduktionsstudien ist nicht befriedigend und gibt widersprüchliche Ergebnisse: Einige Autoren [71, 144] finden eine Häufung, andere sind gegenteiliger Meinung [48].

Bei Patienten mit einem Magencarcinom ist die Häufigkeit vorangegangener Magenoperationen im Vergleich zur entsprechenden Normalbevölkerung gleich [45].

Nachuntersuchungen von Magenoperierten haben Angaben über das zeitliche Auftreten des Magencarcinoms ermöglicht. In drei Untersuchungsserien wurde gegenüber der nichtoperierten Bevölkerung eine Zunahme der Häufigkeit mit zunehmendem Intervall seit der Operation beobachtet [69, 124, 132]. Eine weitere Untersuchungsserie konnte keine Zunahme der Carcinomfälle nachweisen [46]. Allgemein scheint die Carcinomhäufigkeit 10–20 Jahre nach der partiellen Magenresektion deutlich zuzunehmen. Westlund [156] machte folgende Feststellungen: Das Magencarcinom kommt bei Patienten mit einem nicht operierten Ulcus duodeni weniger häufig vor als erwartet. Nach Magenresektion steigt die Häufigkeit und gleicht sich dem Erwartungswert Nichtoperierter an. Eine zusätzliche Häufung ist nach Gastroenterostomien zu beobachten.

Insgesamt sind die Hinweise auf das vermehrte Vorkommen eines Carcinoms des Magenstumpfs nach partieller Gastrektomie suggestiv, eine sichere Beweisführung gestaltet sich jedoch schwierig. Mit Sicherheit ist festzustellen, daß sich endoskopisch bei Patienten, die vor mehr als 20 Jahren am Magen operiert worden sind, eine auffallend hohe Carcinomhäufigkeit nachweisen läßt [50].

6 Mechanische Probleme

6.1 Stenose der Anastomose

6.1.1 Pathophysiologie

Eine verzögerte Magenentleerung kann durch eine Stenose der Anastomose oder sekundär durch Torsion oder Herniation bedingt sein. Ein leichtes Ödem tritt vorübergehend bei jeder Anastomose auf, so daß eine initiale Verzögerung der Magenentleerung bei fast allen magenresezierten Patienten auftritt. Eine klinische Relevanz hat dieses Ödem bei einem ausreichenden Durchmesser der Anastomose nicht. Meistens sind die Patienten bereits eine Woche nach der Operation in der Lage, feste Speisen zu sich zu nehmen. Klinisch von Bedeutung ist das Ödem dann, wenn es außergewöhnlich ausgedehnt ist. Die Gründe hierfür sind technische Fehler. Wenn beim Anlegen der Anastomose zuviel Gewebe eingestülpt wird, kann ein schweres Ödem auftreten. In den glücklicherweise seltenen Fällen, bei denen ein klinisch relevantes Ödem über zwei bis drei Wochen hinaus persistiert, stellt eine möglicherweise zugrunde liegende Anastomoseninsuffizienz mit konsekutiver peristomaler Entzündung ein schwerwiegenderes Problem dar als das Ödem selbst. Erfahrene Chirurgen sehen diese Komplikation offenbar selten. Wir glauben in Übereinstimmung mit Nyhus [127], daß diese Komplikation nicht selten ist, wenn unerfahrene und unsorgfältige Chirurgen Magenresektionen durchführen.

Eine Anastomosenstenose, die nach Abklingen des unmittelbar postoperativ auftretenden Ödems persistiert, ist selten. Sie beruht meistens auf einem Rezidivulcus mit nachfolgender Fibrose. Der Verdacht eines Rezidivulcus sollte sich vor allem dann erheben, wenn eine verbleibende Verengung progredient wird.

Eine extrem seltene Ursache der Stenose ist schließlich ein perianastomotischer Absceß.

6.1.2 Diagnose

Meist sind die Symptome (Erbrechen von Magensaft und alten Nahrungsresten) charakteristisch. Selten muß das Vorhandensein einer Stenose radiologisch nachgewiesen werden. Eine Ausnahme bildet der Verdacht auf eine Leckage. In diesem Fall verwendet man ein wasserlösliches Kontrastmittel, zumindest dann, wenn eine größere Leckage noch nicht ausgeschlossen wurde. In der ersten postoperativen Phase ist eine Endoskopie selten von Nutzen und kann bei einer Leckage sogar gefährlich sein. Die endoskopische Untersuchung als wertvolles Diagnostikum ist erst bei länger anhaltender Entleerungsverzögerung angebracht. In Fällen mit persistierender Stenose ist die endoskopische Untersuchung zur Ulcusdiagnose unentbehrlich (s. Absch. 9). Ein Bezoar kann radiologisch, besser jedoch mittels Endoskopie diagnostiziert werden.

6.1.3 Behandlung

Die frühe postoperative Verzögerung der Magenentleerung stellt kein echtes postoperatives Syndrom dar und wird deshalb hier nicht behandelt [10].

Die Behandlung der verzögerten Magenentleerung wird durch die Ursache bestimmt. Bei Auftreten eines Rezidivulcus muß dessen Ursache beseitigt werden (vgl. Abschn. 7).

6.1.3.1 Medikamentöse Therapie

Falls kein Rezidivulcus besteht, ist der Versuch einer konservativen Behandlung indiziert, besonders wenn die Symptomatik aufgrund eines Bezoars entstanden ist. Findet sich ein Bezoar, sollte er zerkleinert und mittels eines dicken Magenschlauches oder endoskopisch evakuiert werden. Sofern dies nicht gelingt, kann zunächst eine enzymatische Andauung des Bezoars innerhalb des Magens versucht werden. Das geeignete

Enzym, bei saurem Magensaft zusammen mit einem Antacidum zu verabreichen, hängt von der Beschaffenheit des Bezoars ab. Papain, Cellulase und Ananassaft haben sich als wirksam erwiesen [72]. Bezoare bestehen normalerweise aus der Zellulosekomponente verschiedener Gemüse (Phytobezoare), können jedoch auch aus geronnener Milch, die sich in Käse umgewandelt hat, zusammengesetzt sein. Aus Haaren bestehende Bezoare (Trichobezoare) sind keiner enzymatischen Therapie zugänglich und bedürfen der chirurgischen oder endoskopischen Entfernung.

Nach Entfernung des Bezoars sollte eine Neuentstehung durch entsprechende diätetische Maßnahmen vermieden werden. Darüber hinaus scheint es logisch, die Magenentleerung durch Gabe von Metoclopramid oder Domperidon zu beschleunigen [147]. Der Effekt dieser Medikamente auf den Magenrest nach Magenresektion ist jedoch nicht voraussagbar. Nach unserer Erfahrung hat das Metoclopramid keinen praktischen Wert bei dieser Indikation.

6.1.3.2 Chirurgische Therapie

Die chirurgische Korrektur einer späten Stenose kann entweder durch Nach-Resektion oder durch Anlegen eines Bypass erfolgen. Liegt die Verengung einer Billroth I-Anastomose vor, so ist die Umwandlung zu einer Billroth II-Anastomose das Vorgehen der Wahl. Nach einer Billroth II-Operation ist uns keine Stenose bekannt, bei der nicht ein Rezidivulcus oder ein Magenstumpfcarcinom die auslösende Ursache war. Sollte jedoch bei extremer Verengung des Magenausganges eine Reoperation notwendig sein, käme sicherlich eine Roux-Y-Umwandlung in Kombination mit einer Vagotomie in Frage. Dieses Verfahren hat sich auch als Korrekturoperation nach erfolgloser Magenausgangsplastik mit konsekutiver duodenogastrischer Refluxkrankheit recht gut bewährt. Bei zwei weiblichen Patienten mit Stenosenbildung nach Billroth I-Resektion war zunächst eine Magenausgangsplastik ähnlich dem Typ einer Heineke-Mikulicz-Pyloroplastik durchgeführt worden. Als Folge trat ein schwerer Gallenreflux ein. Im Anschluß an eine Roux-Y-Umwandlung der Anastomose und eine Vagotomie waren beide beschwerdefrei.

6.2 Das Afferent-loop-Syndrom

1893 propagierte Braun eine Enterostomie zwischen der afferenten und der efferenten Schlinge einer Billroth II-Resektion zur Beseitigung von Postgastrektomiesyndromen. Auf diese Weise entstand der Mythos des Afferent-loop-Syndroms und gleichzeitig ein Vorschlag, wie dieses Syndrom chirurgisch zu behandeln sei. Der Begriff „Afferent-loop-Syndrom" wurde allerdings erst 1950 durch Roux und seine Mitarbeiter eingeführt. Roux entwickelte eine noch wirksamere prophylaktische Operation, die heute als Roux-Y-Operation bekannt ist. Es wurde daraufhin populär, die überwiegende Zahl der mit galligem Erbrechen einhergehenden Postgastrektomiesyndrome als Afferent-loop-Syndrom zu bezeichnen. Man ging von der Überlegung aus, daß eine inadäquat funktionierende Gastroenterostomie (GE) eine Ansammlung von Galle und Pankreassäften in der afferenten Schlinge zur Folge hat. Die Dehnung der sich langsam füllenden Schlinge würde ein akutes Unwohlsein hervorrufen, das dann nach plötzlicher Entleerung des Schlingeninhaltes in den Magen schlagartig beseitigt wäre. Galliges Erbrechen wäre die Folge der Entleerung des Inhalts der afferenten Schlinge in den Magen. Dieses Konzept führte zu inadäquaten Reoperationen bei Patienten mit galligem Erbrechen. Es wurde jeweils versucht, eine Umgestaltung der Gastroenterostomie durchzuführen bzw. die Gastroenterostomie mittels einer Braunschen Anastomose zu umgehen. Die Resultate waren ungünstig. Ähnlich war die Umwandlung einer Billroth II-Anastomose in eine Billroth I-Anastomose nicht in der Lage, die Symptome zu beseitigen. Zunehmende Erfahrung mit Operationen wie z. B. Vagotomie und Pyloroplastik oder Vagotomie und Antrektomie, bei denen keine „Afferent-loop-Beschwerden" auftreten können, zeigten, daß hier gleiche Symptome auftreten wie bei Operationen, bei denen afferente Schlingen konstruiert werden. Wir konnten nachweisen (1965), daß sich die Symptome mittels künstlicher Dehnung des Duodenums nicht reproduzieren lassen. Bei einem Patienten mit einem angeblichen Afferent-loop-Syndrom wurde mittels eines Ballon-Katheters Flüssigkeit in die afferente Schlinge perfundiert. Symptome traten erst auf, nachdem Galle in den Magen refluiert war (Toyce u. Alexander-Williams, 1956).

In fast allen Fällen eines sog. Afferent-loop-Syndroms mit Gallenerbrechen ist diese Bezeichnung falsch. Die Ursache des Erbrechens ist meistens der duodenogastrale Reflux, wie er oben beschrieben wurde. Als gänzlich obsolet kann man das Afferent-loop-Syndrom jedoch nicht bezeichnen, da Zustände mit einer Obstruktion der afferenten Schlinge – wenn auch selten – existieren.

Eine akut auftretende Obstruktion der afferenten Schlinge kann in der unmittelbar postoperativen Phase auftreten und ist verantwortlich für die Entstehung einer Insuffizienz des Duodenalstumpfes. Dieses Thema ist jedoch nicht Gegenstand dieser Abhandlung. Eine akute Obstruktion der afferenten Schlinge in einer späten postoperativen Phase ist sehr selten und zeigt das Bild eines akuten Abdomens. Im Normalfall ist die Ursache in einer inneren Herniation im Bereich der Gastroenterostomie (GE) zu sehen. Das klinische Bild ähnelt demjenigen einer akuten Pankreatitis. Auch die Serum-Amylasewerte können Werte erreichen, die mit der Diagnose Pankreatitis vereinbar sind. Das Syndrom kann spontan abklingen, wenn der Patient Galle erbricht, in der Regel wird der Patient jedoch unter der Prämisse eines akuten Abdomens laparotomiert. Das korrekte Procedere besteht, sofern die Umstände es erlauben, in der Herstellung einer Roux-Y-Anastomose mit einer 40 cm langen efferenten Schlinge [160]. Eine chronische Obstruktion der afferenten Schlinge ist extrem selten und kann höchstens bei einer Fibrose aufgrund eines Rezidivulcus oder bei Infiltration durch ein Magenstumpfcarcinom auftreten. Trotz intensiver Suche nach einem solchen Fall konnten wir in unserer 20jährigen Erfahrung an Hunderten von Patienten mit Postgastrektomiesymptomen keinen einzigen Fall einer chronischen Obstruktion der afferenten Schlinge aufspüren.

7 Unzureichende Reduzierung der Säuresekretion

Der Zweck einer chirurgischen Ulcustherapie besteht darin, die Säuresekretion zu reduzieren. Ist der chirurgische Eingriff inadäquat, heilt das Ulcus nicht, bzw. ein neues Ulcus entsteht.

7.1 Ursachen des Rezidivulcus

Der wichtigste Grund für ein Versagen der Resektionstherapie besteht in einer ungenügenden Resektion. Selten, jedoch nicht weniger wichtig, sind die Hypergastrinämie aufgrund eines Gastrinoms und ein isolierter zurückgebliebener Antrumrest.
Die Abnahme der maximalen Säureresektion nach partieller Gastrektomie steht in einem direkten Zusammenhang mit der Anzahl der entfernten Parietalzellen [28]. Es besteht auch eine direkte Beziehung zum Gewicht des resezierten Magenanteils [121].
Die Säuresekretion wird durch partielle Gastrektomie nach Billroth II im Mittel um 82% (20–100%) gesenkt. Der Endzustand ist jedoch nicht vorauszusagen [136]. Dieser zusätzliche Grad der Reduktion der Säuresekretion scheint mit dem Ausmaß des duodenogastralen Refluxes und der dadurch provozierten Zerstörung der Parietalzellen zusammenzuhängen. Das Ausmaß des duodenogastralen Refluxes ist nicht vorhersehbar, scheint jedoch bei der Billroth II-Anastomose größer zu sein als bei der Billroth I-Anastomose. Darin liegt wahrscheinlich auch der Grund für die höhere Heilungsrate eines Ulcus duodeni nach Billroth II-Resektion. In einer retrospektiven Sammelstatistik berichtete Matheson über 39 Rezidivulcera nach 388 Billroth I-Resektionen (10,1%). Dagegen wurden nur vier Rezidiv-Ulcera nach 373 Billroth II-Resektionen (1,1%) gefunden.

Es ist auch vermutet worden, daß nach Billroth I-Resektion, nicht aber nach Billroth II-Resektion, duodenales Gastrin freigesetzt werden könnte. Wir beobachteten nach Vagotomie und Antrektomie mit Anastomose nach Billroth I keine Abnahme der basalen Gastrinwerte und eine Abnahme der Gastrinwerte nach Nahrungsprovokation um 50%, verglichen mit den präoperativen Werten [52]. Diese Beobachtungen wären mit einer wenn auch geringen Billroth II-Anastomose vereinbar.

7.2 Diagnostik

Ein Bariumbreischluck galt schon immer als unzuverlässiges Mittel zur Diagnose von Rezidivulcera. Es ist möglich, große Ulcera radiologisch zu übersehen. Ebenfalls kann die operativ bedingte Taschenbildung an der GE mit einem Rezidivulcus verwechselt werden. Trotzdem wird der Bariumbreischluck oft als erstes diagnostisches Mittel zur Aufdeckung eines Rezidivulcus eingesetzt.
Heute ist die wichtigste Methode zur Beurteilung eines Rezidivulcus die Endoskopie. Im Normalfall können Magenrest und GE gut beurteilt werden, außerdem können afferente und efferente Schlingen untersucht werden. Befindet sich ein Ulcus unmittelbar distal einer verengten GE, kann die Diagnose Schwierigkeiten bereiten.
Wichtig ist die Endoskopie zur Biopsie aus dem Ulcus und seiner Umgebung.

7.3 Behandlung des Rezidivulcus

7.3.1 Medikamentöse Behandlung

Das Rezidivulcus nach partieller Gastrektomie verläuft meist chronisch und nicht intermittierend. Daraus folgt, daß jegliche konservative Therapie einen permanenten Erfolg aufweisen muß. Antacida sind zur Behandlung nicht praktikabel. Durch Cimetidin ist eine wirksame medikamentöse Behandlung möglich geworden. Eine orale Dosis von 200 mg fünfmal täglich führt fast immer zum Erfolg [79]. Im Gegensatz zum primären Ulcus duodeni reicht jedoch eine nächtliche Dosis von 400 mg zur Prophylaxe eines erneuten Rezidivs nicht immer aus.

7.3.2 Chirurgische Behandlung

Die chirurgische Behandlung des Rezidivulcus ist angesichts der guten Erfolge mit Cimetidin etwas in den Hintergrund getreten. Zudem bereitet das technische Vorgehen oft Schwierigkeiten. Nach Ausschluß einer Hypergastrinämie, welcher Ursache auch immer, kann das Rezidivulcus nach partieller Gastrektomie durch eine trunculäre Vagotomie zur Abheilung gebracht werden. Da die Resektion den Vagus unversehrt läßt, ist das technische Vorgehen recht einfach. Wir empfehlen jedoch die abdominelle Vagotomie. Sie ist technisch unproblematisch und ermöglicht darüber hinaus eine abdominelle Exploration.

8 Inadäquate Operationsindikation

Auch bei sorgfältiger Indikationsstellung treten nach partieller Gastrektomie bei einigen Patienten aufgrund der unweigerlichen Störung der normalen Magenphysiologie unerwünschte Folgezustände auf. Bei inadäquater Operationsindikation sind Nebenwirkungen häufiger.

8.1 Psychologische Folgen der Operation

Für die meisten Patienten bedeutet die Magenoperation die ersehnte Behebung ihrer Beschwerden. Eine Minderheit der Patienten entwickelt jedoch nach der Operation schwere psychische Probleme [157]. Auf ohnehin anfällige Personen wirkt die Operation als ein unspezifischer Streßfaktor. Diese Patienten besitzen meist eine unstabile Persönlichkeit. Mit dem Eysenck-Test zur Erfassung der Persönlichkeit ist es möglich, das psychologische Ergebnis der Operation annähernd vorauszusagen [114]. Johnston, Holubitsky u. Debos [93] berichten über persönlichkeitsgestörte Patienten, die nach dem chirurgischen Eingriff therapieresistente Symptome aufwiesen. Einige litten unter einem chronischen Medikamentenabusus, besonders von Aspirin. Dieser Zustand wurde „Albatross-Syndrom" genannt, da die betreffenden Patienten ständig in der Klinik zu sehen waren. Die operative Behandlung eines peptischen Ulcus sollte somit bei Patienten mit Störungen der Persönlichkeit und bei den zum Medikamente-Abusus neigenden Patienten möglichst vermieden werden. Bei nachgewiesenem Ulcus ist es indessen schwierig, dem zur Operation drängenden Patienten den Eingriff vorzuenthalten. Glücklicherweise ist mit dem Einzug des Cimetidins eine wirksamere medikamentöse Therapie möglich geworden, so daß solchen Patienten eine Alternative zur Operation vorgeschlagen werden kann. Die Cimetidintherapie erlaubt es auch, Rückschlüsse auf den Erfolg einer chirurgischen Therapie zu ziehen. Die operative Behandlung wird sicher erfolglos sein, wenn nach kompletter Heilung eines Ulcus unter Cimetidin die Beschwerden, besonders das Erbrechen, bestehenbleiben. Vor Operationen am sogenannten Cimetidin-Versager muß deshalb gewarnt werden.
Soziopsychiatrische Probleme treten nach einer partiellen Gastrektomie bei einem hohen Anteil der Patienten mit postoperativen Beschwerden auf. Dieser Problemkomplex ist oft verantwortlich für das Versagen der

Reoperationen [55]. Solchen Patienten wird am besten durch Vermeidung weiterer Operationen geholfen. Durch die Unterstützung des Psychiaters ist es möglich, die wenigen Fälle herauszusuchen, die einer Psychotherapie zugänglich sind. Wir kennen Patienten, die zunächst auf eine Reoperation schlecht ansprachen, unter Antidepressiva jedoch beschwerdefrei wurden [4].

8.2 Das Syndrom des Phantom-Ulcus

Die schlechtesten postoperativen Ergebnisse werden bei Patienten erzielt, deren Ulcusleiden nicht objektiviert werden konnte. Von uns wurden 19 Patienten erfaßt, die zwar operiert wurden, bei denen jedoch weder prä- noch intraoperativ die Diagnose eines Ulcus mit Sicherheit zu stellen war [80]. Wir nennen dieses Problem das „Syndrom des Phantom-Ulcus". Diese Patienten zeigten hartnäckige, therapieresistente Beschwerden. Die Schmerzen waren stark und anhaltend, Erbrechen war fast immer vorhanden. Ein besonderes Merkmal war die Neigung der Patienten, ihre Symptome gänzlich dem jeweiligen Chirurgen zuzuschreiben, auch wenn die postoperativen Symptome mit den Symptomen vor der Operation identisch waren. Häufig handelt es sich um ein vorher nicht diagnostiziertes Colon irritabile.
Sind die Beschwerden typisch für einen duodenogastralen Reflux, können oft durch eine Reoperation sehr gute Ergebnisse erzielt werden [84].
Seit der Einführung des Doppelkontrastverfahrens und der Endoskopie ist eine exakte Diagnostik möglich geworden [36, 106]. Es sollte deshalb nie mehr notwendig sein, ohne objektivierten Befund Eingriffe am Magen durchzuführen. Zur Sicherung der Diagnose kann die endoskopische Untersuchung nötigenfalls mehrmals wiederholt werden. Nur so kann das Syndrom des Phantom-Ulcus vermieden werden.

8.3 Cöliakie

Die Cöliakie (Gluten-induzierte Sprue) wird gelegentlich nach Magenoperationen diagnostiziert [68, 67]. Ein kausaler Zusammenhang zwischen Sprue und Magenresektion besteht wohl nicht. Es ist aber denkbar, daß der Eingriff durch verstärkten Einstrom von nicht denaturiertem Gluten in den Darm die Sprue verstärkt oder klinisch manifest macht. Jeder Patient mit unerklärter Steatorrhoe, Diarrhoe oder Gewichtsverlust nach partieller Gastrektomie sollte zum Ausschluß einer Cöliakie jejunal biopsiert werden. Die Diagnose dieser seltenen Krankheit ist wichtig, da die Therapie einer glutenfreien Diät unproblematisch ist und dem Risiko einer malignen Entartung vorbeugt.

8.4 Das Colon irritabile

Das Colon irritabile ist charakterisiert durch alternierend auftretende Episoden von Diarrhoe und Obstipation, einhergehend mit Bauchschmerzen. Die Schmerzen können epigastrisch lokalisiert sein und postprandial auftreten, so daß eine Ulcussymptomatik vorgetäuscht werden kann. In dem Abschnitt über das Phantom-Ulcus-Syndrom erwähnten wir die schlechten Ergebnisse nach operativen Eingriffen bei diesen Patienten. Das Colon irritabile kann jedoch bei Ulcuspatienten zusätzlich vorhanden sein. Auch wenn wir uns nicht auf wissenschaftliche Daten stützen können, sind wir der Meinung, daß schlechte operative Ergebnisse oft einer postoperativen Exacerbation des Colon irritabile zuzuschreiben sind. Bei Behandlung mit einer schlackenreichen Diät kann eine Besserung der Symptome eintreten.

8.5 Biliäre Erkrankungen

Die Beschwerden einer Cholelithiasis können eine Ulcusdyspepsie nachahmen. Die Krankheiten können auch kombiniert auftreten. Die routinemäßige Anfertigung eines Cholecystogrammes bei allen Ulcuspatienten ist jedoch nicht notwendig, allenfalls die einer Sonografie. Die Häufigkeit von Gallensteinen nimmt nach partieller Gastrektomie zu. Magenresezierte Patienten mit Rezidivulcus-Symptomen sollten deshalb cholecystographiert oder sonografiert werden, insbesondere vor einer Reoperation.

9 Die Rolle der Endoskopie nach partieller Gastrektomie

9.1 Ulceration

Klinisch ist die Unterscheidung von Beschwerden verursacht durch einen duodenogastralen Reflux oder ein Rezidivulcus schwierig. Da die beiden Krankheitsbilder selten zusammen auftreten und da sie mit grundverschiedenen chirurgischen Behandlungsmethoden angegangen werden, ist bei allen Schmerzzuständen nach Magenresektion mit und ohne Erbrechen eine Endoskopie nötig. Unbehandelte Magenulcera haben eine hohe Mortalitätsrate [139] und heilen nach medikamentöser oder operativer Säurereduktion prompt ab. Umgekehrt werden die Symptome eines duodenogastralen Refluxes durch säurereduzierende chirurgische Eingriffe eher verschlechtert. Die radiologische Differenzierung zwischen Ulcus und Refluxgeschehen gestaltet sich beim Resektionsmagen sehr schwierig. Die Endoskopie erlaubt eine weit bessere Unterscheidung [36]. Bei negativer Endoskopie bei bestehender Ulcussymptomatik sollte ein Pentagastrin-Test durchgeführt werden. Bei hohen Säurewerten sollte die Endoskopie wiederholt werden.

9.2 Magenerythem und Gallenreflux

9.2.1 Häufigkeit und Abhängigkeit vom Operationsverfahren

Schindler beobachtete 1923 Schleimhautveränderungen des Magens nach Magenoperationen und beschrieb die Mucosa als rötlich und gallegefärbt. Wiederholt haben Endoskopiker diese Beschreibung bestätigt. Sie soll sich mit einer Häufigkeit von 36–77% bei denjenigen Patienten finden, die nach Magenoperationen nicht symptomfrei geworden sind [37, 74, 97, 155]. O'Neill et al. [128] und Keighley, Asquith u. Alexander-Williams [95] haben den endoskopischen Befund bei postgastrektomierten Patienten, die Symptome aufwiesen, mit den Befunden symptomloser Patienten verglichen. Schleimhautrötungen waren in der Gruppe mit Symptomen häufiger zu verzeichnen.

Ein Vergleich von 42 Patienten mit den Symptomen eines duodenogastralen Refluxes nach einer Magenoperation mit 42 symptomlosen Kontrollpersonen wurde von uns durchgeführt; Alter, Operationsmethode und postoperatives Intervall beider Gruppen waren annähernd gleich [84]. Erosionen, Ödeme und Kontaktblutungen wurden in beiden Gruppen beobachtet, so daß ihr Vorkommen nicht im Zusammenhang mit den Symptomen zu sehen ist. Schwere, den ganzen Magen umfassende Schleimhautrötungen, gallige Verfärbungen der Mucosaabsonderungen und ein während der Untersuchung ständig zu beobachtender Gallenreflux waren jedoch bei Patienten mit Symptomen viel häufiger zu beobachten als bei symptomfreien.

Ein Gallenreflux kann während der Endoskopie bei symptomlosen Patienten beobachtet werden. Daher ist beim endoskopischen Befund des Gallenrefluxes die Messung des Nüchtern-Gallenrefluxes (vgl. 4.3) wünschenswert. Ein endoskopisch beobachteter Gallenreflux bedeutet nicht unbedingt, daß ein pathologischer duodenogastraler Reflux vorliegt [84]. Ist jedoch bei der Endoskopie keine Galle sichtbar oder beträgt die Konzentration der Gallensäuren in den endoskopisch erhaltenen Magensaftproben weniger als 1 000 μmol/l, so kann mit Sicherheit erwartet werden, daß der Nüchtern-Gallenreflux unterhalb des mit Symptomen einhergehenden Wertes von 120 μmol/Std liegt.

In der erwähnten Studie über die endoskopischen Veränderungen nach Magenoperationen beschränkten wir uns auf drei Operationsverfahren: trunculäre Vagotomie und Pyloroplastik, trunculäre Vagotomie und Antrektomie mit Billroth I-Anastomose und partielle Gastrektomie mit Billroth II-Anastomose. Ein Magenerythem fand sich bei Patienten mit Symptomen nach jeder Art von Eingriff. Um mehr über die Häufigkeit dieses Befundes zu erfahren, führten wir eine prospektive randomisierte Studie mit proximaler Vagotomie und trunculärer Vagotomie mit Antrektomie (mit Billroth I-Anastomose) durch [78]. Alle Patienten stellten sich sechs bis zwölf Monate nach der jeweiligen Operation zur Endoskopie zur Verfügung. Schleimhautrötungen waren selten nach proximaler Vagotomie, jedoch häufig nach einer Vagotomie und Antrektomie. Weitere solche vergleichende Studien sind uns nicht bekannt.

9.2.2 Natur und Ursachen des Erythems nach Magenoperationen

Ein endoskopisch gesichertes Erythem nach Magenresektion ist kein Hinweis auf eine histologische Gastritis [47, 84, 130]. Der Irrtum, das endoskopisch sichtbare Erythem als Gastritis zu bezeichnen, hat in der Literatur oft zu Verwirrungen geführt.

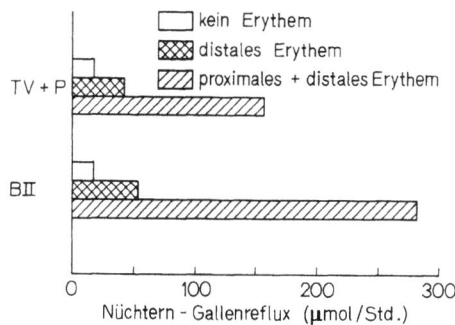

Abb. 6. GR (μmol/Std) in Korrelation mit endoskopisch verifiziertem Schleimhauterythem bei Patienten nach trunculärer Vagotomie (TV) plus Pyloroplastik (P) oder nach B II-Resektion

Häufigkeit und Schweregrad des Erythems korrelieren in der Regel mit dem endoskopisch nachgewiesenen Gallenreflux [77] (Abb. 6). Es konnte ebenfalls festgestellt werden, daß bei allen Patienten mit einem Nüchtern-Gallenreflux von mehr als 120 μmol/Std das Erythem den gesamten Magenrest miteinbezieht [77]. Durch eine Roux-Y-Galleumgehungsoperation wird das Erythem der Mucosa beseitigt [70, 84, 95].

9.3 Nichtresorbierbares Nahtmaterial

Bei der Endoskopie kann man oft in der Anastomose nichtresorbierbares Nahtmaterial entdecken. Es kann innerhalb eines Ulcus oder in der normalen Mucosa lokalisiert sein. Von einigen Autoren wird über eine Besserung der Symptome nach endoskopischer Entnahme isolierter Nähte berichtet [37, 60, 97]. Wir haben jedoch sowohl bei Patienten ohne Sym-

ptome als auch bei Patienten mit Symptomen nach Vagotomie und Antrektomie Nahtmaterial gesichtet. Nichtresorbierbares Nahtmaterial wird bei sämtlichen Operationen verwendet [76]. Man kann deshalb davon ausgehen, daß nichtresorbierbares Nahtmaterial in Fällen ohne Ulcusnachweis wahrscheinlich keine Symptome verursacht. Sind nach einer Magenoperation sowohl Ulcera als auch Nähte vorhanden, befindet sich das Nahtmaterial immer innerhalb des Ulcus. Aus diesem Grunde scheint die Existenz einer sichtbaren Naht die Lokalisation des Ulcus zu bestimmen. Wir konnten feststellen, daß Ulcera mit sichtbarem Nahtmaterial immer mit einer erhöhten Säuresekretion einhergehen. Wir fanden zwar keinen eindeutigen Unterschied in der mittleren Säuresekretion beim Vergleich von Anastomosenulcera ohne und mit Nähten, doch ist es durchaus denkbar, daß bei gleichbleibender Säuresekretion häufiger Ulcera entstehen, wenn gleichzeitig nichtresorbierbares Nahtmaterial vorhanden ist. Unsere Ergebnisse unterscheiden sich von denjenigen von Small et al., 1968. In deren Studie betrugen die mittleren Säuresekretionshöchstwerte bei sechs Patienten mit Seidennähten nach Billroth II-Gastrektomie nur 11,9 mmol/Std (Bereich 0,3–36,2). Ulcera wurden jedoch nicht bei allen sechs Patienten festgestellt – offenbar sind auch Patienten mit Nähten ohne Ulcus miterfaßt worden. Nur Talima u. Asp [145] berichteten über einen Patienten mit einem Nahtulcus und maximaler Säuresekretion von lediglich 1 mmol/Std. Ohne Zweifel kann gelegentlich ein Ulcus auch bei einer so niedrigen Säuresekretion entstehen [11].
Die endoskopische Beseitigung des Nahtmaterials kann in vielen Fällen ein Ulcus zum Abheilen bringen. Rezidive sind jedoch häufig [37, 60, 76]. Nach unserer Überzeugung sollten Patienten mit dyspeptischen Symptomen und mit endoskopisch gesicherten Nähten und Ulcera dahingehend behandelt werden, daß die Säuresekretion durch einen chirurgischen Eingriff bzw. durch Gabe von Cimetidin vermindert wird. Ob auch die Nähte entnommen werden, ist von geringerer Bedeutung.

10 Metabolische Folgezustände

Seit der Einführung der partiellen Gastrektomie als Therapie der Wahl der benignen Ulcuskrankheit sind die symptomatische Folgeerscheinungen jedem Chirurgen bekannt. Durch vielfältige technische Modifikationen ist versucht worden, die Ergebnisse zu verbessern. Erst mit der Erkennung und Veröffentlichung der späten schweren metabolischen Folgeerscheinungen der partiellen Gastrektomie wurden Alternativen zur Magenresektion ernsthaft erwogen. Ob jedoch die in dieser Hinsicht als günstiger angepriesene Vagotomie ohne Resektion mit weniger schweren metabolischen Folgen verbunden ist, muß sich noch erweisen.

10.1 Anämie

Die Ergebnisse über die Häufigkeit einer Anämie nach partieller Gastrektomie sind, teils aufgrund verschiedener Kriterien zur Definierung des Begriffs Anämie und teils aufgrund unterschiedlicher Nachuntersuchungskriterien sehr widersprüchlich. Clark [33] berichtet bei fast 2000 Patienten über eine durchschnittliche Anämiehäufigkeit von 38%. Dabei handelte es sich überwiegend um leichte und asymptomatische Anämieformen; das Intervall zwischen Operation und Diagnose der Anämie betrug bis zu 20 Jahren.

10.1.1 Eisenmangel

Ein Eisenmangel ist die häufigste Ursache einer Anämie nach partieller Magenresektion. Selten ist die Anämie auf eine unzureichende Zufuhr von Eisen in der Nahrung zurückzuführen, obwohl sich manche Patienten mit schweren Postgastrektomie-Symptomen an eine eisenarme Diät gewöhnen.

Eine Eisenresorptionsstörung wird von einigen Autoren als wichtigste Ursache der Anämien nach partieller Magenresektion betrachtet. Ein Eisenmangel scheint jedoch häufig auch nach nicht resezierenden Magenoperationen vorzukommen wie z. B. nach der Vagotomie mit Pyloroplastik oder nach Vagotomie mit Gastrojejunostomie. Die Eisenresorptionsstörung stellt deshalb wahrscheinlich keine wichtige Ursache der Anämie dar [151]. Der konstante Verlust kleiner Mengen Blut aufgrund einer Gastritis scheint uns jedenfalls wichtiger zu sein als eine Resorptionsstörung Ein leichtes Eisendefizit macht noch keine Symptome [39]. Gelegentlich sind leichte Apathie, Anorexie, Lethargie und sogar epigastrische Beschwerden und Gewichtsverlust zu beobachten. Die Beseitigung dieser Beschwerden wird durch die orale Gabe von Eisenpräparaten erreicht. Falls die Eisentherapie die Anämie behebt, ist die Diagnose einer Eisenmangelanämie ex juvantibus möglich. Eine parenterale Gabe von Eisen ist kaum je notwendig. Der asymptomatische Eisenmangel ist so häufig, daß eine ganze Anzahl von Autoren die prophylaktische Gabe kleiner Dosen von Eisen an alle Patienten nach Magenresektion für unbegrenzte Zeit empfehlen [39].

10.1.2 Vitamin-B12-Mangel

Eine megaloblastäre Anämie aufgrund eines Vitamin-B12-Mangels ist eine seltene Komplikation der partiellen Gastrektomie. Jahrelang wurden nur sporadische Fälle gemeldet. Clark [33] ermittelte jedoch anhand einer Sammelstatistik von insgesamt 1 284 Patienten eine Häufigkeit erniedrigten Vitamin-B12-Spiegels im Serum nach partieller Gastrektomie von 14%.

Meist bleibt der Vitamin-B12-Mangel symptomlos. Einige Patienten jedoch, insbesondere nach subtotaler Gastrektomie, erkrankten an einer schweren Megaloblastose und sogar an einer funiculären Myelose [3]. Bei normalen hämatologischen Befunden ist die Behandlung eines niedrigen Serum-Vitamin-B12-Spiegels kaum notwendig. Kein Zweifel besteht darüber, daß Patienten mit einer Megaloblastose regelmäßige parenterale Gaben von Vitamin B12 erhalten müssen.

Die Ursache des Vitamin-B12-Mangels liegt fast immer in einem Mangel an intrinsic factor, wie im Abschnitt 5 bereits erwähnt. Sehr selten liegt die Ursache im Blindloop-Syndrom, das durch die bakterielle Besiedlung einer zuführenden Schlinge oder – bei Achlorhydrie – des ganzen Dünndarms entsteht.

10.1.3 Folsäuremangel

Der Folsäuremangel kann ebenfalls Ursache einer megaloblastären Anämie nach partieller Gastrektomie sein und ist wahrscheinlich hauptsächlich diätetischer Natur. Der Grund liegt fast immer in der einseitigen Nahrungsaufnahme der Patienten mit Postgastrektomie-Symptomen. Nur selten findet man einen Patienten mit einem niedrigen Folsäurespiegel, der nicht gleichzeitig schwere Postgastrektomie-Symptome aufweist. Die Folsäure-Substitution bessert diese nahrungsabhängigen Beschwerden nicht, so daß sie eher eine Ursache als eine Folge des Folsäuremangels darstellen. Eine orale Substitution ist einfach, sie kann jedoch die klinischen Folgen eines vorhandenen Vitamin-B12-Mangels verstärken.

10.2 Knochenerkrankungen

Ähnlich wie bei der megaloblastären Anämie wurde früher angenommen, daß Knochenerkrankungen eine seltene Spätfolge der partiellen Gastrektomie darstellten. In der Literatur wurden nur sporadische Fälle gemeldet. Anhand von gezielten metabolischen Untersuchungen konnte man jedoch feststellen, daß eine Schädigung des Knochens extrem häufig auftritt [33]. Meistens sind diese Veränderungen klinisch wenig bedeutsam. Wir untersuchten eine Serie von 28 Patienten mit einer Osteomalacie. Fast alle waren Billroth II-gastrektomiert worden. Viele dieser Patienten klagten über schwere Knochenschmerzen, die oft jahrelang Anlaß zu falschen Diagnosen gegeben hatten [3].

10.2.1 Osteomalacie

Die Osteomalacie beruht auf einem Vitamin-D-Mangel und folgt fast immer eine Billroth II-Resektion bzw. Gastrojejunostomie. Es wird des-

halb angenommen, daß die Osteomalacie im wesentlichen die Folge einer Resorptionsstörung von Fett und fettlöslichen Vitaminen sowie einer unzureichenden Nahrungsaufnahme darstellt. Die Diagnose ist schwierig, besonders im Frühstadium. Die Osteomalacie kann mit einer Erhöhung der alkalischen Phosphatase einhergehen. Es können jedoch nach einer Magen-Resektion auch andere Gründe für die Erhöhung der alkalischen Phosphate vorhanden sein, so daß die Differentialdiagnose Schwierigkeiten bereitet. Die Bestimmung des Vitamin-D-Spiegels ist in der Klinik nicht praktikabel, ebenso wie auch die routinemäßige Sicherung der Diagnose durch eine Knochenbiopsie. Die Diagnose kann jedoch nur durch histologische Untersuchungen eindeutig gestellt werden.
Orales Vitamin D reicht zur Therapie aus. Man darf jedoch nicht vergessen, daß eine Vitamin-D-Überdosierung gefährlicher ist als eine leichte Osteomalacie. Dementsprechend muß die Therapie sorgfältig kontrolliert werden. Eine Prophylaxe scheint nicht gerechtfertigt zu sein.

10.2.2 Osteoporose

Die Knochendichte wird durch einen radiologischen Index (Verhältnis des corticalen Knochenanteils zum gesamten Knochen) am Femur oder Os metacarpale beurteilt. Dieser Index der Osteoporose zeigt erwartungsgemäß Altersveränderungen an. Bei der Messung des Index nach partieller Gastrektomie zeigt es sich, daß der normale Alterungsprozeß des Knochens um 10–20 Jahre rascher abläuft. Die Frakturhäufigkeit bei Männern 20 Jahre nach einer Magenresektion ist fast doppelt so hoch wie bei nichtoperierten Gleichaltrigen [126]. Nach unserer Erfahrung sind fast alle Patienten mit einer schweren Osteoporose unterernährt, meist als Folge einer selbstauferlegten Reduzierung der Nahrungsaufnahme zum Vermeiden schwerer Postgastrektomie-Symptome. Eine spezifische Therapie scheint nicht möglich zu sein, ebenfalls gibt es keine direkten prophylaktischen Maßnahmen gegen eine Osteoporose. Die Beseitigung der Postgastrektomie-Symptome ist die beste Prophylaxe einer Osteoporose.

10.3 Gewichtsverlust

Ein Gewichtsverlust ist das Hauptsymptom einer Mangelernährung. Nur etwa 40% aller Patienten erreichen nach der Operation ihr ideales Körpergewicht [59]. Bei der überwiegenden Mehrzahl der Untergewichtigen liegt der Grund der Störung in einer zu geringen Nahrungsaufnahme. Bei einer Minderheit besteht ein Verlust an Calorien im Stuhl aufgrund einer Resorptionsstörung. Bei Resorptionsstörungen nach partieller Gastrektomie ist der Verlust jedoch kaum je so schwerwiegend, daß er nicht durch eine vermehrte Nahrungsaufnahme ausgeglichen werden könnte. Schwere Resorptionsstörungen nach Gastrektomie beruhen normalerweise auf zusätzlichen Faktoren wie z. B. einer latenten Cöliakie, einer Pankreasinsuffizienz oder einer bakteriellen Besiedlung des Dünndarms. Sämtliche Patienten mit schweren Ernährungsstörungen nach partieller Gastrektomie sind einer ausführlichen Funktionsdiagnostik zu unterziehen, vor allem vor einer chirurgischen Reintervention. Einer der dankbaren Nebenaspekte der Roux-Y-Umwandlungsoperation ist die Besserung des gesamten Ernährungszustandes des Patienten.

Literatur

1. Alexander-Williams J (1966) Partial gastrectomy. The late nutritional and metabolic effects. Am J Proct 17:288–299.
2. Alexander-Williams J (1973) Gastric reconstructive surgery. Ann Coll Surg Engl 52:1–17
3. Alexander-Williams J (1974) Some sequelae of gastric operations including the dumping syndrome and metabolic disorders. In: Maingot R (ed) Abdominal Operations. Appleton-Century-Crofts New York, pp 491–516
4. Alexander-Williams J, Betts TA, Pidd S (1977) Psychiatric disturbance and the effects of gastric operations. Clin Gastroenterol 6:694–699.
5. Amdrup E, Jensen HE, Johnston D, Walker BE, Goligher JC (1974) Clinical results of parietal cell vagotomy (highly selective vagotomy) two to four years after operation. Ann Surg 180:279–284
6. Anderson DL, Boyce HW (1972) Use of parenteral hyperalimentation in the diagnosis and treatment of alkali reflux gastritis. Gastroenterology 62:882 (Abstract)
7. Andreasson M (1961) Surgical treatment of severe dumping syndrome. Conversion of Billroth II to Billroth I. Acta Chirur [Suppl] 283:222–227
8. Ardeman S, Chanarin I (1966) Intrinsic secretion in gastric atrophy. Gut 7:99–101
9. Aukee S, Krohn K (1972) Occurrence and progression of gastritis in patients operated on for peptic ulcer. Scan Gastroenterol 7:541–546
10. Barnes AD, Alexander-Williams J (1967) Stomach drainage after vagotomy and pyloroplasty. Am J Surg 113:494
11. Baron JH (1970) The clinical use of gastric function tests. Scan J Gastroenterol [Suppl] 6:9–46
12. Belowski H (1962) Does the duodenal content exert a harmful effect on the gastric mucosa. Gastroenterologia (Basel) 98:233–238
13. Bernstein LM, Baker LA (1958) A clinical test for esophagitis. Gastroenterology 34:760–781
14. Black RB, Hole D, Rhodes J (1971) Bile damage to the gastric mucosal barrier: the influence of pH and bile acid concentration. Gastroenterology 61:178–184
15. Black RB, Rhodes J, Hole D (1973) Measurement of bile damage to the gastric mucosa. Am Dig Dis 18:414–415
16. Black RB, Roberts G, Rhodes J (1971) The effect of healing on bile reflux in gastric ulcer. Gut 12:552–558
17. Bohmansson G (1950) Prophylaxis and therapy in late post-gastrectomy complications. Acta Med Scan [Suppl]246: 37–45
18. Borg I (1959) Bile admixture in gastric juice in health and in peptic ulcer before and after operation according to Billroth II and Billroth I. Acta Chirur Scand [Suppl] 251:97–112

19. Borg I, Borgstrom SG, Haeger K (1968) The value of the Billroth II-Billroth I conversion operation in the treatment of the post gastrectomy syndrome. Acta Chirur Scand 134:665–659
20. Boss M (1966) Wiadomosci Lekarskie, 19:1171
21. Braun H (1893) Gastroenterostomie und Gleichzeitig ausgeführte Enteroanastomie. Archiv Klin Chirur 45:361
22. Brooke-Cowden GL, Braasch JW, Gibb SP, Haggitt RC, McDermott WV (1976) Postgastrectomy syndromes. Am J Surg 131:464–470
23. Bulbring E, Lynn RC (1958) The effect of intraluminal application of 5-hydroxytryptamine and 5-hydroxytryptophan on peristalsis; the local production of 5-HT and its release in relation to intraluminal pressure and propulsive activity. J Physiology 140:381–407
24. Butz R (1961) Dumping syndrome studied during maintenance of blood volume. Ann Surg 154:225–234
25. Capper WM, Welbourn RB (1955) Early post-cibal symptoms following gastrectomy. Aetiological factors, treatment and prevention. Br J Surg 43:24–35
26. Capper WM, Airth GR, Kilby JO (1966) A test for pyloric regurgitation. Lancet 2:621–623
27. Capper WM, Butler TJ, Kilby JO (1967) Reversal of non-Addisonian achlorhydria by Roux-en-Y loop. Gut 8:612–613
28. Card WI, Marks IN (1960) The relationship between the acid output of the stomach following 'maximal, histamine stimulation and the parietal cell mass. Clin Sci 19:147–163
29. Chapel HM, Hoare AM (1979) A study of the aetiology of gastritis following gastric surgery. 1. Immunofluorescent studies of the gastric mucosa. J Clin Exp Immunol in press
30. Chapel HM, Hoare AM, Haeney M (1979) A study of the aetiology of gastritis following gastric surgery. 2. Studies of cell mediated immunity. Clin Exp Immunol in press
31. Cheli R, Santi L, Ciancameria G, Canciani G (1973) A clinical statistical follow up study of atrophic gastritis. Am J Dig Dis 18:1061–1066
32. Chisholm M (1976) Immunology of gastritis. Clin Gastroenterol 5:419–428
33. Clark CG (1973) Nutritional and metabolic complications of partial gastrectomy. In Vagotomy on Trial (Ed) Cox AG, Alexander-Williams J, pp 53–65. London: Heinemann
34. Clark CG, Lewin MR, Stagg BH, Wyllie JH (1973) Effect of proximal gastric vagotomy on gastric acid secretion and plasma gastrin. Gut 14:293–299
35. Cooperman AM (1976) Postoperative alkaline reflux gastritis. Surg Clin North America 56:1445–1459
36. Cotton PB (1973) Fibreoptic endoscopy and the barium meal – results and implications. Br Med J ii:161–165
37. Cotton PB, Rosenberg MT, Axon ATR, Davis M, Pierce JW, Price AB, Stevenson GW, Waldram R (1973) Diagnostic yield of fibre-optic endoscopy in the operated stomach. Br J Surg 60:629–632
38. Cox AG, Spencer J, Tinker J (1969) Review of clinical results. In After Vagotomy (Ed.) Alexander-Williams J, Cox AG. pp 119–130. London: Butterworths
39. Cox EV, Alexander-Williams J, Jones CT (1963) Anaemia in the post gastrectomy state. In Partial Gastrectomy (Ed.) Stammers FAR, Alexander-Williams J. p. 158. London: Butterworths.
40. Cuschieri A, Onabanjo OA (1971) Kinin release after gastric surgery. Br Med J iii:565–566
41. Dahlgren S (1964) The afferent loop syndrome. Acta Chirur Scand [Suppl] 327:1–149
42. Davenport HW (1968) Destruction of the gastric mucosal barrier by detergents and urea. Gastroenterology. 54:175–181

43. Davenport HW (1976) Physiological parameters in the gastric mucosal barrier. Am J Dig Dis 21:141–143
44. Davidson ED, Hersh T (1975) Bile reflux gastritis. Contribution of inadequate gastric emptying. Am J Surg 130:516–518
45. De Jode LR (1961) Gastric carcinoma following gastroenterostomy and partial gastrectomy. Br J Surg 48:512–514
46. Delaney JP, Butler BA, Cheng JWB, Broadie TA, Richie WP (1972) Gastritis induced by intestinal juices. Bull Soc Inter Chirur 31:176–182
47. Demling L, Ottenjann R, Elster K (1972) Endoscopy and Biopsy of the Esophagus and Stomach. pp 116–126. Philadelphia: W. B. Saunders.
48. Denck von H, Salzer G (1957) 21 Jahre Ulcuschirurgie an der Klinik Denk in Wien 1933–1954. Gastroenterologia 88:94–109
49. Domellof L, Eriksson S, Janunger KG (1975) Late occurence of precancerous changes and carcinoma of the gastric stump after Billroth II resection. Acta Chirur Scand 141:292–297
50. Domellof L, Eriksson S, Janunger KG (1976) Late precancerous changes and carcinoma of the gastric stump after Billroth I resection. Am J Surg 132, 26–31
51. Donovan IA (1976) The different components of gastric emptying after gastric surgery. Ann Coll Surg Engl 58:368–373
52. Donovan IA, Owens C, Clendinnen BG, Griffin DW, Harding LK, Alexander-Williams J (1979) Interrelations between serum gastrin levels, gastric emptying and acid output before and after proximal gastric vagotomy and truncal vagotomy and antrectomy. Br J Surg in press
53. Dorricott NJ, McNeish AR, Alexander-Williams J, Royston CMS, Cooke WM, Spencer J, de Vries BC, Muller H (1978) Prospective randomised multicentre trial of proximal gastric vagotomy or truncal vagotomy and antrectomy for chronic duodenal ulcer: interim results. Br J Surg 65:152–154
54. Eckstam EE, Scudamore HH, Fencil WJ, Jaramillo CA (1974) Bile reflux gastritis. Results of surgical therapy with Roux-en Y gastrojejunostomy. Wis Med J 73:87–88
55. Eldh J, Kewenter J, Lock NG, Olson P (1974) Long-term results of surgical treatment for dumping after partial gastrectomy. Br J Surg 61:90–93
56. Fiddian-Green, RG, Russel RCG, Hobsley M (1972) Secretin induced pyloric reflux: verification of the mathematical formula for eliminating reflux in gastric aspirate. Br J Surg 59:903 (Abstract)
57. Flint FJ, Grech P (1970) Pyloric regurgitation and gastric ulcer. Gut, 11: 735–737
58. Franklin RH (1970) Post-vagotomy diarrhoea. Br Med J i:412
59. French JM, Crane CW (1963) Under nutrition, malnutrition and malabsorption after gastrectomy. In: Post Gastrectomy. Complications and Metabolic Consequences (Ed) Stammers, FAR, Alexander-Williams J. London: Butterworths.
60. Gear MWL, Dowling BL (1970) Suture line ulcer after gastric surgery caused by nonabsorbable suture materials. Br J Surg 57:356–358
61. Gear MWL, Truelove SG, Whitehead R (1971) Gastric ulcer and gastritis. Gut 12:639–645
62. Gerwig HW Jr, Easley GW, Mendoza GB (1967) Results following remedial operation for severe dumping syndrome. Arch Surg 95:356–358
63. Goldner FH, Boyce HW (1976) Relationship of bile in the stomach to gastritis. Gastrointest Endosc 22:197–199
64. Goligher JC, Pulvertaft CN, de Dombal FT, Conyers JH, Duthie HL, Feather DB, Latchmore AJC, Shoesmith JH, Smiddy FG, Willson-Pepper J (1968) Five to eight year results of Leeds/York controlled trial of elective surgery for duodenal ulcer. Br Med J ii:781–787

65. Goligher JC, Pulvertaft CN, Irwin TT, Johnson D, Walker B, Hall RA, Willson-Pepper J, Matheson JS (1972) Five to eight years results of truncal vagotomy and pyloroplasty for duodenal ulcer. Br Med J i:7–13
66. Griffiths JMT (1974) The features and course of bile vomiting after gastric surgery. Br J Surg 61:617–622
67. Hedberg CA, Melnyk CS, Johnson CF (1966) Gluten enteropathy appearing after gastric surgery. Gastroenterology 50:796–804
68. Hedenstedt S, Heijkenskjold F (1961) Secondary jejunal transposition for severe dumping following Billroth I partial gastrectomy. Acta Chirur Scand 121:262–273
69. Helsingen N, Hillestad L (1956) Cancer development in the gastric stump after partial gastrectomy for ulcer. Ann Surg 143:173–179
70. Herrington JL, Sawyers JL, Whitehead WA (1974) Surgical management of reflux gastritis. Ann Surg 180:526–537
71. Hilbe G, Salzer GM, Hussl H, Kutschera H (1968) Die Carcinomgefährdung des Resektionsmagens. Langenb. Arch klin Chirur 323:142–153
72. Hines JR, Guerkink RE, Gordon RT, Weinermann P (1977) Phytobezoar: a recurring abdominal problem. Am J Surg 133:672–674
73. Hinshaw DB, Thompson RJ, Branson BW (1971) Pre and postoperative 'dumping studies' in patients with peptic ulcer. Am J Surg 122:269–274
74. Hirschowitz BI, Luketic GC (1971) Endoscopy in the post-gastrectomy patient. An analysis of 580 patients. Gastrointest Endosc 18:27–30
75. Hitchcock CR, MacLean LD, Sullivan WA (1957) The secretory and clinical aspects of achlorhydria and gastric atrophy as precursors of gastric cancer. J Nat Cancer Inst 18:795–811
76. Hoare AM, Alexander-Williams J (1977) Thread sutures seen on gastroscopy: do they cause ulcers or indigestion. Br Med J ii:996–997
77. Hoare AM, Chapel HM, Alexander-Williams J (1977a) Aetiology of gastritis occurring after surgery for peptic ulcer. Gut 18:A955–A956
78. Hoare AM, Donovan IA, Alexander-Williams J (1977b) Effects of proximal gastric vagotomy and truncal vagotomy and antrectomy on gastritis, bile reflux and acid output. Gut 18:A950
79. Hoare AM, Jones EL, Hawkins CF (1978) Cimetidine in the treatment of ulcers recurring after gastric surgery. Br Med J i:1325
80. Hoare AM, Keighley MRB, Hawkins CF, Alexander-Williams J, Elkington SG (1975) Non-ulcer dyspepsia and surgery. Gut 16:397
81. Hoare AM, Jones EL, Alexander-Williams J, Hawkins CF (1976) The symptomatic significance of gastritis and endoscopic hyperaemia following gastric operations. Gut 17:396
82. Hoare AM, McLeish A, Thompson H, Alexander-Williams J (1977) Hydrotalcite in the treatment of bile vomiting after gastric surgery. Br J Surg 64:849–850
83. Hoare AM, McLeish A, Thompson H, Alexander-Williams J (1978a) Selection of patients for bile diversion surgery: use of bile acid measurement in fasting gastric aspirates. Gut 19:163–165
84. Hoare AM, Keighley MRB, Starkey B, Alexander-Williams J (1978b) Measurement of bile acids in fasting gastric aspirates: an objective test for bile reflux after gastric surgery. Gut 19:166–169
85. Horowitz A, Kirson SM (1965) Cholecystitis and cholelithiasis as a sequel to gastric surgery: a clinical impression. Am J Surg 109:760
86. Irvine WJ, Davies SH, Haynes RC, Scarth C (1965) Secretion of intrinsic factor in response to histamine and to gastrin in the diagnosis of addisonian pernicious naemia. Lancet, ii:397–401
87. Ivey KJ, DenBesten L, Clifton JA (1970) Effect of bile salts on ionic movement across human gastric mucosa. Gastroenterology, 59:683–690

88. Jenkins DJA, Gassull MA, Leeds AR, Metz G, Dilawari JB, Slavin B, Blendis LM (1977) Effect of dietary fibre on complication of gastric surgery: prevention of post prandial hypoglycaemia by pectin. Gastroenterology 73:215–217
89. Johnson AG (1972) Pyloric function and gall-stone dyspepsia. Br J Surg 59:449–454
90. Johnston LP, Jesseph JE (1961) Evidence for a humoral etiology of the dumping syndrome. Surg Forum 12:316
91. Johnson DH (1964) Antral gastritis: a biopsy study of its relation to duodenal ulcer and the ulcer-like syndrome. Bull Gastrointest Endosc 10:11–14
92. Johnston DH (1966) A biopsy study of the gastric mucosa in post-operative patients with and without marginal ulcer. Am J Gastroenterol 46:103–118
93. Johnstone FRC, Holubitsky IB, Debos HT (1967) Post-gastrectomy problems in patients with personality defects: the 'albatros syndrome'. Can Med Assoc J 96:1559
94. Jordan GL, Angel RT, McIlhaney JS, Williams RK (1963) Am J Surg 106:451
95. Joseph WL, Rivera RA, O'Kieffe DA, Geelhoed GW, McCune WS (1973) Management of post-operative alkaline reflux gastritis. Ann Surg 177:655–659
96. Kaplan HS, Rigler LG (1945) Pernicious anaemia and carcinoma of the stomach – autopsy studies concerning their inter-relationship. Am J Med Sci 209:339–348
97. Kasugai T, Kato H, Takose T, Tsubouchi M, Yagi M, Yamaoka Y, Ishibashi Y, Hattori T, Nakazawa S, Kobayashi S (1966) The endoscopic diagnosis and treatment of the pathological changes in the resected stomach. Proceedings of the Congress of the International Society of Endoscopy 307–309
98. Kay AW, Cox AG (1964) Jejunal transportation for the post-gastrectomy patient. Br J Surg 51:763–767
99. Keighley MRB, Asquith P, Alexander-Williams J (1975) Duodenogastric reflux: a cause of gastric mucosal hyperaemia and symptoms after operations for peptic ulcer. Gut 16:28–32
100. Keighley MRB, Hoare AM, Horrocks JC, DeDombal FT, Alexander-Williams J (1976) A symptomatic discriminant to identify recurrent ulcer in patients with dyspepsia after gastric surgery. Lancet II; 278–279
101. Kennedy T, Johnston GW, Love AHG, Connell AM, Spencer EFA (1973) Pyloroplasty versus gastrojejunostomy: results of a double-blind, randomised controlled trial. Br J Surg 60:949–953
102. Khayat MH, Christophe J (1969) In vitro inactivation of pancreatic enzymes in washing of the rat small intestine. Am J Physiol 217:923–929
103. Koelz HR, Lepsien G, Blum AL, Siewert R (1978) The duodenum regulates the lower oesophageal sphincter. Gastroenterology 75:283–285
104. Konjetzny GE (1928) Die Entzündungen des Magens. In: Handbuch der speziellen pathologischen Anatomie und Histologie (Ed.) Henke F, Lubarsch O, pp 768–1116. Berlin: Springer
105. Kradinov AI, Volobuev NN (1966) Nekotorye Kliniko-rentgenologicheskie paralleli pri Demping-sindrome do i posle eiunogastroplastiki (reduodenizatsii). Klinicheskaya Meditsina (Moscow) 44:79–81
106. Kreel L, Herlinger H, Glanville J (1973) Technique of the double-contrast barium meal with examples of correlation with endoscopy. Clin Radiol 24:307–314
107. Krentz K (1973) Histo-morphological studies of the gastric mucosa from areas near and far from tumors in gastric carcinoma. Acta Hepatogastroenterol 20:226–235
108. Lawson HH (1964) Effect of duodenal contents on the gastric mucosa under experimental conditions. Lancet i:469–472
109. Lawson HH (1972) The reversibility of postgastrectomy alkali reflux gastritis by a Roux-en-Y loop. Br J Surg 59:13–15
110. Lees F, Grandjean LC (1958) The gastric and jejunal mucosae in healthy patients with partial gastrectomy. Arch Intern Med 101:943–951
111. LeQuesne LP, Hobsley M, Hand BH (1960) The dumping syndrome. Br Med J i:141–147
112. Liavaag K (1962) Cancer development in gastric stump after partial gastrectomy for peptic ulcer. Ann Surg 55:103–106

113. Magyar K, Rethely J, Kovaks P (1956) Die Behandlung des Früh-Dumping-Syndromes mit Lokalanaesthesie der Anastomosengegend und mit oralem Antidiabetikum. Z Gesamte Inn Med 21:629–632
114. McColl I, Drinkwater JC, Mulne-Moir I, Donnan SPB (1971) Prediction of success or failure of gastric surgery. Br J Surg 58:768–771
115. McKeown KC (1972) A prospective study of the immediate and long-term results of polya gastrectomy for duodenal ulcer. Br J Surg 59:849–868
115a. Meikle DD, Taylor KB, Truelove SC, Whitehead R (1976) Gastritis duodenalis, and circulating levels of gastrin in duodenal ulcer before and after vagotomy. Gut 17:719–728
116. Mendelsohn D, Mendolsohn L (1975) Hydrogen ion pepsin and bile acid binding properties of hydrotalcite. South African Med J 49:1011–1014
117. Meshkinpour H, Elashoff J, Stewart H, Sturdevant RAL (1977) Effect of cholestyramine on the symptoms of reflux gastritis. Gastroenterology 73:441–443
118. Metzer WH, Cano R, Sturdevant RAL (1976) Effect of metoclopramide in chronic gastric retention after gastric surgery. Gastroenterology 71:30–32
119. Morson BC (1955) Carcinoma arising from areas of intestinal metaplasia in the gastric mucosa. Br J Cancer 9:377–385
119a. Morgenstern C, Yamakawa T, Seltzer D (1973) Carcinoma of the gastric stump. Amer J Surg 125:29–38
120. Mosbech J, Videbaek A (1950) Mortality from and risk of gastric carcinoma among patients with pernicious anaemia. Br Med J ii:390–394
121. Myren J, Jeruldsen S, Fretheim B (1966) Gastric secretion before and after graded partial gastrectomy for duodenal ulcer. Scand J Gastro 1:132–137
122. Nakajima T, Ishii T, Kobayashi H, Kuroiwa H, Tohei N, Nishikawa M (1966) Study of postoperative gastritis. Proceedings of 3rd World Congress of Gastroenterology 1:444–447
123. Nelson PG (1968) Early post-cibal symptoms after surgery for duodenal ulcer. Aust NZ J Surg 37:283–288
124. Nicholls JC (1974) Carcinoma of the stomach following partial gastrectomy for benign gastroduodenal lesions. Br J Surg 61:244–249
125. Nielsen JA, Thaysen EH, Olesen H, Nielsen AR (1972) Fundal gastritis after Billroth II type resection in patients with duodenal ulcer. Scand J Gastroenterol 7:337–343
126. Nilson BE, Wastlin LE (1971) The fracture incidence after gastrectomy. Acta Chirur Scand 137:533
127. Nyhus LM, Wastell C (Ed.) (1977) Surgery of the Stomach and Duodenum. Boston: Little, Brown
128. O'Neill M, Doyle C, Shorten E, Hennessy T, Whelton MJ (1975) Endoscopic findings after definit gastric surgery. Ir Med J 68:9–12
129. Pulimood BM, Knudsen A, Coghill NF (1976) Gastric mucosa after partial gastrectomy. Gut 17:463–470
130. Rosenberg MT (1976) The operated stomach. In Modern Topics in Gastrointestinal Endoscopy (Ed.) Schiller KFR, Salmon PR. London: Heinemann.
131. Roux G, Pedoussaut R, Marchal G (1950) Le Syndrome de l'anse afferente des gastrectomises. Lyon Chirurgical 45:773–780
132. Saegesser F, James D (1972) Cancer of the gastric stump after partial gastrectomy (Billroth II principle) for ulcer. Cancer 29:1150–1159
133. Siewert R, Lepsien G, Schattenmann (1979) The significance of the duodenal passage in cardia function in patients following a distal stomach resection of types Billroth I and Billroth II. Acta Chirur Scand in press
134. Simon L, Figus AI, Bajtai A (1973) Chronic gastritis following resection of the stomach. Am Gastroenterol 60:477–487
135. Simpson CK (1935) Observations on gastritis. Guy's Hosp Rep 85:102–125
136. Sircus W, Small WP (1964) The problem of peptic ulcer. Scott Med J 9:453–468
137. Siurala M, Lehtola J, Ihamaki T (1974) Atrophic gastritis and its sequelae. Results of 19–23 years follow-up examinations. Scand J Gastroenterol 9:441–446

138. Small WR, Smith AN, Falconer CWA, Sircus W, Bruce J (1968) Suture line ulcer after gastric surgery. Am J Surg 115:477–481
139. Stabile BE, Passaro E (1976) Recurrent peptic ulcer. Gastroenterology 70:124–135
140. Stadaas JO, Aune S (1972) Clinical trial of metoclopraminde on post-vagotomy gastric stasis. Arch Surg 104:684–686
141. Steinberg DM, Masselink BA, Alexander-Williams J (1975) Assessment and treatment of recurrent peptic ulceration. Ann Coll Surg Engl 56:135–140
142. Steinberg ME (1949) A double jejunal lumen gastrojejunal anastomosis: pantaloons anastomosis. Surg Gynecol Obstet 88:453–464
143. Sullivan MB (1966) The present status of the postcibal 'dumping' reaction. Surgery 59:645–649
144. Stalsberg H, Taksdal S (1971) Stomach cancer following gastric surgery for benign conditions. Lancet ii:1175–1177
145. Talima TV, Asp K (1973) Suture line ulcers after gastric surgery. Ann Chirur Gynaecol 62:370–374
146. Toye DKM, Alexander-Williams J (1965) Post-gastrectomy bile vomiting. Lancet ii:524–526
147. Vasconez LO, Adams JT, Woodward ER (1970) Treatment of reluctant post vagotomy stoma with bethanecol. Arch Surg 100:693
148. Walker IR, Strictland RG, Ungar B, Mackay IR (1971) Simple atrophic gastritis and gastric carcinoma. Gut 12:906–911
149. Wall AJ, Ungar B, Baird CW, Lagford IM, Mackay IR (1967) Malnutrition after partial gastrectomy. Influence of site of ulcer and type of anastomosis and role of gastritis. Am J Dig Dis 12:1077–1086
150. Wallenstein S (1960) The dumping syndrome. Part 111. Conversion of Billroth II to Billroth I gastrectomy for severe dumping syndrome. Acta Chirur Scand 118:278–285
151. Weldon E, Venables CW, Johnston IDA (1970) Late metabolic sequelae of vagotomy and gastroenterostomy. Lancet i:437–440
152. Wells C, McPhee IW (1954) Partial gastrectomy: ten years later. Br Med J ii:1128–1132
153. Wenger J, Heymsfield L (1974) Absorption of bile by aluminium hydroxide. J Clin Pharmacol 14:163–165
154. Werther JL, Janowitz HD, Dyck WP, Chapman ML, Rudick J (1970) The effect of bile on electrolyte movement across canine gastric antral and fundic mucosa. Gastroenterology 59:691–697
155. Wessells LM (1971) Gastroscopy of the operated stomach. South African Med J 45:685
156. Westlund K (1963) Mortality of peptic ulcer patients. Acta Med Scand 174 [Suppl] 402: 1–110
157. Whitlock FA (1961) Some psychiatric consequences of gastrectomy. Br Med J i:1560–1564
158. Wickbom G, Bushkin FL, Linares C, Dragstedt LR (1974) On the corrosive properties of bile and pancreatic juice on living tissues in dogs. Arch Surg 108:680–684
159. Windsor CWO (1964) Gastro-oesophageal reflux after partial gastrectomy. Br Med J ii:1233–1234
160. Woodward ER (1966) The pathophysiology of afferent loop syndrome. Surg Clin North Am 46:411–423
161. Woodward ER, Hastings N (1960) Surgical treatment of the postgastrectomy dumping syndrome. Surg Gynecol Obstet 111:429–431
162. Wormsley KG (1972) Aspects of duodeno-gastric reflux in man. Gut 13:243–250
163. Zeitlin IJ, Smith AN (1966) Lancet ii:986

Kapitel 8
Postoperative Syndrome nach totaler Gastrektomie

E. L. BRADLEY III

1 Einleitung

In den 80 Jahren seit der ersten erfolgreichen totalen Gastrektomie im Jahre 1897 stellte das Magencarcinom die Hauptindikation für die totale Gastrektomie dar. In dieser Zeit wurde eine totale Resektion sowohl beim potentiell heilbaren Carcinom als auch als Palliativeingriff bei Patienten mit Magenausgangsstenose oder Blutung selbst beim Vorliegen von Metastasen befürwortet.

Heute glauben wir zu wissen, daß es keine signifikanten Unterschiede in den 5-Jahres-Überlebensraten gibt, wenn die Ergebnisse der partiellen und der totalen Gastrektomien für das Adenocarcinom verglichen werden.

In einer großen Multicenter-Studie konnte gezeigt werden, daß die 5-Jahres-Überlebensraten kurativer Resektionen sowohl bei der totalen als auch bei der subtotalen Gastrektomie gleichermaßen bei 47% [13] lagen. Auf der anderen Seite starben 87% der palliativ resezierten Patienten innerhalb von drei Jahren unabhängig davon, welche chirurgische Technik bevorzugt wurde. Angesichts dieser und anderer analoger Ergebnisse ist die Zahl der wegen Adenocarcinoms totalgastrektomierten Patienten in den letzten 15 Jahren deutlich gesunken. Ungeachtet dessen hat sich die totale Gastrektomie bei weniger invasiven malignen Erkrankungen bewährt. Als Beispiel seien maligne Lymphome [24], Gastrinome [47] und Sarkome der glatten Muskulatur [45] erwähnt. Bei jeder dieser Tumorarten übertrifft die 5-Jahres-Überlebensrate 50%.

Andere mögliche Indikationen zur totalen Gastrektomie sind die diffuse Magenpolypose [4], der Morbus Ménétrier [12], seltener starke Schleimhautblutungen aus akuten Erosionen nach Scheitern weniger aggressiver Maßnahmen und schließlich komplizierte Formen der peptischen Ulcerationen. Aufgrund dieser in neuerer Zeit vollzogenen Erweiterung der Indikationsstellung zur totalen Gastrektomie auch auf Patienten mit

Krankheiten geringgradiger Malignität bzw. ohne Malignität sind die Überlebenszeiten gestiegen, und es ist möglich geworden, die Folgeerscheinungen des operativen Vorgehens unabhängig von der Progredienz einer malignen Grundkrankheit zu analysieren.

Manche Autoren sehen in der totalen Gastrektomie weniger eine Behandlungsmethode als vielmehr die Schaffung eines neuen Krankheitsbildes. Diese Ansicht wird besonders von Kirschner und Garlock vertreten: „Obwohl die veröffentlichten zunehmend größeren Zahlen an totalen Gastrektomien von einem eindeutigen Rückgang der operativen Letalität begleitet sind, ist dieser Eingriff von einer zunehmenden Morbidität, bedingt durch Störungen der Verdauungsfunktion, Anämien, Mangelernährung, Anastomosenstrikturen, Diarrhoen und schließlich durch Verlust der Arbeitsfähigkeit, gefolgt. Die überwiegende Mehrzahl dieser Überlebenden ist zu abgemagerten Verdauungskrüppeln geworden, die kaum einer Therapie zugänglich sind" [29]. Ist ein solches pauschales Urteil gerechtfertigt, oder sind solche Äußerungen auf Frustrationen zurückzuführen, die bei dem Versuch entstehen können, erfolgreich postoperative Komplikationen zu meistern?

In der folgenden Aufzählung postoperativer Folgekrankheiten sollen jene von klinischer Wichtigkeit hervorgehoben werden und therapeutische Programme vorgeschlagen werden, die auf Einsichten in die entsprechenden pathophysiologischen Vorgänge beruhen.

2 Mangelernährung

Nährstoffe sind der Treibstoff für den menschlichen Körper; in diesem Sinne kann die Ernährung als ein Prozeß bezeichnet werden, bei dem Energiesubstrate dem Körper zum Zwecke der Erhaltung der Gewebeintegrität und der Arbeitsleistung der Zelle zugeführt werden. Glücklicherweise ist das System so konstruiert, daß Energievorräte zu Zeiten des Überangebotes gespeichert und im Falle eines Energiesubstratmangels jederzeit wieder abgerufen werden können. Da die Energiespeicherung in einer Umwandlung von Nahrungsmitteln in Fettgewebe besteht, ist es nicht weiter verwunderlich, daß eine Fehlernährung zur Entleerung der Fettdepots führt. Deshalb wird die Mangelernährung in der Regel durch einen klinisch eindeutigen Gewichtsverlust erkannt.

Viele Beobachter berichten von einem signifikanten Gewichtsverlust nach totaler Gastrektomie [8, 16, 35, 41]. Kelly et al. beziffern den durchschnittlichen postoperativen Gewichtsverlust auf 24%. Lediglich ein Drittel der total gastrektomierten Patienten ist imstande, annähernd sein ideales Körpergewicht zu halten [28]. Adams hat sogar geschätzt, daß nur eine von zehn Personen ihr präoperatives Gewicht wiedererlangt [1]. Trotz-

Tabelle 1. Überlegungen zur Ernährung

1. Angebot essentieller Nährstoffe
2. Einnahme
3. Verdauung
4. Resorption
5. Einbau ins Gewebe

dem erlangen einige Patienten ein passables postoperatives Körpergewicht, womit der Beweis für die grundsätzliche Möglichkeit einer Gewichtszunahme auch nach totaler Gastrektomie erbracht ist. Andererseits wirft diese Überlegung die Frage nach der Ursache des Gewichtsverlustes bei der Mehrzahl der Patienten ohne Magen auf. Kann der postoperativ zu beobachtende Gewichtsverlust allein dem Verlust der Magenfunktion zugeschrieben werden?
Zur Aufrechterhaltung eines idealen Ernährungszustandes müssen fünf wichtige Voraussetzungen gegeben sein (Tabelle 1):

– Als erstes muß ein Angebot der wichtigsten Nährstoffe (Proteine, Kohlenhydrate, Fette, Mineralien und Vitamine) bestehen.
 Ökonomische Faktoren hinsichtlich der Kosten und Nährwert einzelner Nahrungsmittel sowie soziale Faktoren hinsichtlich der Verfügbarkeit der Nahrungsmittel müssen in die Überlegungen über Art und Menge der Nahrungsmittel, die dem einzelnen zur Verfügung stehen, miteinbezogen werden.
– Als zweites müssen die Nährstoffe dem Körper zugeführt werden. Dieser Hinweis erscheint auf den ersten Blick überflüssig, jedoch lassen nähere Überlegungen einige Probleme offenkundig werden. Viele Chirurgen empfehlen ihren gastrektomierten Patienten die Einnahme von sechs kleineren Mahlzeiten täglich. Folglich wird ein Großteil der Zeit des Patienten durch die Nahrungszubereitung und Einnahme der Mahlzeiten in Anspruch genommen. Einige Patienten sind unwillig oder schlicht unfähig, diese Zeit aufzubringen. Darüber hinaus kann sich aufgrund von Dumping-Symptomen oder retrosternalen Schmerzen bei einigen Patienten eine Angst vor der Essensaufnahme (Sitophobie) entwickeln.
– Als drittes müssen die Nährstoffe verdaut werden. Als Verdauung wird der Vorgang bezeichnet, bei dem die zugeführten Nahrungsstoffe in ihre Bestandteile zerlegt und für den Transport in Bereiche außerhalb des Darmlumens vorbereitet werden.
– Als Resorption bezeichnet man die Mechanismen, die den Transport der Nahrungsbestandteile zwischen Mucosa und Gefäßsystem ermöglichen. Gemäß dieser Definition ist die Maldigestion nur eine mögliche

Ursache von Resorptionsstörungen. Resorptionsstörungen erfahren nur dann eine klinische Bedeutung, wenn die Größe des Calorienverlustes die Fähigkeit des Körpers, durch vermehrte Nahrungsaufnahme diese Verluste zu kompensieren, übertrifft.
- Schließlich müssen die resorbierten Nährstoffe, die als Bausteine für die Gewebserhaltung und -erneuerung gelten, eine Incorporation in neue Zellen und Gewebeeinheiten erfahren.

Defekte in nur einem dieser fünf Prozesse können eine klinische Fehlernährung zur Folge haben, die sich als Gewichtsverlust niederschlägt.

Einige Autoren vermuten, daß Resorptionsstörungen für die Entstehung der Mangelernährung nach totaler Gastrektomie verantwortlich sind [8, 32]. Andere sind der Meinung, daß der so bedingte Calorienverlust allein nicht ausreicht, um das Ausmaß der beobachteten Gewichtsverluste zu erklären [16, 28]. Wieder andere Untersucher machen die unzureichende Calorienzufuhr für die postoperative Malnutrition und den Gewichtsverlust verantwortlich [1, 28, 30, 43]. Eine Klärung dieser divergenten Standpunkte wird dadurch erschwert, daß die wenigen vorliegenden Studien an Patienten mit malignen Grunderkrankungen durchgeführt wurden. Unter diesen Umständen war eine Differenzierung zwischen den reduzierenden Einflüssen der malignen Grundkrankheit und den Einflüssen der totalen Gastrektomie nicht möglich.

2.1 Resorptionsstörungen (Malabsorption)

Um den unkontrollierbaren Einfluß einer malignen Grundkrankheit ausschließen zu können, wurde die Literatur nach Patienten, die wegen einer gutartigen Grundkrankheit totalgastrektomiert wurden und bei denen Resorptionstests vorgenommen worden waren, durchforscht. Es konnten 22 solche Patienten eruiert werden [2, 8–10, 11, 17, 28, 32, 40, 41].
Eine Fettresorptionsstörung (mehr als 10% des aufgenommenen Fettes) war in 15 von 22 Fällen (69%) beobachtet worden, der durchschnittliche Malabsorptionskoeffizient bei diesen 15 Patienten betrug jedoch nur 16,5% (Normalbereich 10%–25%). Stickstoffverluste (mehr als 2 g tägl.) konnten bei 42% festgestellt werden, jedoch betrug dabei die Azotorrhoe durchschnittlich nur 2,3 g täglich (Normalbereich 2,0–2,6 g). Der gesamte berechnete Calorienverlust als Folge einer Malabsorption betrüge danach weniger als 60 kcal pro Tag, vergleichbar mit der Zahl der Calorien in $^1/_4$ l entrahmter Milch.
Im Rahmen von Resorptionsstudien in unserem Forschungszentrum konnten wir bei zehn wegen gutartiger Erkrankungen totalgastrektomierten Patienten ähnliche Ergebnisse verzeichnen [5] (Tabelle 2). Die durch-

schnittliche Menge des Stickstoffverlustes im Stuhl betrug 2,8 g pro Tag bei sieben Patienten mit Azotorrhoe, die eine 80-g-Eiweißdiät erhalten hatten. Bei vier dieser sieben Patienten wurden erniedrigte Serum-Albuminspiegel gemessen. Eine Steatorrhoe konnte bei sechs Patienten beobachtet werden. Der Durchschnittskoeffizient der Fettmalabsorption für diese sechs Patienten betrug 24,3%. Alle unter Steatorrhoe leidenden Patienten wiesen außerdem niedrige Serum-Carotinwerte auf. Nur drei von zehn Patienten hatten sowohl eine Azotorrhoe als auch eine Steatorrhoe. Der durchschnittliche Calorienverlust aufgrund einer Malabsorption betrug bei diesen zehn Patienten lediglich 65 kcal pro Tag. Faßt man die Ergebnisse dieser Studie mit denen anderer Veröffentlichungen zusammen, so scheint festzustehen, daß die Fett- und Stickstoff-Malabsorption keine wichtige Ursache für den Gewichtsverlust nach totaler Gastrektomie darstellt.

Bilanzstudien scheinen dagegen eine unzureichende Methode für die Erfassung von Kohlenhydratresorptionsstörungen zu sein, da Kohlenhydrate auch in den Stoffwechsel der Darmbakterien eingehen. Ein Blick auf Tabelle 2 zeigt jedoch, daß Kohlenhydrate rasch resorbiert werden und daß bereits innerhalb von 30 min hyperglykämische Werte erreicht werden. Beim Vergleich gastrektomierter Patienten mit und ohne Duodenalpassage zeigt sich, daß es bei direkter Oesophagojejunostomie, d. h. ohne Duodenalpassage, zu einem stärkeren Anstieg der Blutglucose bis auf maximal 300 mg% eine Stunde nach oraler Glucosezufuhr kommt. Gleichzeitig findet eine geringere Insulin- und GIP-Freisetzung statt. Bei gastrektomierten Patienten mit Duodenalpassage (Interpositionsoperation) steigt der Glucosespiegel im Serum geringer, aber immer noch auf pathologische Werte von über 200 mg% an. Gleichzeitig werden auch vermehrt Insulin und GIP freigesetzt. Dies bedeutet, daß bei erhaltener Duodenalpassage die Glucoseresorption besser ist als ohne Duodenalpassage [41b].

Als klinische Folgeerscheinung kann sich ca. 3 Std postprandial eine relative Hypoglykämie als Zeichen der Insulinantwort auf die frühe Hyperglykämie zeigen. Diese regelmäßige Entwicklung einer frühen Hyperglykämie ist wiederholt beobachtet worden [1, 11, 32, 35] und kann in Form eines Spätdumping-Syndroms klinische Bedeutung erlangen.

Eine eigentliche Malabsorption ist somit von geringer Bedeutung für die Mangelernährung. In einzelnen Fällen kann jedoch ein Gewichtsverlust auch einmal Folge einer schweren Malabsorption sein, insbesondere dann, wenn der Patient unfähig oder unwillig ist, als Ausgleich entsprechend höhere Calorienmengen zu sich zu nehmen. Für solche Fälle ist eine kurze Betrachtung der möglichen Ursachen und der Behandlungsmöglichkeiten der Malabsorption interessant. Mögliche Ursachen einer Malabsorption nach totaler Gastrektomie sind in Tabelle 3 aufgeführt.

Tabelle 2. Resorptionsuntersuchungen einer bilanzierten Diät [Nach Bradley et al. (1975)

Patient	Kohlenhydrate						Stickstoff	
	Glucosetoleranz (Std.)					D-Xylose (<4,5 g/ 5 Std.)	Tägl. Einnahme (g)	Tägl. Verlust (g) (<2,0)
	0	0,5	1	2	3			
MH	90	258	335	354	84	4,0	12	3,0
AR	86	234	158	50	76	3,0	13	3,5
JL	94	247	231	32	69	5,3	13	1,8
WM	84	233	67	63	—	4,5	13	2,0
WO	82	312	246	62	50	5,0	13	2,0
CB	72	246	243	74	36	6,5	13	1,0
BQ	82	185	130	56	69	5,2	13	3,4
TJ	84	174	140	108	102	3,7	13	3,6
TS	83	264	97	62	71	4,8	13	0,9
ET	80	282	222	88	66	5,0	13	2,2
Mittelwert	84	244	187	95	69	4,7	—	2,3
Standardabweichung	2	14	27	31	6	0,3	—	0,3

Tabelle 3. Mögliche Ursachen für Malabsorption nach totaler Gastrektomie

1. Anaerobierwachstum im Dünndarm
2. Beschleunigte Darmpassage
3. Mucosaveränderungen
4. Pancreaticocibale Asynchronie

2.1.1 Bakterielle Fehlbesiedlung

Eine pathologische Besiedlung von Anaerobiern im Jejunum ist nach totaler Gastrektomie beobachtet worden [5]. Als Ursache dieser Fehlbesiedlung mit Anaerobiern wird der Verlust an Magensaft diskutiert. Drasar et al. haben darauf hingewiesen, daß bestimmte Anaerobier (besonders A. bacterioides) dazu fähig sind, menschliche Gallensäure zu dekonjugieren [14]. Durch die Reduzierung der konjugierten Gallensäuren wird der Transport der hydrolysierten Fette durch die intestinale Mucosa behindert. Nahrungsproteine dienen auch Anaerobiern als Substrat, wodurch das Eiweißangebot für den menschlichen Organismus reduziert wird [26].

mit freundlicher Genehmigung der Autoren]. In Klammern Normalwerte

Stickstoff				Fett		
Malabsorptionskoeffizient (<15%)	Serum-Albumin	Tägl. Einnahme (g)	Tägl. Verlust über Faeces (g)	Malabsorptionskoeffizient (<10%)	Serum-Carotin (50–300 mg%)	Serum-Cholesterin (150–250 mg%)
25%	3,3	100	24	24%	5	115
27%	3,9	100	24	24%	38	170
14%	4,2	100	6	6%	55	150
15%	3,8	100	9	9%	58	162
15%	4,5	100	19	19%	33	187
		50	15	30%		
8%	4,0	100	4	4%	70	195
		50	2	4%		
26%	4,1	100	12	12%	48	202
		50	4	8%		
28%	2,7	100	50	50%	20	165
6%	3,8	100	5	5%	63	160
17%	4,2	100	17	17%	23	125
18,1%	3,9	—	17,1	17,1%	41	163
2,7%	0,2	—	4,6	4,6%	7	9

Wir haben die Bedeutung dieser Anaerobierbesiedlung für die Resorptionsstörungen mittels Resorptionsuntersuchungen vor und nach Antibioticagaben untersucht [6]. Trotz Reduzierung der bakteriellen Fehlbesiedlung durch zehntägige Tetracyclingabe kam es zu keiner Änderung des Malabsorptionskoeffizienten für Fett oder Stickstoff. Die Fehlbesiedlung mit Anaerobiern als Ursache einer Resorptionsstörung nach Gastrektomie ist demnach in der Vergangenheit eher überbewertet worden.

2.1.2. Passagedauer

Es ist in der Vergangenheit verschiedentlich vermutet worden, daß Resorptionsstörungen bedingt durch eine Herabsetzung der Kontaktzeit der Nahrungsbestandteile mit der resorptiven Mucosaoberfläche des Dünndarms Folge einer beschleunigten Passage sein könnten. Im Gegensatz zu dieser Vorstellung haben wir [5] und auch andere Autoren [1, 35] bei Patienten nach totaler Gastrektomie ausschließlich normale Passagezeiten beobachtet. Bei Patienten ohne Magen benötigt eine Bariumsäule durchschnittlich 2 Std bis zur Erreichung des Coecums. Zeitunterschiede zu Kontrollen waren nicht festzustellen. Aus diesem Grunde erscheint es unwahrscheinlich, daß eine verkürzte Passagezeit eine häufige Ursache für Resorptionsstörungen nach Gastrektomie darstellt.

2.1.3 Mucosaveränderungen

In der Literatur finden sich nur wenige Mitteilungen über den Einfluß der totalen Gastrektomie auf die Mucosazellen des Dünndarms, die möglicherweise Ursache einer verminderten Resorption sein könnte. Lichtmikroskopisch sind derartige Veränderungen der Dünndarmmucosa nicht zu objektivieren [2, 34]. Elektronenmikroskopische Untersuchungen haben jedoch eine qualitative Abnahme der Größe und Zahl der Mikrovilli gezeigt [5]. Gegenwärtig ist die Bedeutung dieser Untersuchungen noch unklar; immerhin wird aber dem Gastrin ein trophischer Einfluß auf die Mucosazellen des Darmes zugesprochen.

2.1.4. Pancreaticocibale Asynchronie

Mittels differenzierter Sondentechniken hat Lundh zeigen können, daß Nahrungsbestandteile, die das Duodenum umgehen, mit Pankreasenzymen und konjugierten Gallensäuren keine ideale synchrone Mischung eingehen [31]. Eine eigentliche Pankreasfunktionsstörung ist dagegen nicht nachweisbar. Diese Situation wird als „Pancreaticocibale Asynchronie" bezeichnet. Die im Jejunum befindliche Konzentration von Trypsin und Lipase ist nach totaler Gastrektomie deutlich verringert und die Zeit bis zur Erlangung einer maximalen Konzentration verlängert [6]. Die Bedeutung dieser Beobachtungen für die Resorptionsstörungen nach totaler Gastrektomie wird auch dadurch belegt, daß die enterale Zufuhr von Pankreasenzymen nach totaler Magenresektion eine Verminderung der Protein- und Fettresorptionsstörungen zur Folge hat [6].
Zusammenfassend ist zu sagen, daß die feststellbaren Resorptionsstörungen nach totaler Gastrektomie nur selten eine Mangelernährung zur Folge haben. In einzelnen Fällen, besonders bei abnorm niedrigem Serum-Albumin- und Serum-Carotinspiegel, kann eine Applikation von Pankreasenzymen und/oder Zusätze bestimmter Nahrungsanteile (wie z. B. mittelkettige Triglyceride oder essentielle Aminosäuren) eine ausreichende Nahrungsaufnahme gewährleisten.

2.2 Unzureichende Nahrungsaufnahme

Da Resorptionsstörungen als Ursache der Mangelernährung nur eine geringe Rolle spielen, müssen andere Überlegungen angestellt werden, um die Ursachen der Mangelernährung nach Gastrektomie zu finden.

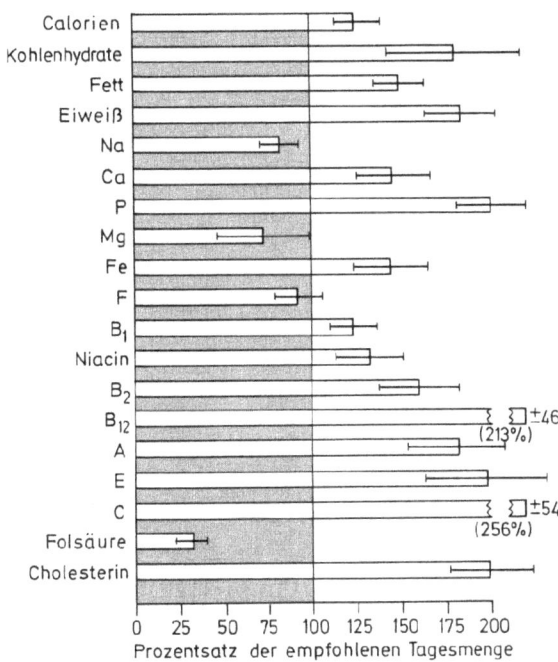

Abb. 1. Freiwillige willkürliche Einnahme verschiedener Nahrungsmittel als Prozentsatz der empfohlenen Tagesmengen. Zahlen stellen Mittelwerte ± Standardabweichung dar. [Nach Bradley et al. (1975) mit freundlicher Genehmigung der Autoren und des Herausgebers von Annals of Surgery]

2.2.1 Umweltfaktoren

Welche Rolle spielt die unzureichende Nahrungsaufnahme beim Gewichtsverlust totalgastrektomierter Patienten?

Nach Studien der Eßgewohnheiten totalgastrektomierter Patienten haben Roberts et al. [38] feststellen können, daß die durchschnittliche Tagescalorienaufnahme nach totaler Gastrektomie 1 800 kcal betrug und daß nur 3 von 20 Patienten täglich mehr als 2 000 kcal zu sich nahmen. In einer anderen Studie mit gleicher Methodik betrug die tägliche Calorieneinnahme 2 100 kcal [1]. Diese Mengen sind Grenzwerte bzw. niedriger als die empfohlenen Tagesmengen (2 400–2 800 kcal für Männer, 1 700–2 000 kcal für Frauen), die ein ideales Körpergewicht gewährleisten. Demnach stellt die unzureichende Nahrungsaufnahme einen wichtigen Faktor bei der Entstehung einer Mangelernährung nach totaler Gastrektomie dar.

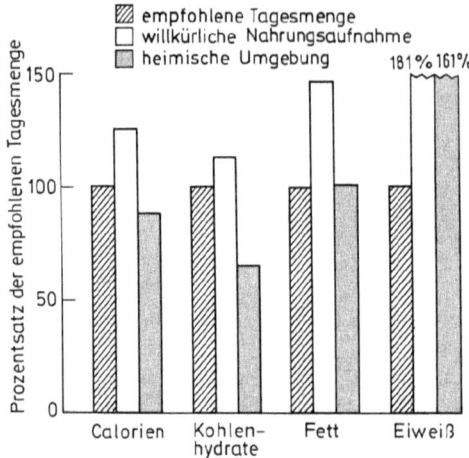

Abb. 2. Freiwillige Nahrungsaufnahme als Funktion von Umweltfaktoren. Beachte Abnahme der Calorienzufuhr in heimischer Umgebung. [Nach Bradley et al. (1975) mit freundlicher Genehmigung der Autoren und des Herausgebers von Annals of Surgery]

Zur weiteren Analyse der Gründe für die unzureichende postoperative Nahrungsaufnahme wurden 10 Patienten in unser klinisches Forschungszentrum aufgenommen. Diesen Patienten wurde eine willkürliche „Ad-libitum-Diät" erlaubt, wobei Calorienmengen und die entsprechenden Anteile an Kohlenhydraten, Fett und Proteinen für jeden Patienten festgehalten wurden [6]. Die Ergebnisse sind in Abb. 1 gezeigt. Die von der WHO empfohlenene Tagesmengen an Gesamtcalorien, Kohlenhydraten, Fetten und Proteinen wurden von jedem Patienten überschritten. Mit Ausnahme von Natrium, Magnesium, Fluor und Folsäure wurden auch die empfohlenen Tagesmengen an Vitaminen und Mineralien überschritten. Bei nachfolgenden Bilanzstudien auf der Basis einer Diät von 80 g Protein und 100 g Fett zeigte sich, daß 8 von 10 Patienten eine positive Stickstoffbilanz aufwiesen ($+2{,}14 \pm 0{,}4$ g/Tag). Diese Daten beweisen, daß auch totalgastrektomierte Patienten unter einer solchen Diät nicht nur ihr ideales Körpergewicht halten, sondern sogar eine Zunahme ihres Körpergewichtes erreichen können. Warum ist dann die Mangelernährung eine so häufige Erscheinung bei diesen Patienten?

Zur Klärung dieser Frage wurden die gleichen 10 Patienten erneut in ihrer häuslichen Umgebung untersucht [5]. Die Einhaltung der empfohlenen Diät wurde überwacht. Die Ergebnisse dieser ambulanten Untersuchung wurden mit denen der stationären Untersuchung verglichen (Abb. 2). Wie zu erwarten, kam es als Folge einer unzureichenden Gesamtcalorienaufnahme in häuslicher Umgebung zu einer Mangelernährung bei den glei-

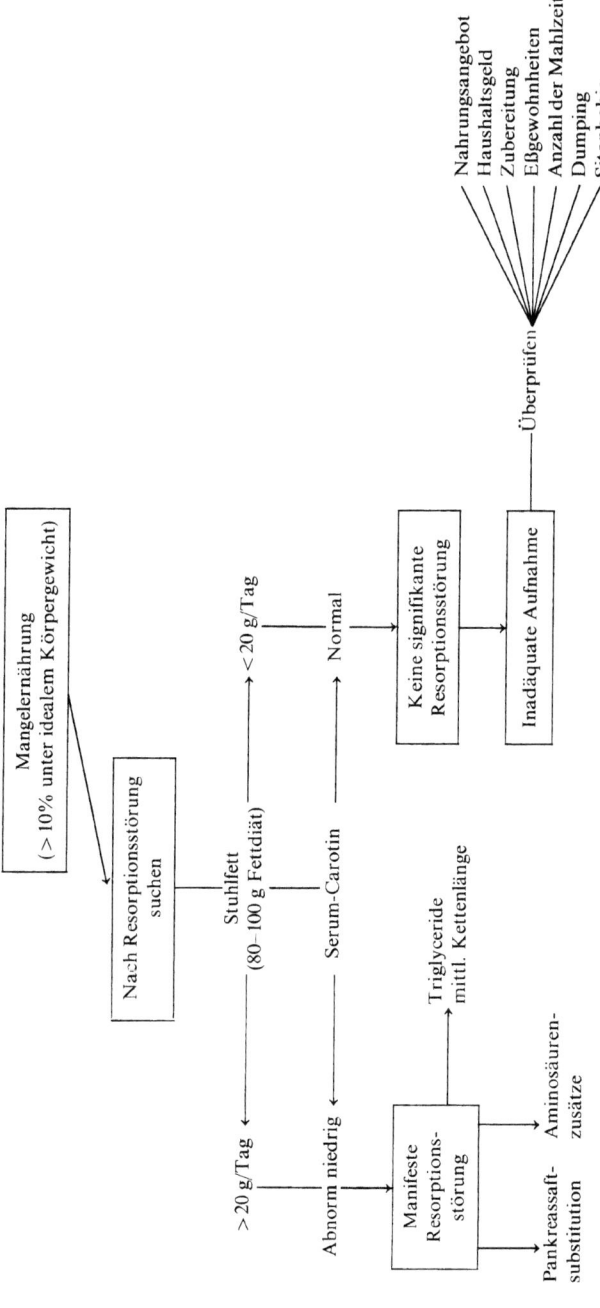

Abb. 3. Flußdiagramm für die Untersuchung der Mangelernährung nach totaler Gastrektomie

chen Patienten, die die empfohlenen Calorienmengen während der stationären Diätuntersuchung überschritten hatten. Die Gründe für diese umweltbedingte Mangelernährung sind keineswegs eindeutig (Abb. 3). Klarheit besteht darüber, daß eine große Anzahl sozioökonomischer Einflüsse den Ernährungsstatus des agastrischen Patienten beeinträchtigt. In der Behandlung der Mangelernährung sind daher für den Arzt alle Einzelheiten des Nahrungsangebotes, der Zubereitung, der Diät und der Einstellung des Patienten von großer Wichtigkeit. In diesem Zusammenhang stellt sich die Frage, ob das Hungergefühl eines Menschen durch das Fehlen des Magens beeinträchtigt wird oder nicht. Viele agastrische Patienten empfinden subjektiv seltener Hunger. Die Existenz eines Calorienreceptors im Magen zum Zwecke der Regulierung des Appetits ist denkbar ebenso wie die Annahme, daß nach totaler Gastrektomie die Nahrungsaufnahme durch eine Beeinträchtigung des Stimulus, Nahrung zu sich zu nehmen, beeinflußt wird. Die Motivation zur Nahrungsaufnahme scheint in der Tat bei vielen dieser Patienten zu fehlen.

2.2.2 Ersatzreservoir

Gibt es einen Zusammenhang zwischen der postoperativen Nahrungsaufnahme und der durchgeführten Rekonstruktionsmethode? Kann durch die Herstellung eines Magenersatzes die postoperative Ernährungssituation verbessert werden?
Es besteht wenig Zweifel darüber, daß die Konstruktion eines Ersatzreservoirs das frühe Völlegefühl nach totaler Gastrektomie vermindert. Ob diese Rekonstruktionstechniken (s. Abb. 4) gleichzeitig eine Verminderung der Malabsorption, eine Verringerung postoperativer Komplikationen und eine raschere Gewichtszunahme bewirken, muß noch offen bleiben. Bei vier Patienten mit einem Magenersatz nach Hays betrug die durchschnittliche Calorienaufnahme zwar 3350 kcal, dennoch traten Stickstoff- und Fettresorptionsstörungen auf [22]. Langzeituntersuchungen [19] haben gezeigt, daß Coloninterponate in bezug auf Mangelernährung und Oesophagitis unbefriedigende Ergebnisse erbringen. Ausgiebige metabolische Untersuchungen durch Scott et al. bei 8 Patienten mit einer Hunt-Lawrence-Rekonstruktion konnten die Überlegenheit dieser Methode gegenüber anderen Rekonstruktionsverfahren zeigen. Leider enthält keine dieser Studien Vergleichsdaten.
In einer eigenen Studie wurden sieben Patienten mit einer Hunt-Lawrence-Rekonstruktion mit drei Patienten, die eine einfache Roux-Y-Oesophagojejunostomie erhalten hatten, verglichen. Bei keinem der folgenden Parameter konnten signifikante Unterschiede gefunden werden: Anzahl der täglichen Mahlzeiten, durchschnittliche Dauer der Mahlzeit, Dumping, Dysphagie, Erbrechen, Sodbrennen, Aufstoßen, Flatu-

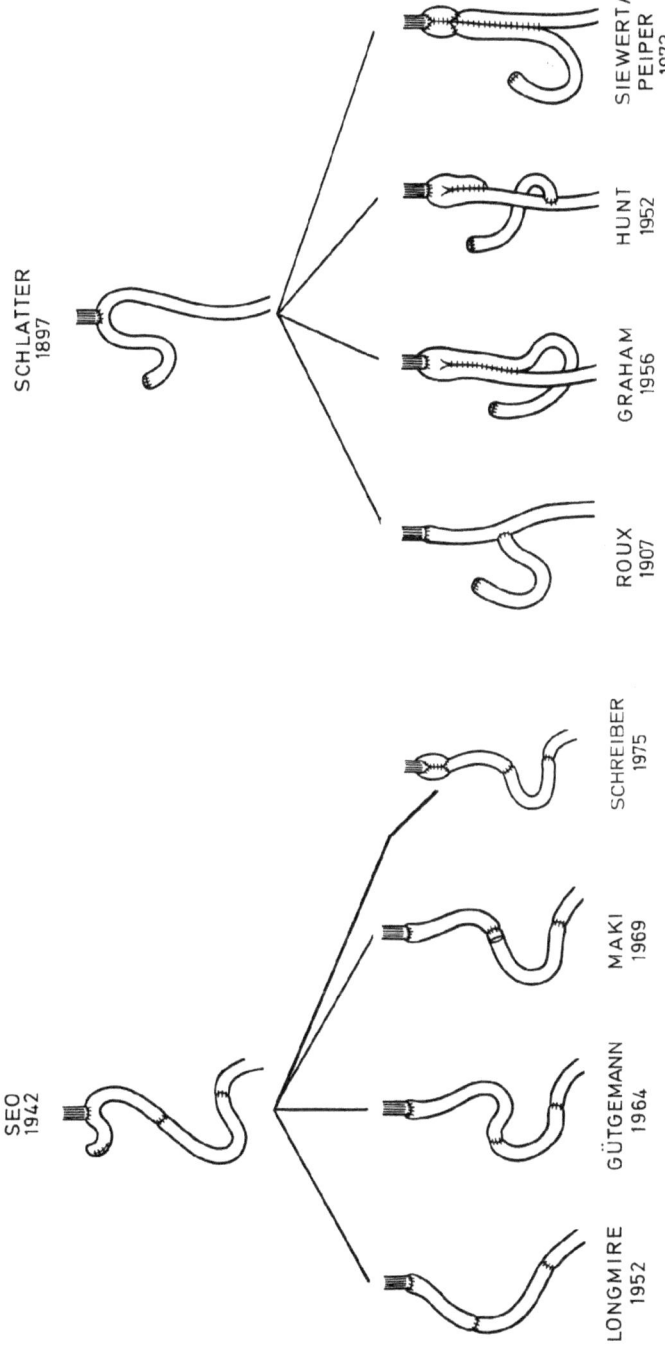

Abb. 4. Methoden der gastrointestinalen Rekonstruktion nach totaler Gastrektomie

lenz, abdominelle Schmerzen, Schwäche, Anzahl oder Art der täglichen Stuhlabgänge, Körpergewicht, Calorienaufnahme, Resorption von Kohlenhydraten, Fett oder Stickstoff, Serumspiegel von Phosphor, Natrium, Kalium, Chlor, Calcium oder Magnesium sowie Passagezeit (für alle $p > 0,05$) [5].

Vergleichende Untersuchungen sind bislang ausschließlich mit dem Hunt-Lawrence-Verfahren durchgeführt worden. Wir sind der Meinung, daß andere hinsichtlich Größe, Technik oder Lokalisation nur leicht veränderte, oft hochgelobte Methoden der Objektivierung bedürfen. Da die Schaffung eines Magenersatzes die Operationszeit verlängert und den Patienten einem größeren Risiko, z. B. einer Anastomoseninsuffizienz, aussetzt, erscheint uns die weit verbreitete Anwendung derartiger Rekonstruktionsmethoden nicht gerechtfertigt, solange eine Objektivierung möglicher Vorteile noch aussteht.

2.2.3 Duodenalpassage [1]

Die Erhaltung der Duodenalpassage nach Gastrektomie ist in der Regel technisch aufwendiger, da wenigstens eine zusätzliche Anastomose notwendig ist. Ob diese Erhaltung der Duodenalpassage für den Patienten von Wert ist, ist noch nicht endgültig entschieden. Prospektive vergleichende Studien zu dieser Problematik fehlen z. Z. noch. Begonnene Studien (Troidl, Kiel; Alexander-Williams, Birmingham) konnten bislang einen überzeugenden Vorteil der Duodenalpassage nicht aufzeigen. Von den physiologischen Aufgaben des Duodenums verbleiben nach Gastrektomie nur noch die der Nahrungsaufschlüsselung bzw. die der Resorption. Eine Säureneutralisation ist nach totaler Gastrektomie nicht mehr notwendig; eine Einregulierung des osmotischen Druckes ist nicht mehr möglich, da die wichtigste Regulationsmöglichkeit, nämlich die Steuerung der Magenentleerung, nicht mehr gegeben ist. Ein Teil der Nahrungsaufschlüsselung beginnt unter physiologischen Bedingungen bereits im Duodenum. Dies ist auch nach Gastrektomie möglich. Durch die Freisetzung z. B. von CCK und Secretin erfolgt bei erhaltener Duodenalpassage eine zeitgerechtere Stimulation des Pankreas und somit eine synchrone Zumischung von Pankreasfermenten sowie von Galle zur Nahrung. Dies ist bei fehlender Duodenalpassage nicht möglich (s. auch pankreaticocibale Asynchronie 2.1.4). Des weiteren beginnt im Duodenum die Resorption. Glucose, Galaktose und andere Monosaccharide (s. 2.1), Aminosäuren und kleinere Polypeptide sowie freie Fettsäuren können bereits im Duodenum resorbiert werden. Schließlich kommt dem Duodenum noch eine besondere Bedeutung im Rahmen der Eisenresorption zu (s. 3.1).

---

1 Ergänzung R. Siewert, Göttingen

In einer vergleichenden Studie zwischen Patienten mit erhaltener Duodenalpassage (Interpositionsoperation) und Patienten ohne Duodenalpassage (Oesophagojejunoplicatio) ist die Bedeutung der Duodenalpassage für die Entwicklung postoperativer Folgekrankheiten untersucht worden [41 b]. Dabei konnte ein Vorteil der Duodenalpassage nur in bezug auf eine verbesserte Glucoserückresorption aufgezeigt werden (s. 2.1). Allerdings schlug sich diese verbesserte Glucoseresorption nicht in der Gesamtbilanz nieder. Alle untersuchten gastrektomierten Patienten litten in gleicher Weise unter einer Malnutrition, die sich in einem um ca. 15% verminderten Körpergewicht äußerte. Diese Malnutrition betraf sowohl Patienten mit als auch ohne Duodenalpassage. Zeichen einer Fett-Malabsorption ließen sich anhand eines erniedrigten Carotinspiegels wie auch einer erhöhten Stuhlfettausscheidung ebenfalls in beiden Patientengruppen gleichermaßen zeigen. Die Stickstoffresorption war dagegen – wiederum in beiden Gruppen gleichermaßen – nicht nachweisbar beeinträchtigt. Nur der Serum-Eisenspiegel war bei Patienten mit Interpositionsoperation, also erhaltener Duodenalpassage, signifikant höher als bei Patienten ohne Duodenalpassage.

Somit waren in dieser Studie nur geringe Vorteile nachweisbar, die auf die Erhaltung der Duodenalpassage zurückzuführen waren. Ein klinisch relevanter Einfluß auf die Entwicklung von Folgekrankheiten ließ sich nicht nachweisen. Dennoch ist ein Trend zugunsten der Erhaltung der Duodenalpassage erkennbar, der möglicherweise aber erst bei langfristiger Verlaufsbeobachtung zum Tragen kommt.

3 Anämie

Eine Anämie wird bei bis zu 50% aller Patienten mit totaler Gastrektomie gefunden [2, 28].
Dabei werden verschiedene Anämieformen gesehen. In einer Studie an 22 totalgastrektomierten Patienten konnten Kelly et al. bei 15 eine abnorm niedrige Erythrocytenzahl, bei 5 eine megaloblastische Anämie, bei 2 eine Eisenmangelanämie und schließlich bei 5 Patienten eine Makrocytose feststellen [28]. Adams [2] beobachtete eine Eisenmangelanämie bei 10 von 20 agastrischen Patienten. Von diesen Patienten hatten 5 eine megaloblastische Anämie, bei 4 weiteren konnte eine Sideropenie ohne Anämie nachgewiesen werden.
Wir konnten bei 7 von 10 Patienten nach totaler Gastrektomie eine abnorm niedrige Erythrocytenzahl feststellen [7] (Tabelle 4). Fünf Patienten hatten eine Makrocytose, hiervon waren 3 anämisch. Ein Eisenmangel konnte bei 3 Patienten nachgewiesen werden, die innerhalb des ersten postoperativen Jahres untersucht wurden. Ein Patient entwickelte eine

Tabelle 4. Hämatologische Parameter nach totaler Gastrektomie. [Nach Bradley und

Pat./ Geschl.	Hb g-%	Hämatokrit %	Rote Blutkörperchen × 10³/cm³	Mittleres Zellvolumen (µ)	Mittleres Zell-Hb pg	Mittlere Zell-Hb-Konzentr. %	Serumeisen µg-%
1/M	12,9	39	3,70	106	35	33	57
2/M	13,4	41	4,30	102	33	32	87
3/M	13,2	40	4,41	101	34	33	65
4/M	11,4	39	4,28	100	34	43	84
5/M	13,0	41	4,16	91	30	32	115
6/M	10,8	33	3,94	90	28	32	17
7/F	15,0	46	4,52	103	33	33	19
8/M	12,2	38	4,38	89	29	33	142
9/F	9,5	30	4,76	68	21	32	55
10/F	10,9	34	3,57	91	30	33	90
Mittelwert	12,2	38,1	4,20	94,1	30,7	32,5	73,1
Standardabweichung	0,5 0,5	1,5	0,1	3,5	1,3	0,1	12,4
Norm: männl.	15,2	40–54	4,4–6,4	80–93	27–31	32–36	50–80
weibl.	14,2	37–47	3,8–5,8	80–93	27–31	32–36	50–80

[a] Reticulocytenzahl × Hämatokrit × Reticulocytenreifefaktor

megaloblastische Anämie. Besonders interessant war die Tatsache, daß bei diesen anämischen Patienten der Erythropoetinspiegel entweder normal oder erhöht war. Diese Feststellung gibt Grund zur Annahme, daß ein ausreichender Stimulus für die Bildung neuer roter Blutkörperchen vorlag. Die mangelnde Antwort auf das Erythropoetin weist entweder auf ein Defizit an Ausgangsmaterial für die Bildung von Erythrocyten oder auf eine Art Markinsuffizienz hin.

Die Bedeutung der Anämie nach totaler Gastrektomie wird sicherlich unterschätzt und entspricht nicht dem häufigen Vorkommen dieser Komplikation.

3.1 Eisenmangelanämie

Eisenmangel kann folgende Ursachen haben:
1. unzureichende Blutsubstitution in der unmittelbaren postoperativen Periode,
2. chronischer Blutverlust aus nicht gastrektomieabhängigen Ursachen,
3. Eisenmalabsorption,
4. unzureichende Eisenaufnahme.

Isaacs (1976) mit freundlicher Genehmigung der Autoren und der American Medical Assoc.]

Eisen- bindungs- kapazität μg-%	Sättigung %	Serum- B12 pg/ml	Serum- Folsäure (mg/ml)	Schilling- Test (Teil 2) %	Reticulo- cyten- zahl	Erythro- cyten-Pro- duktions- index[a]	Erythro- poetin mμ/ml
206	28	702	3,7	2	5,2	3,6	38
284	30	435	4,0	4	0,9	0,6	19
432	15	610	6,4	7	0,8	0,6	35
294	29	112	8,2	3	1,3	0,9	15
352	33	492	3,0	7	1,2	0,8	75
412	4	510	9,0	5	1,2	0,5	23
316	6	460	4,4	6	2,4	2,5	38
152	93	1125	20,1	8	1,1	0,7	47
296	19	328	13,8	5	1,2	0,5	19
236	38	837	3,4	4	1,4	0,7	38
298,0	29,5	561,1	12,2	5,1	1,7	1,1	34,7
27,5	7,9	88,6	3,5	0,6	0,4	0,3	5,6
250–410	20–50	200–800	5–20	8	0,5–1,5	1,0	7–36
250–410	20–50	200–800	5–20	8	0,5–1,5	1,0	7–36

Die ersten beiden aufgeführten Ursachen sind eindeutig und bedürfen keiner weiteren Erklärung.
Eisenresorptionsstörungen nach totaler Gastrektomie resultieren offenbar aus zwei Mechanismen:

1. dem Säureverlust und der damit verbundenen Unfähigkeit, aufgenommenes Eisen in eine verwertbare Form zu überführen,
2. der Rekonstruktionsmethode, soweit sie einen Bypass des Duodenums verursacht, in dem die Eisenresorption normalerweise stattfindet [34].

Unter diesen Gesichtspunkten wären eine Eisenresorptionsstörung und Eisenmangel in nahezu 100% aller gastrektomierten Patienten zu erwarten. Diese Annahme entspricht jedoch nicht den objektiven Ergebnissen. Brintnall fand z. B. eine negative Eisenbilanz bei nur 11 von 16 totalgastrektomierten Patienten [11]. Ähnliche Ergebnisse werden von Fischermann et al. angegeben, die darüber hinaus darauf hinweisen, daß eine Eisenresorptionsstörung nur innerhalb des ersten postoperativen Jahres stattfindet [18]. Unsere Untersuchungen bestätigen diese Annahme.
Tierexperimentell ist nachgewiesen worden, daß die Eisenresorption nicht auf das Duodenum beschränkt ist, sondern auch in anderen Dünndarmabschnitten erfolgen kann [15]. Außerdem ist die Reduktion des aufge-

nommenen Eisens keine notwendige Voraussetzung für die Resorption, da sowohl das zweiwertige wie auch das dreiwertige Eisen resorbiert werden kann, sofern natürlich vorkommende chelatisierende Substanzen vorhanden sind [44]. In Verbindung mit klinischen Beobachtungen weisen diese Daten darauf hin, daß Eisenresorptionsstörungen innerhalb des ersten postoperativen Jahres häufig sind. Nach dieser Zeit scheint eine Adaption stattzufinden, die eine weitgehend normale Eisenresorption gestattet. Diese Überlegungen haben klinische Relevanz, da ein Eisenmangel innerhalb des ersten postoperativen Jahres unter oraler Gabe von Eisen durchaus therapieresistent sein kann. Kelly et al. waren nicht in der Lage, bei einer Anzahl totalgastrektomisierter Patienten durch orale Gabe von Eisengluconat eine Zunahme des Serum-Eisenspiegels zu erreichen [28]. Deshalb ist beim Eisenmangelsyndrom die parenterale Gabe von Eisen bis zum Zeitpunkt der Normalisierung der Eisenresorption indiziert. Während Resorptionsstörungen in der frühen Phase für die Entstehung eines Eisenmangelsyndroms unumstritten sind, ist die Bedeutung einer unzureichenden enteralen Eisenaufnahme für die Entwicklung eines Eisenmangelsyndroms bislang noch nicht ausreichend betont worden. Eine Diätanalyse gab darüber Aufschluß, daß 6 von 10 Patienten in der häuslichen Umgebung nur ungenügende Mengen an Eisen zu sich nahmen. Durchschnittlich wurden nur 85% der empfohlenen Tagesmenge aufgenommen. Das häufige Vorkommen eines Eisenmangels wird verständlich, wenn man sich diese Daten vor Augen führt.

3.2 Megaloblastische Anämie

Die Entstehung einer megaloblastischen Anämie nach totaler Gastrektomie als Folge des Verlustes des intrinsic factor mit nachfolgender Resorptionsstörung von Vitamin B12 ist zwangsläufig. Unbehandelte Fälle können sich zu einer floriden perniziösen Anämie entwickeln und durch die Degeneration der Hinterstränge des Rückenmarks einen letalen Ausgang nehmen. Aufgrund der besonders effizienten Speicherfähigkeit der Leber für Cyanocobalamin (Vorrat für ca. 3–5 Jahre) ist die Entstehung eines Vitamin B12-Mangels in aller Regel unabhängig vom Zeitpunkt der chirurgischen Intervention. Zur Vorbeugung gegen diese Krankheit ist eine lebenslange parenterale Gabe von B12 notwendig (empfohlene Dosis: 1000 μg i. m. alle zwei Monate).
Ein Folsäuremangel kann ebenfalls Ursache der megaloblastischen Anämie sein. Erniedrigte Serum-Folsäurespiegel und entsprechende Anämiezustände sind sowohl nach partieller [21, 33] als auch nach totaler Gastrektomie [7] gefunden worden. Obwohl die Entwicklung einer megaloblastischen Anämie einen B12- oder Folsäuremangel bestätigt, kann die gleichzeitige Existenz eines Eisenmangels die Diagnose verschleiern [33].

Da ein B12- bzw. Folsäuremangel nach totaler Gastrektomie mit ziemlicher Sicherheit erwartet werden kann, stellt die periodische Überwachung der Laborparameter eine geeignete Methode zur rechtzeitigen Erkennung einer beginnenden Anämie dar.

Zusammenfassend ist festzustellen, daß die Postgastrektomieanämien am besten durch periodische Laborkontrollen frühzeitig diagnostiziert werden können. Fehlen die technischen Voraussetzungen zur Bestimmung der Serumkonzentrationen von B12 und Folsäure, ist eine empirische Gabe von Eisen, B12 und Folsäure zu empfehlen.

4 Oesophagitis

Nach totaler Gastrektomie wird von Patienten vereinzelt über retrosternales Brennen, galliges Aufstoßen und bitteren Geschmack geklagt, wobei eine Verschlimmerung der Symptome beim Liegen eintritt. Oesophagoskopische Befunde zeigen mäßige bis starke entzündliche Veränderungen im distalen Drittel des Oesophagus. Die Befunde werden bioptisch bestätigt. Dieser Zustand hat den Namen „alkalische Refluxoesophagitis" erhalten [46]. Da jedoch die orale Gabe von Alkali allein eine entsprechende Symptomatik nicht provoziert, müssen noch andere Faktoren für die Entstehung der entzündlichen Erscheinungen in Betracht gezogen werden. Galle und Pankreasenzyme sind in diesem Zusammenhang von besonderer Bedeutung.

Die Häufigkeit einer Oesophagitis nach totaler Gastrektomie ist abhängig von der Rekonstruktionsmethode. In einer vergleichenden Studie zwischen verschiedenen Rekonstruktionsmethoden zeigte Nakayama eine 50%ige Oesophagitis-Häufigkeit nach Oesophagoduodenostomie und eine 33%ige Häufigkeit nach Oesophagojejunostomie mit Enteroenterostomie [37]. Morrow et al. fanden bei 5 von 7 Patienten mit einer Rekonstruktion nach Braun eine subjektiv als quälend empfundene Oesophagitis. Demgegenüber standen 5 symptomfreie Patienten, die mit einer y-förmigen Rekonstruktion nach Roux versorgt wurden [36]. Eine operative Umwandlung der Oesophagojejunostomie im Sinne einer Roux-Y-Anastomose führte zu einer Gewichtszunahme, vollständiger Rückbildung der Symptome und einer Wiederherstellung der Arbeitsfähigkeit.

Diese und ähnliche Ergebnisse zeigen das hohe Risiko einer Oesophagitis bei Verwendung solcher Rekonstruktionsmethoden, die einen Kontakt zwischen Mucosa des Oesophagus und Duodenalinhalt erlauben.

Aus theoretischer Sicht sind zwei Möglichkeiten denkbar, um den potentiell gefährlichen Kontakt zwischen Intestinalinhalt und Oesophagusschleimhaut zu vermeiden. Einmal kann eine mechanische Ableitung des Intestinalinhaltes, hier insbesondere des Duodenalinhaltes, erfolgen. In diesem Sinne bietet z. B. eine exakt angelegte Roux-Y-Anastomose (Länge der blinden Schlinge ca. 40 cm) eine sichere Prophylaxe gegen einen derartigen Reflux. Die Herstellung einer Roux-Y-Anastomose unter Umgehung des Duodenums hat keine klinisch relevanten Resorptionsstörungen zur Folge. Da der Aufwand einer Roux-Y-Rekonstruktion gering ist, kann ihre routinemäßige Anwendung zur Wiederherstellung der Gastrointestinalpassage nach totaler Gastrektomie empfohlen werden. Eine andere Möglichkeit ist eine ausreichend lange Interposition (Mindestlänge 40 cm) eines Dünndarmsegments zwischen Oesophagus und Duodenum (Interpositionsoperation nach Seo, Longmire, Gütgemann). Auch in diesem Interponat erschöpft sich der Reflux, ohne die Oesophagusschleimhaut zu erreichen. Ein dritter Weg zur Verhinderung eines intestinooesophagealen Refluxes nach Gastrektomie ist die Anlage einer mechanischen Klappe, vergleichbar der Fundoplicatio. Dieser Weg ist in Form der Oesophagojejunoplicatio [41a] mit gleich guten Erfolgen beschritten worden. Diese Jejunoplicatio kann sowohl den Interpositionsoperationen als auch den klassischen Oesophagojejunostomien angefügt werden. Auf diese Weise gelingt es, die Rate des intestinooesophagealen Refluxes auf deutlich unter 10% zu reduzieren. Wichtiger Nebeneffekt der Operationsverfahren vom Typ der Jejunoplicatio ist ein hohes Maß an Anastomosensicherung durch diese Manschettenbildung.

Bei Patienten mit einer manifesten Refluxoesophagitis sollte der Versuch einer konservativen Therapie unternommen werden (z. B. Metoclopramid, Gallensalze bindende Antacida, Cholestyramin). Gelegentlich verursacht der entzündliche Prozeß eine Oesophagusstenose proximal der oesophagointestinalen Anastomose. Obwohl diese Strikturen einer Bougierung gut zugängig sind, steht die Behandlung des Refluxes als Grundkrankheit im Vordergrund. Eine chirurgische Intervention sollte vorgenommen werden, wenn feststeht, daß die chronische Refluxoesophagitis gegenüber konservativen Maßnahmen therapieresistent ist. Nach unseren Erfahrungen ist die alkalische Refluxoesophagitis im Gegensatz zur peptischen Oesophagitis nur selten einer konservativen Therapie zugänglich; deshalb ist die Herstellung einer Roux-Y-Oesophagojejunostomie für uns die Methode der Wahl. Ein anderer Weg wäre die lange Interposition oder die Umwandlung in eine Jejunoplicatio. Oesophagusstrikturen sollen vor einer chirurgischen Revision bougiert werden.

5 Dumping-Syndrom

Die Häufigkeit eines Frühdumping-Syndromes nach Magenoperationen wird in der Literatur mit 5–80% angegeben. Einige Autoren geben eine Zahl von 50% an, weisen jedoch darauf hin, daß nur bei 10% die Indikation zur chirurgischen Reintervention gegeben ist, Leider gibt es nur wenige Literaturangaben über die Häufigkeit eines Dumping-Syndroms nach totaler Gastrektomie. Klinisch signifikante Symptome eines Dumping-Syndroms konnte Adams bei nur einem von 19 Patienten registrieren [1]. Scott et al. berichteten über schwere Dumping-Syndrome bei einem von 8 Patienten mit Hunt-Lawrence-Pouch [41]. Hugier et al. gaben eine Dumpinginzidenz von 20% bei 181 totalgastrektomierten Patienten an [25]. Da das Dumping-Syndrom auch bei weniger ausgedehnten Operationsverfahren ähnlich häufig vorkommt, ist ein direkter Zusammenhang zwischen Dumping-Häufigkeit und Ausmaß der Magenresektion unwahrscheinlich. Von größerer Bedeutung für das Entstehen eines Dumping-Syndroms sind der Verlust von Pylorus und Antrum und die damit entfallende Regulation der Magenentleerung als die Größe des Magenrestes als solcher.

Darüber hinaus besteht auch Unklarheit darüber, ob bestimmte Operationstechniken Einfluß auf die Dumping-Häufigkeit haben. Hugier et al. bezifferten die Dumping-Häufigkeit bei Roux-Y-Anastomose auf 15%, auf 21% bei Oesophagoduodenostomie mittels jejunaler Interposition (Henley) und auf 33% nach Oesophagojejunostomie mit Enteroenterostomie nach Braun [25].

Daten über die Dumping-Häufigkeit nach totaler Gastrektomie und Herstellung eines Magenersatzes sind spärlich und erlauben deshalb keine Schlußfolgerungen. Bei Untersuchungen an Hunden unter Dumpingprovokation wurden signifikante Veränderungen weder der Serotoninspiegel im Bereich von Pfortader oder zentralvenös noch der systolischen Blutdruckwerte oder der Blutvolumina gefunden, unabhängig von der Anwendung verschiedenster Operationsverfahren [42].

In der Behandlung des Dumping-Syndroms nach totaler Gastrektomie und nach weniger ausgedehnten Resektionen werden keine prinzipiellen Unterschiede gemacht. Die Mehrzahl der Fälle spricht auf eine Diätregulierung an. Wenn bei vereinzelten Fällen alle Möglichkeiten einer konservativen Therapie ausgeschöpft worden sind, muß eine chirurgische Intervention in Erwägung gezogen werden. Obwohl wenig Einigkeit über das optimale chirurgische Vorgehen herrscht, sind wir in einer begrenzten Anzahl von Fällen mit der Interposition eines 10 cm langen anisoperistaltisch verlegten Jejunumsegments erfolgreich gewesen [23].

Literatur

1. Adams JF (1967) The clinical and metabolic consequences of total gastrectomy. I. Morbidity, weight, and nutrition. Scand J Gastroenterol 2:137–149
2. Adams JF (1968) The clinical metabolic consequences of total gastrectomy. II. Anaemia: Metabolism of iron, vitamin B12, and folic acid. Scand J Gastroenterol 3:145–151.

3. Adams JF (1968) The clinical and metabolic consequences of total gastrectomy. III. Notes in metabolic functions, deficiency states, changes in intestinal histology and radiology. Scand J Gastroenterol 3:152–159
4. Bone GE, McClelland RN (1976) Management of gastric polyps. Surg Gynecol Obstet 142:933–938
5. Bradley EL III, Isaacs JT, Hersh T, Davidson ED, Millikan W (1975) Nutritional consequences of total gastrectomy. Ann Surg 182:415–429
6. Bradley EL III, Isaacs JT, Del Mazo J, Hersh T, Chey WY (1977) Pathophysiology and significance of malabsorption after Roux-en-y-reconstruction. Surgery 81:684–691
7. Bradley EL III, Isaacs JT (1976) Postresectional anemia. Arch Surg 111:844–848
8. Brain RHF (1951) Sequelae of radical gastric resections: clinical and metabolic findings in 35 cases. Lancet I:1137–1141
9. Brazda B (1950) Sur les troubles du métabolisme des graisses. Presse Med 58:642–643
10. Breitenbach G (1929) Stoffwechselversuch nach totaler Magenresektion. Muench Med Wochenschr 76:1920–1921
11. Brintnall ES, Daum K, Hickey RC, Tidrick RT, Wickstrom AP (1956) Total gastrectomy: an evaluation. J Int Coll Surg 24:409–420
12. Davis JM, Gray GF, Thorbjarnarson B (1977) Menetrier's disease. Ann Surg 185:456–461
13. Dixon WJ, Longmire WP Jr, Holden WD (1971) Use of tri-ethylenephosphoramide as an adjunct to the surgical treatment of gastric and colorectal carcinoma. Ten year follow-up. Ann Surg 173:26–39
14. Drasar BS, Hill MJ, Shiner M (1966) The deconjugation of bile salts by human intestinal bacteria. Lancet I:1237–1238
15. Duthie ML (1964) The relative importance of the duodenum in the intestinal absorption of iron. Br J Haematol 10:51–57
16. Everson TC (1952) Nutrition following total gastrectomy, with particular reference to fat and protein assimilation. Surg Gynecol Obstet 95:209–230
17. Farris JM, Ransom HK, Coller FA (1943) Total gastrectomy: effects upon nutrition and hematopoesis. Surgery 13:823–833
18. Fischermann K, Harly S, Worning H, Zacho A (1967) Pancreatic function and the absorption of fat, iron, vitamin B12 and calcium after total gastrectomy for gastric cancer. Gut 8:260–266
19. Gerwig WH Jr (1962) Transverse colon substitute pouch following total gastrectomy: a five year re-evaluation study. Am J Surg 103:15–17
20. Goligher JC, Pulvertaft CN, Dombal FT , Duthie HL et al. (1968) Five to eight year results of Leeds/York controlled trial of elective surgery for duodenal ulcer. Br Med J 2:781–787
21. Gough KR, Thirkette JL, Reed AE (1965) Folic acid deficiency in patients after gastric resection. Q J Med 34:1–8
22. Hays RP, Clark DA (1960) Nutrition in patients with total gastrectomy and a jejunal food pouch. Ann Surg 152:864–870
23. Herrington JL (1968) Various types of pouch replacement following total gastrectomy: historical data and current thoughts regarding total gastrectomy. Am Surg 34:879–887
24. Hertzer NR, Hoerr SO (1976) An interpretative review of lymphoma of the stomach. Surg Gynecol Obstet 143:113–124
25. Huiger M, Lancret JM, Bernard PF, Baschet C, LeHenand F (1976) Functional results of different reconstructive procedures after total gastrectomy. Br J Surg 63:704–708
26. Jones EA, Craigie A, Tavill AS, Franglen G, Rosenoer VM (1968) Protein metabolism in the intestinal stagnant loop syndrome. Gut 9:466–469
27. Jordan PH Jr, Condon RE (1970) A prospective evaluation of vagotomy-pyloroplasty and vagotomy-antrectomy for treatment of duodenal ulcer. Ann Surg 172:547–563

28. Kelly WD, MacLean L, Perry JF, Wangensteen OH (1954) A study of patients following total and near-total gastrectomy. Surgery 35:964–982
29. Kirschner PA, Ga rlock JH (1953) An appraisal of surgical treatment of gastric malignancy. Ann Surg 138:1–6
30. Lawrence W Jr, Vanamee P, Peterson AS, McNeer G, Levin S, Randall HT (1960) Alterations in fat and nitrogen metabolism after total and subtotal gastrectomy. Surg Gynecol Obstet 110:601–616
31. Lundh G (1958) Intestinal digestion and absorption after gastrectomy. Acta Chir Scand [Suppl] 231:1, 51
32. MacDonald R, Inglefinger FJ, Belding HW (1947) Late effects of total gastrectomy in man. N Engl. J Med 237:887–896
33. Mahmud K, Ripley D, Swaim WR, Doscherholmen A (1973) Hematologic complications of partial gastrectomy. Ann Surg 177:432–435
34. MacLean LD (1969) Nutritional complications in the surgical patients. In: Artz CP, Hardy JD (eds) Complications in surgery and their management. 2nd edn. Saunders, Philadelphia, p 243
35. Moreno AH (1956) Studies in nutritional and other disturbances following operations for cancer of the stomach. Ann Surg 144:779–808
36. Morrow D, Parsaro ER Jr (1976) Alkaline reflux esophagitis after total gastrectomy. Am J Surg 132:287–291
37. Nakayama K (1956) Evaluation of the various operative methods for total gastrectomy. Surgery 40:488–502
38. Roberts KE, Randall HT, Bane HN, Medwid A, Schwartz MK (1955) Studies of the physiology of dumping syndrome. N Y State J Med 55:2897–2902
39. Schlatter C (1897) Über Ernährung und Verdauung nach vollständiger Entfernung des Magens; Oesophagoenterostomie, beim Menschen. Beitr. Klin Chir (Tübingen) xix:757–776
40. Schwartz MK, Bodansky O, Randall HT (1956) Metabolism in surgical patients. II. Fat and mineral metabolism in totally gastrectomized patients. Am J Clin Nutr. 4:51–60
41. Scott HW Jr, Law DH IV, Gobbel WG Jr., Sawyers JH (1968) Clinical and metabolic studies after total gastrectomy with a Hunt-Lawrence jejunal food pouch. Am J Surg 115:148–156
41a. Siewert R, Peiper HI (1976) Klinische Ergebnisse der Oesophago-Jejunoplicatio. Langenbecks Arch Chir 343:45–56
41b. Siewert R, Schattenmann G, Ebert R (1979) Importance of the duodenal passage following gastrectomy. In: Herfarth C, Schlag P (eds) Gastric cancer. Springer, Berlin Heidelberg New York, pp 237–247
42. Toshimitsu M (1975) Studies in the relationship between the qualities of substitute stomachs and the occurrence of the dumping syndrome after total gastrectomy. Arch Jpn Chir 44:281–312
43. Vanamee P (1960) Nutrition after gastric resection. JAMA 172:142–146
44. Walker RJ, Williams R (1972) Abnormalities of the gastrointestinal transport of iron. Semin Nucl Med 2:235–250
45. Welch JP (1975) Smooth muscle tumors of the stomach. Am J surg 130:279–287
46. Wickbom G, Bushhin FL, Woodward ER (1974) Alkaline reflux esophagitis. Surgery Gynecol Obstet 139:267–271
47. Zollinger RM, Martin EW Jr, Carey LC, Sparks J, Minton JP (1976) Observations on the postoperative tumor growth behavior of certain islet cell tumors. Ann Surg 184:525–530

Kapitel 9
Postoperative Syndrome nach Dünndarmresektion

G.J. KREJS

1 Einleitung

Darmkrankheiten (z. B. Mesenterialinfarkt, mechanischer Ileus mit Darmnekrose, Enteritis regionalis und Tumor) oder auch ein Bauchtrauma können den Chirurgen zwingen, den Dünndarm teilweise oder auch ganz entfernen zu müssen. Während begrenzte Resektionen ohne Konsequenzen gut vertragen werden, können ausgedehntere Resektionen spezifische Störungen verursachen oder sogar lebensbedrohlich sein, falls die Ernährung nicht auf andere Weise besorgt wird.

Das Ergebnis einer Dünndarmresektion hängt von folgenden Umständen ab: 1. Ausmaß der Resektion, 2. Verlust oder Erhaltung des terminalen Ileums, das spezifische Resorptionsaufgaben hat, 3. Funktionsfähigkeit des verbliebenen Dünndarms und Erhaltung der Ileocöcalklappe, und 4. von morphologischer und funktioneller Adaptionsfähigkeit des verkürzten Darms.

Abbildung 1 zeigt eine Synopsis der Pathophysiologie des „Kurzdarmsyndroms".

2 Entscheidende Faktoren für Prognose und Resultat

2.1 Ausmaß der Resektion

Die Länge des menschlichen Dünndarms ist sehr variabel. Aus Autopsieergebnissen läßt sich die durchschnittliche Länge aufgrund von 502 Messungen mit 657 cm berechnen, wobei 305 cm als kürzester und 1 220 cm als längster Dünndarm gefunden wurden [10, 21, 37, 58, 60]. Weniger häufig wurden Längenmessungen während Abdominaloperationen durchgeführt. Backman u. Hallberg [5] beobachteten eine mittlere Länge von 643 cm (400–846 cm) bei 32 normalgewichtigen Patienten, während

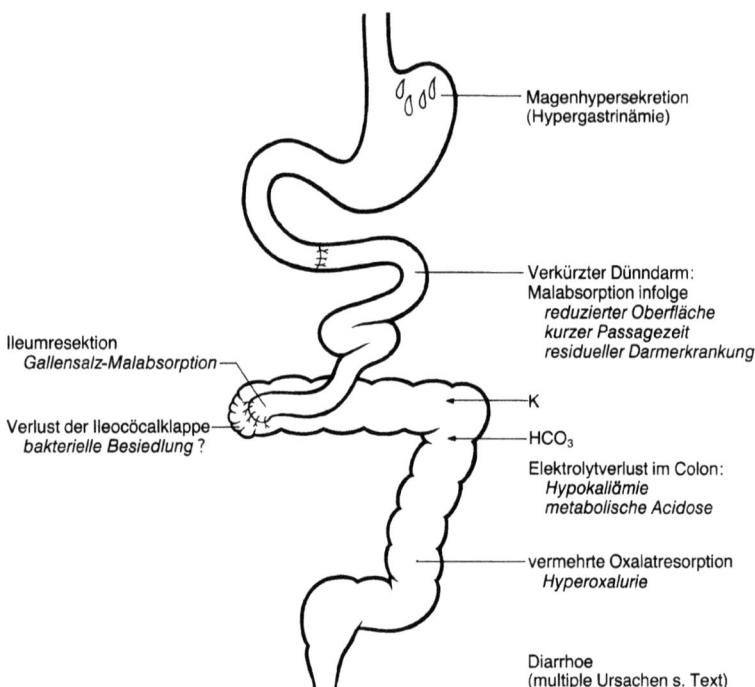

Abb. 1. Pathophysiologie der postoperativen Syndrome nach Dünndarmresektion

Cook und Caruthers (1974) eine mittlere Länge von 421 cm (320–521 cm) bei 6 Patienten während einer Laparotomie maßen. Durch Verwendung einer langen Dünndarmsonde fanden Hirsch, Ahrens und Blankenhorn [31] eine mittlere Dünndarmlänge von 261 cm (206–329 cm) bei 10 gesunden Versuchspersonen. Ungeachtet des Unterschiedes zwischen den mit den drei Methoden ermittelten Dünndarmlängen ist die Variationsbreite in jedem Fall sehr groß. Es ist daher oftmals weniger bedeutend, die Länge des resezierten Dünndarmabschnittes zu wissen als die Länge des verbliebenen Darms, welche noch zusätzlich in Prozent der ursprünglichen gesamten Dünndarmlänge angegeben werden sollte. Aufgrund von 257 Fällen schloß Haymond [30], daß die Resektion eines Drittels der Darmlänge gut vertragen werde, daß jedoch bei 50% die Grenze läge, bei der eine ausreichende orale Ernährung noch möglich sei. Bei Patienten mit ausgedehnteren Resektionen kommt es zu Malabsorptionserscheinungen. Wenn weniger als 25% des Dünndarmes verbleiben, ist eine spezielle Behandlung notwendig.

2.2 Proximale oder distale Resektion

Die Schleimhautoberfläche pro Darmlängeneinheit nimmt von proximal nach distal deutlich ab. Die Hälfte der gesamten Schleimhautoberfläche ($100 m^2$ nach Schmidt, [51]) befindet sich im proximalen Viertel des Dünndarms. Das Jejunum ist besonders wichtig für die Resorption von Eisen, Calcium und Folsäure. Im Ileum können jedoch alle Substanzen, die normalerweise im Jejunum aufgenommen werden, ebenfalls resorbiert werden. Das Ileum stellt daher eine funktionelle Reserve für die Aufnahme von Nährstoffen dar, die der Resorption weiter proximal entkommen sind. Andererseits besitzt das Ileum spezielle Transportmechanismen für die aktive Resorption von Gallensalzen und Vitamin B_{12}. Eine Resektion von relativ kurzen Ileumabschnitten (50–80 cm) kann zu Vitamin B_{12}-Malabsorption und zu Verlust von Gallensalzen in den Dickdarm führen. Letzteres kann den enterohepatischen Kreislauf der Gallensalze unterbrechen, was verschiedene Konsequenzen haben kann: 1. Gallensalze können die Aufnahme von Wasser und Elektrolyten im Colon beeinflussen und entweder die Resorption vermindern oder sogar Sekretion auslösen, was Diarrhoe zur Folge haben kann (chologene Diarrhoe). 2. Falls der Verlust von Gallensalzen ins Colon die Kapazität der ohnehin beschleunigten Gallensalzsynthese überschreitet, kann es zu einer Verminderung des Gallensalz-Pools kommen, was durch Mangel an Formation von Micellen zu Fett-Malabsorption und Steatorrhoe führen kann. 3. Als Folge des verminderten Gallensalz-Pools kann die Zusammensetzung der Galle lithogen sein, so daß bei diesen Patienten ein gehäuftes Vorkommen von Gallensteinen gefunden wird [20], (s. auch Kap. 10). 4. Eine vermehrte Oxalatresorption im Colon als Folge einer erhöhten Oxalatlöslichkeit und/oder Schleimhautdurchlässigkeit, die durch die abnorme Anwesenheit von Gallensalzen und langkettigen Fettsäuren bedingt ist, kann zu Hyperoxalurie und folglich zu Nierensteinen führen [17].

2.3 Funktionszustand des erhaltenen Dünndarms

Es ist klar, daß pathologische Veränderungen im verbliebenen Dünndarm zu schwerer Malabsorption und Diarrhoe führen können, selbst wenn die Länge des erhaltenen Dünndarms eigentlich für ein normales Resorptionsvermögen gereicht hätte. Als Beispiele seien erwähnt: das „Kurzdarmsyndrom" nach mehrfacher Resektion wegen Enteritis regionalis mit Rezidiv im verbliebenen Darm oder das Fortschreiten einer Sklerodermie nach Resektion von stark dilatierten Segmenten. Konkomitierende Erkrankungen wie z. B. eine Lebererkrankung mit portaler Hypertension oder ein Rechtsherzversagen können sich deletär auswirken.

Nicht nur die morphologische Integrität des verbliebenen Darmes, sondern auch der funktionelle Zustand ist von großer Bedeutung. So kann z. B. eine stark verkürzte Passagezeit ein Malabsorptionssyndrom aggravieren oder überhaupt manifest machen oder eine leichte Lactoseintoleranz, die vor der Resektion latent war, danach zu schwerem Durchfall beitragen.

Patienten mit erhaltener Ileocöcalklappe scheinen weniger Probleme mit Durchfall nach einer Dünndarmresektion zu haben. Der Grund dafür liegt möglicherweise im Schutz, den die Klappe gegen bakterielle Besiedlung vom Colon her gewährt. Eine bakterielle Besiedlung kann den Gallensalzverlust infolge von Dekonjugation und Dehydroxylierung verstärken [32]. Aufnahme und Metabolismus von Vitamin B_{12} durch Bakterien kann das Auftreten eines Vitamin B_{12}-Mangels beschleunigen.

Eine Hemicolektomie (wie sie häufig bei der chirurgischen Therapie des Morbus Crohn nötig ist) oder sogar eine totale Colektomie kann das Ergebnis nach einer Dünndarmresektion entscheidend beeinflussen. Das Resorptionsvermögen des Dickdarmes wurde wahrscheinlich lange unterschätzt: Das normale Colon kann bis zu 6 l Flüssigkeit pro Tag resorbieren [16]. Sogar wenn Nahrungsbestandteile, die normalerweise im Dünndarm völlig resorbiert werden, ins Colon gelangen, kann eine Resorption von kurzkettigen Fettsäuren (bakterielle Metaboliten von nicht resorbierten Kohlenhydraten) in beachtlichem Ausmaß erfolgen, bevor es zu osmotischem Durchfall kommt [8]. Es wurde sogar behauptet, daß nach einer Dünndarmresektion Stuhlgewicht und Stuhlfrequenz eher von der Länge des verbliebenen Colons als des verbliebenen Dünndarmes abhängen [13, 15, 42].

2.4 Adaptation

2.4.1 Morphologische Adaptation

Beim Menschen läßt sich die morphologische Adaptation kaum untersuchen, da die notwendigen Studien aus technischen und ethischen Gründen nicht durchführbar sind. Die Auswirkungen einer Dünndarmresektion wurden jedoch im Tierversuch (hauptsächlich an der Ratte) ausführlich untersucht. Mit Hilfe von morphometrischen Methoden haben Dowling u. Booth [19] gezeigt, daß eine Resektion des proximalen und mittleren Dünndarmabschnittes eine Größenzunahme der Zotten im verbliebenen Ileum hervorruft. Eine Hyperplasie der Enterocyten mit Ausdehnung der proliferativen Zone aus den Krypten heraus erfolgt innerhalb von zwei Tagen nach der Resektion [44]. Mittels Injektion von Tritium-markiertem Thymidin läßt sich eine signifikante Zunahme der DNS-Synthese in den elongierten Krypten von Ratten nach Resektion im Vergleich zu

Kontrolltieren nachweisen. Diese vermehrte Zellproliferation führt wahrscheinlich zu einer absoluten Zunahme der Anzahl von Enterocyten. Wegen der Möglichkeit einer verkürzten Lebensdauer der Zellen bei beschleunigter Produktion ist es ungewiß, ob alle Enterocyten den Reifezustand erreichen, um optimal der Resorption zu dienen. Im Rattenversuch wurden auch Veränderungen im Colon gefunden, die auf eine Adaptation hinweisen [43].

2.4.2. Funktionelle Adaptation

Nach einer ausgedehnten Dünndarmresektion (25% oder weniger verbleibend) können manche Patienten nach Monaten und Jahren von der intravenösen Ernährung langsam zu vollständiger oraler Ernährung zurückkehren. Eine Verbesserung der Nährstoffresorption über eine mehrmonatige Beobachtungsperiode wurde von Winawer et al. [64] berichtet. Eine Verbesserung der Glucoseresorption pro Längeneinheit des Jejunums wurde aufgrund von Verlaufsbeobachtungen mit Dünndarmperfusionsstudien gefunden [18]. Auch röntgenologisch kann eine Kaliber- und Längenzunahme des verbliebenen Dünndarmes nach ausgedehnter Resektion beobachtet werden [59].

2.4.3. Adaptationsmechanismen

Aus Tierexperimenten läßt sich schließen, daß mehrere Mechanismen für die Adaptation verantwortlich sein dürften.

2.4.3.1 Chymus im Darmlumen

Eine stattliche Zahl von Studien weist auf die Bedeutung des Chymus für die Adaptation hin. Feldman et al. [24] zeigten, daß Hunde nach Resektion des Jejunums nur dann eine Hyperplasie der Ileummucosa und eine verbesserte Glucoseresorption zeigten, wenn sie gefüttert wurden. Bei intravenös gut ernährten Hunden kam es hingegen sechs Wochen nach der Resektion zu einer Hypoplasie im Ileum. Die Rolle der Nährstoffe im Chymus wird auch durch Rattenexperimente deutlich, in denen nach Transposition von Jejunum und Ileum ohne Resektion die Zotten im Jejunum atrophierten [19]. Ebenso kommt es zu einer Schleimhautatrophie in Dünndarmsegmenten, die durch einen Bypass vom Chymusstrom ausgeschaltet werden. Wenn das Segment wieder in die Passage des Darminhaltes eingeschaltet wird, bilden sich die Veränderungen zurück. Eine Schleimhautatrophie in Thiry-Vella-Schlingen ist ein wohlbekannter Nachteil dieser Präparation [27, 36]. Daß beim Menschen der Chymus auch eine so wichtige Rolle spielt, wurde von Tompkins et al. [57] in Frage gestellt, da bei zwei Patienten mit seit Jahren ausgeschaltetem Dünndarmsegment keine Schleimhautatrophie gefunden wurde. Eine Schleimhautatrophie findet sich jedoch regelmäßig in Ileumblasen, was aber nicht auf dem Fehlen des Chymus, sondern auf dem Einfluß des Harns beruhen könnte [29].

Es ist auch ungewiß, ob es die Nährstoffe selbst sind, die die Schleimhauthyperplasie im verbleibenden Darm hervorrufen oder ob die gleichzeitige Anwesenheit von Galle und Pankreassaft eine größere Rolle spielt. Wenn Galle und Pankreassaft experimentell ins Ileum abgeleitet werden, kommt es auch ohne Chymus zum Wachstum der Mucosa [2]. Ein trophischer Effekt von Gallensalzen und/oder Pankreasenzymen erscheint daher wahrscheinlich.

2.4.3.2 Hormonelle Einflüsse

Nach Infusion von Aminosäuren in das Rattenileum wurde nicht nur eine Schleimhauthyperplasie im Ileum, sondern auch im Duodenum und proximalen Jejunum beobachtet [40]. Da eine Wirkung vom Darmlumen her diese Veränderungen nicht erklären kann, ist ein hormoneller Mechanismus zu postulieren. Die trophischen Effekte von Gastrin auf den Gastrointestinaltrakt sind gut belegt [34], es muß jedoch eine große Dosis appliziert werden, um diese Veränderungen auszulösen. Es ist daher fraglich, ob Serumgastrin, das nach Dünndarmsekretion oft erhöht ist (s. 2.5), in genügend hoher Konzentration zirkuliert, um einen solchen trophischen Effekt zu haben. Eine deutliche Hypertrophie des Dünndarmes wurde bei einem Patienten mit Glucagonom beschrieben. Die morphologischen Veränderungen verschwanden nach Resektion des Tumors [27]. Cholecystokinin wirkt möglicherweise stimulierend auf das Wachstum der Mucosa [35], während Secretin ein Inhibitor sein könnte [27].

2.5 Magenhypersekretion nach Dünndarmresektion

Eine gesteigerte Magensekretion wurde bei etwa 50% der Patienten mit ausgedehnter Dünndarmresektion festgestellt, und zwar vorwiegend während der postoperativen Phase [1, 65]. Dieses Phänomen ließ sich auch im Tierversuch bei Ratten, Hunden und Rhesusaffen reproduzieren [12, 42a, 63]. Aufgrund experimenteller und klinischer Beobachtungen sind verschiedene Erklärungen für dieses Phänomen vorgeschlagen worden, wie z. B. der Verlust eines im Dünndarm produzierten humoralen Inhibitors der Magensekretion. Im Nüchternzustand wie auch postprandial werden bei Patienten mit Dünndarmresektion oft erhöhte Serumgastrinwerte gefunden, und ein solcher Inhibitor könnte daher direkt auf die Gastrinfreisetzung wirken [55]. Dies wird z.T. auch durch die Beobachtung unterstrichen, daß die postoperative Erhöhung der Magensaftsekretion geringer ist, wenn bei Hunden eine Antrektomie der Dünndarmresektion vorausgeht [38]. Eine andere Erklärung betrifft die Clearance von zirkulierendem Gastrin, die verzögert sein könnte, da der Dünndarm selbst eine beträchtliche Menge Gastrin aus dem Plasma extrahiert [6, 56]. Wenig ist über die Veränderung von Plasmaspiegeln anderer Hormone bekannt wie z. B. Somatostatin, GIP (gastric inhibitory polypeptide) und VIP (vasoactive intestinal polypeptide). Diese drei Peptide hemmen die Magensekretion, und eine Verminderung der Plasmaspiegel könnte die gesteigerte Magensäuresekretion erklären. Das Gegenteil wurde jedoch bei Rhesusaffen gefunden, wo GIP im Plasma nach Dünndarmresektion eher erhöht war [42a]; auch wurden höhere VIP-Plasmaspiegel bei sechs Patienten mit „Kurzdarmsyndrom" berichtet [39].

Ein morphologisches Korrelat zur vermehrten Magensaftsekretion wurde von Seelig, Wienborn und Weser [52, 53] beschrieben, die beim Studium der Zellkinetik der Magenschleimhaut nach Dünndarmresektion eine Hyperplasie mit vermehrten Parietal-, Haupt- und Belegzellen fanden. Die Beteiligung von Haupt- und Belegzellen deutet darauf hin, daß Gastrin nicht allein für die Magenschleimhauthyperplasie nach Dünndarmresektion verantwortlich sein kann.

3 Klinik und Laborbefunde

3.1 Diarrhoe

Während der ersten Tage und Wochen nach der Resektion wird regelmäßig wäßriger Durchfall beobachtet, und tägliche Stuhlmengen bis zu 10 l wurden berichtet [7]. Dehydration, Elektrolytverlust und Störungen im Säure-Basen-Gleichgewicht können schwerwiegende Probleme schaffen. Der Durchfall nach Dünndarmresektion hat mehrere Ursachen. Erstens wird durch den großen Verlust an Schleimhautoberfläche die Resorptionskapazität des verbliebenen Darmes durch die 7–8 l Flüssigkeit, die täglich in das Jejunum gelangen, überfordert, und eine große Flüssigkeitsmenge gerät daher in den Dickdarm. Das Colon hat zwar eine große Reservekapazität (Resorption von täglich 6 l einer isotonen Elektrolytlösung [16]), doch wurde bei diesen Patienten oftmals zusätzlich eine teilweise oder sogar totale Colektomie durchgeführt, und diese Kompensationsmöglichkeit steht daher nicht zur Verfügung. Zweitens gelangen Nahrungsbestandteile, die sonst vollständig im Dünndarm resorbiert werden, ins Colon. Kohlenhydrate werden dann durch die Darmbakterien zu kurzkettigen Fettsäuren (z. B. Essig-, Propion- und Buttersäure) metabolisiert, und die hohe Osmolalität im Lumen führt zu Durchfall, wie er sonst z. B. bei Lactoseintoleranz beobachtet wird. Langkettige Fettsäuren im Colon als Folge mangelnder Fettresorption können selbst die Wasser- und Salzaufnahme im Dickdarm hemmen, besonders wenn eine Hydroxylierung der Fettsäuren durch Darmbakterien erfolgt ist [3, 54]. Drittens können Gallensalze (besonders Dihydroxygallensalze), die in den Dickdarm gelangen, dort zu Wasser- und Elektrolytsekretion führen [41]. Gallensalz-Diarrhoe und Steatorrhoe können auch durch bakterielle Besiedlung des Dünndarmes nach Verlust der Ileocöcalklappe bedingt sein. Schließlich kann die Magenhypersekretion (ähnlich wie beim Zollinger-Ellison-Syndrom) den Durchfall verstärken oder auslösen.

3.2 Malabsorption

Das Malabsorptionssyndrom nach Dünndarmresektion kann zu vielerlei Symptomen führen wie z. B. Nachtblindheit, Tetanie, Hypomagnesiämie, Osteomalacie, makrocytärer Anämie, Coagulopathie und Neuropathie.

3.3. Laborbefunde

Die verminderte Resorption von Nährstoffen, Vitaminen und Spurenelementen kann zu Mangelzuständen führen, die sich durch entsprechende Labortests genauso nachweisen lassen wie bei anderen Malabsorptionssyndromen, die durch Verminderung der Schleimhautoberfläche entstehen (z. B. Sprue). Eine Checkliste für Labortests und relevante Resultate findet sich in Tabelle 1.

4 Therapie

4.1 Postoperative Periode

Während der postoperativen Phase ist ein sorgfältiger Ersatz von Elektrolyten und Flüssigkeit wichtig, da die Verluste durch die voluminösen Durchfälle ausgeglichen werden müssen. Hypokaliämie und Störungen im Säure-Basen-Haushalt bedürfen besonderer Beachtung. Zusätzlich muß eine vollständige intravenöse Ernährung durchgeführt werden, und es sind heute praktisch alle Spitäler mit der intravenösen Alimentation vertraut, für die sich eine beachtliche Industrie entwickelt hat. Das spezielle Wissen, das der Arzt für diese Behandlung haben muß, wurde in mehreren Übersichten ausführlich beschrieben [22, 25, 26]. Alle notwendigen Nährstoffe, gelöst in einem leicht verträglichem Flüssigkeitsvolumen (2–3,5 l pro Tag), werden langsam in ein Blutgefäß mit starker Strömung, ge-

Tabelle 1. Checkliste für Laboruntersuchungen und wichtige Befunde nach Dünndarmresektion

Test	Fragestellung	Bemerkungen und Behandlungsmaßnahmen (außer Substitutionstherapie)
Komplettes Blutbild und Blutchemie	Anämie, niedriges Serum-Fe, Makrocytose, niedrige Vitamin-B_{12}- und Folsäurespiegel im Blut	
	Hypocalcämie	Messung der Knochenhärte (Bone density) in 6- bis 12monatigen Abständen zeigt, ob Substitution ausreichend
	Hypomagnesiämie	
	Hypokaliämie und metabolische Acidose	Hoher Kalium- und HCO_3-Verlust im Dickdarm durch hohen elektrischen Schleimhautgradienten und niedriges pH im Colon
	Hypoproteinämie	Zeichen schwerer Malnutrition, kann Notwendigkeit parenteraler Ernährung anzeigen
	Niedriger Serum-Vitamin-A-Spiegel	
	Verlängerte Prothrombinzeit	
	Niedrige Zink- und Kupferspiegel im Serum	
Quantitative Stuhlsammlung	24-Std-Stuhlgewicht und täglicher Kaliumverlust im Stuhl	Substitution muß Verluste übersteigen
	24-Std-Fettausscheidung	MCT-Diät bei schwerer Steatorrhoe
Quantitative Harnuntersuchung	24-Std-Oxalatausscheidung	Bei Werten über 40 mg/24 Std ist eine Diät mit niedrigem Oxalatgehalt angezeigt
Magensekretionsanalyse	Magenhypersekretion Hypergastrinämie	H_2-Antagonisten

wöhnlich in die obere Hohlvene, infundiert. Die notwendigen Calorien werden als Zucker (Glucose: 20–50 g/d) und Fett (Sojabohnenöl – Intralipid – 10 g/d) zugeführt. Aminosäurengemische liefern den nötigen Stickstoff. Für eine optimale positive Stickstoffbilanz soll jedes Gramm Stickstoff mit 150–250 cal Zucker und Fett verabreicht werden.

4.2 Orale Ernährung

Eine orale Ernährung wird anfangs den Durchfall verstärken und muß deshalb sehr langsam und vorsichtig begonnen werden. Häufige, aber sehr kleine Mahlzeiten helfen, die verbliebene Resorptionskapazität des verkürzten Dünndarmes optimal auszunützen. Der Patient sollte zumindest alle 2 Std essen; ideal wäre ein ständiges, aber extrem langsames Essen. Während der folgenden Tage und Wochen kann die Größe der Mahlzeiten langsam erhöht werden. Aus Diätstudien während des späteren Verlaufes wird klar, daß die Patienten ihr Körpergewicht nur dadurch halten können, daß sie die Calorienzufuhr weit über den Verbrauch vor der Resektion steigern [13]. Eine elementare Diät („Astronautenkost") kann während der frühen Phase der oralen Ernährung versucht werden [61, 66]. Die hohe Osmolalität dieser Präparate (oft 800–900 Milliosmol/kg) kann osmotische Diarrhoe auslösen, und der oft schlechte Geschmack wird häufig nicht für allzu lange Zeit toleriert. In verdünnter Form kann diese elementare Diät mit einer langsamen Infusion durch eine Duodenalsonde verabreicht werden, was besonders bei Kindern erfolgreich sein kann [48]. Eine elementare Ernährung mit niedriger Osmolalität durch Oligopeptide (anstelle von übelschmeckenden Aminosäuren) verspricht bessere Erfolge. Die Di- und Tripeptide können ohne hydrolytische Spaltung direkt resorbiert werden. Ferner können Proteinkonzentrate der Nahrung zugesetzt werden, und eine Reihe von Präparaten ist kommerziell erhältlich.

Eine Verminderung des Fettgehaltes der Nahrung (z. B. auf 40 g pro Tag) kann das Stuhlvolumen bei solchen Patienten deutlich vermindern [4, 9]. Mittellangkettige Triglyceride (MCT) erweisen sich nicht nur als eine sehr logische, sondern auch häufig erfolgreiche Diätmaßnahme, vorausgesetzt daß der Patient willens ist, sich an solche Vorschriften zu halten [7, 64]. Leider sind der Geschmack von MCT und die Schwierigkeit, damit zu kochen, oft große Hindernisse.

Die Verträglichkeit von Milchzucker sollte bei diesen Patienten geprüft werden. Falls vor der Resektion eine latente Lactoseintoleranz bestand, kann diese nach der Resektion eine wichtige Rolle als Durchfallursache spielen. Falls eine Hyperoxalurie vorhanden ist (der 24-Std-Harn ist wiederholt auf Oxalat zu prüfen), müssen Nahrungsmittel mit hohem Oxalatgehalt vermieden werden [17].

Während man auf die Adaptation des verbliebenen Darmes bei Patienten mit großem enteralen Flüssigkeits- und Elektrolytverlust wartet, sollte man sich der vom Dünndarm am leichtesten resorbierten Zucker- und Salz-Lösung erinnern, die einen großen Fortschritt in der Behandlung der Asiatischen Cholera brachte [46]. Eine isotonische Lösung, die Kochsalz (110 mmol) und Glucose (80 mmol) enthält, kann vom Patienten selbst

hergestellt werden und sollte dann versucht werden, wenn der Ersatz von
Flüssigkeit und Salz ein größeres Problem als die Nährstoffaufnahme
darstellt. Bei Patienten mit einem ausgeschalteten Colonsegment haben
Rodger, Bernard und Balint [49] erfolgreich die Instillation einer Elektrolytlösung in den sonst ungenützten Colonabschnitt angewendet.

4.3 Spezifische Substitutionsbehandlung

Selbst nach Erreichen einer adäquaten peroralen Calorienzufuhr ist gewöhnlich eine spezifische Substitutionstherapie nötig. Calcium und Vitamin D müssen fast immer zur Behandlung oder Prophylaxe eines Mangelzustandes verabreicht werden. Die meisten Patienten brauchen auch einen Magnesiumzusatz. Falls bereits ein Magnesiummangel besteht, muß vorerst eine parenterale Verabreichung erfolgen (z.B. 48 mÄq Mg i.m. täglich für 3 Tage). Es kann sich auch als notwendig erweisen, andere fettlösliche Vitamine zu ersetzen (Vit A, E und K). Vitamin B_{12} sollte monatlich gegeben werden (1 g i.m.).

4.4 Medikamentöse Therapie

Von großer Bedeutung sind Medikamente, die die Peristaltik hemmen, da eine Verlängerung der Passagezeit durch den verkürzten Dünndarm die Kontaktzeit des Chymus mit der Mucosa verlängert und die Resorption pro Oberflächeneinheit erhöht. Opiate sind Mittel der Wahl und eine parenterale Codeinverabreichung kann anfangs notwendig sein. Andere Medikamente können allein oder in Kombination versucht werden (z.B. Loperamid, Diphenoxylat und Anticholinergica). Falls orale Anticholinergica keinen Erfolg bringen, kann der Patient instruiert werden, sich Anticholinergica selbst parenteral zu injizieren [11].
Bei Patienten mit Ileumresektion und Gallensalz-Diarrhoe soll Cholestyramin versucht werden, um die Gallensalze zu binden und deren Wirkung auf die Dickdarmmucosa zu verhindern. Während man so den Durchfall bessern kann, muß man aber auch in Kauf nehmen, daß sich die Steatorrhoe erhöht, da der Gallensalz-Pool durch den vermehrten Verlust von an Cholestyramin gebundenen Gallensalzen vermindert wird. Außerdem bilden die an Cholestyramin gebundenen Gallensalze keine Micellen und stehen daher zur Fettresorption nicht mehr zur Verfügung.
Falls eine bakterielle Besiedlung nachgewiesen (mehr als 10^6 Keime pro ml Dünndarmaspirat) oder vermutet wird, sollten Antibiotica (vornehmlich Tetracyclin) gegeben werden. Im Rahmen einer pragmatischen Therapie können sich auch Pankreasenzyme als erfolgreich erweisen [62].

4.5 Parenterale Ernährung

4.5.1 Übergangsperiode während Adaptation

Angesichts der Länge des verbliebenen Dünndarmes und in Erwartung einer Adaptation kann eine parenterale Ernährung für mehrere Monate oder sogar für 1–2 Jahre notwendig erscheinen. In dieser Situation kann die parenterale Ernährung am ambulanten Patienten durchgeführt werden. Der Patient kommt z. B. jeden zweiten Tag zur intravenösen Alimentation, die ihm während einiger Stunden verabreicht wird. Die Infusion erfolgt entweder durch einen Infusionskatheter, der für längere Zeit in die obere Hohlvene eingepflanzt wird, oder es wird eine arteriovenöse Fistel angelegt, und eine periphere Punktion erfolgt jeweils wie für eine Hämodialyse. Bei jedem Besuch können etwa 4000 Kcal verabreicht werden, die sich aus Glucose, Intralipid und Aminosäuren zusammensetzen. Vitamine, Mineralien und Spurenelemente werden je nach Bedarf zugesetzt. Eine gleichzeitige Insulinverabreichung kann nötig sein, um eine Hyperglykämie und einen Calorienverlust durch Glucosurie zu verhindern. Bei den meisten Patienten wird man langsam das Intervall zwischen den Behandlungen mit ambulanter Hyperalimentation erhöhen können. Als Basis dafür soll die Fähigkeit des Patienten dienen, sein Körpergewicht durch orale Ernährung aufrechtzuerhalten. Dadurch ist auch ein Ansporn gegeben, daß der Patient seine orale Ernährung mehr und mehr verbessert. Falls das Körpergewicht mit oraler Nahrung und medikamentöser Unterstützung aufrechterhalten werden kann, wird der Cava-Katheter entfernt bzw. die arteriovenöse Fistel geschlossen. Nachteil einer arteriovenösen Anastomose ist die Reizung der Venenwand durch die konzentrierten Infusionen, die trotz schneller Strömung erfolgt. Auch ist die chirurgische Anlage der Fistel manchmal sehr schwierig.

4.5.2 Permanente parenterale Ernährung zu Hause

Falls eine totale oder fast vollständige Enterektomie erfolgte, müssen Vorkehrungen für eine lebenslange intravenöse Ernährung bald nach der Operation getroffen werden. Die intravenöse Ernährung erfolgt zu Hause, und die Zahl der Patienten, die ein fast normales Leben mit einem „künstlichen Darm" führen, ist laufend im Ansteigen. Der Patient hat einen intravenösen Verweilkatheter, der in die obere Hohlvene oder in den rechten Vorhof mündet und der nach genügend langer subcutaner Tunnelung durch die Haut an der Brustwand austritt. Eine korrekte chirurgische Fixierung des Katheters ist sehr wichtig, und die Eintrittsstelle bedarf besonderer Pflege. Der Patient muß über längere Zeit mit der intravenösen Ernährung im Spital vertraut gemacht werden. Es bedarf eines gewissen Maßes an Intelligenz, technischen Verständnisses und Geschicklichkeit seitens des Patienten oder seitens einer anderen ständig zur Ver-

fügung stehenden Person, um eine intravenöse Dauerernährung zu Hause erfolgreich durchzuführen. Die Zusammensetzung der Infusionslösung ist im Detail beschrieben worden [22, 33, 47].
Alle Nährstoffe, Mineralien, Vitamine und Spurenelemente werden in die Infusion gemischt. In den letzten Jahren wurde reichlich Erfahrung auf diesem Gebiet gesammelt, was manchmal aufgrund von Mangelerscheinungen geschah, die vor der Einführung der intravenösen Langzeiternährung nicht bekannt waren. Beispiele sind der Mangel an Zink, Kupfer und essentiellen Fettsäuren.
Die Infusion wird entweder mit einer Peristaltikpumpe verabreicht (ein Taschenmodell steht bereits zur Verfügung), oder man kann mit Druckmanschetten die Infusionsbeutel langsam komprimieren und so die Infusion bewirken [33].

4.6 Chirurgische Behandlung des „Kurzdarmsyndroms"

Die Umkehr eines kurzen Dünndarmsegmentes (9–14 cm) ist in manchen Fällen versucht worden. Das antiperistaltische Segment soll als Passagehindernis die Verweildauer des Chymus im Dünndarm verlängern [45, 50]. Meiner Ansicht nach ist jedoch das Risiko einer solchen Intervention größer als die möglichen Vorteile. Gefahren und Nachteile sind die Operationsmortalität, der Verlust an Schleimhautoberfläche an der Anastomose und die operative Morbidität mit Anastomosendehiscenz, vollständiger Obstruktion, Infarzierung des umgekehrten Segmentes und einem Blind-loop-Syndrom.

4.7 Behandlung von Begleitzuständen

Flüssigkeits- und Elektrolytverluste durch die Magenhypersekretion nach der Operation (Magenschlauch, Magenfistel) müssen sorgfältig ersetzt werden [64]. Magen- und Duodenalulcera sind seltene Komplikationen der Magenhypersekretion nach Dünndarmresektion. Eine Antacida-Behandlung kann prophylaktisch oder zumindest rigoros bei Auftreten der geringsten Ulcussymptome erfolgen. Den H_2-Antagonisten mag jedoch der Vorzug gegeben werden, da viele Antacida selbst Durchfall auslösen können. Eine chirurgische Ulcusbehandlung sollte unter allen Umständen vermieden werden, da durch jedes der üblichen Operationsverfahren das Resorptionsvermögen im Dünndarm vermindert werden kann (Dumping, Motilitätsstörungen und Verschlechterung der Durchmischung des Chymus). Selbst im seltenen Fall eines blutenden Ulcus soll man länger konservativ behandeln (Bluttransfusion, parenterale H_2-Antagonisten, periphere oder selektive Vasopressin-Infusion).

4.8 Vorbeugung

Eine Dünndarmresektion wird meist im Rahmen einer Notfalloperation durchgeführt, und es gibt daher keine Möglichkeit, das „Kurzdarmsyndrom" zu verhüten (außer dadurch, daß sich der Chirurg auf ein absolutes Minimum an reseziertem Darm beschränkt).

Literatur

1. Aber GM, Ashton F, Carmalt MHB, Whitehead TP (1967) Gastric hypersecretion following massive small bowel resection in man. Am J Dig Dis 12:785–794
2. Altman GG (1971) Influence of bile and pancreatic secretions on the size of the intestinal villi in the rat. Am J Ana 132:167–178
3. Ammon HV, Phillips SF (1973) Inhibition of colonic water and electrolyte absorption by fatty acids in man. Gastroenterology 65:744–749
4. Anderson H, Isaksson B, Sjögren B (1974) Fat-reduced diet in the symptomatic treatment of small bowel disease. Metabolic studies in patients with Crohn's disease and in other patients subjected to ileal resection. Gut 15:351–359
5. Backman L, Hallberg D (1974) Small-intestinal length. An intraoperative study in obesity. Acta Chirur Scand 140:57–63
6. Becker HD, Reeder DD, Thompson JC (1973) Extraction of circulating endogenous gastrin by the small bowel. Gastroenterology 65:903–906
7. Bochenek W, Rodgers JB, Balint JA (1970) Effects of changes in dietary lipids on intestinal fluid loss in the short bowel syndrome. Ann Intern Med 72:205–213
8. Bond JH, Levitt MD (1976) Fate of soluble carbohydrate in the colon of rats and man. J Clin Invest 57:1158–1164
9. Booth CC, MacIntyre I, Mollin DL (1964) Nutritional problems associated with extensive lesions of the distal small intestine in man. Q J Med 131:401–420
10. Bryant J (1924) Observations upon the growth and length of the human intestine. Am J Med Sci 167:499–520
11. Cameron JL, Gayler BW, Hendrix TR (1976) The use of intramuscular propantheline in the short bowel syndrome. Johns Hopkins Med J 138:91–95
12. Caridis DT, Roberts M, Smith G (1969) The effect of small bowel resection on gastric acid secretion in the rat. Surgery 65:292–297
13. Compston JE, Creamer B (1977) The consequences of small intestinal resection. Q J Med 46:485–497
14. Cook GC, Carruthers RH (1974) Reaction of human small intestine to an intraluminal tube and its importance in jejunal perfusion studies. Gut 15:545–548
15. Cummings JH, James WPT, Wiggins HS (1973) Role of the colon in ileal-resection diarrhoea. Lancet I:344–347
16. Debongnie JC, Phillips SF (1978) Capacity of the human colon to absorb fluid. Gastroenterology 74:698–703
17. Dobbins JW, Binder HJ (1977) Derangements of oxalate metabolism in gastrointestinal disease and their mechanisms. In: Glass GBI (ed) Progress in Gastroenterology, vol. III Grune & Stratton, New York San Francisco London, pp 505–520
18. Dowling RH, Booth CC (1966) Functional compensation after small bowel resection in man. Lancet 2:146–147
19. Dowling RH, Booth CC (1967) Structural and functional changes following small intestinal resection in the rat. Clin Sci 32:139–149
20. Dowling RH, Bell GD, White J (1972) Lithogenic bile in patients with ileal dysfunction. Gut 13:415

21. Dreike P (1894) Ein Beitrag zur Kenntnis der Länge des menschlichen Darmkanals. Dtsch Z Chirur 40:43–89
22. Dudrick SJ, Ruberg RL (1971) Principles and practice of parenteral nutrition. Gastroenterology 61:901–910
23. Enochs MR, Johnson LR (1977) Hormonal regulation of gastrointestinal tract growth; Biochemical and physiological aspects. Glass GBI (ed) In: Progress in Gastroenterology, vol III Grune & Stratton, New York San Francisco London, pp 3–28
24. Feldman EJ, Dowling RH, McNaughton J, Peters TJ (1976) Effects of oral versus intravenous nutrition on intestinal adaptation after small bowel resection in the dog. Gastroenterology 70:712–719
25. Fischer JE (1976) Total Parenteral Nutrition. Little, Brown & Co. Boston
26. Fleming CR, McGill DB, Hoffman HN, Nelson RA (1976) Subject review – total parenteral nutrition. Mayo Clin Proc 51:187–199
27. Gleeson MH, Bloom SR, Polak RM, Henry K, Dowling RH (1971) Endocrine tumor in kidney affecting small bowel structure, motility and absorptive function. Gut 12:773–782
28. Gleeson MH, Cullen J, Dowling RH (1972) Intestinal structure and function after small bowel bypass in the rat. Clin Sci 43:731–742
29. Goldstein MJ, Melamed MR, Grabstald H, Sherlock P (1967) Progressive villous atrophy of the ileum used as a urinary conduit. Gastroenterology 52:859–864
30. Haymond HE (1935) Massive resection of small intestine: Analysis of 257 collected cases. Surg Gynecol Obstet 61:693–705
31. Hirsch J, Ahrens EH, Blankenhorn DH (1956) Measurement of the human intestinal length in vivo and some causes of variation. Gastroenterology 31:274–284
32. Hofmann A (1978) The enterohepatic circulation of bile acids. In: Sleisenger M, Fordtran JS (eds) Gastrointestinal Disease. Saunders, London Philadelphia Toronto, pp 418–429
33. Jeejeebhoy KN, Zohrab WJ, Langer B, Phillips MJ, Kuksis A, Anderson GH (1973) Total parenteral nutrition at home for 23 months, without complication, and with good rehabilitation. A study of technical and metabolic features. Gastroenterology 65:811–820
34. Johnson LR (1974) Effect of gut hormones on growth of gastrointestinal mucosa. In: Chey WY, Brooks FP (eds) Endocrinology of the Gut. Charles B. Slack Thorofare, New Jersey, pp 163–177
35. Johnson LR, Guthrie P (1976) Effect of cholecystokinin and 16, 16-dimethyl prostaglandin E_2 on RNA and DNA of gastric and duodenal mucosa. Gastroenterology 70:59–65
36. Keren DF, Elliott HL, Brown GD, Yardley JH (1975) Atrophy of villi with hypertrophy and hyperplasia of Paneth cells in isolated (Thiry-Vella) ileal loops in rabbits. Gastroenterology 68:83–93
37. Lamb DS (1893) The Meckel diverticulum. Am J Med Sci 105:633–641
38. Landor JH (1969) Intestinal resection and gastric secretion in dogs with antrectomy. Arch Surg 98:645–646
39. Lezoche E, Vagni V, Esperanza V (1978) Elevated vasoactive intestinal polypeptide (VIP) levels in patients with the short bowel syndrome (SBS). Gastroenterology 74:1132
40. Loran MR, Carbone JV (1968) The humoral effect of intestinal resection on cellular proliferation and maturation in parabiotic rats. In: Sullivan MF (ed) Gastrointestinal Radiation Injury. Excerpta Medica, Amsterdam, pp 127–141
41. Mekhjian HS, Phillips SF, Hofmann AF (1971) Colonic secretion of water and electrolytes induced by bile acids: Perfusion studies in man. J Clin Invest 50:1569–1577
42. Mitchell J, Zuckerman B, Breuer RI (1977) The colon influences ileal resection diarrhea. Gastroenterology 72:1103
42a Moossa AR, Hall AW, Skinner DB, Winans CS (1976) Effect of fity percent small bo-

wel resection on gastric secretory function in rhesus monkeys. Surgery 80:208–213
43. Nundy S, Malamud D, Obertop H, Sczerban J, Malt RA (1977) Onset of cell proliferation in the shortened gut. Colonic hyperplasia after ileal resection in the dog. Gastroenterology 72:263–266
44. Obertop H, Nundy S, Malamud D, Malt RA (1977) Onset of cell proliferation in the shortened gut. Rapid hyperplasia after jejunal resection. Gastroenterology 72:267–270
45. Pertsemlidis D, Kark AE (1974) Antiperistaltic segments for the treatment of short bowel syndrome. Am J Gastroenterol 62:526–530
46. Pierce NF, Banwell JG, Mitra RC, Caranasos GJ, Keimowitz RI, Mendal A, Manji PM (1968) Effect of intragastric glucose-electrolyte infusion upon water and electrolyte balance in asiatic cholera. Gastroenterology 55:333–343
47. Rault R, Scribner BH (1977) Parenteral nutrition in the home. In: Glass GBJ (ed) Progress in Gastroenterology. Grune & Stratton, New York San Francisco London, pp 545–562
48. Ricour C (1975) Constant rate enteral nutrition, a transition from total parenteral nutrition to voluntary intake. In: Ghadimi H (ed) Total Parenteral Nutrition. J. Wiley, New York, pp 601–613
49. Rodgers JB, Bernard HR, Balint JA (1976) Colonic infusion in the management of the short bowel syndrome. Gastroenterology 70:186–189
50. Rygick AN, Nasarov LU (1969) Antiperistaltic displacement of an ileal loop without twisting its mesentery. Dis Colon Rectum 12:409–411
51. Schmidt W (1965) Morphologische Grundlagen der enteralen Resorption. Naunyn-Schmiedeberg's Archiv Pharmakol 250:178–189
52. Seelig LL, Winborn WB, Weser E (1977) Effect of small bowel resection on the gastric mucosa in the rat. Gastroenterology 74:421–428
53. Seelig LL, Winborn WB, Weser E (1978) Changes in gastric glandular cell kinetics after small bowel resection in the rat. Gastroenterology 74:1–6
54. Soong CS, Thompson JB, Poley JR, Hess DR (1972) Hydroxy fatty acid in human diarrhea. Gastroenterology 63:748–757
55. Straus E, Gerson CD, Yalow RS (1974) Hypersecretion of gastrin associated with the short bowel syndrome. Gastroenterology 66:175–180
56. Temperly JM, Stagg BH, Wylie JH (1971) Disappearance of gastrin and pentagastrin in the portal circulation. Gut 12:372–376
57. Tompkins RK, Waisman J, Watt CMH, Corlin R, Keith R (1977) Absence of mucosal atrophy in human small intestine after prolonged isolation. Gastroenterology 73:1406–1409
59. Trier JS (1978) The short bowel syndrome. In: Sleisenger M, Fordtran JS (eds) Gastrointestinal Disease. Saunders, London Philadelphia Toronto. pp 1652–1655
60. Underhill BML (1955) Intestinal length in man. Br Med J II:1243–1246
61. Voitk AJ, Echave V, Brown RA, Gurd FN (1973) Use of elemental diet during the adaptive stage of short gut syndrome. Gastroenterology. 65:419–426
62. Weser E (1976) The management of patients after small bowel resection. Gastroenterology 71:146–150
63. Wickbom G, Landor JH, Bushkin FL, McGuigan JE (1975) Changes in canine gastric acid output and serum gastrin levels following massive small intestinal resection. Gastroenterology 69:448–452
64. Winawer SJ, Broitman SA, Wolochow DA, Osborne MP, Zamcheck N (1966) Successful management of massive small-bowel resection based on assessment of absorption defects and nutritional needs. New Engl J Med 274:72–78
65. Windsor CWO, Fejfar J, Woodward DAK (1969) Gastric secretion after massive small bowel resection. Gut 10:779–786
66. Young EA, Heuler N, Russel P, Weser E (1975) Comparative nutritional analysis of chemically defined diets. Gastroenterology 69:1338–1345

Kapitel 10

Postoperative Syndrome nach Shuntoperationen zur Behandlung der Fettsucht

E. Juhl, F. Quaade und P. Danø

In den vergangenen 20 Jahren sind immer häufiger Dünndarm-Bypass-Operationen zur Behandlung der Fettsucht durchgeführt worden. Dafür lassen sich hauptsächlich zwei Gründe verantwortlich machen: Die Gefahren permanenter Fettsucht sind beträchtlich und die Resultate der konservativen Behandlung bisher enttäuschend. Die Dünndarm-Bypass-Operation führt indessen nicht nur zur gewünschten Gewichtsabnahme, sondern auch zu einer Reihe von unerwünschten Nebenwirkungen. Über die Häufigkeit und Bedeutung dieser postoperativen Syndrome werden sehr unterschiedliche Angaben gemacht, und manche Autoren stellen die Bypass-Operation wegen der postoperativen Syndrome grundsätzlich in Frage [8, 10].

1 Klassifizierung der chirurgischen Eingriffe

Der Prototyp ist die End-zu-Seit-Jejunoileostomie nach Payne, die eine Dünndarmpassage von etwa 50 cm übrigläßt. Bei der End-zu-End-Modifikation nach Scott wird die blinde Schlinge mit dem Colon oder mit dem Coecum anastomosiert. Diese und andere Methoden der Bypass-Operationen sind in Abb. 1 dargestellt.

2 Studie zur Erfassung der Häufigkeit postoperativer Syndrome

Wir [1] unternahmen eine umfassende Analyse aller zwischen 1973 und 1977 im Medlars-System erfaßten Studien, die sich mit den Resultaten der jejunoilealen Bypass-Operation befaßten. Dabei wurde eine Computer-Auswertung von 117 Publikationen mit insgesamt 5000 Patienten vorgenommen. Insgesamt wurde über 26 verschiedene Nebenwirkungen be-

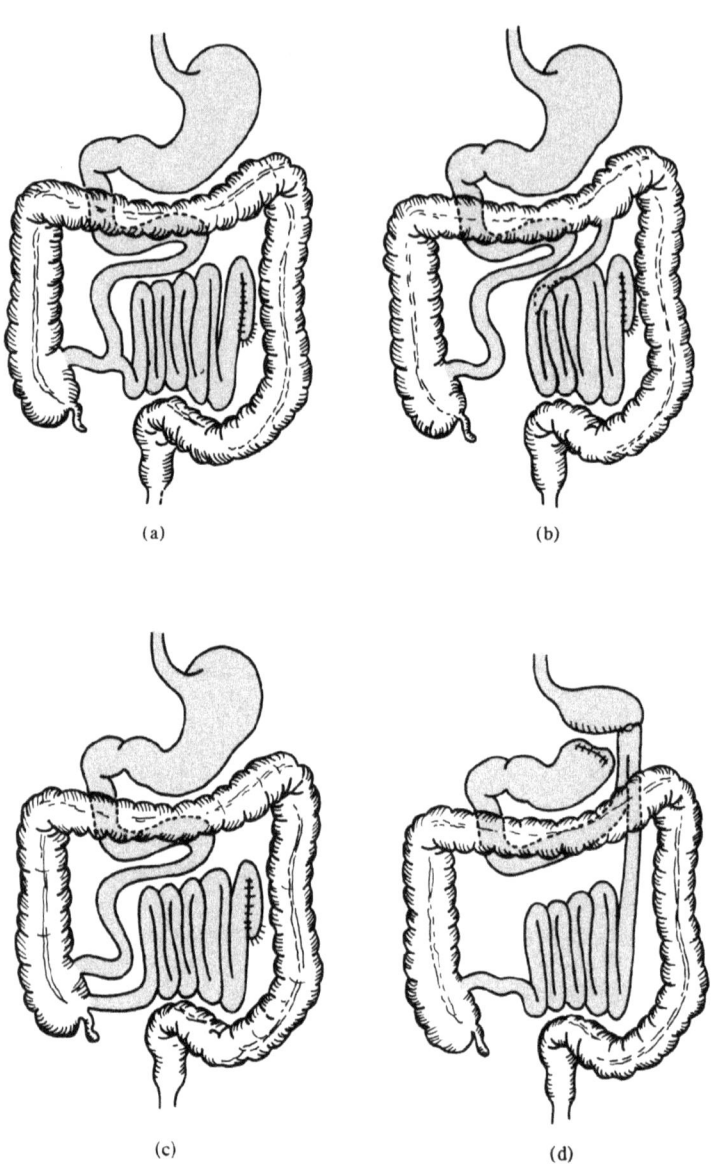

Abb. 1a–e. Arten der verschiedenen chirurgischen Eingriffe zur Behandlung der Fettsucht. **a** End-zu-Seit-Jejunoileostomie (nach Payne), **b** End-zu-End-Jejunoileostomie plus Ileotransversostomie (nach Scott), **c** End-zu-End-Jejunoileostomie plus Ileocöcostomie, **d** Magenbypass, **e** modifizierter Magenbypass plus Roux-Y-Anastomose

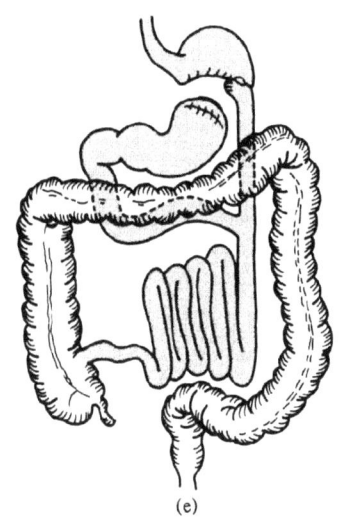
(e)

richtet, die in Tabelle 1 geordnet nach Häufigkeit und Typ der Publikation dargestellt werden.
Für den folgenden Beitrag haben wir nur die wichtigsten bzw. häufigsten Komplikationen ausgewählt.

3 Frühe Komplikationen

(Beginn innerhalb von 2 Monaten nach der Operation)

3.1 Akute postoperative Komplikationen

Wundkomplikationen (Infektion, Serombildung, Fettnekrose, Dehiscenz und Hernienbildung) sind häufig (19%), nehmen aber mit zunehmender Erfahrung des Chirurgen ab. Besonders hoch ist die Letalität an Anastomoseninsuffizienz (1%) und Lungenembolie (2%). Im ganzen sind perioperative Komplikationen häufiger und schwerwiegender, als man sie in einer Gruppe nicht fettsüchtiger elektiv operierter Patienten gleichen Alters erwarten würde. Von der Narkose an sich sind keine außerordentlichen Probleme zu erwarten.

3.2 Durchfall und durchfallbedingte Komplikationen

Im ersten Monat sind Durchfälle mit wäßrigen, 10- bis 20 mal pro Tag auftretenden Stühlen unvermeidlich. Diese Durchfälle können während

Tabelle 1. Komplikationen bei 5000 Patienten mit jejunoilealem Bypass nach Payne oder nach Scott

Komplikation	Häufigkeit				
	Alle 117 Publikationen		Ausgewählte Publikationen		
	Anzahl von Patienten mit Komplikation	%	Anzahl von Patienten mit Komplikation	Anzahl untersuchter Patienten	%
Wundkomplikationen	273	5,5	226	1202	18,8
Hypokaliämie	245	4,9	209	1158	18,0
Hypocalciämie	169	3,4	144	1023	14,1
Hämorrhoidektomie	39	0,8	26	200	13,0
Hypomagnesiämie	123	2,5	85	741	11,5
Schwere Durchfälle	143	2,9	47	425	11,1
Pneumatosis intestinalis	28	0,6	28	272	10,3
Arthritis	68	1,4	56	683	8,2
Nierensteine	148	3,0	129	1617	8,0
Gallensteine	49	1,0	43	654	6,6
Psychiatrische Komplikationen	25	0,5	21	354	5,9
Mechanischer Ileus	18	0,4	17	313	5,4
Intestinale Pseudoobstruktion	17	0,3	10	193	5,2
Leberschaden	160	3,2	83	1917	4,3
Lupus erythematodes disseminatus	2	0,0	2	52	3,8
Tuberkulose	3	0,1	3	103	2,9
Peptisches Ulcus	9	0,2	6	278	2,2
Invagination der blinden Schlinge	15	0,3	12	669	1,8
Lungenembolie	33	0,7	30	1909	1,6
Beinvenenthrombose	10	0,2	9	676	1,3
Schwerer Meteorismus	15	0,3	2	157	1,3
B 12-Mangel	7	0,1	7	600	1,2
Anastomoseninsuffizienz	11	0,2	10	1015	1,0
Selbstmord	2	0,0	2	523	0,4
Haarausfall	27	0,5	0	0	0,0
Darmkoliken	18	0,4	0	0	0,0
Ungenügender Gewichtsverlust	118	2,4	89	932	9,6
Zu starker Gewichtsverlust	9	0,2	3	619	0,5
Reoperation	114	2,3	73	1300	5,6
Tod	137	2,7	123	2450	5,0

einiger Monate nach der Operation anhalten (Abb. 2). Die Ursache liegt hauptsächlich in einer Malabsorption von Fett und Gallensalzen. Die Behandlung dieser Diarrhoen besteht in einer Diät, die einen möglichst niederen Gehalt langkettiger Fettsäuren aufweist. Zudem können Calciumpräparate und Cholestyramin verabreicht werden. Gelegentlich halten die

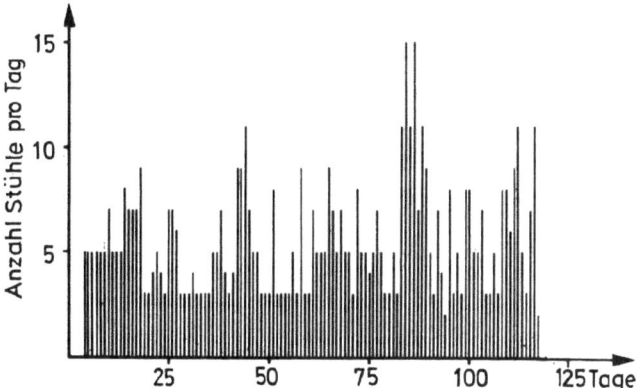

Abb. 2. Anzahl der Stuhlentleerungen pro Tag bei einem Bypass-Patienten während der ersten 3 postoperativen Monate

Durchfälle an und verursachen dabei derart starke Beschwerden, daß schließlich die Anastomose rückgängig gemacht werden muß. Üblicherweise treten nach einer Shuntoperation drei bis vier lockere Stuhlgänge täglich auf, und auch bei Patienten mit optimalem Behandlungserfolg muß mit einer solchen Stuhlfrequenz gerechnet werden. Manche Autoren gehen sogar so weit, die Furcht vor den nahrungsinduzierten Durchfällen für den postoperativen drastischen Abfall der Calorienzufuhr und letztlich für den Gewichtsverlust verantwortlich zu machen. Anhaltende Diarrhoen führen häufig zu rectalen Komplikationen wie Hämorrhoiden, Fissuren, Fisteln und Prolaps. Die Beschwerden durch diese Komplikationen kommen darin zum Ausdruck, daß bei 13% der Bypass-Patienten eine Hämorrhoidektomie durchgeführt werden mußte.

Kalium-, Calcium- und Magnesiummangelzustände sind häufig (12–18%). Diese Elektrolytstörungen können klinische Symptome bis hin zur Tetanie verursachen. In der Regel können die Symptome durch eine geeignete Elektrolytsubstitution verhütet bzw. behoben werden.

3.3 Arzneimittelstoffwechsel

Klinisch bedeutsam ist der Einfluß einer Dünndarm-Bypass-Operation auf den Stoffwechsel von Pharmaka. Es sind Fälle bekannt, in denen Frauen trotz Einnahme oraler Anticonceptiva nach einer Bypass-Operation schwanger wurden. Die Ursache dürfte in einer Malabsorption des Medikamentes liegen. In anderen Fällen mag die Umwandlung des Medikaments zu pharmakologisch aktiven oder inaktiven Metaboliten in der

Leber eine Rolle spielen. Über Leberfunktionsstörungen nach Bypass-Operationen wird in Abschn. 4.5 berichtet. Wenn sich das Gewicht postoperativ stabilisiert hat, ist aufgrund einer retrospektiven Studie mit Phenazon der Arzneimittelmetabolismus normal [2].

4 Mittelfristige Komplikationen

(Beginn zwischen 3. und 24. Monat nach der Operation)

4.1 Nierensteine

Patienten mit jejunoilealem Bypass haben ähnlich wie Patienten mit Krankheiten des Ileums, Ileumresektion und Steatorrhoen anderer Herkunft eine erhöhte Incidenz von Nierensteinen (ca. 8%).
Diese bestehen üblicherweise aus Oxalat. Die Ursache liegt in der erhöhten Resorption von Oxalat im Colon. Der Mechanismus dieser vermehrten Resorption ist wie folgt: Die Steatorrhoe bewirkt einen abnorm hohen Einstrom von Fettsäuren ins Colon. Die Fettsäuren verbinden sich mit Calcium zu Calcium-Fettsäure-Seifen. Dadurch steht für die Bildung von nichtlöslichen und nichtresorbierbaren Calcium-Oxalat-Komplexen kein Calcium mehr zur Verfügung. Stattdessen tritt freies Oxalat ins Colon ein, wird resorbiert, renal ausgeschieden und fällt in den Harnwegen aus. Reduzierung der Urinmenge, erhöhte Konzentration von Kristalloiden, Schwankungen des Urin-pH und Harnwegsinfektionen begünstigen die Steinbildung. Die Therapie besteht in einer oxalatarmen Diät, Calciumsubstitution und Cholestyramingaben. Prophylaktisch soll Calcium (1 g pro Tag) der Diät beigegeben und eine oxalatreiche Nahrung vermieden werden (s. Tabelle 3).

4.2 Pseudoobstruktion des Colons

Eine Pseudoobstruktion des Colons kommt bei etwa 5% der Patienten vor. Sie ist gekennzeichnet durch eine rezidivierende Ileussymptomatik ohne organisches Substrat einer mechanischen Obstruktion. Im Anschluß an die Operation nach Scott ist die Dilatation des Colons distal von der Anastomose mit dem ausgeschalteten Dünndarm lokalisiert [3]. Bei einer Behandlung mit einem gegen obligat-anaerobe Darmflora gerichteten Antibioticum werden die Symptome rückläufig. Eine erneute Besiedlung des Darms mit Anaerobiern bedingt erneute Symptome.

4.3 Intestinale Pneumatose

Die intestinale Pneumatose wird in 10% der Fälle als Komplikation von Bypass-Operationen erwähnt. Sie kann sich sowohl im durchströmten als auch im ausgeschalteten Darmanteil entwickeln. Sie verursacht freies Gas im Subphrenium und Gascysten in der Darmwand [6]. Unsicher ist, ob die Besiedlung des Dünndarms mit anaerober Flora für diese Störung verantwortlich ist. Eine Therapie mit hyperbarem Sauerstoff kann die Gasblasen mindestens vorübergehend zum Verschwinden bringen.

4.4 Rheumatologische Komplikationen

Eine Gelenksymptomatik entwickelt sich bei etwa 8% der Patienten. Im Blut dieser Patienten lassen sich Immunkomplexe nachweisen. Solche Immunkomplexe sind bisher bei Arthralgie, Polyarthritis, Spondylitis, Myalgie und Erythema nodosum nach Bypass-Operationen beschrieben worden. Die Symptomatik reicht von gelegentlichen Gelenkschmerzen ohne objektivierbare Symptome bis zur Polyarthritis mit schmerzhafter Schwellung, vor allem der Handgelenke, Knöchel, Knie und Ellbogen. Eine antirheumatische Behandlung ist meist erfolgreich, es kann jedoch erforderlich werden, eine Steroidtherapie einzuleiten oder gar den Bypass rückgängig zu machen. In Fällen mit eindeutiger Besiedlung des Dünndarms mit anaerober Darmflora ist eine antibiotische Behandlung, besonders mit Metronidazol, wirksam.

4.5 Lebererkrankungen

Bei der Mehrzahl adipöser Patienten sind Leberveränderungen festzustellen, vor allem im Sinne einer Fettleber. Die fettige Infiltration der Leber während der ersten 3 Monate nach der Operation nimmt bei rund 90% aller Patienten zu. Danach ist sie rückläufig. Es ist anzunehmen, daß die Ursache der Fettleber in der exzessiven Ansammlung von Triglyceriden liegt, die in der Leber aus den während des übermäßigen Gewichtsverlustes mobilisierten Fettsäuren synthetisiert werden. Diese Komplikation ist relativ harmlos. Eine weit schwerwiegendere Komplikation ist das Leberversagen, welches bei 4–5% der Patienten auftritt (s. Tabelle 1). Diese im Verlauf progrediente Leberfunktionsstörung stellt die bedeutendste Komplikation mit potentiell letalem Ausgang dar und gibt am häufigsten Anlaß zur Auflösung des jejunoilealen Bypass. Klinisch äußert sich die Leberschädigung zunächst in Anorexie, Übelkeit und Erbrechen. Exzessive

Tabelle 2. Leberfunktionsstörungen und Leberkrankheiten bei Patienten mit jejunoilealem Shunt

	Gutartige Verlaufsform	Verlauf ungünstig, progressiv, potentiell tödlich	
		Frühphase (Phase A)	Spätphase (Phase B)
Letalität (geschätzt)*	0	0,10	0,50
Häufigkeit (geschätzt)**	0,90	0,05	0,02
Anorexie	0/+	+	+
Nausea	−	+	+
Erbrechen	−	+	++
Übermäßiger Gewichtsverlust	−	+	++
Massive Diarrhoe	−	+	++
Gelbsucht	−	−	+
Ascites	−	−	0/+
Serumaminotransferase			
a) Anstieg während der ersten 3 Monate	+	+	+
b) Abfall nach 3 Monaten	+	−	−
c) Persistierende Erhöhung während mindestens 6 Monaten (Werte mindestens 3fach über oberer Normgrenze)	−	+	+
Serumbilirubin erhöht (Wert mindestens 2fach über oberer Normgrenze)	−	−	+
Prothrombinzeit verlängert	−	+	++
Serumalbumin vermindert	−	+	++
Fettinfiltration in Leberbiopsie nach 6 Monaten	−	+	+
Veränderungen vom Typ der alkoholischen Hepatitis in Leberbiopsie	−	−	++
Lebercirrhose in Leberbiopsie	−	−	+

* bezogen auf die Befallenen; ** bezogen auf alle Operierten

und kontinuierliche Diarrhoen sind die Regel. Eine Hepatomegalie ist typisch, aber nicht obligat. Blutchemisch findet sich eine nur mäßige Erhöhung der Serumaminotransferasen sowie eine Abnahme des Serumalbuminwertes (Phase A, Tabelle 2). Als nächstes treten Ikterus und Ascites auf. Blutchemisch ist die Prothrombinzeit verlängert (Phase B, Tabelle 2). Wird keine Therapie eingeleitet, kommt es zum Leberkoma und zum Exitus letalis. Als morphologische Veränderungen werden focale Nekrosen, massive Fettinfiltrationen, Leukocyteninfiltration und Mallory-Körper beobachtet. Solche Veränderungen lassen sich von jenen bei der akuten alkoholischen Hepatitis nicht unterscheiden.

Bei nicht tödlichem Verlauf – eher die Ausnahme – entwickelt sich eine Cirrhose, die ihrerseits tödliche Komplikationen verursachen kann. Tabelle 2 faßt die Unterschiede zwischen harmlosen und gefährlichen Leberschädigungen zusammen.

Die Ursache der gefährlichen Leberschädigung ist noch unklar. Diskutiert wird die bakterielle Produktion von Lebertoxinen. Beispielsweise ist der bakterielle Abbau von primären Gallensäuren zur hepatotoxischen Lithocholsäure durch Darmbakterien bei Primaten als leberschädigend bezeichnet worden. Ein solcher Mechanismus ist beim Menschen fraglich. Fest steht, daß durch die bakterielle Fermentation von Kohlenhydraten Alkohol erzeugt wird. Der Alkoholgehalt im Blut ist jedoch nach Bypass-Operationen minimal. Die wahrscheinlichste Erklärung wird von Moxley et al. gegeben [7]. Diese Autoren beschuldigen die Proteinmangelernährung nach Bypass-Operationen als Ursache für die Leberschädigung. In der Tat entspricht das Profil der Plasmaaminosäuren nach Bypass-Operationen jenem bei Mangelernährung. Die Ähnlichkeit von Klinik und Histologie der alkoholischen Hepatitis und Cirrhose mit der Leberveränderung bei jejunoilealem Bypass [9] ist auffallend. Die Analogie ist vor allem deswegen interessant, weil die bisher unterschätzte Bedeutung der Ernährung bei der Entwicklung einer alkoholischen Cirrhose eine große und klinisch relevante Bedeutung erlangt hat. Die Therapie stützt sich hauptsächlich auf die Hypothese der Mangelernährung. Sie beginnt früh in der Phase A mit oraler Eiweißsubstitution und mittelkettigen Triglyceriden. Das Ziel ist die Wiederherstellung einer positiven Stickstoffbilanz und die mindestens vorübergehende Verhinderung eines weiteren Gewichtsverlustes. Tritt der Erfolg nicht unmittelbar ein, werden Aminosäuren intravenös verabreicht. In der Phase B ist die Situation lebensgefährlich und erfordert meist die sofortige Reanastomosierung. Bei sorgfältiger Überwachung des Verlaufes ist auch hier ein letales Leberversagen vermeidbar.

5 Späte Komplikationen

(Beginn nach etwa 24 Monaten)

5.1 Exzessiver Gewichtsverlust

Ein exzessiver Gewichtsverlust bis zur Kachexie wird gelegentlich beobachtet. Die Therapie wird durch Zusatz von mittelkettigen Triglyceriden zur Diät begonnen. Eine Reoperation ist jedoch nicht immer zu vermeiden. Vorzugsweise besteht dieser Eingriff in einer Verlegung der Anastomose nach oral, da eine komplette Wiederherstellung der Darmpassage unweigerlich eine rasante und gefährliche Gewichtszunahme zur Folge hat (Abb. 3).

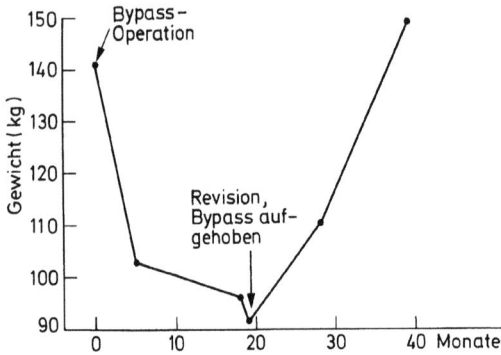

Abb. 3. Gewichtskurve bei einem Bypass-Patienten mit therapieresistenter Diarrhoe. 19 Monate nach der Bypass-Operation mußte der Patient reoperiert und der Bypass aufgehoben werden

5.2 Ungenügender Gewichtsverlust

Eine nicht ausreichende Gewichtsabnahme findet man bei 10% der Bypass-Patienten. Bei einigen Patienten kommt es sogar zu einer sekundären Gewichtszunahme bis zum präoperativen Gewicht. Die konservative Behandlung dieser Fälle scheint ebenso ineffektiv zu sein wie die konservative Behandlung nichtoperierter Fettsüchtiger. Die Reoperation mit dem Ziel eines kürzeren funktionierenden Segmentes führt nicht immer zum Erfolg. Interessanterweise findet sich in diesen Fällen bei der Laparotomie eine massive Hypertrophie der funktionierenden Darmabschnitte.

5.3 Vitamin-B12-Mangel

Die Resorption von Vitamin B12 findet hauptsächlich im terminalen Ileum statt. Eine Umgehung bzw. Erkrankung des terminalen Ileums verursacht demnach eine Resorptionsstörung von Vitamin B12. Darüber hinaus führt die bakterielle Besiedlung des Dünndarms nach einer Shuntoperation [5] zu einer drastischen Verminderung der Menge des zur Resorption verfügbaren Vitamins. Wegen der großen Vorräte an Vitamin B12, vor allem in der Leber, sinkt jedoch die Serumkonzentration erst Jahre nach dem operativen Eingriff, und bis zu diesem Zeitpunkt können Anpassungsvorgänge der Darmfunktion einen klinisch bedeutsamen Vitaminmangelzustand verhindern. Der Serum-B12-Spiegel sollte jedoch regelmäßig kontrolliert werden.

Tabelle 3. Standardverfahren zur Nachkontrolle und Therapie von Bypass-Patienten mit unkompliziertem postoperativen Verlauf

Wann soll eine Kontrolle stattfinden?	Was soll untersucht werden?	Was soll verordnet werden?
Im ersten Halbjahr monatlich, dann 3 monatlich, nach 3 Jahren jährlich	Körpergewicht Blutentnahme: Kalium, Calcium, Magnesium, Bilirubin, GOT, GPT, Hämoglobin, Eisen, Vitamin B 12	Diät: eiweißreich, wenig langkettige Fette, oxalatarm (z. B. keinen Tee, keine Schokolade, Kakao, Spinat, Rhabarber) Multivitaminpräparat, zusätzlich Vitamin D; Calciumcarbonat, Kalium

5.4 Osteoporose, Osteomalacie

Resorptionsstörungen von fettlöslichen Vitaminen, Proteinen und Calcium können zu Osteoporose und Osteomalacie führen. Berichte über eine erhöhte Frakturhäufigkeit sind jedoch bisher nicht veröffentlicht worden. Calciumresorptionsstörungen können durch Bildung unlöslicher Calciumseifen und durch die verminderte Resorption von Vitamin D verursacht werden. Vitamin D reguliert die Konzentration der calciumbildenden Proteine im Duodenum. Die Substitution von Calcium und Vitamin D ist deshalb empfehlenswert (Tabelle 3).

5.5 Gallensteine

Bei 7% der Patienten werden postoperativ Gallensteine festgestellt. Es ist jedoch bekannt, daß auch nichtoperierte adipöse Patienten überdurchschnittlich oft eine Cholelithiasis haben. Die postoperative Häufung von Gallensteinen ist deshalb statistisch nicht gesichert. Pathophysiologisch entspricht die Situation nach Bypass-Operation den Verhältnissen nach Ileumresektion. Hier findet sich wegen der Gallensalz-Malabsorption bekanntlich ein erhöhtes Risiko der Cholesterin-Steinbildung. In den ersten 6 Monaten nach Bypass-Operation scheint die Galle mit Cholesterin übersättigt zu sein. Später ist diese Tendenz rückläufig.

5.6 Psychiatrische Komplikationen

Psychiatrische Komplikationen hängen z.T. mit dem präoperativen Gemütszustand zusammen, der entweder die Ursache der Fettsucht oder die Reaktion auf die Übergewichtigkeit darstellt.

Die Wertung des präoperativen psychischen Zustandes ist schwer und widersprüchlich. Manche Chirurgen verlangen als Vorbedingung für eine jejunoileale Shuntoperation ein psychiatrisches Gespräch und wollen nur ausgeglichene und stabile Personen zur Operation zulassen. Die wenigen auf diesem Gebiet erfahrenen Psychiater sind jedoch in der Wahl ihrer Selektionskriterien sehr liberal. Sie sind außerdem sehr optimistisch in der Bewertung der postoperativen Lebensqualität. Bei vielen Patienten verbessern sich Selbstwertgefühl und Sozialkontakte. Das schwer gestörte Sexualleben normalisiert sich [4, 13]. Eine randomisierte kontrollierte Studie zeigt nach ersten Berichten [12] eine erhebliche Verbesserung des psychologischen Status in der operierten Gruppe, während bei nur 6% postoperativ psychische Komplikationen neu aufgetreten sind. Falls solche postoperativen Probleme auftreten, sind sie häufig die psychische Reaktion auf somatische Komplikationen. Andere Probleme entspringen der Schwierigkeit, das neue Leben als nichtadipöser Mensch zu meistern. Präoperative psychische Krankheiten oder eine geistige Retardierung stellen unserer Ansicht nach keine Kontraindikation für den Eingriff dar. Wichtiger ist dagegen nach unserer Erfahrung der Verzicht auf eine Operation bei Psychopathen mit schweren Begehrungsansprüchen und bei schwer depressiven Neurotikern, die sich bisher in keiner neuen Lebenssituation haben zurechtfinden können. In diesen Fällen ist es wahrscheinlich, daß auch ohne Adipositas eine psychische Instabilität und Depression bestünde.

6 Therapie

Die konservative Therapie postoperativer Syndrome ist im vorangegangenen Abschnitt erörtert worden.
Wenn eine Indikation zur chirurgischen Revision eines Bypass gegeben ist, stehen mehrere Alternativen zur Verfügung (Tabelle 4). Bei unzureichendem Gewichtsverlust kann die Kürzung des vorhandenen Bypass durch Resektion des Jejunums oder des Ileums oder beider Abschnitte erfolgen; unter Umständen kann eine Umwandlung einer End-zu-Seit-Anastomose in eine End-zu-End-Anastomose vorgenommen werden. Im Falle schwerwiegender Nebenwirkungen ist die Aufhebung des Bypasses und eine Wiederherstellung der normalen gastrointestinalen Passage notwendig. Alternativ kann eine Verlängerung der durchströmten und resorbierenden Dünndarmschlinge durch eine Verlagerung der End-zu-Seit-Anastomose um 20 cm nach oral vorgenommen werden. In der Regel führen diese Eingriffe zu einer Wiederherstellung der normalen Leberfunktion, zu einer Normalisierung des Elektrolythaushaltes, zu einem Rückgang der Diarrhoen und zu einer Gewichtszunahme. Schließlich kann auch ein

Tabelle 4. Indikation für das Aufheben einer Bypass-Operation

Absolute Indikationen	Relative Indikationen
Progressiver Leberschaden (Phase B, vgl. Tabelle 2)	Progressiver Leberschaden (Phase A, vgl. Tabelle 2)
Progressiver therapieresistenter Gewichtsverlust	Polyarthritis
	Pneumatosis intestinalis
Therapieresistenter schwerer Elektrolytverlust	Intestinale Pseudoobstruktion
	Psychiatrische Komplikationen
Therapieresistente schwere Diarrhoe	
Niereninsuffizienz (bei Hyperoxalurie und Nierensteinen)	

Ersatz der Dünndarm-Bypass-Operation durch einen anderen gewichtsreduzierenden Eingriff, beispielsweise einen partiellen Magenbypass, erwogen werden.

7 Schlußbemerkungen

Diese Zusammenstellung bisheriger Ergebnisse soll eine Entscheidungshilfe bei der Indikationsstellung zur Bypass-Operation darstellen. Diese Operation ist nicht harmlos. Falls ein Medikament mit ähnlich guter Wirkung auf die Fettsucht, aber ähnlich vielen unerwünschten Nebenwirkungen, nämlich einer Letalität von 5% und einer Komplikationsrate von 50% zur Verfügung stünde, würde seine Anwendung – zu Recht oder Unrecht – sicher abgelehnt. Eine globale Empfehlung der Bypass-Operation ist somit nicht möglich. Dringend erforderlich ist es, diejenigen Patiententypen zu identifizieren, die voraussichtlich von einer Operation profitieren werden, weil sie von ihrer Adipositas besonders viele oder gefährliche Komplikationen zu erwarten haben, und umgekehrt jene Patienten nicht zu operieren, die voraussichtlich ungünstig auf die Operation reagieren oder eine Adipositas mit günstiger Prognose haben. Dies ist jedoch heute nur in sehr beschränktem Maße möglich. Denn trotz der beachtlichen Anzahl von 20000 Operationen verfügen wir noch nicht über ausreichende Daten.

Notwendig sind deshalb randomisierte klinische Studien, die die Vorteile einer Jejunoileostomie gegenüber einer konservativen Behandlung der Adipositas untersuchen [11]. Wir laufen nämlich Gefahr, das Problem der Bypass-Operationen – wie manche anderen Probleme in der Medizin – weiterhin aufgrund individueller Vorurteile anzugehen. Das Problem wird dadurch kompliziert, daß immer neue Methoden einer radikalen

Fettsuchtbehandlung, einschließlich neuerer Operationsmethoden, angepriesen werden, noch bevor die bereits vorhandenen Methoden ausreichend untersucht und verarbeitet sind.

Literatur

1. Andersen TR, Quaade F, Juhl E (1980) Jejunoileal bypass for obesity – what can we learn from a literature study? Am J Clin Nutr 33:440–445
2. Andreasen PB, Danø P, Kirk H, Greisen G (1977) Drug absorption and hepatic drug metabolism in patients with different types of intestinal shunt operation for obesity. A study with Phenazone. Scand J Gastroenterol 12:531–535
3. Barry RE, Chow AW, Billesdon J (1977) Role of intestinal microflora in colonic pseudo-obstruction complicating jejunoileal bypass. Gut 18:356–359
4. Crisp AH, Kalucy RS, Pilkington TRE, Gazet JC (1977) Some psychosocial consequences of ileojejunal bypass surgery. Am J Clin Nutr 30:109–120
5. Danø P, Lenz K, Justesen T (1974) Bile acid metabolism and intestinal bacterial flora after three types of intestinal shunt operation for obesity. Scand J Gastroenterol 9:767–774
6. Drenick EJ, Ament ME, Finegold SM, Passaro E (1977) Bypass enteropathy: an inflammatory process in the excluded segment with systemic complications. Am J Clin Nutr. 30:76–89
7. Moxley RT, Pozefsky T, Lockwood DH (1974) Protein nutrition and liver disease after jejunoileal bypass for morbid obesity. N Engl J Med 290:921–926
8. Payne JH, deWind LT, Schwab CE, Kern WH (1973) Surgical treatment of morbid obesity. Sixteen years of experience. Arch Surg 106:432–437
9. Peters RL, Gay T, Reynolds TB (1975) Post-jejunoileal bypass hepatic disease: its similarity to alcoholic hepatic disease. Am J Clin Pathol 63:318–331
10. Philips RB (1978) Small intestinal bypass for the treatment of morbid obesity. Surg Gynecol Obstet 146:455–468
11. Quaade F, Danish Obesity Project (1977) Studies of operated and non-operated obese patients. An interim report. Am J Clin Nutr 30:16–20
12. Quaade F, Danish Obesity Project (1978) Intestinal bypass for severe obesity. A randomized trial. Recent Advances in Obesity Research II:383 Newman, London
13. Solow C, Silberfarb PM, Swift K (1974) Psychosocial effects of intestinal bypass surgery for severe obesity. N Engl J Med 290:300–304
14. Stauffer JQ (1977) Hyperoxaluria and calcium oxalate nephrolithiasis after jejunoileal bypass. Am J Clin Nutr 30:64–71

Kapitel 11
Bakterielles Kontaminationssyndrom

L. KERN

1 Definition

Eine Besiedelung des Dünndarmes mit Colonflora führt zu einer Malabsorption hauptsächlich für Fett und Vitamin B_{12}. Das daraus resultierende Krankheitsbild wird meistens Blindsacksyndrom oder Syndrom der blinden Schlinge genannt, obwohl das Vorliegen einer blinden Schlinge nur eine von mehreren Ursachen einer pathologischen Besiedelung des Dünndarmes darstellt. In Anlehnung an die englische Literatur gebrauchen wir die Bezeichnung bakterielles Kontaminationssyndrom als Überbegriff für alle Zustände einer pathologischen Besiedelung des Dünndarmes, die zu einer Malabsorption führen.

2 Die bakterielle Flora des Gastrointestinaltraktes

Das Colon enthält $10^{10}-10^{11}$ Bakterien pro Mililiter Darminhalt. Die Colonflora ist reich an nicht sporenbildenden Anaerobiern. Der Dünndarm dagegen ist normalerweise schwach besiedelt und die Flora unterscheidet sich beträchtlich von derjenigen des Colons. Im Nüchternzustand lassen sich aus dem Magen- und dem Duodenalsaft normalerweise keine Bakterien kultivieren. Kulturen aus dem Jejunum ergeben in der Regel nicht mehr als 10^5 Keime pro Mililiter Jejunalsaft, welche vorwiegend der Mundflora entsprechen. Der Grad der bakteriellen Besiedelung des Ileums weist beträchtliche Variationen auf. Wie im Jejunum finden sich im Ileum vor allem Keime vom Typ der Mundflora. Gelegentlich kommen jedoch grampositive nicht sporenbildende Anaerobier vor. Im distalen Ileum können diese sogar den Hauptbestandteil der Flora bilden [3, 13].
Eine pathologische Besiedelung des Dünndarmes, welche zu Krankheitserscheinungen führt, geht immer mit Dünndarmaspiraten mit mehr als

Tabelle 1. Ursachen des bakteriellen Kontaminationssyndroms

1 Verminderte Dekontamination des Dünndarminhaltes
  1.1 IgA-Mangel
  1.2 Verminderte chemische Inaktivierung von Bakterien durch Magensäure
    1.2.1 Anacidität, Hypoacidität
    1.2.2 Beschleunigte Magenentleerung
    1.2.3 Unvollständige Durchmischung des Mageninhaltes
2 Intestinale Stase
  2.1 Innerhalb des Hauptstromes
    2.1.1 Mechanische Obstruktion
    2.1.2 Hypomobilität des Dünndarmes: gestörter IMEK
  2.2 Blinde Schlingen, Divertikel
3 Reflux von Dickdarminhalt
  3.1 Resektion der Ileocöcalklappe
  3.2 Inkompetenz der Ileocöcalklappe
  3.3 Enterokolische Fisteln
4 Extraintestinales Reservoir
  4.1 Cholangitis

10^5 Keimen pro Mililiter Darminhalt vom Typ der Colonflora einher. Für die Dekontamination des Dünndarmes spielen folgende Mechanismen eine unterschiedlich wichtige Rolle: 1. ein kontinuierlicher Fluß des Dünndarminhaltes, 2. eine intermittierende myoelektrische Aktivität des Dünndarmes im Nüchternzustand, der sog. interdigestive myoelektrische Komplex (IMEK) und 3. die lokale Bakteriostase durch die im Dünndarm sezernierten Immunoglobuline. Damit diese Reinigungsmechanismen genügen, ist wichtig, daß die Kontamination in Grenzen gehalten wird. Gewähr dafür bieten: 1. die chemische Inaktivierung eines Großteils der mit der Nahrung eingeschwemmten Bakterien durch die Magensäure und 2. eine im Bereich der Ileocöcalklappen streng unidirektionale Beförderung des Darminhaltes bei intakter Ileocöcalklappe. Ausfall oder Störung eines dieser Mechanismen können zur pathologischen Besiedelung des Dünndarmes führen.

3 Postoperative Syndrome (Tabelle 1)

3.1 Magenchirurgie

Jeder chirurgische Eingriff am Magen, der sowohl den interdigestiven myoelektrischen Komplex (IMEK) schwächt, als auch die Säureproduktion des Magens vermindert, führt zu einer bakteriellen Überwucherung des Dünndarmes [10]. Die trunculäre Vagotomie schwächt oder unterdrückt die Aktivitätsfront des IMEK [1, 14, 20]. Die alleinige Störung des

IMEK scheint zu einem bakteriellen Kontaminationssyndrom führen zu können [22]. Patienten mit Hypoacidität weisen ebenfalls eine gegenüber Gesunden stark veränderte Dünndarmflora auf [6, 7, 9, 16]. Gray konnte jedoch nachweisen, daß trotz vermehrtem Einstrom von Bakterien während und unmittelbar nach der Nahrungsaufnahme bei Patienten mit Achlohydrie, Proben aus dem Dünndarm im Nüchternzustand häufig steril bleiben. Man muß deshalb annehmen, daß im Normalfall auch bei fehlender Inaktivierung von Bakterien im Magen die Reinigungsmechanismen des Dünndarmes genügen, eine permanente Überwucherung zu verhindern. Bei Hunden und möglicherweise auch beim Menschen scheint jedenfalls der Unterdrückung des IMEK mehr Bedeutung zuzukommen als der Hypoacidität; denn nach einer proximal-gastrischen Vagotomie wird keine Veränderung der Dünndarmflora beobachtet, obwohl die Säureproduktion nicht weniger gehemmt wird, als durch die andern Ulcusoperationen [10] (vgl. Kap. 6). Die Veränderung der Dünndarmflora nach trunculärer Vagotomie führt jedoch nur ausnahmsweise zu einem bakteriellen Kontaminationssyndrom (vgl. Kap. 6 und 7), möglicherweise weil die beträchtlich vermehrte Bakterienflora im Dünndarm nach Vagotomie nur zum kleinen Teil aus Gallesalz-dekonjugierenden Anaerobiern besteht [10].

Schwere bakterielle Kontaminationssyndrome nach Vagotomie wurden andererseits bei Patienten mit IgA-Mangel beschrieben [15] (vgl. Kap. 6). Nach Magenresektion nach Billroth II tritt gelegentlich ein bakterielles Kontaminationssyndrom auf. Die Ansicht, es handle sich um die Folge einer Entleerung des Mageninhaltes in die zuführende Schlinge, ist nicht bewiesen (vgl. Kap. 7). Sicher spielt der nach jeder Magenresektion gestörte IMEK eine wichtige Rolle, möglicherweise auch eine zu rasche Magenentleerung, eine unvollständige Durchmischung des Mageninhaltes und die Hypochlorhydrie.

3.2 Dünndarm- und Colonchirurgie

Nach Dünndarmresektionen (vgl. Kap. 9), Bypass-Operationen (vgl. Kap. 10), Colektomien mit Resektion der Ileocöcalklappe, Enterocolostomien und kontinenten Ileostomien findet man eine bakterielle Überwucherung des Dünndarmes. Nach jedem andern abdominellen Eingriff kann wegen Adhäsionen und Strikturen eine lokale Stase des Dünndarminhaltes auftreten, was immer zu einer Vermehrung der Bakterien im Bereich der Stase und eventuell zu einer Kontamination des restlichen Dünndarmes führt (vgl. Kap. 9).

Ein bakterielles Kontaminationssyndrom nach Dünndarmresektionen wurde öfters nachgewiesen [6–8, 11]. Besonders regelmäßig tritt es nach

Resektion der Ileocöcalklappe und andern Zuständen mit Reflux von Coloninhalt in den Dünndarm auf (vgl. Kap. 9). Ob eine Vagotomie zu einer Inkompetenz der Ileocöcalklappe führt, ist nicht bekannt. Ein Belassen der Klappe bei Resektionen schützt jedoch nicht vor pathologischer Dünndarmbesiedelung, da jede Seit-zu-Seit und End-zu-Seit-Anastomose eine Tasche bildet, welche zur Bildung einer blinden Schlinge in Form eines Anastomosendivertikels Anlaß geben kann [5]. Nach intestinalen Bypass-Operationen findet man immer eine pathologische Besiedelung der ausgeschalteten Jejunumschlinge [2, 4]. Für die Veränderung des Gallensalzmetabolismus nach Bypass-Operationen ist jedoch nicht eine bakterielle Dekonjugation der Gallensalze im Dünndarm verantwortlich, sondern der Gallensalzverlust wegen Umgehung des Ileums [4]

Schjonsby beschrieb typische bakterielle Kontaminationssyndrome bei Patienten mit kontinenter Ileostomie [17]. Er nimmt an, daß primär eine Überwucherung des ilealen Reservoirs stattfindet, welche zu einer Kontamination des restlichen Dünndarmes führt.

3.3 Gallenwegschirurgie

Vereinzelt wurden typische bakterielle Kontaminationssyndrome nach Choledochojejunostomie mit postoperativer Obstruktion der Gallenwege beschrieben [19]. Man nimmt an, daß in diesen Fällen die Kontamination des Dünndarmes von einer primären Cholangitis aus erfolgte. Eine pathologische bakterielle Überwucherung der Gallenwege und des Dünndarmes wurde auch nach Hepatico-jejunostomie mit einer Roux-Y-Anastomose des Dünndarmes nachgewiesen [12]. (vgl. Kap. 7). Ob in diesen Fällen primär eine Kontamination der blinden Schlinge, welche zu einer aszendierenden Cholangitis führte, vorlag, ist nicht bekannt. In diesem Falle würde ein typisches bakterielles Kontaminationssyndrom entstehen, bei isolierter Cholangitis lediglich eine Steatorrhoe.

4 Klinik, Diagnose und Behandlung

Die metabolischen und klinischen Folgen, sowie die Behandlung des bakteriellen Kontaminationssyndroms sind in Abb. 1 zusammengefaßt. Weitere Angaben finden sich auch in Kap. 7 und 9. Keiner der angeführten diagnostischen Tests ist absolut sensibel oder spezifisch für ein bakterielles Kontaminationssyndrom. Letzten Endes beweist nur ein Verschwinden der klinischen Symptome unter einer Therapie mit gegen Anaerobier wirksamen Antibiotica (z. B. Metronidazol oder ein Tetracyclin), ob in einem gegebenen Fall bestehende klinische Symptome ursächlich auf eine pathologische Dünndarmbesiedelung zurückzuführen sind.

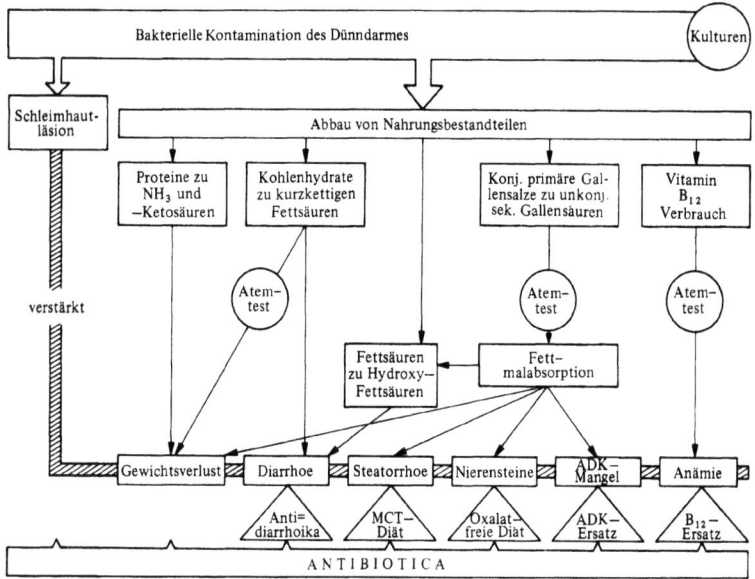

Literatur

1. Aeberhard P, Bedi BS (1977) Effects of proximal gastric vagotomy followed by total vagotomy on postprandial and fasting myoelectrical activity of the canine stomach and duodenum. Gut 18:515–523
2. Barry E, Chow AW, Billesdone J (1977) Role of intestinal microflora in colonic pseudoobstruction complicating jejunoileal bypass. Gut 18:356–359
3. Borriello P, Hudson M, Hill M (1978) Investigation of the gastrointestinal flora. Clin Gastroenterol 7/2:329–349
4. Danø P, Lenz K, Justesen T (1974) Bile acid metabolism and intestinal bacterial flora after three types of intestinal shunt operation for obesity. Scand J Gastroenterol 9:767–774
5. Donaldson RM (1970) Small bowel bacterial overgrowth. Adv. Intern Med 16:191–212
6. Drasar BS, Shiner M (1969) Studies on intestinal flora. I. The bacterial flora of the gastrointestinal tract in healthy and achlorhydric persons. Gastroenterology 56:71–79
7. Drasar BS, Shiner M (1969) Studies on intestinal flora. II. Bacterial flora of the small intestine in patients with gastrointestinal disorders. Gut 10:812–819
8. Gorbach ShL, Tabaqchali S (1969) Bacteria, bile and the small bowel. Gut 10:963–972
9. Gray JDA, Shiner M (1967) Influence of gastric pH on gastric and jejunal flora. Gut 8:574–581
10. Greenlee HB, Sheldon M, Gelbhart PhD, De Qiro AJ (1977) The influence of gastric surgery on the intestinal flora. Am J Clin Nutr 30:1826–1833
11. Krone CL, Theodor E, Sleisenger MH (1968) Studies on the pathogenesis of malabsorption. Medicine 47:89–106
12. Lykkegaard N,M, Justesen T, Lenz K, Vagu NO, Lindaker JS (1977) Bacterial flora of the small intestine and bile acid metabolism in patients with hepatico-jejunostomy Roux-en-Y. Scand J Gastroenterol 12:977–982

13. Macy JM, Yu I, Caldwell C, Hungate RE (1978) Reliable sampling method for analysis of the ecology of the human alimentary tract. Appl Environ Microbiol 35:113–120
14. Marik F, Code ChF (1975) Control of the interdigestive myoelectrical activity in dogs by the vagus nerves and pentagastrin. Gastroenterology 69:357–395
15. McLaughin GA, Chapman DM, Hede EH, Bradley J, Temple JG, McFarland J (1976) IgA deficiency and severe postvagotomy diarrhoea. Lancet I:169–170
16. Roberts SH, James C, Jarvis EH (1977) Bacterial overgrowth syndrome without "blind loop". Lancet II:1193–1195
17. Schjonsby F, Halvorsen JF, Hofstad T, Hovdenak N (1977) Stagnant loop syndrome in patients with continent ileostomy. Gut 18:795–799
18. Schumpelik V, Eichen R (1976) Das Blindsacksyndrom. Med Welt 27:347–350
19. Scott AJ, Khan GA (1968) Partial biliary obstruction with cholangitis producing a blind loop syndrome. Gut 9:187–192
20. Stoddard CJ, Duthie HL (1973) The changes in gastroduodenal myoelectrical activity after varying degrees of vagal denervation (abstr). Gut 14:824
21. Tabaqchali S (1970) The pathophysiological role of small intestinal bacterial flora. Scand J Gastroenterol [Suppl.] 6:139–163
22. Vantrappen G, Jansen J, Hellemanns J, Ghoos Y (1977) The interdigestive complex of normal subjects and patients with bacterial overgrowth of the small intestine. J Clin Invest 59:1158–1166

Kapitel 12

Postoperative Stoma-Probleme nach Eingriffen am Dickdarm

P. R. HAWLEY und JEAN K. RITCHIE

Die Zahl der Patienten mit einer Ileostomie beläuft sich in Großbritannien zur Zeit auf etwa 10000. Dabei sind entzündliche Darmerkrankungen die häufigsten Grundkrankheiten, die zu einer Ileostomie Anlaß geben. Diese chirurgische Therapie ist relativ neu und erst seit etwa 30 Jahren üblich. Nur wenige Patienten wurden in der Zeit zwischen 1939 und den späten vierziger Jahren, als die Colektomie noch als Sekundäreingriff vorgenommen wurde, allein mit einer Ileostomie (meist doppelläufig) behandelt. In dieser Zeit war die potentielle Gefahr des in situ belassenen Rectums noch nicht realisiert. Während der frühen fünfziger Jahre wurde die Operation dreizeitig ausgeführt, Ileostomie, Colektomie und Rectumexcision machten drei verschiedene Krankenhausaufenthalte notwendig. Später wurden die ersten beiden Eingriffe kombiniert und noch später die Proktocolektomie als Ein-Stadium-Operation durchgeführt. Dieser Eingriff wurde in den sechziger Jahren populär.
Es gibt in Großbritannien weit mehr Patienten mit einer Colostomie als mit einer Ileostomie, man schätzt die Zahl auf etwa 100000. Schätzungsweise 50000 bleibende Colostomien werden jährlich in den USA angelegt [32]. Die Colostomie als künstlicher Darmausgang ist ein sehr altes Verfahren, die Colostomie in Kombination mit einer Rectumamputation ist seit Anfang des Jahrhunderts in Gebrauch. Die korrekte Plazierung und Anlage sowohl der Colostomie als auch der Ileostomie sind für den Patienten wesentliche Voraussetzungen für ein weiteres komplikationsfreies Leben. In beiden Fällen muß der Operateur den Patienten vor der Operation sorgfältig untersuchen, damit die spätere Versorgung des Stomas nicht durch Knochenvorsprünge, alte Incisionen, Hautfalten oder den Nabel erschwert wird. Die gewählte Stelle soll gekennzeichnet werden und dann die weitere Untersuchung des Patienten im Stehen, Sitzen, Bücken, Liegen und bei Beugung in der Hüfte vorgenommen werden.
Eine endständige Ileostomie wird selten als alleiniger chirurgischer Eingriff durchgeführt. Es sei denn, der Eingriff ist palliativer Natur zur Ent-

lastung eines distalen Verschlusses. Als Zusatzeingriffe werden normalerweise die Colektomie und die Rectumamputation vorgenommen. Komplikationen nach Ileostomie können deshalb in zweifacher Hinsicht auftreten: einmal im Bereich des Stomas selbst und zum anderen als Folge der Colektomie. Die meisten Patienten müssen sich wegen einer entzündlichen Darmerkrankung diesem Eingriff unterziehen, gelegentlich gibt jedoch auch eine Polyposis coli mit oder ohne Carcinom die Operationsindikation ab.

Nach Rectumamputation wegen eines Carcinoms oder selten wegen eines Morbus Crohn wird das endständige Colostoma in der linken Fossa iliaca angelegt. Dies ist auch nach der sog. Hartmann-Operation, bei der ein Teil oder das ganze Rectum in situ belassen wird, der Fall. Ein doppelläufiges Colostoma ist meistens temporär und wird normalerweise zur Entlastung eines Dickdarmverschlusses oder bei distaler Dickdarmperforation im rechten oberen Quadranten des Abdomens, angelegt. Nur selten wird im Rahmen anorectaler Erkrankungen ein doppelläufiger Anus praeter sigmoideus in der linken Fossa iliaca angelegt.

1 Komplikationen der Colektomie

1.1 Sterblichkeit

Die postoperative Sterblichkeit bei elektiver Colektomie wegen entzündlicher Darmprozesse ist niedrig. Notfalloperationen bei akuten Komplikationen haben dagegen eine hohe Letalität, besonders in solchen Kliniken, die nur selten mit derartigen vitalen Problemen zu tun haben [40]. Auch in spezialisierten Zentren beträgt die Sterblichkeit nach akuten Notfalleingriffen 7–15% [16, 38, 46], wenngleich auch neuere Studien über sehr niedrige bzw. fehlende Letalität berichten [11, 47].

Am St. Mark's Hospital ist seit 1974 kein Patient mehr an einem Eingriff wegen einer Colitis gestorben. Die effektivere medikamentöse Therapie, die gemeinsame Betreuung durch Internist und Chirurg, verbesserte chirurgische Techniken und eine sowohl gegen anaerobe als auch aerobe Bakterien wirksamere Chemotherapie haben diese verbesserten Ergebnisse ermöglicht.

1.2 Peritonitis

Die Peritonitis ist die häufigste intraabdominell bedingte Todesursache, insbesondere bei präoperativer Colonperforation. Andere häufige septische Komplikationen sind: intraabdominelle Abscesse, besonders im kleinen Becken, die u. U. in der postoperativen Phase drainiert werden müssen.

1.3 Dünndarmverschluß

Ein Dünndarmverschluß, der eine chirurgische Intervention nötig macht, tritt auch heute noch bei 6–8% der Patienten auf. Am häufigsten wird der in der unmittelbaren postoperativen Phase und im ersten oder zweiten Jahr nach dem Eingriff, aber auch noch Jahre später beobachtet. Er geht immer mit einer nennenswerten Letalität einher. Unter den Mitgliedern der Vereinigung der Ileostomieträger Englands ist der Dünndarmileus die zweithäufigste operationsbedingte Todesursache [39].
Adhäsionsbildungen, aber auch Volvuluszustände, Incarcerationen von Dünndarmschlingen im Bereich des Stomas – auch wenn die Bruchlücke verschlossen war – bzw. Abknickungen im Bereich des Beckenbodens sind die häufigste Ileusursache. Sowohl Patient als auch Arzt sollten diese Komplikationen und ihre Symptome erkennen, damit gegebenenfalls eine chirurgische Intervention möglichst rasch erfolgen kann.
Vorübergehende, auf konservative Therapie gut ansprechende inkomplette Verschlüsse sind ebenfalls häufig; eine Laparotomie aufgrund eines kompletten Verschlusses kann aber im weiteren Verlauf nötig werden. Wahrscheinlich beruhen diese Passagestörungen in der Mehrzahl der Fälle auf Adhäsionen, jedoch ist auch ein vorübergehender Verschluß durch einen Nahrungsbolus möglich. Erdnüsse und cellulosereiche andere Nahrungsmittel sind häufig ursächlich beteiligt. Jede Episode eines abdominellen Schmerzes, von Nausea oder Erbrechen in Kombination mit einer Einschränkung oder einem Sistieren der Ileostomiefunktion muß zu einer unverzüglichen stationären Behandlung Anlaß geben.

1.4 Die perineale Wunde

Die häufig verzögerte Heilung der perinealen Operationswunde nach Proktocolektomie ist Ursache einer hohen Morbidität. Bei der Colitis ulcerosa, wenn die Operationswunde nur teilweise durch die Naht adaptiert und sonst durch offene Drainage behandelt wird, befindet sich etwa die Hälfte der Patienten nach sechs Monaten noch immer mit einer offenen Sacralwunde in Behandlung, ein Viertel der Patienten muß sogar mit einer Heilungszeit von einem Jahr rechnen [21, 40]. Beim Morbus Crohn kann die Heilung noch stärker verzögert ablaufen [41]. Etwa 10% der Patienten müssen erneut stationär aufgenommen werden, damit eine Wiedereröffnung der Sacralhöhle oder eine Revision der Wunde vorgenommen werden kann. Ein Primärverschluß der Sacralhöhle mit anschließender geschlossener Saugdrainage kann zu wesentlich rascherer Heilung führen

[34]. Eine aktuelle Nachuntersuchung unseres Patientengutes zeigt jedoch eine Primärheilung bei nur 33 von 76 Patienten. Immerhin war der Anteil der Patienten mit einer vollständig abgeheilten Sacralwunde nach sechs Monaten höher als bei offen behandelten Patienten [30].

1.5 Sexuelle Dysfunktion

Eine Rectumamputation auch wegen entzündlicher Darmerkrankungen kann bei männlichen Patienten zu einer partiellen oder kompletten sexuellen Dysfunktion als Folge einer operativ bedingten Schädigung der Nervenplexus im kleinen Becken führen. Die Angaben zur Häufigkeit dieser Komplikation sind sehr unterschiedlich. Die Incidenz hängt aber vom Alter des Patienten zum Zeitpunkt der Operation ab [49]. Eine vollständige Impotenz bestand bei drei von 46 Männern, die von May [31] befragt wurden; Daly und Brooke [7] berichten über eine komplette Impotenz bei sechs von 100 Männern; eine partielle Dysfunktion wurde in beiden Untersuchungsreihen bei jeweils fünf Männern gefunden. In letzter Zeit führten Burnham et al. [5] eine Befragung der Mitglieder der Vereinigung der Ileostomieträger durch, die wegen einer Colitis operiert worden waren. Bei dieser Umfrage gaben 29% der Männer an, unter leichteren sexuellen Dysfunktionen zu leiden. Über eine totale Impotenz berichteten 5%. Diese Untersuchung umfaßt alle Operationsjahrgänge. Informationen über die Häufigkeit dieser Komplikation zum jetzigen Zeitpunkt wären erneut interessant. Die Technik der intersphincteren Präparation des Rectums wird diese Komplikation in Zukunft hoffentlich weitgehend vermeidbar machen [17]. Lyttle und Parks [27] geben an, daß nur einer von 15 so operierten Patienten über eine partielle sexuelle Dysfunktion klagte. Die perineale Narbenbildung nach Rectumamputation kann bei Frauen eine Dyspareunie verursachen. Sie wird dann am besten durch eine begrenzte Narbenexcision behandelt. Schwierigkeiten bei einer Schwangerschaft und während der Wehenzeit sind ungewöhnlich, gelegentlich ist jedoch ein Kaiserschnitt notwendig [37]; eine Episiotomie soll schlechter heilen [33].

2 Komplikationen der Ileostomie

2.1 Die inkontinente Ileostomie

In den ersten Jahren der Ileostomie-Chirurgie waren Komplikationen relativ häufig. Seit der Beschreibung des Ileostoma prominens [4, 48] und der weltweiten Übernahme dieser Methode ist die Komplikationsrate deutlich geringer geworden.

2.1.1 Frühkomplikationen

Bei guter Durchblutung sind ischämische Veränderungen im Bereich des Stomas in den ersten Stunden nach der Operation selten. Beim Eintreten einer Ischämie muß eine Neuanlage mit einer neuen Ileumschlinge vorgenommen werden. Gelegentlich entwickelt sich ein Ödem im Bereich des neu angelegten Ileostoma, besonders wenn das Ausstülpen des Ileostoma schwierig war. Dieses Ödem läßt meistens nach einigen Tagen nach. Eine weitere Behandlung ist selten notwendig. Wenn die Mucosa des terminalen Ileums im Sinne einer „backwash-Ileitis" mitbetroffen ist, kann das Stoma ein pathologisches Aussehen bekommen. Erfahrungsgemäß bilden sich diese Veränderungen im Laufe von ein oder zwei Wochen zurück. Hautveränderungen um das Stoma herum sind heute aufgrund neuartiger Klebefolien, Beutel, Karayaringe usw. in der unmittelbaren postoperativen Phase selten.

2.1.2 Spätkomplikationen

2.1.2.1 Komplikationen des Stomas

Praktisch jeder Patient mit einem Ileostoma muß langfristig mit Schwierigkeiten in dem das Stoma umgebenden Hautbereich rechnen; sowohl vorübergehende Rötungen als auch schwere Ulcerationen können vorkommen. In der heutigen Zeit werden allerdings schwere Hautveränderungen aufgrund der Aufklärung der Patienten und der Pflegemöglichkeiten eines Stomas nur noch selten gesehen. Die Entwicklung neuer Adhäsiva und Hilfsmittel sowie die Einrichtung von Stoma-Kliniken mit ausgebildetem Personal haben zu dieser Besserung entscheidend beigetragen. Von besonderer Bedeutung ist, daß der neu mit einem Ileostoma versorgte Patient noch während seines stationären Aufenthaltes zur Pflege seines Stomas angeleitet wird und nicht entlassen wird, bevor er diese Versorgung ohne fremde Hilfeleistung beherrscht. Die häufigste Spätkomplikation bildet die Retraktion des Ileostoma, die allein oder in Kombination mit einer Stenose vorkommen kann. Ist das Ileostoma prominens zu kurz, so besteht besonders nachts beim Liegen die Gefahr einer Undichtigkeit des Beutels. Ein nur in Hautebene liegender Anus praeter bedarf einer Neuanlage zur Herstellung eines Stoma prominens von adäquater Länge. Eine extraabdominelle Freilegung, bei der das Stoma aus der Bauchwand herauspräpariert und verlängert wird, ist meistens erfolgreich. Ein Prolaps des Ileostoma ist selten. Er kann ausschließlich im Stehen oder auch in allen Positionen auftreten. Die Anpassung von Beuteln zur Versorgung des Ileostoma gestaltet sich dadurch schwierig, obwohl die Funktion des Ileostoma in der Regel ausreichend ist. Bei starkem Prolaps besteht das Risiko einer Ödementstehung mit folgender Ischämie. Die einfache Excision und Wiedereinnähung des Stomas kann bei leichtem Prolaps ausreichend sein, sofern der Patient den Prolaps überhaupt als unangenehm empfindet. Bei ausgeprägtem Prolaps ist eine Laparotomie und Wiederbefestigung des Mesenteriums am Peritoneum parietale notwendig. Das Ileostoma sollte möglichst sorgfältig von innen in das Peritoneum eingenäht und die Serosaflächen des vorverlagerten Ileums sollten mittels Diathermie aufgerauht werden. Daraufhin sollten die Serosaflächen sorgfältig miteinander vernäht werden, um eine erneute Gleitbewegung und damit einen Prolaps zu vermeiden. Welches Vorgehen auch gewählt wird, erneute Rezidive sind möglich. Die besten Ergebnisse bei erneutem Rezidiv werden dadurch erzielt, daß das Ileostoma an einer anderen Stelle neu angelegt wird. Während einer Schwangerschaft kann ein leichter Prolaps entstehen, der sich nach der Geburt spontan wieder zurückbildet. Eine vom Stoma ausgehende Fistel in Hautniveau kann durch eine schlecht sitzende äußere Manschette verursacht werden, und die resultierende Leckage kann die umgebende Haut macerieren. Eine Versorgung der Fistel kann in der Regel ohne Laparotomie durchgeführt werden. Peritoneale Infektionen sind ebenfalls selten: Bei Auftreten eines Abscesses, besonders im Zusammenhang mit einer Fistel, muß ein Rezidiv der Grundkrankheit vermutet werden, besonders wenn ein Morbus Crohn vorlag. Ein Crohn-Rezidiv kann sich auch als Ulceration des Stomas präsentieren und ist im Normalfall dann leicht von einer traumatisch bedingten Ulceration zu unterscheiden.

Bruchbildungen im Bereich eines Ileostoma werden auch bei älteren Patienten nur selten gefunden: Dies steht im Gegensatz zur Hernienbildung im Bereich von Colostomien. Die Herniotomie wird von einer Incision aus – mindestens 5 cm vom Stoma entfernt – durchgeführt. Das Peritoneum wird präpariert und verschlossen, die Bauchwand dann mit Einzelnähten wieder zugenäht. Dabei sollte das Ileostoma am Peritoneum und an der Rectusscheide befestigt werden, um eine erneute Dünndarmherniation zu vermeiden. Rezidive sind jedoch häufig. Verschiedentlich ist in diesem Zusammenhang auch über Strangulationen berichtet worden.

Gelegentlich kann es aufgrund eines Traumas zu kleinen Blutungen aus dem Ileostoma kommen. Ständige Sickerblutungen oder sogar schwere Blutungen können bei Patienten mit einer portalen Hypertension auftreten [8]. Die optimale Lokalisation für eine Ileostomie ist bereits beschrieben worden. Schwierigkeiten, die mit einer schlechten Position des Stomas zusammenhängen, können nur durch eine Neuanlage beseitigt werden.

2.1.2.2 Diarrhoe

Gastrointestinale Störungen, die beim Gesunden vorübergehender Natur und ohne Folgen sind, können beim Ileostoma-Patienten zu einer raschen Dehydration und zu einem Natriumverlust mit schweren Folgeerscheinungen führen. Intravenöse Flüssigkeits- und Elektrolytsubstitution ist bis zum Abklingen der Symptome notwendig. Ileostoma-Patienten sollten über diese Komplikationsmöglichkeit aufgeklärt werden.

Längere Episoden einer Überfunktion des Ileostoma können verschiedene Ursachen haben. Als lokale Ursache kommt unter anderem eine partielle Obstruktion des Stomas in Frage. Vor der Zeit des von Brook beschriebenen Ileostoma prominens [4] kam es aufgrund von Obstruktionen des Stomas zu schweren postoperativen Diarrhoen, die erst mit einer fortschreitenden Einheilung des Ileostoma abklangen. Ein rezidivierender Morbus Crohn oder die Resektion eines großen Teils des Ileums kann ebenfalls schwere Diarrhoen verursachen. Auch Ursachen allgemeiner Art können wie beim Gesunden zu Diarrhoen führen. Wenn eine Ursache nicht eruiert werden kann, sollte durch eine medikamentöse Therapie das Ausmaß der Diarrhoe verringert werden. Sowohl Codein-Phosphat, Loperamid, Lomotil oder Isogel können Abhilfe schaffen. In letzter Zeit ist über die erfolgreiche Behandlung der Ileostomiedysfunktion mit diesen Medikamenten berichtet worden [45].

2.1.2.3 Harnwegskonkremente

Verschiedene Untersucher berichten über ein gehäuftes Vorkommen von Konkrementen in den ableitenden Harnwegen bei Ileostoma-Patienten [3, 14, 28]. Die Häufigkeit in Großbritannien schwankt zwischen 0,7% (in Birmingham), 1,8% [15] und sogar 4,3% [37]. Unterschiede sowohl bezüglich der Häufigkeit als auch der Zusammensetzung der Konkremente zwischen den einzelnen Untersuchungsserien und das Fehlen sicherer Vergleichsdaten aus der Normalbevölkerung lassen die Vermutung, daß bei Ileostomieträgern häufiger Konkremente der ableitenden Harnwege auftreten, unbewiesen erscheinen. Auch eine Cholelithiasis könnte nach neueren Berichten über speziell untersuchte Patienten etwas häufiger vorkommen [18]. Langzeitnachuntersuchungen haben jedoch gezeigt, daß eine Cholecystektomie nur selten notwendig wird.

Ileostomie und resezierende Chirurgie wegen entzündlicher Darmerkrankungen haben nach wie vor eine hohe Morbidität. Angaben aus 34 nicht universitären Krankenhäusern zeigen, daß 59 von 205 Patienten (28,8%), die zwischen 1967 und 1972 mit einer Ileostomie das Krankenhaus verlassen hatten, vor Ende 1972 wegen eingetretener Komplikationen erneut stationär behandelt werden mußten.

2.2 Die kontinente Ileostomie

Der Gedanke an eine permanente Ileostomie mit dem damit verbundenen Tragen von Beutel und Hilfsmitteln sowohl am Tage als auch während der Nacht ist für viele Patienten, besonders junge, abstoßend. In der Hoffnung, derartige Hilfsmittel überflüssig zu machen, wurde von Kock (1969) eine kontinente Reservoir-Ileostomie entwickelt [24]. Trotz der vielen mit dieser Methode verbundenen Komplikationen ist die Reaktion der Patienten sehr positiv. Ein Großteil der Patienten, die mit beiden Methoden Erfahrungen haben, sind überzeugt, daß ihnen die kontinente Ileostomie viel eher als die konventionelle Ileostomie das Gefühl gibt, ein normales Leben führen zu können [25].

Die Operation kann entweder sekundär als Umwandlungsoperation einer konventionellen Ileostomie oder primär im Anschluß an eine elektive Proktocolektomie bei geeigneten jungen Patienten durchgeführt werden. Aus der Literatur geht hervor, daß bei einem primären Vorgehen mit weniger Komplikationen zu rechnen ist.

Die Operation eignet sich ausschließlich für Patienten mit einer Colitis ulcerosa oder maligne entarteter familiärer Polyposis. Der Eingriff hat keine Indikation bei Patienten mit einem Morbus Crohn, da ca. 50 cm Dünndarm benötigt werden und die Rezidivrate sehr hoch veranschlagt werden muß.

Die Komplikationen nach kontinenter Ileostomie können in mechanische und metabolische unterteilt werden, wobei die metabolischen Komplikationen die bedeutenderen sind.

2.2.1 Mechanische Komplikationen

Die Infektion stellt die schwerwiegendste unmittelbar postoperative Komplikation dar und verursacht eine geringe, jedoch relevante Letalität. Die Anlage des Reservoirs ist nicht schwierig, die dazu notwendigen langen Nahtreihen können jedoch zu Insuffizienzen führen, besonders im Winkel der aufeinandertreffenden Nahtreihen. Bei größeren Insuffizienzen entsteht unweigerlich eine Peritonitis. Dies macht die sofortige Reoperation notwendig, der Situs muß drainiert und ein blockierendes doppelläufiges Ileostoma angelegt werden. Gelegentlich muß das Reservoir entfernt und ein konventionelles entständiges Ileostoma angelegt werden. Sofern die Insuffizienz nur zu einer lokalen Infektion und Fistelbildung führt, kann eine abwartende Haltung eingenommen werden, da sich die Fisteln meist spontan schließen, wenn eine Dauerabsaugung des Reservoirs vorgenommen wird.

Die Herstellung des Ventils an sich birgt ebenfalls keine Schwierigkeiten. Zahlreiche technische Variationen sind jedoch beschrieben worden, um eine mögliche Nippelinsuffizienz, d. h. ein Versagen des Ventilsystems, zu verhindern. Bei einer Lösung des Ventils, meistens an der Grenze zum Mesenterium, wird das Reservoir inkontinent und das Einführen des Katheters zur Entleerung des Reservoirs schwierig. Ein Prolaps des gesamten Ventils kann daraus resultieren. Das zweithäufigste mechanische Problem entsteht, wenn sich die Tasche von der vorderen Bauchwand löst und die Intubation zur Entleerung wiederum sehr schwer macht. In beiden Fällen ist die Reoperation unumgänglich. Die Tasche muß erneut an der Bauchwand fixiert werden bzw. das Ventil durch Eröffnung der Tasche neu angelegt werden. Bei häufigem Versagen des Ventils muß das Reservoir umgedreht werden, damit ein neues Ventil aus der zuführenden Ileumschlinge gebildet werden kann. Entsprechend muß die abführende Ileumschlinge mit dem terminalen Ileum anastomosiert werden, um die Kontinuität wiederherzustellen.

Da diese Reservoire mindestens zweimal täglich mit dem Katheter entleert werden müssen, besteht die Möglichkeit der Perforation. Einer unserer Patienten verstarb sieben Monate nach Anlage eines Reservoirs an den Folgen einer Katheterperforation.

2.2.2 Metabolische Komplikationen

Innerhalb des Reservoirs unterliegt die Dünndarmmucosa morphologischen Veränderungen in Form einer rascheren Zellenregeneration und einer Kürzung der Villi. Über schwere Dysplasien ist bisher jedoch nicht berichtet worden. Weiter ist die Zunahme der bakteriellen Besiedlung beobachtet worden, Veränderungen in Resorption oder Motilität jedoch nicht; diese Eigenschaften entsprechen denen eines normalen Ileums [12, 20, 36]. Allerdings sind auch ein Blindsack-Syndrom, einhergehend mit Malabsorption von Vitamin B12 aufgrund einer bakteriellen Fehlbesiedlung, und seine erfolgreiche Behandlung mit Lincomycin beschrieben worden [42].

Weiter kann sich eine Ileitis im Dünndarmreservoir mit Ausbildung eines blutigen Ausflusses entwickeln. Die Behandlung erfolgt mit Azulfidine und Steroid-Einläufen. Wenn dieser Zustand konservativ nicht beherrscht werden kann, kann die Entfernung des Reservoirs notwendig werden. Schließlich ist bei einigen wenigen Patienten mit kontinentem Ileostoma eine erhöhte Incidenz einer Arthropathie beobachtet worden; der dafür verantwortliche Mechanismus ist jedoch unbekannt.

2.3 Neue Methoden zur Erlangung der Kontinenz

Da die meisten Patienten mit einer kontinenten Ileostomie sehr zufrieden sind, wurde nach neuen Methoden zur Kontinenzerhaltung ohne Konstruktion eines Ventils gesucht. So kann ein Magnetring in das umgebende Gewebe der Ileostomie implantiert werden; die Infektionsrate ist jedoch sehr hoch. In letzter Zeit haben Parks und Nicolls [35] über eine neue Methode eines Beckenreservoirs berichtet. Die abführende Ileumschlinge wird durch die intakten Sphinctermuskeln peranal herausgeführt. Die Entleerung des Reservoirs erfolgt entweder spontan oder mittels eines Katheters.

3 Colostomie

Die Komplikationen der Colostomie sind abhängig vom Stomatyp. Sie sollen für den konventionellen endständigen Anus praeter, den Magnetverschluß und den doppelläufigen Anus praeter besprochen werden. Im Vergleich zur Ileostomie sind schwere Komplikationen bei der Colostomie relativ selten.

3.1 Endständiger Anus praeter

3.1.1 Frühkomplikationen

Frühkomplikationen der Colostomie werden heute durch neue Wundtrepanationstechniken und das unmittelbare Einnähen des eröffneten Colons in die Haut weitgehend vermieden. Ischämische Veränderungen des Stomas sind Folge einer unzureichenden Durchblutung, z. B. nach Ligatur der A. mesenterica inferior, die zum Zweck einer effektiven Lymphknotenausräumung im Rahmen der Rectumamputation notwendig wird. Besonders häufig ist diese Komplikation bei Patienten mit schweren arteriosklerotischen Veränderungen. Bei oberflächlichen, nur die ersten ein oder zwei distalen Zentimeter betreffenden Nekrosen ist eine abwartende Haltung mit Verlaufsbeobachtung angezeigt, sofern eine Mangeldurchblutung des Colons innerhalb des Bauchraums ausgeschlossen ist. Nach Abstoßung der Nekrosen entsteht eine granulierte Wunde mit folgender Reepithelisation, eine Stenose resultiert selten. Entwickelt sie sich dennoch, ist lediglich die Dilatation der Colostomie oder eine einfache Colonplastik zur Erweiterung des Stomas nötig.

Selten entwickelt sich eine ausgedehntere Nekrose. Dies kann z. B. der Fall sein bei einer ischämischen Colitis als Komplikation eines stenosierenden Rectumcarcinoms. Nur die Früherkennung dieses Zustandes kann den sonst unvermeidlichen letalen Ausgang vermeiden. Die Colostomie muß postoperativ mit einem durchsichtigen Beutel beklebt werden, damit das Stoma täglich inspiziert werden kann. Tritt eine Nekrose auf, kann ihre Ausdehnung durch digitale Spreizung des Stomas und vorsichtiges Einführen eines Sigmoidoskops nach oral abgeschätzt werden. Betrifft die Nekrose auch das intraperitoneal gelegene Colon, ist die Notfallrelaparotomie zur Resektion des nekrotischen Materials indiziert. Die Ausdehnung der Nekrose nach proximal ist oft erst erkennbar, wenn das Colon eröffnet ist. Soweit ischämische Veränderungen der Mucosa und der Submucosa bestehen, muß die Resektion durchgeführt werden. Die Colostomie wird dann – wenn möglich – an der ursprünglichen Stelle wieder angelegt oder neu implantiert, wenn die Colonresektion auch den mittleren Anteil des Colon transversum betrifft und die Wiederanlage an der ursprünglichen Stelle nur unter starker Spannung möglich wäre.

Eine Retraktion der Colostomie kann bei sehr ausgedehnter Colonresektion, besonders bei sehr adipösen Patienten, eintreten; stehen die Colostomienähte unter Spannung, so kann die Colostomie durch einen dünnen Glasstab, der durch das Mesocolon geführt wird, gestützt werden. Eine Retraktion kleineren Ausmaßes kann toleriert werden. Die vollständige Retraktion in den Peritonealraum hinein erfordert jedoch die sofortige Relaparotomie.

Eine oberflächliche Infektion im Bereich der Colostomie ist erstaunlich selten, selbst in Fällen, in denen eine Colonstenosierung vorlag oder in denen die präoperative Darmvorbereitung unzureichend war. Auch beim Auftreten einer oberflächlichen Infektion ist die Heilung ausgezeichnet und beeinträchtigt die Colostomie nicht. Eine schwere Infektion und Nekrose können allerdings als Folge einer präoperativen hochdosierten Bestrahlung entstehen, sofern Sigmoid und Bauchwand im Bestrahlungsfeld gelegen haben.

Postoperative Blutungen aus der Colostomie können vorkommen, sind jedoch selten von klinischer Relevanz.

3.1.2 Spätkomplikationen

In der Reihe der späten Komplikationen sind Stenosen, Prolaps und Bruchbildung zu nennen. Der Narbenbruch bildet die häufigste Komplikation. Fast ein Drittel aller Patienten entwickelt vor Ablauf des sechsten postoperativen Jahres irgendeine Form einer Herniation, am Ende beträgt die Häufigkeit sogar 50% [29]. Kronborg et al. [26] konnten dabei keine Korrelation zwischen einer Paracolostomiehernie und der Häufigkeit postoperativer Komplikationen herstellen. Im Patientengut des St. Mark's Hospital hatte jedoch die Mehrzahl der Patienten mit einer Hernie Frühkomplikationen, besonders lokale Infektionen oder eine Harnverhaltung.

Die Paracolostomiehernie verursacht in der Regel wenig Unannehmlichkeiten, die Versorgung derselben kann sich jedoch schwierig gestalten. Gelegentlich kommt es zu einem akuten Ileus durch Strangulation eines Dünndarmabschnittes im Bruchsack.

Die Häufigkeit einer Colostomiehernie kann verringert werden, wenn die Colostomie durch eine im Bereich des linken M. rectus abdominis angelegte Öffnung vorgenommen wird, besonders wenn die Laparotomie von der kontralateralen Seite aus erfolgt ist. Obwohl Goligher [15] der Meinung ist, daß eine extraperitoneal angelegte Colostomie die Häufigkeit der Hernienbildung nicht beeinflußt, sprechen unsere Ergebnisse dafür, daß diese Methode zu einer Abnahme der Bruchhäufigkeit führt.

Bei Verwendung der endständigen Colostomie ist seltener mit einem Prolaps zu rechnen als bei einem doppelläufigen Anus praeter transversalis. Leichtere Prolapszustände können vernachlässigt werden, ein Prolaps mit

einem Umfang von mehreren Zentimetern muß jedoch operativ behandelt werden. Erforderlich ist eine Resektion und Neuanlage der Colostomie. Nicht immer verspricht diese Methode Erfolg, in einigen Fällen sind wiederholte Resektionen sogar längerer Colonabschnitte notwendig.
Die Stenose ist ein seltenes Problem der wegen eines Rectumcarcinoms angefertigten Colostomie; bei Patienten mit einem Morbus Crohn jedoch sind Stenosen in etwa 10% anzutreffen. Diese Komplikation kann auf einem Rezidiv im Stomabereich bzw. auf der Entstehung eines peristomalen Abscesses beruhen.
Wird es versäumt, den lateralen Raum zwischen Colonschlinge und seitlicher Abdominalwand durch nichtresorbierbare Nähte zu verschließen, so kann zu einem späteren Zeitpunkt durch Incarceration einer Dünndarmschlinge zwischen Colostomie und seitlicher Bauchwand ein Ileus entstehen.
Auch ein Carcinomrezidiv kann im Bereich der Colostomie bzw. direkt daneben entstehen. Bei Blutungen aus einer Colostomie muß eine digitale Untersuchung durchgeführt werden, außerdem müssen zum Ausschluß eines neu entstandenen Carcinoms Sigmoidoskopie, Coloskopie und ein Barium-Kontrasteinlauf vorgenommen werden. Plattenepithel- und Basalzellcarcinom im Bereich der Colostomie sind ebenfalls beschrieben worden.
Die folgenschwerste Komplikation im Bereich der Colostomie ist die Perforation. Insbesondere Spüleinläufe sind die Ursache gelegentlicher Perforationen des Colons. Spiro und Hertz [43] berichteten über 18 Perforationen im Zeitraum zwischen 1939 und 1964 im Memorial-Hospital, New York, wo Spüleinläufe bzw. Irrigationen der Colostomie routinemäßig durchgeführt werden. In diesem Zeitraum wurden 1556 abdominoperineale Rectumamputationen ausgeführt. Bei der Durchsicht der Literatur fanden diese Autoren 62 weitere intraperitoneale Perforationen mit 15 letalen Verläufen. In einem darauffolgenden zehnjährigen Zeitraum berichteten Isa und Quahn [19] über weitere neun Perforationen. Bei intraperitonealer Perforation ist eine sofortige Resektion des Darmes und Drainage des Bauches notwendig; die Perforation innerhalb der Bauchwand kann dagegen mit einer einfachen Drainage behandelt werden.
Noch schwerwiegender ist die Perforation im Zusammenhang mit einem durch die Colostomie eingeführten Kontrasteinlauf. Spiro und Hertz [43] berichteten über 24 solcher Fälle mit einer Letalität von 50% als Folge der Bariumperitonitis. Weiter muß mit einer Spätletalität aufgrund adhäsionsbedingter Ileuszustände gerechnet werden. Eine Notfall-Laparotomie mit ausgiebiger Spülung des Bauchraumes zur Entfernung möglichst aller Bariumreste ist erforderlich. Im Anschluß daran erfolgen die Excision der Perforationsstelle einschließlich des distal zur Colostomie gelegenen Darmanteils und die Anlage einer neuen Colostomie.

3.2 Die kontinente Colostomie

In der Vergangenheit ist wiederholt versucht worden, die Unannehmlichkeiten, die ein Colostoma verursacht, zu verringern. Zu diesem Zweck sind verschiedene Methoden zur Herstellung einer kontinenten Colostomie entwickelt worden [6]. Die populärste Methode ist wohl die Schaffung eines Magnetverschlusses, wie er durch Feustel und Hennig [9] beschrieben wurde und als „Erlanger kontinente Colostomie" bezeichnet wird. Diese kontinente Colostomie besteht aus einem magnetischen Ring, der in die Bauchwand eingenäht und mittels Deckel mit Stopfen verschlossen wird. Beide Teile dieser Apparatur bestehen aus magnetisiertem Samarium-Kobalt. Der Deckel wird über eine aus aktivem Kohlenstoff bestehende Unterlegscheibe gelegt. Beide Seiten werden mit einem adhäsiven Material versehen (Maclet-Filterunterlegscheibe, hergestellt von Coloplast – International, Dänemark). Dadurch wird eine Gaspassage ermöglicht, Gerüche und Feuchtigkeit werden absorbiert.

Die Komplikationen des Erlanger Magnetverschlusses sind die einer jeden endständigen Colostomie mit der Ausnahme, daß Infektionen aufgrund der Implantation eines Fremdkörpers häufiger sind. Außerdem bestehen des öfteren Undichtigkeiten am Verschlußsystem. Diese sind oft das Resultat einer falsch plazierten Colostomie, die einen unzureichenden Sitz des Deckels zur Folge hat. Etwa 10% aller Implantate müssen wegen Infektionen wieder entfernt werden.

Die funktionellen Resultate sind etwas enttäuschend. Nur etwa ein Drittel aller Patienten ist vollständig kontinent, und eine überraschend große Zahl der Träger verzichtet im Laufe der Zeit auf den Deckel. Sammelstatistiken britischer Chirurgen [1] zeigen, daß 12 von 60 Patienten den implantierten Ring entfernen ließen. Von den übrigen 43 nachuntersuchungswilligen Patienten verzichteten 22 auf die regelmäßige Anwendung des Deckels. Von 21 Patienten, die den Verschlußmechanismus regelmäßig benutzten, waren nur 15 vollständig kontinent.

Der Magnetverschluß ist relativ schwer, und gute Ergebnisse können oft nur erreicht werden, wenn das Restcolon zusätzlich regelmäßig irrigiert wird. Es scheint zweifelhaft, ob eine Kontinenz mittels dieser Methode eher erreicht wird als eine, die allein durch Irrigation zustande kommt.

3.3 Die doppelläufige Colostomie

Eine Reihe der mit der häufig angewendeten doppelläufigen Transversostomie einhergehenden Komplikationen ist vergleichbar mit denen der endständigen Colostomie. Die Hauptunterschiede liegen darin, daß Nekrose und Ischämie seltener sind, ein Prolaps jedoch häufiger vorkommt.

In der Tat besteht bei der Mehrzahl der Patienten mit Transversostomie ein geringgradiger Prolaps. Da die doppelläufigen Colostomien meist vorübergehender Natur sind und später wieder verschlossen werden, entstehen die meisten schweren Komplikationen nach Rückverlagerung der Colostomie. In fast allen Untersuchungsserien wird eine niedrige, jedoch relevante Letalität angegeben. Ebenfalls wird von Stuhlfisteln und von einer höheren Infektionshäufigkeit sowie späteren Hernien berichtet. Knox et al. [23] beziffern das Vorkommen von Stuhlfisteln auf 23% und die Letalität auf 2,2%. Barnett et al. [2] aus Australien berichteten über eine Letalitätsrate von 4,5% bei 110 Colostomierückverlagerungen zwischen 1963 und 1973. Stuhlfisteln fanden sie in 7,3% und Infektionen in 36,4% der Fälle. Finch [10] aus Oxford sah nur einen letalen Ausgang und 19 Stuhlfisteln bei 213 Fällen. Thomson und Hawley [44] berichteten sogar über fehlende Letalität und über ein Vorkommen von vorübergehenden Stuhlfisteln in nur 2,9%. Garnjobst et al. [13] geben eine Letalität von 0% und eine Häufigkeit von Stuhlfisteln von ebenfalls 0% bei 125 Rückverlagerungen an.

Unter der Voraussetzung, daß die Colonanastomose offen und dicht ist, kann die Rückverlagerung des Anus praeter frühestens einen Monat nach seiner Anlage mit intra- oder besser extraperitonealem Colonverschluß erfolgen.

Stuhlfisteln schließen sich immer innerhalb eines Monats spontan, vorausgesetzt, daß distal keine Obstruktion besteht. Bei längerem Bestehen der Fistel ist eine Reoperation mit operativem Verschluß der Fistel angezeigt.

Literatur

1. Alexander-Williams J, Amery AH, Devlin HG et al. (1977) Magnetic continent colostomy device. Br Med J 2:1269
2. Barnett JE, Endrey-Walder P, Pheils MT (1976) Closure of colostomy. Aust N Z J Surg 46:131
3. Bennet RC, Hughes ESR (1972) Urinary calculi and ulcerative colitis – a Victorian survey. Br Med J 2:494
4. Brooke BN (1952) The management of an ileostomy including its complications. Lancet II:102
5. Burnham WR, Lennard-Jones JE, Brooke BN (1977) Sexual problems among married ileostomists. Gut 18:673
6. Ceulemans G (1977) Colostomie continente. Chirurgie 103:491
7. Daly DW, Brooke BN (1967) Ileostomy and excision of the large intestine for ulcerative colitis. Lancet II:62
8. Eade MN, Alexander-Williams J, Cooke WT (1969) Bleeding from an ileostomy caput medusae. Lancet II:1166
9. Feustel H, Hennig G (1975) Kontinente Kolostomie durch Magnetverschluss. Dtsch Med Wochenschr 100:1063

10. Finch DRA (1976) The results of colostomy closure. Br J Surg 63:397
11. Flatmark A, Fretheim B, Gjone E (1975) Early colectomy in severe ulcerative colitis. Scand J Gastroenterol 10:427
12. Gadacz TR, Kelly AK, Phillips SF (1977) The continent ileal pouch: absorptive and motor features. Gastroenterology 72:1287
13. Garnjobst W, Leaverton GH, Sullivan ES (1978) Safety of colostomy closure. Am J Surg 136:85
14. Gelzayd EA, Breuer RI, Kirsner JB (1968) Nephrolithiasis in inflammatory bowel disease. Am Dig Dis 13:1027
15. Goligher JC (1975) Surgery of the anus rectum and colon, 3rd ed. Bailliere Tindall, London
16. Goligher JC, Hoffman DC, Dombal FT de (1970) Surgical treatment of severe attacks of ulcerative colitis, with special reference to the advantages of early operation. Br Med J 4:703
17. Hawley PR (1977) Conservative excision of the rectum in inflammatory bowel disease. In: Rob C, Smith R (eds) Operative surgery colon, rectum and anus, 3rd edn, Butterworths, London p 26
18. Hills GS, Mair WSJ, Goligher JC (1975) Gallstones after ileostomy and ileal resection. Gut 16:932
19. Isa S, Quan SHQ (1978) Colostomy perforation. Dis Colon Rectum 21:92
20. Jagenburg R, Kock NG, Philipson B (1975) Vitamin B12 absorption in patients with continent ileostomy. Scand J Gastroenterol 10:141
21. Jalan KN, Smith A, Ruckley CV et al (1969) Perineal wound healing in ulcerative colitis. Br J Surg 56:749
22. Jones MR, Gregory D, Evans, KT, Rhodes J (1976) The prevalence of gallbladder disease in patients with ileostomy. Clin Radiol 27:561
23. Knox AJS, Birkett FDH, Collins CD (1971) Closure of colostomy. Br J Surg 58:669
24. Kock NG (1969) Intra-abdominal "reservoir" in patients wth a permanent ileostomy. Arch Surg 99:223
25. Kock NG, Darle N, Kewenter J et al (1974) The quality of life after proctocolectomy and ileostomy: a study of patients with conventional ileostomies converted to continent ileostomies. Dis Colon Rectum 17:287
26. Kronborg O, Kranhoft J, Backer O, Sprechler M (1974) Late complications following surgery für cancer of the rectum and anus. Dis Colon Rectum 17:750
27. Lyttle JA, Parks AG (1977) Intersphincteric dissection of the rectum. Br J Surg 64:413
28. Maratka Z, Nedbal J (1964) Urolithiasis as a complication of the surgical treatment of ulcerative colitis. Gut 5:214
29. Marks CG, Ritchie JK (1975) The complications of synchronous combined excision for adenocarcinoma of the rectum at St. Mark's Hospital. Br J Surg 62:901
30. Marks CG, Ritchie JK, Todd IP, Wadsworth J (1978) Primary suture of the perineal wound following rectal excision for inflammatory bowel disease. Br J Surg 65:560
31. May, RE (1966) Sexual dysfunction following rectal excision for ulcerative colitis. Br J Surg 53:29
32. Mazier WP, Dignan RD, Capehart RJ, Smith BG (1976) Effective colostomy irrigation. Surg Gynecol Obstet 142:905
33. McEwan HP (1965) Pregnancy in patients with surgically treated ulcerative colitis. J Obstet Gynecol Br Cwlth 72:450
34. Oates JD, Alexander-Williams J (1970) Primary closure of the perineal wound in excision of the rectum. Proc R Soc Med 63:128
35. Parks AG, Nicholls RJ (1978) Proctocolectomy without ileostomy for ulcerative colitis. Br Med J 2:85

36. Philipson B, Brandberg A, Jagenburg R et al (1975) Mucosal morphology, bacteriology, and absorption in intra-abdominal ileostomy reservoir. Scand J Gastroenterol 10:145
37. Ritchie JK (1971) Ileostomy and excisional surgery for chronic inflammatory disease of the colon: a survey of one hospital region. Part I: Results and complications of surgery. Part II: The health of ileostomists. Gut 12:528
38. Ritchie JK (1972) Ulcerative colitis treated by ileostomy and excisional surgery. Fifteen years experience at St. Mark's Hospital. Br J Surg 59:345
39. Ritchie JK (1972) The causes of late mortality in ileostomists. Proc R Soc Med 65:73
40. Ritchie JK (1974) Results of surgery for inflammatory bowel disease: a further survey of one hospital region. Br Med J 1:264
41. Ritchie JK, Lockhart-Mummery HE (1973) Non-restorative surgery in the treatment of Crohn's disease of the large bowel. Gut 14:263
42. Schjonsby H, Halvorsen JF, Hofstad T, Hovdenak N (1977) Stagnant loop syndrome in patients with continent ileostomy (intraabdominal ileal reservoir). Gut 18:795
43. Spiro RH, Hertz RE (1966) Colostomy perforation. Surgery 60:590
44. Thomson JPS, Hawley PR (1972) Results of closure of loop transverse colostomies. Br Med J 3:459
45. Thomson JPS, Lennard-Jones JE (1977) Life with an ileostomy. Clin Gastroenterol 6:699
46. Truelove SC, Jewell DP (1974) Intensive intravenous regimen for severe attacks of ulcerative colitis. Lancet 1:1067
47. Truelove SC, Willoughby CP, Lee EG, Kettlewell MGW (1978) Further experience in the treatment of severe attacks of ulcerative colitis. Lancet II:1086
48. Turnbull RB, Weakley FI (1967) Atlas of intestinal stomas. Mosby St. Louis.
49. Watts J McK, de Dombal FT, Goligher JC (1966) Long-terms, complications and prognosis following major surgery ulcerative colitis. Br J Surg 53:1014

Kapitel 13
Partielle Colektomie und Myotomie

H. F. FEHR und F. DEUCHER

1 Einführung

Eine Colonteilresektion ist indiziert beim Nachweis maligner und gewisser benigner Tumoren, bei bedrohlicher, unstillbarer Blutung aus dem Colon, bei mechanischem Ileus und bei Entzündungen mit lebensbedrohlichen Komplikationen (toxisches Megacolon, Perforation).

Die Art des Eingriffes richtet sich nach Lokalisation und Ätiologie der Krankheit. Typische Operationen sind: Hemicolektomie rechts oder links, Segmentresektion im Colon transversum, Sigmoidektomie, Resektion im recto-sigmoidalen Übergang (Anterior-Resektion), die abdomino-perineale Rectumamputation und die Ileocolostomie. Weitere Eingriffe von Bedeutung, aber ohne Darmresektion, stellen die Entlastungsoperationen (Colostomien) dar, die operative Behandlung des Analprolapses und seltenerweise die Ureterosigmoidostomie.

Die Colomyotomie ist eine konservierende operative Behandlung der Divertikulose. Ihre Anwendung ist auf die Sigmaregion beschränkt. Bekannt sind die longitudinale [34] und die transversale Myotomie. Beide Arten können kombiniert werden.

Die *Letalität der partiellen Colektomien* ist immer noch hoch. Geplante, gut vorbereitete Operationen haben eine Letalität um 2%, Notfalleingriffe dagegen weit über 10%. Eine mittlere Mortalitätsrate kann heute mit 6% [5, 19] angenommen werden.

2 Häufige postoperative Komplikationen nach partieller Colektomie

2.1 Frühkomplikationen

Akute postoperative Komplikationen nach abdominalen Eingriffen werden in Kap. 2 im Detail behandelt. Viele dieser Frühkomplikationen

(z. B. abdominale Infektionen, Magendarmblutungen, kardiopulmonale Störungen, Probleme der Wundheilung) finden sich besonders häufig nach Colonoperationen. Die Angaben schwanken zwischen 40 und 70% [11, 18, 19]. In unserer Klinik litten 41% der Patienten an Frühkomplikationen, über ein Drittel hiervon waren gravierend [5]. Die besonders ernsthaften lokalen Zwischenfälle bei Colektomien (oft mit Sekundärfolgen) sind die Anastomoseninsuffizienz, die Wundinfektion und der postoperative Ileus.

2.1.1 Anastomoseninsuffizienz

Sie ist mit einer primären Letalität von 11 bis 33% behaftet und für die Mortalität der Colonresektionen gesamthaft etwa in einem Drittel verantwortlich [4, 5, 11, 18, 19, 28, 36]. Der Verlauf ist graduell unterschiedlich:

Die *gefährliche* Nahtinsuffizienz beginnt in den ersten postoperativen Tagen unter dem Bild der Sepsis mit komplizierendem Schock, Nierenversagen, respiratorischer und cerebraler Insuffizienz und führt rasch zu einem kritischen Zustandsbild. Die *Relaparotomie* ist für den Patienten die einzige Chance. Glücklicherweise verlaufen aber die meisten Anastomoseninsuffizienzen weitgehend inaperzept wie ein „banaler Infekt". Sie werden eventuell zufällig in einer Röntgenaufnahme entdeckt und heilen spontan ab. Eine *Stuhlfistel* oder ein *Absceß* kann sich entwickeln. Diese

Tabelle 1. Risikofaktoren im Hinblick auf Entstehung einer Anastomoseninsuffizienz nach Colektomie

Wahrscheinlich von Bedeutung	Umstritten	Geringer Einfluß
Notfalloperation	Ernährungszustand	Steroide
Intraoperative Hypotension	Operationstechnik Erfahrung des Chirurgen	Extraviscerale Krankheiten (Diabetes, Urämie, Herz-
Multiple intraoperative Transfusionen	Praeoperative Antibiotica Kollagenolytische	krankheiten etc.) Ileus
Operationsdauer über 5 Std	Aktivität (Morgenstern)	Proximale Dekompression
Lokaler Infekt (Peritonitis, Absceß, Fistel)	Drainage des Operationsgebietes	durch Transversostomie
Alter über 60		
Adipositas		
Anämie		
Extraperitoneale Anastomose		
Marginales Carcinom		
Röntgen-Vorbestrahlung		
Schlechte Darmreinigung		

sollten wegen des hohen Mortalitätsrisikos erst nach optimaler Vorbereitung des Patienten (hyperkalorische Ernährung!) operativ saniert werden.
Die Abheilung unter konservativer Therapie führt häufig zu *Darmstenosen* verschiedenen Grades und damit zu jahrelangen Beschwerden (s. 2.4).
In der Literatur sind die Ansichten über die Ätiologie vielfach kontrovers [4, 5, 11, 19, 28, 36]. Häufige angeschuldigte Faktoren sind in Tabelle 1 zusammengestellt.
Die Kombination von typisch korrelierenden Faktoren verschlechtert die Prognose [36]. Besonders gefürchtet werden erhebliche intraoperative Transfusionen, kombiniert mit Anämie und langer Operationsdauer oder lokalem Infekt. Auch das Zusammentreffen einer colorectalen Operation als Notfalleingriff bei Coloncarcinom als Grundkrankheit ist häufig gefolgt von einer Nahtinsuffizienz.
Anderseits ist der Einfluß der Operationstechnik und der chirurgischen Erfahrung umstritten [5, 19, 36]. Auch über den Wert einer praeoperativen Antibiotica-Applikation besteht keine Einigkeit [3, 4, 19, 30]. Nach unserer Erfahrung spielt die Operationstechnik eine sehr wesentliche Rolle, die praeoperative, systemische Antibioticagabe jedoch nur eine geringe.
Die Prophylaxe besteht heute in der bestmöglichen Korrektur der Risikofaktoren. Das gilt insbesondere für die Anämie und die Vermeidung einer Notfallsituation. In allen Fällen mit bekanntem lokalem Infekt ist eine *proximale Entlastungscolostomie* (wenn möglich Transversostomie) angezeigt, die die Häufigkeit der Anastomoseninsuffizienz zwar nicht verringert, deren Mortalität aber signifikant herabsetzt [18, 28, 36].
Die *Darmreinigung* wird heute zweckmäßigerweise mit der orthograden (peroralen) Spülung erreicht. Sie bedeutet in unseren Augen einen echten Fortschritt in der Prophylaxe des Wundinfektes. Eine ideale Reinigung erreicht man in über 90%. Zwischenfälle haben wir bisher nicht erlebt. Bei Ileussymptomen ist sie natürlich kontraindiziert. Eine Alternative zu dieser Form der Darmvorbereitung bildet die schlackenfreie Ernährung (Astronautenkost) während 4–5 Tagen. Diese Maßnahme ist jedoch zeitraubend und nur in Ausnahmefällen nötig. Im Vergleich zu diesen prophylaktischen Maßnahmen haben sich dagegen die folgenden experimentellen Operationen klinisch bisher nicht durchsetzen können: Deckung der Anastomose mit einer Dünndarmschlinge, mit einem gestielten, mucosabefreiten Dünndarmstück oder mit einem Peritoneallappen [19]. Das Problem der Nahtinsuffizienz bleibt also noch ungelöst!

2.1.2 Wundinfekt und postoperativer Ileus

Diese Komplikationen werden in Kap. 2 behandelt. Die Häufigkeit des schwergradigen Ileus postoperativ liegt in unserem Krankengu t bei 8%.

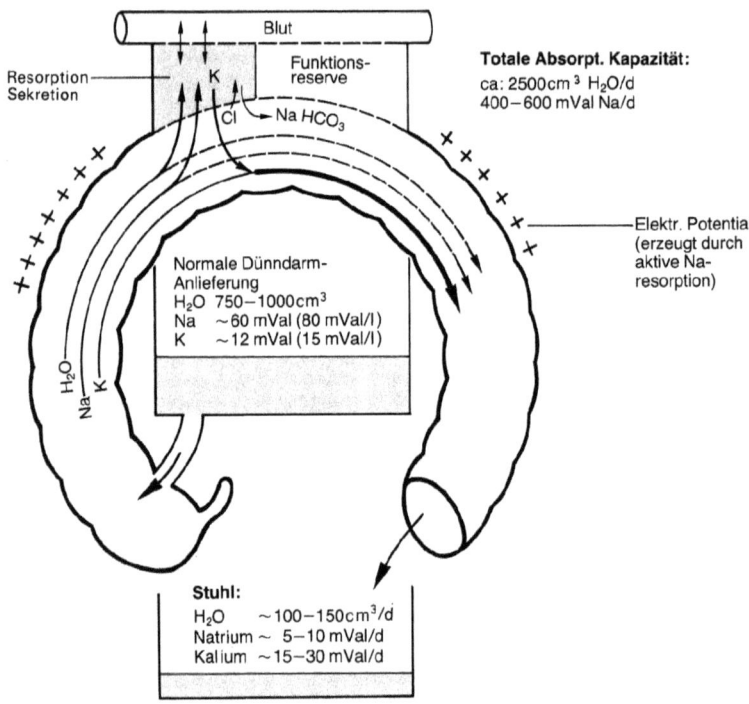

Abb. 1. Normale Colon- und Dünndarmfunktion. Dem vom Dünndarm angelieferten flüssigen Stuhl wird vor allem Wasser und Natrium entzogen, dagegen etwas Kalium zugefügt. Die totale Resorptionskapazität des Colons wird nur etwa 20–30% beansprucht

2.2 Funktionelle Störungen der Darmentleerung

2.2.1 Pathophysiologie

Die Colonschleimhaut hat im Prinzip weder die Fähigkeit, Nahrungsmittel aufzunehmen, noch als Ausscheidungsorgan für Stoffwechselmetaboliten zu dienen [23, 42]. Ihre wesentliche Bedeutung liegt in der Aufnahme von Wasser und in der Resorption oder Sekretion von Elektrolyten, hauptsächlich von Natrium und Kalium, Chlor und Bicarbonat. Natrium wird *aktiv* resorbiert, alle anderen Elektrolyte *passiv* entlang eines elektrischen Potentials (deshalb auch möglich gegen einen Konzentrationsgradienten). Mineralocorticoide können in dieses System eingreifen. Damit beteiligt sich das Colon an der Erhaltung der Homeostase.

Die Absorptionskapazität für Wasser und Natrium, geliefert in isotonischer Lösung vom Dünndarm, beträgt annäherungsweise 2,5 Liter Wasser und 400–600 meq. Natrium pro Tag. Das entspricht etwa der vierfa-

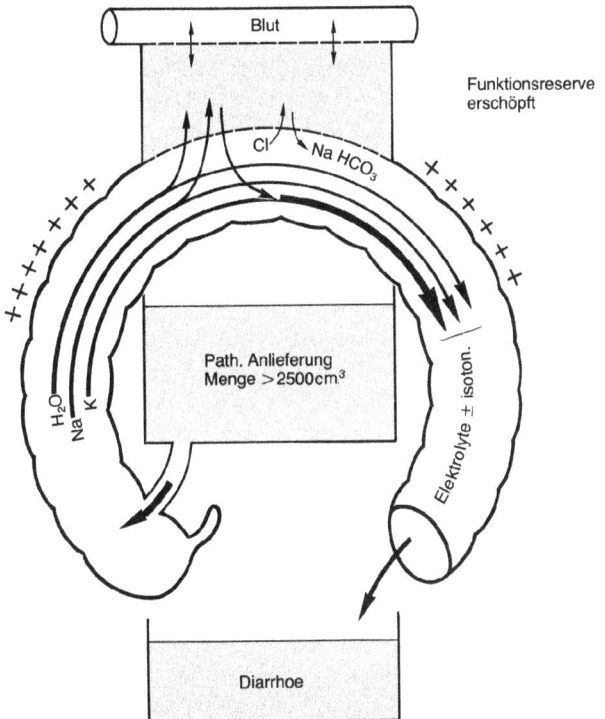

Abb. 2. Bei gestörter Dünndarmfunktion (z. B. Enteritis) kann die angelieferte Stuhlmenge größer sein als die totale Absorptionskapazität des Colons (ca. 2 500 cm³ Wasser; (s. Abb.1). Trotz normaler Colonfunktion kommt es zur Diarrhoe. Die Natriumkonzentration in den wäßrigen Stuhlentleerungen steigt, die Kaliumkonzentration sinkt. Im Falle von partiellen Colektomien tritt dieser Zustand wegen der verminderten Funktionsreserve bedeutend häufiger ein

chen Menge unter physiologischen Verhältnissen. Es besteht also eine ausreichende Funktionsreserve, abhängig von der intakten Colonschleimhaut. Im Vergleich zum Dünndarm (Wasserabsorptionskapazität ca. 8 Liter pro Tag) ist aber die Absorptionskapazität des Colons bescheiden. Wird mehr Flüssigkeit von einem (z. B. erkrankten) Dünndarm geliefert als der Absorptionskapazität des Colons entspricht, so resultiert Diarrhoe auch bei normaler Colonfunktion. Die Verhältnisse sind in Abb. 1 und 2 schematisch wiedergegeben.

Wasser, zugefügt durch Einläufe per rectum, kann in erheblich höherem Grad von der Colonschleimhaut absorbiert werden (1–2 l pro Std). Bei Kindern und Patienten mit eingeschränkter Nierenfunktion oder mit Megacolon [42] kann diese Situation zur *Wasserintoxikation* führen, weshalb

Einläufe prinzipiell in Form isotonischer Kochsalzlösungen vorgenommen werden sollten.

Im Falle einer partiellen Colektomie wird die Reservekapazität des Colons in dem Maße herabgesetzt, in dem Colonschleimhaut verlorengeht. Es lassen sich daraus einige unspezifische Darmentleerungsstörungen ableiten, die von der Lokalisation der Colektomie nur im geringen Maße abhängig sind, obwohl der Verlust von Colonschleimhaut in der proximalen Hälfte bedeutungsvoller zu sein scheint als in der distalen.

2.2.2 Häufige Stuhlentleerung

Die Hemicolektomie links mit Transverso-recto-stomie, sowie die subtotale Colektomie mit Ileorectostomie führen entsprechend dem Verlust von Colonmucosa gelegentlich zu unkontrollierbaren, häufigen, halbgeformten Stuhlentleerungen. Es handelt sich dabei nicht um eine echte Diarrhoe, denn die tägliche Stuhlmenge ist nicht erhöht, Mangelsymptome fehlen, Hautreizungen im Analbereich treten nicht auf. Die Entleerungsstörung stellt für den Patienten vor allem ein soziales Problem dar (Belästigung während sportlicher Tätigkeit oder Gesellschaftsanlässen). Im allgemeinen bessern sich die Beschwerden unter Einnahme von normaler Kost innerhalb der ersten 3–6 Monate nach Colektomie. Eine spezielle Behandlung erübrigt sich in der Regel. Ein chirurgischer Eingriff drängt sich nur auf, sofern an der Anastomose oder im übrigen Darm eine Stenose gefunden wird (s. 2.4). Die Störungen verlieren sich häufig nach Wasser- und Salzeinschränkung. Ein Versuch mit Loperamid (8 mg/die) ist angezeigt.

2.2.3 Echte Diarrhoe

Von einer postoperativen, pathologischen Diarrhoe sollte erst gesprochen werden, wenn nach Ablauf von 2–3 Monaten noch *wässerige* Entleerungen persistieren. In erster Linie ist dann nach einer *Obstruktion* im Anastomosenbereich zu suchen. In zweiter Linie ist ein *Rezidiv einer Grundkrankheit* in Erwägung zu ziehen. Nach Resektion der terminalen Ileumschlinge (siehe unten) besteht die Möglichkeit der choleretischen Diarrhoe (s. 3.2).

Endlich ist nach einer Lactoseintoleranz oder einer idiopathischen Sprue zu fahnden, die durch eine Colektomie demaskiert werden können.

Zur Klärung der lokalen Verhältnisse ist sowohl die Radiologie als auch die Fiberendoskopie einzusetzen. Das Röntgenbild zeigt Ausmaß und Ausdehnung einer eventuellen Stenose besser als die Endoskopie, letztere vermag aber in mehr als 80% der Fälle die pathologisch-anatomische Ursache der Stenose zu klären (Malignomrezidiv, Narbenstriktur, Fadengranulom, Rezidiv eines Morbus Crohn). Zur Therapie der Stenose s. 2.4.

2.2.4 Anfälligkeit für Diarrhoe im Rahmen einer Allgemeinerkrankung

Plötzlich auftretende Diarrhoen bei Colektomie-Patienten, die längere Zeit eine befriedigende Defäkation aufwiesen, können Folge eines gastroenteralen Infektes, einer Nahrungsmittelintoxikation oder eines erheblichen Diätfehlers sein. Infolge der geringeren Funktionsreserve des Restcolons entwickelt sich schon bei geringfügigen Anlässen eine schwerwiegende Diarrhoe mit Elektrolytstörungen. Die Therapie mit Flüssigkeitszufuhr, Loperamid und eventuell Antibiotica muß frühzeitig einsetzen. Die sich rasch entwickelnde *Hypovolämie*, besonders bei Kindern und älteren Patienten, führt viel häufiger zu einer lebensbedrohlichen Situation als die gleichzeitige Hypokaliämie.

2.2.5 Obstipation

Seltener als die abnorm häufige Stuhlentleerung findet sich eine hartnäckige Obstipation nach partieller Colektomie, besonders Sigmoidektomie. Es handelt sich hierbei im Prinzip um eine spastische Form der Verstopfung, hervorgerufen durch körperliche Untätigkeit, psychische Depression oder Mangel an wasserretinierenden Schlacken im Stuhl. Applikation von Laxantien kann die Wasser- und Elektrolytresorption des Colons in ungünstiger Weise verändern, infolge verminderter Natriumresorption und verstärkter Kaliumsekretion. Sie fördern im weiteren den Spasmus [10, 15]. Therapeutisch sind Umstellungen in der Diät angezeigt. Quellmittel oder Kleie sollen eingesetzt werden. Manchmal sind tägliche Einläufe nicht zu umgehen. Schlackenarme Kost kann zu voluminösen, schaumigen Stuhlentleerungen führen.

2.3 Unspezifische Colitis im Bereich der Anastomose und andere Ursachen einer Anämie

Bei einigen unserer kontrollierten Patienten mit Blutverlust per rectum nach Colektomie finden wir endoskopisch eine *unspezifische, manchmal ulcerierende Colitis*. Kleine Ulcera finden sich im Bereich der Anastomosennaht und sind ca. 10–15 cm nach kaudal hin nachweisbar. Die Schleimhaut ist gerötet, hyperämisch, der Oberflächenaspekt dünn-atrophisch. Histologisch finden sich unspezifisch-entzündliche Zellinfiltrate mit Eosinophilie. Die Pathogenese dieser Läsion ist unklar. Beim Fehlen einer entsprechenden Grundkrankheit (z. B. Morbus Crohn) könnte es sich um eine lokale, ischämische Reaktion handeln, möglicherweise superinfiziert mit Pilzen oder Bakterien. Eine antibiotische oder mycostatische Therapie kann versucht werden. Steroide und Salazopyrin zeigten bei unseren Patienten keine Wirkung.

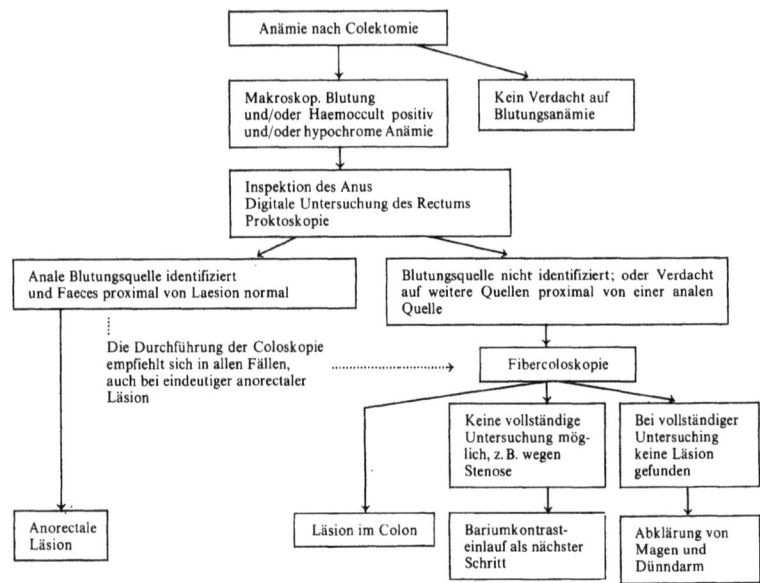

Abb. 3. Differentialdiagnose und schematischer Abklärungsgang bei Anämien nach Colektomie. Die Fibercoloskopie steht bei der Abklärung einer Blutungsquelle im Colon heute an erster Stelle

Selten entwickelt sich eine manifest hypochrome Anämie mit Klagen über Müdigkeit. Andere Beschwerden fehlen. Zur Differentialdiagnose und Abklärung von Blutungsanämien s. Abb. 3.

2.4 Stenosen im Bereich der Anastomose

Sie stehen im Zusammenhang mit der Grundkrankheit (Tumorrezidiv, Morbus Crohn), oder der Darmnaht. Im letzteren Falle sind sie sekundäre Folge einer Anastomoseninsuffizienz mit Entwicklung eines Abscesses, einer Stuhlfistel oder von Adhäsionen. Die Beschwerden werden von den Patienten oft jahrelang erstaunlich gut toleriert (Abb. 4).
Die klinischen Symptome sind die einer intermittierenden Obstruktion: Periodisch auftretende Krämpfe und kolikartige Schmerzen, gefolgt von explosionsartiger, wässeriger Diarrhoe. Dazwischen können, je nach Lokalisation der Stenose, halbgeformte, lose oder sogar normale Stuhlentleerungen vorhanden sein. Gewichtsverlust tritt kaum ein. Die Diagnose wird durch Radiologie und Endoskopie gesichert.
Ein konservativer Behandlungsversuch in Fällen mit partieller Stenose kann versucht werden. Er besteht in schlackenarmer Kost, ergänzt durch

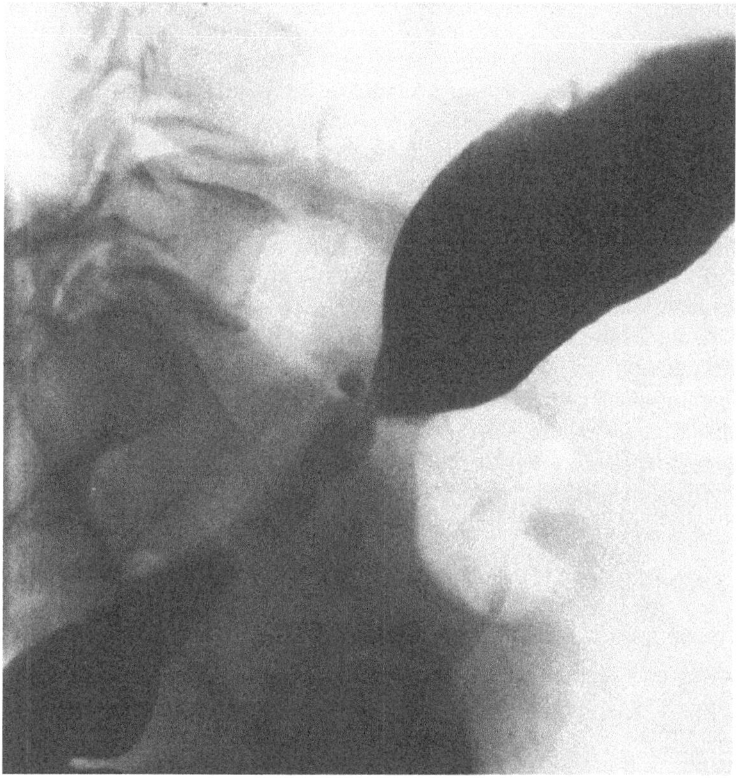

Abb. 4. 54jähriger Patient. Schwere Sigmastenose. Röntgenaufnahme drei Jahre nach erfolgter Sigmoidektomie mit postoperativer Anastomoseninsuffizienz und Stuhlfistel. Trotz erheblicher Stenose klagt der Patient nur über mittelschwergradige Beschwerden

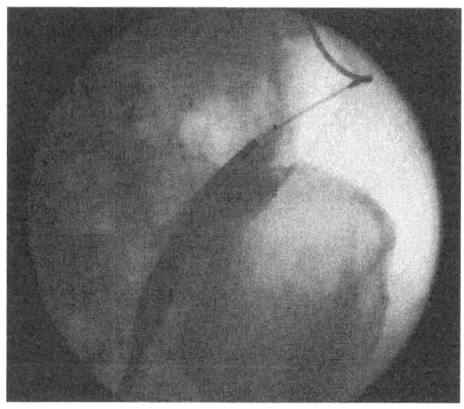

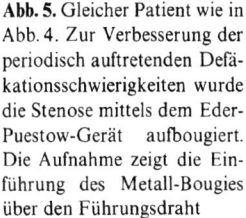

Abb. 5. Gleicher Patient wie in Abb. 4. Zur Verbesserung der periodisch auftretenden Defäkationsschwierigkeiten wurde die Stenose mittels dem Eder-Puestow-Gerät aufbougiert. Die Aufnahme zeigt die Einführung des Metall-Bougies über den Führungsdraht

ein mildes Laxativum (Paraffinöl). Volumenfördernde Laxativa wie Quellmittel sind nicht indiziert [7]. Muskelrelaxantien haben keine Wirkung. Auch Loperamid bringt kaum eine Verbesserung. Ileussituationen lassen sich manchmal beheben durch konservative Maßnahmen wie Absaugen mittels Magen- oder Duodenalsonde. Bei Stenosen im Rahmen eines Morbus Crohn läßt sich auf diese Weise eine Reintervention oft lange Zeit hinausschieben.
Instrumentelle oder manuelle Dilatation bringt im allgemeinen nur kurzfristig Erleichterung, weil sich das Narbengewebe neu bildet. Trotzdem sind regelmäßige Dilatationen hin und wieder erforderlich. Bei hochsitzenden Stenosen (Colon descendens, Sigma) stellt nach unserer Erfahrung die Dilatation mit dem Eder-Puestow-Dilator eine neue akzeptable Behandlung dar.
Chirurgische Interventionen sind infolge der bestehenden Adhäsionen schwierig, oft undurchführbar und begleitet von einer hohen Mortalität. Es empfiehlt sich deshalb, bei schwergradigen Stenosen mit erheblichen Beschwerden, lediglich eine definitive proximale Colostomie anzulegen.

2.5 Adhäsionen

Über die pathophysiologischen Hintergründe der Entstehung von Adhäsionen nach abdominalen Operationen findet sich eine detaillierte Beschreibung in Kap. 14.
Adhäsions*beschwerden* nach operativen Eingriffen am Colon sind häufiger als nach Eingriffen an Organen des oberen Magen-Darmtraktes [39]. Die *Laparoskopie* kann als diagnostischer und therapeutischer Eingriff bei Adhäsionen vorgenommen werden.
In unserer Klinik wurden im Verlauf der letzten 8 Jahre im Rahmen von 1 809 Laparoskopien 146 Laparoskopien nach Colektomie durchgeführt. Die Indikation bestand zur Hauptsache in einer diagnostischen Abklärung der Leber im Hinblick auf Tumormetastasen. Bei allen Patienten wurden in unterschiedlichem Ausmaß Adhäsionen festgestellt. Häufig sind Dünndarm- und Dickdarmanteile in das Adhäsionskonvolut eingepackt. In der Mehrzahl der Fälle finden sich aber überraschend geringgradige Adhäsionen, so daß eine einwandfreie Inspektion sowohl des oberen als auch des unteren Abdomens möglich ist. Ausgedehnte Verwachsungen stehen in der Regel im Zusammenhang mit akuten, postoperativen Entzündungen, z. B. bei Anastomoseninsuffizienz. In der Literatur werden auch andere pathogenetische Faktoren hervorgehoben [13, 26] (s. Kap. 14).
Das intermittierende Obstruktionssyndrom läßt sich meistens auf ein *Dünndarmpassagehindernis* zurückführen. Ein elektiver Dickdarmileus

oder -subileus ist viel seltener. Wengel et al. [39] fanden bei 106 Ileuspatienten (Erwachsene) lediglich 15 colonbedingte Obstruktionen.
Postprandiale Blähungen, Brechreiz, Krämpfe, intermittierende Diarrhoe sind die häufigsten Symptome bei Adhäsionen. Laboratoriumsuntersuchungen sind fast wertlos. Wichtig ist die Erhebung des klinischen Befundes mit Palpation, Inspektion (sichtbare Peristaltikbewegungen) und Auskultation des Abdomens. Anamnese und Klinik sind entscheidend für das weitere Procedere.
Über die Therapie wird in Kap. 14 erschöpfend berichtet. Die *laparoskopische Adhäsiolyse* wird in unserer Klinik sehr selten durchgeführt. Nach unserer Erfahrung ist sie eine untaugliche Methode, da man Briden zwischen den Darmschlingen weder erkennen noch lösen kann. Die transmesenterische Dünndarmplikatur (Childs) hat sich bewährt [7, 14]. Die Indikation sollte nicht *vor* dem zweiten Ileusschub gestellt werden. Beim Bridenileus, Frühileus und „ersten" Ileus gilt die operative Adhäsiolyse als Therapie der Wahl [1].

3 Spezifische Komplikationen in Abhängigkeit von der Art und der Lokalisation der Operation

3.1 Hemicolektomie und Colorectostomie

Diese Resektionen werden überraschend gut toleriert. Die Stuhlentleerungen sind normal, und nur eine minuziöse anamnestische Befragung deckt die verminderte Toleranz gegenüber einzelnen Bestandteilen der Kost auf.
Die *Hemicolektomie links zusammen mit Proctektomie und Transversostomie* führt dagegen in der Regel zu unkontrollierbaren, losen Stuhlentleerungen. Da die rechte Colonseite mit der mutmaßlich größeren Funktionskapazität erhalten ist, kommt es kaum zur Bildung eines erhöhten Stuhlvolumens. Die Colonfunktion ist ausreichend, um das Wasser- und Elektrolytgleichgewicht zu erhalten, auch bei prekären Ernährungssituationen. Die Störung hat demnach vor allem soziale Bedeutung für den Patienten. Einer besonderen Behandlung bedarf sie nicht.

3.2 Resektion der Valvula Bauhini mit oder ohne Teile des Ileums

Die Colonfunktion bleibt hier befriedigend normal, obwohl eine erhebliche Einschränkung der Funktionsreserve vorliegt, Einzelheiten werden in Kap. 9 und 11 behandelt. Schwierigkeiten entstehen infolge Malabsorption von Gallensäuren im Ileum und bakterieller Besiedelung des Dünndarms vom Colon her.

Der wohl ungünstigste postoperative Zustand findet sich nach Verlust des Ileums und des proximalen Colons, also *im Falle einer Jejunotransversostomie*. Diese Patienten bleiben extrem empfindlich gegenüber jeglicher abnormen Salz- und Wasserzufuhr.

Therapeutisch sind Ernährungsfehler (zu salzreiche Kost und übermäßige Wasserzufuhr) zu korrigieren. Zusatz eines Quellmittels und täglich 8 mg Loperamid sind angezeigt. Die Bindung freier Gallensäuren läßt sich mit Cholestyramin (6–12 g/die) erreichen. Es scheint, daß die Substanz auch eine Fähigkeit zur Fixation und Neutralisation von bakteriellen Enterotoxinen besitzt [16, 20, 32].

Antibioticagaben können die ungünstige Wirkung einer Dünndarmbesiedelung mit pathologischen Keimen korrigieren (s. Kap. 11). Es empfiehlt sich ein 8–10 Tage langer Versuch mit Tetracyclin oder mit Metronidazol. Die Behandlung des „short bowel" Syndroms wird in Kap. 9 erörtert.

Steroide sind indiziert, wenn praeoperativ wegen der Grundkrankheit (z. B. ulcerierende Colitis, Morbus Crohn) längere Zeit Steroide verabreicht werden mußten. Bei diesen Patienten besteht häufig eine noch mehrmonatige Reduktion der Nebennierenfunktion. Steroidentzug kann postoperativ in der Folge zu lebensbedrohlichen Schockzuständen führen.

3.3 Tiefsitzende Colonteilresektion und andere Operationen am Colon

Anterior-Resektionen, Rectumamputationen und Rectumprolapskorrekturen bergen das Risiko der iatrogenen Schädigung anderer Beckenorgane. Die häufigsten Spätfolgen sind Störungen der Blasenentleerung und der Sexualfunktion (s. Kap. 12).

3.4 Urologische Komplikationen

Schädigungen der abführenden Harnwege einschließlich der Blase finden sich im Anschluß an Colonresektionen und anderen Eingriffen am Rectum, welche ausgedehnte chirurgische Manipulationen im Bereich des Beckenbodens erfordern. Unter den verschiedenen Eingriffen ist die abdominoperineale Rectumamputation damit besonders belastet [12, 19, 22, 35, 37, 38]. Von besonderem Interesse ist die häufige Urinretention. Sie kann folgende Gründe haben:

- Obstruktion im Bereich der Urethra bei Prostatahypertrophie
- Neurogene Blasenstörung
- Urethrastrikturen

Vor einem tiefsitzenden Coloneingriff ist eine genaue urologische Abklärung zu fordern, einschließlich Cystoskopie und i. v.-Pyelographie. Bei

bestehender Prostatahypertrophie wird eine praeoperative Prostatektomie empfohlen.
Urethrastrikturen stehen im Zusammenhang mit dem Blasenkatheterismus, der, wenn immer möglich, vermieden werden soll.
Die neurogene Blasenfunktionsstörung beruht im allgemeinen auf einer Innervationsstörung durch die fast unumgängliche Schädigung parasympathischer Nervenfasern (besonders bei der Rectumamputation). Der Nutzen einer entsprechenden praesakralen Sympathektomie als Korrekturmaßnahme ist bisher nicht bewiesen [22]. Neben der neurogenen Schädigung kommt aetiologisch ein Verlust des Halteapparates der Blasenhinterwand in Frage, wobei der Blasenboden nach kaudal absackt. Die Ventrofixation der Blase wird in diesen Fällen empfohlen. Endlich ist eine iatrogen erzeugte Pericystitis eine mögliche Ursache der Blasenentleerungsstörung.
Urologische Komplikationen finden sich in ca. 50% der tiefsitzenden Coloneingriffe. Meistens handelt es sich um eine transitorische Schädigung. Für ca. 10% der betroffenen Patienten wird sie zu einem Langzeitproblem.

3.5 Rectumprolapskorrektur mittels IVALON-sponge-Manschette
[17, 27, 31]

Von den 150 Fällen Morgans [17] erlitten nur drei Patienten ein Rezidiv, die überwiegende Mehrzahl (61%) der Operierten blieb postoperativ kontinent. Rezidive finden sich im allgemeinen in ca. 6%.
Nach unseren Erfahrungen treten bei den Patienten leider *in ca. 60–70% partielle bis vollständige Sexualfunktionsausfälle auf*. Die Operation führt wie andere größere Eingriffe am Rectum fast immer zur Schädigung der Nervi hypogastrici und der Nervi erigentes im Beckenbodenbereich (genaueres zur Entstehung der Sexualfunktionsstörung s. Kap. 5 sowie [40]).
Rectumstenosen nach Einlegen des IVALON-sponge werden in der Literatur kaum erwähnt. In unserem Krankengut fand sich ein Patient mit einer partiellen, nicht gravierenden Einengung. Dies ist erstaunlich, weil aufgrund tierexperimenteller Studien weit aggressivere Fibrosierungen erwartet wurden, als man beim Menschen tatsächlich feststellte [17]. Noch nicht ganz geklärt ist der mögliche cancerogene Effekt des IVALONS. Beim Menschen sind Neoplasien bisher nicht gefunden worden, bei der Ratte entwickelten sich im Tierexperiment Sarkome. Die Therapie der Sexualfunktionsstörung ist enttäuschend. Androgene Substanzen können versucht werden (Sustanon, wöchentlich 250 mg). Bei retrograder Ejaculation scheinen adrenerge Mittel die Situation etwas zu verbessern.

Prophylaktisch wird man die Operationstechnik in Zukunft verfeinern müssen [40]. In unserer Klinik ist in letzter Zeit die Technik modifiziert worden. Das Rectum wird stumpf mobilisiert und der IVALON-sponge ohne Fixation in den Retrorektalraum plaziert. Sexualfunktionsstörungen sind bei diesen Patienten nicht aufgetreten. Langzeitkontrollen liegen aber noch nicht vor.

3.6 Ureterosigmoidostomie

Dieser heute nur noch selten durchgeführte Eingriff kann zu Schwierigkeiten im Elektrolythaushalt bei Patienten mit gestörter Nierenfunktion führen. Die Perfusion der Colonschleimhaut mit Urin führt zu einer abnorm hohen Chlorrückresorption im Austausch mit Bicarbonat. Das Stuhl-pH steigt entsprechend und es entsteht eine „alkalische Diarrhoe". Bei erheblicher Nierenfunktionsstörung führen diese Mechanismen zu einer hyperchlorämischen, metabolischen Acidose. Die Diarrhoe kann erheblich verstärkt werden, wenn der Patient gleichzeitig Diabetiker ist, d.h. Glucose ins Colon gelangt.
Ein weiteres Risiko ist die bakterielle Infektion der Nieren. Die endoskopische Untersuchung unserer Patienten zeigte eine therapeutisch kaum beeinflußbare chronisch-erosive Colitis, z.T. superinfiziert durch Pilze. Es ist denkbar, daß die erosiven Schleimhautschädigungen durch die Einwirkung des Harnstoffs entstehen, ähnlich der Enterocolitis bei Urämikern.
Die Ureterosigmoidostomie ist aus all diesen Gründen eine ungünstige Palliativoperation. Funktionsmäßig bessere Verhältnisse schafft die Konstruktion einer Ileum- oder Jejunumblase.

3.7 Colomyotomie

Die Operationsidee, eingeführt von Reilly 1964, gründet auf Untersuchungen von Morson, der bei an Divertikulose erkrankten Patienten sowohl eine Verkürzung der Längsmuskelfasern als auch eine Hypertrophie der zirkulären Muskulatur feststellte. Die Technik nach Reilly besteht in einer longitudinalen Incision der Muskulatur zwischen den antimesenterialen Taenien. Als Alternative beschrieb Hodgson 1973 die „transverse Myotomie", bei welcher die Längstaenien im befallenen Darmstück stufenweise zerschnitten werden.
Die Druckverhältnisse im Colon vor und nach longitudinaler Myotomie wurden von Reilly und Smith überprüft [34]: Nach 3–5 Jahren stellten sich die anfänglich durch Operation korrigierten Überdrucke wieder ein, was nur durch schlackenreiche Kost (Kleie), also durch kon-

servative Maßnahmen vermieden werden konnte. Die Methode bleibt daher umstritten. Die Operationstechnik ist im übrigen nicht leicht. Die Mortalitätsrate beträgt etwa 0,5%. Postoperative Komplikationen stellen sich auch bei erfahrenen Chirurgen in ungefähr 10% ein. Die Komplikationen sind ähnlicher Art wie bei anderen Coloneingriffen: Lokale Peritonitis mit Abscessen oder Fisteln (bei inaperzepter Perforation, entweder iatrogen oder durch Ruptur eines Divertikels), Strikturen, Diarrhoe. Ohne konservative Behandlung nach der Operation kommt es leicht zum Rezidiv des Beschwerdebildes.

Literatur

1. Aigner PW, Käufer C (1976) Operative Behandlungsmethoden und Spätdiagnose bei Adhäsionsileus. Aktuel Chir 11:535–242
2. Akovbiantz A, Lindenberg K (1972) Die Myotomie in der Behandlung der Colondivertikulose und -divertikulitis. Helv Chir Acta 39:809–814
3. Alexander-Williams J, McLeish AR, Keighley KRB, Burdow DW (1976) Prophylactic antibiotics in bowel surgery. Proc R Soc Med 69:327–329
4. Becker H, Ungeheuer E (1971) Ergebnisse nach einseitigen Resektionen des queren und linksseitigen Dickdarms ohne entlastende Darmfistel beim Coloncarcinom. Chirurg 2/10:471–475
5. Blessing H, Oesch J, Deucher F (1975) Postoperative Morbidität und Letalität nach 615 Operationen am Dickdarm. Helv Chir Acta 42:851–855
6. Burbige EJ, Milligan FD (1975) Pseudomembranous colitis. Association with antibiotics and therapy with cholestyramine. JAMA 231:441
7. Chevrel B (1976) La place des mucilages dans le traitement de la constipation. MCD 5/7:387–390
8. Childs WA, Phillips RB (1972) Experience with intestinal plication and a proposed modification. Ann Surg 152:258
9. Colomb FrM (1970) Infusion versus perfusion. In: Saegesser Fr, Pettavel J (eds) Surgical Oncology. Huber, Bern Stuttgart Wien (Current problems in surgery, vol 14, pp 835–857)
10. Cummings JH (1974) Laxative abuse. Progress report. Gut 15:758
11. Debas Haile T, Thomson FrB (1972) A critical review of colectomy with anastomosis. Surg Gynecol Obstet 135:747–752
12. Eickenberg HU, Amin M, Klompus W, Lich RJR (1976) Urologic complications following abdominoperineal resection. J Urol 115/2:180–182
13. Ellis H (1971) The cause and prevention of postoperative intraperitoneal adhesions. Surg Gynecol Obstet 133:498
14. Ferguson A, Reihmer VA, Gasper MR (1967) Transmesenteric plication for small bowel obstruction. Am J Surg 114:203
15. Fleischer N, Brown H, Graham DY, Delena S (1969) Chronic laxative-induced hyperaldosteronismus and hypokaliemia simulating Bartter's syndrome. Ann Intern Med 70:791
16. Galambos JT (1978) Loperamide, a new antidiarrheal agent in the treatment of chronic diarrhea. Schweiz Med Wochenschr 108:1080–1081
17. Goldberg SM, Gordon PhH (1975) Treatment of rectal prolapse. Clin Gastroenterol 4/3:489–504

18. Goldstein M, Duff JH (1972) Reconsideration of colostomy in elective left colon resection. Surg Gynecol Obstet 134:593–594
19. Hell K, Allgöwer M (1976) Die Colonresektion. Springer, Berlin Heidelberg New York
20. Hofmann AF, Poley JR (1969) Cholestyramine treatment of diarrhea associated with ileal resection. N Engl J Med 281:397
21. Jackmann RJ, Beahrs O (1968) Tumors of the large bowel. Saunders, Philadelphia
22. Kontturi M, Larmi TKI, Tuononen S (1974) Bladder dysfunction and its manifestations following abdominoperineal exstirpation of the rectum. Ann Surg 179/2:179–182
23. Konturek SJ, Classen M (1976) Gastrointestinale Physiologie. Witzstrock, Baden-Baden
24. Kronberg O, Kramhoft J, Backer O, Sprechler M (1974) Late complications following operations for cancer of the rectum and anus. Dis Colon Rect 17/6:750–753
25. Levin Irvina A, Tarantino MJ (1972) Complications of abdominoperineal resection. South Med J 65/1:33–37
26. Milligan DW, Raftery AT (1974) Observations on the pathogenesis of peritoneal adhesions; a light and electron microscopic study. Br J Surg 61:274
27. Morgan CN, Porter NH, Kklugmann DJ (1972) Ivalon (polyvinyl alcohol) sponge in the repair of complete rectalprolapse. Br J Surg 59:841
28. Morgenstern L, Yamakawa T, Ben-Shoshan M, Lippmann H (1972) Anastomotic leakage after low colonic anastomosis. Am J Surg 123:104–109
29. Murphy WJ, Castro L (1964) Irradiation of cancer of the rectum and recto-sigmoid. Dis Colon Rect 7:102–105
30. Nichols DL, Condon RE (1971) Preoperative preparation of the colon. Surg Gynecol Obstet 133:323–337
31. Nigel H, Porter NH (1977) Complete rectal prolapse: Ivalon sponge repair. In: Rob C, Smith R (eds) Colon, rectum and anus. Butterworths, Woburn (Operative surgery pp 220–225)
32. Nolan JP, Ali MV (1972) Effect of cholestyramine on endotoxin toxicity and absorption. Am J Dig Dis 17:161
33. Pettavel J (1970) Limits of palliative surgery in cancer. In: Saegesser Fr, Pettavel J (eds) Surgical oncology. Huber, Bern Stuttgart Wien (Current problems in surgery, vol 14, pp 709–724)
34. Reilly M, Smith AN (1975) Sigmoid myotomy. Clin Gastroenterol 4/1:121–145
35. Schreiter F, Stockamp K (1974) Function of the bladder neck and disorders of the sexual functions following exstirpation or resection of the rectum and retroperitoneal lymphadenektomie. Zentralbl Chir 99/2:33–40
36. Senrock ThR, Deveney CW, Dunphy EJ (1973) Factors contributing to leakage of colonic anastomoses. Ann Surg 177/5:513–518
37. Slanetz CA, Herter FP, Grinnel RS (1972) Anterior resection versus abdominoperineal resection for cancer of the rectum and rectosigmoid. Am J Surg 123:110–117
38. Swenson O, Sherman JO, Fisher JH, Cohen E (1975) The treatment and postoperative complications of congenital megacolon: a 25 year followup. Ann Surg 182/3:266–273
39. Wengel W, Hecker WCh, Dudeck J, Fritsche R, Nusselt S (1971) Untersuchungen zur Charakteristik des mechanischen Ileus in den verschiedenen Altersgruppen. Erge Chir Orthop 55:195–235
40. Winkler R (1974) Potenzstörungen nach Rectumoperationen. Langenbecks Arch Chir 336/2:155–161
41. Wright HK (1975) The functional consequences of colectomy. Am J Surg 130/5:532–534
42. Wright HK, Tilson MD (1973) Postoperative disorders of the gastrointestinal tract. Grune & Stratton, New York

Kapitel 14

Postoperative Komplikationen nach Appendektomie - Adhäsionen

D. A. SIMONOWITZ und T. T. WHITE

1 Einleitung

Die Appendicitis ist nach wie vor die häufigste Ursache des akuten Abdomens, der Peritonitis bzw. aller Notfalloperationen im Bereich des Abdomens. Ihre Häufigkeit wird mit eins bis fünf pro 1 000 Einwohner pro Jahr angegeben [38, 46, 106]. Die Morbidität beträgt 7%. Trotz der niedrigen Letalität von 1 auf 100 000 sterben dennoch in den USA jährlich 2 000 Patienten an den Folgen einer Appendicitis. Die Letalität nimmt dabei mit dem Alter zu. Bei annähernd 3% aller Patienten mit der klinischen Diagnose „Appendicitis" liegt bereits eine perforierte Appendix vor; auch die Perforationshäufigkeit steigt mit dem Alter des Patienten. Am häufigsten erkranken allerdings Patienten im 2. und 3. Lebensjahrzehnt an einer akuten Appendicitis. Aus unbekannten Gründen sinkt die Appendicitishäufigkeit insgesamt, bei älteren Patienten dagegen scheint sie anzusteigen. Morbidität und Letalität stehen in einem unmittelbaren Zusammenhang mit dem Befund, der zum Zeitpunkt der Operation erhoben wird. Die Häufigkeit der phlegmonösen oder schon perforierten Appendicitis beträgt insgesamt etwa 25%; bei Patienten jenseits des 80. Lebensjahres beträgt ihr Anteil 57-70%, bei Patienten vor dem 50. Lebensjahr dagegen 20% [67, 76, 109]. Wünschenswert wäre es, diesen Komplikationen durch eine frühe Diagnostik möglichst zu Beginn der Krankheit, besonders bei den extremen Altersgruppen, zuvorzukommen.

2 Akute Komplikationen der Appendektomie

2.1 Appendektomie ohne pathologischen Befund

Die Entfernung einer nicht entzündeten Appendix stellt für sich bereits eine Komplikation dar. Die Mehrheit aller Chirurgen akzeptiert diese Komplikation, da die Morbidität und Letalität einer blanden Appendektomie gering, das Risiko einer unterlassenen Appendektomie bei einer entzündeten Appendix jedoch beträchtlich ist. Der Anteil von Appendektomien ohne Befund liegt zwischen 18 und 40% [54, 57, 67]. Die akzeptable Rate derartiger Appendektomien in einem Krankengut sollte bei höchstens 20% liegen; bei Frauen, Kindern und alten Menschen kann sie bis zu 30% betragen [54, 67]. Die relativ hohe Rate von Appendektomien ohne pathologischen Befund bei gebärfähigen Frauen findet ihre Erklärung in fehldiagnostizierten entzündlichen Unterleibserkrankungen [67].

2.2 Wundinfektionen

In den meisten Berichten über die Appendektomie stellt die Wundinfektion die häufigste Komplikation dar [67, 76]. Bei der nicht perforierten Appendicitis wird ihre Häufigkeit mit 1,8–9% angegeben, bei perforierter Appendicitis jedoch mit 8,3–25%, bei Patienten mit perityphlitischem Absceß sogar mit 35% [38, 50, 55, 67, 76, 102, 103]. Obwohl kaum lebensgefährlich, verursacht diese Komplikation verlängerte Liegezeiten sowie Unbequemlichkeiten für und Unzufriedenheit bei den Patienten.
Da Wundinfektionen unumstritten am häufigsten beim perityphlitischen Absceß vorkommen, sind sie in erster Linie als Folge einer verspäteten Diagnose bzw. Behandlung zu sehen. Dies trifft in besonderer Weise für ältere Patienten zu. Auf einen Zusammenhang zwischen Wundinfektionsrate und der Art der Laparotomie hat Lewis [67] hingewiesen. Wundinfektionen waren seltener nach einem Wechselschnitt (8%), häufiger bei der transversalen Incision (11,6%) und am häufigsten bei der horizontalen Schnittweise (14%). Er stellte außerdem fest, daß auch bei der verzögerten Sekundärnaht (2–3 Tage post operationem) die Wundinfektionsrate nahezu 15% betrug. Aus diesem Grund sind wir dazu übergegangen, die Operationswunde bei der perforierten Appendicitis offenzulassen und eine Sekundärheilung abzuwarten. Außerdem führen wir die Appendektomie von einem Wechselschnitt aus durch. Eine Drainage ist nicht zu empfehlen, da die Rate an Wundinfektionen durch die Drainage zunimmt, es sei denn, es liegt eine lokale Absceßbildung vor [40, 71]
Auch bei eingehendem Literaturstudium findet man kaum Hinweise auf mögliche Zusammenhänge zwischen der Rate an Wundinfektionen und der Art der Versorgung des Appendixstumpfes. Lediglich eine retrospektive Studie von Sculco [97] zeigt, daß die Wundinfektionsrate bei 17% lag, wenn der Stumpf einfach ligiert wurde, dagegen lediglich bei 4%, wenn der Stumpf ohne Ligatur invertiert wurde.
Trotz zahlreicher Studien zur Prophylaxe der Wundinfektion sind die vorliegenden Daten noch nicht überzeugend. Rosenberg [93] zeigte in einer prospektiv randomisierten Studie, daß die Kauterisierung des Appen-

dixstumpfes weder einen Einfluß auf die Wundinfektionsrate noch auf die Häufigkeit abdomineller Absceßbildungen hatte. Die Anwendung von Phenol zur Stumpfdesinfektion hatte ebenfalls keinen Einfluß auf die Rate der Wundinfektionen. Auch die lokale Anwendung von Antibiotica im Operationsgebiet ist intensiv untersucht worden. Gilmore [44] und Noon [83] haben auf diese Weise eine Reduktion der Wundinfekte bei Patienten mit phlegmonösen Appendicitiden erreichen können. In einer weiteren Studie zeigte Gilmore [45] sowohl bei blanden als auch bei infizierten Appendektomien eine signifikante Abnahme der Wundinfektionen unter lokaler Anwendung von Antibiotica. Everson [35] und andere Autoren [5, 44, 69, 78] bestätigten diese Ergebnisse.

Lokale Antibiotica sollten aufgrund dieser Studien eher bei der noch nicht perforierten Appendix zum Einsatz kommen, da ihre Effizienz bei der perforierten Appendicitis abnimmt. Diese kontrollierten prospektiven Studien konnten im übrigen erneut demonstrieren, daß die Wundinfektionsrate mit dem Alter zunimmt

Die Effizienz systemischer Antibiotica ist ebenfalls ausgiebig untersucht worden. Die frühen retrospektiven Studien von Lewis [67] und Mittelpunk [76] konnten keine Beeinflussung der Wundinfektionsrate bei Gabe systemischer Antibiotica aufzeigen. Eine kontrollierte prospektive Studie von Everson [35] zeigte, daß die systemische Anwendung von Antibiotica die Wundinfektionsrate sowohl bei der blanden als auch bei der kontaminiert Appendicitis senken kann. Eine andere Studie [38] hat wiederum das Gegenteil ergeben. Fine et al. [38, 40, 71, 103] setzten eine Antibioticakombination (z. B. Cephalotin und Clindamycin) bereits präoperativ ein; bei unauffälligem intraoperativem Befund (blande Appendix) setzten sie diese Medikamente wieder ab, bei gangränöser oder perforierter Appendicitis wurde die Medikation postoperativ fortgesetzt. Dabei kamen die Autoren zu der Überzeugung, daß systemisch verabreichte Antibiotica die Schwere des Krankheitsverlaufes und die Letalität der perforierten Appendicitis günstig beeinflussen und daß bei bereits präoperativer Gabe der beste Effekt zu erreichen ist. Eine Notwendigkeit für einen Antibioticaeinsatz bei der nicht perforierten Appendicitis sahen sie dagegen nicht.

Auch die intraperitoneale Anwendung von Antibiotica hat sich bei gangränöser oder perforierter Appendicitis als erfolgreich erwiesen. Fowler [41] konnte dies in einer randomisierten kontrollierten Studie nachweisen. Intraperitoneal verabreichtes Cephalotin führte zu einer signifikanten Abnahme der Wundinfektionsrate von 18 auf 3%. Andere Autoren [21, 26] haben ähnliche Ergebnisse mitgeteilt.

2.3 Intraabdominelle Abscesse

In der Regel ist der intraabdominelle Absceß eine Folge der perforierten Appendicitis. Seine Häufigkeit wird zwischen 4 und 27% angegeben [50, 54, 55, 63, 67, 103]. Nach einer blanden Appendektomie ist diese Komplikation eine Seltenheit (1,4%) [63, 103].

Durch frühe Diagnose und rasche Operation kann die Abdsceßbildung am ehesten vermieden werden. Einmal vorhanden, sollten Abscesse in geeigneter Form drainiert werden. Die überwiegende Mehrzahl postappendicitischer Abscesse ist im Becken lokalisiert [55] und kann durch eine rectale Untersuchung diagnostiziert werden. Bei dieser Lokalisation kann eine transrectale Drainage des Abscesses vorgenommen werden [52, 69]. In einer kontrollierten Studie wird auf einen Zusammenhang zwischen Drainage des Operationsgebietes und der Zunahme von Absceß- und Fistelbildung nach Appendektomie hingewiesen. Demzufolge sollte eine Drainage nur bei Vorliegen eines Abscesses erfolgen.

2.4 Sonstige Komplikationen

Der frühpostoperative Ileus ist eine seltenere Komplikation der Appendektomie. Die Häufigkeit liegt bei 0,4–18% [55, 69, 76]. Diese Komplikation kann am besten durch atraumatische Operationstechnik bei rascher Diagnose und sofortiger Operation verhindert werden. Auch die Coecumfistel stellt eine seltene Komplikation der Appendektomie dar (0,3–0,7%) [62, 69]. Sie kann folgende Ursachen haben:

- eine zu feste Tabaksbeutelnaht
- eine zu lose Stumpfligatur
- einen nicht invertierten Appendixstumpf
- eine unnötige Drainage des Operationsgebietes
- einen perityphlitischen Absceß.

Fisteln entstehen in der Regel zwischen dem 4. und 6. postoperativen Tag und werden häufig mit postoperativen Einläufen in Zusammenhang gebracht. Unter konservativer Behandlung schließen sich die meisten Fisteln von selbst. Zu den häufigen postoperativen Komplikationen zählen dagegen Pneumonie und Harnwegsinfekt.

3 Adhäsionen nach Appendektomie

Eine andere seltene Komplikation der Appendektomie stellt der Dünndarmileus als Folge von Adhäsionen dar. Die Häufigkeit nach blander Appendektomie beträgt 0,2% [62, 69]. Bei infizierten Appendiciden tritt

diese Komplikation jedoch in 1,4–1,7% der Fälle auf [53, 55, 62]. Diese Zahlen werden auch in einer etwas älteren Angabe von Grey und Turner [49], die in 1,9% bei 2500 Appendektomien einen Dünndarmileus als Folge von Adhäsionen sahen, bestätigt. Pitkanen [85] zeigte in einer vergleichbaren Studie, daß nur in 0,7% von 1062 Appendektomien eine Relaparotomie wegen eines Adhäsionsileus notwendig wurde. Allerdings hatte ein weiterer Teil seiner Patienten intermittierend Schmerzen im Sinne eines Adhäsionsileus. Die Ileus-Häufigkeit war bei der bereits perforierten Appendicitis größer (4,6%). Krock [63] gibt nach phlegmonöser Appendicitis eine Dünndarmverschlußhäufigkeit aufgrund intraabdomineller Adhäsionen von 4% an; weitere 7% der Patienten zeigten Symptome, die auf Adhäsionen verdächtig waren, ohne daß eine Relaparotomie indiziert war. Es wird allgemein akzeptiert, daß Adhäsionen für rezidivierende Dünndarmpassagestörungen nach Appendektomie verantwortlich zu machen sind. Auf der anderen Seite konnten Ellis [32] und Weibel [112] zeigen, daß die überwiegende Mehrzahl aller Patienten mit Adhäsionen keine Symptome aufweisen.
Grundsätzlich sind Adhäsionen nach Unterbauchoperationen besonders häufig anzutreffen [32, 87]. Becker [8] zeigte, daß 28% aller postoperativen Adhäsionen auf Appendektomien zurückzuführen sind. In einer Sektionsstatistik konnte Weibel [112] sogar bei 47% aller appendektomierten Patienten Adhäsionen nachweisen. Obwohl eine vorangegangene Operation die häufigste Ursache für Adhäsionen darstellt, werden auch bei 14–18% aller Menschen Adhäsionen aufgrund entzündlicher Erkrankungen ohne Voroperation gefunden [32, 87]. In der Sektionsstudie von Weibel hatten sich 25% aller Patienten mit Adhäsionen nie einer Operation unterzogen [112], andererseits wiesen lediglich 65% der operierten Patienten Adhäsionen auf. Demzufolge kann davon ausgegangen werden, daß auch einer von vier nichtoperierten Patienten möglicherweise Adhäsionen entwickelt, ohne daß es zu klinischen Symptomen kommen muß [9, 27, 112]. Aus diesem Grunde sollte die operative Adhäsiolyse auf Patienten mit einem manifesten Darmverschluß beschränkt bleiben, da der operative Eingriff per se weitere Adhäsionen entstehen läßt. Gelegentlich wird allein unter der Annahme, daß Adhäsionen ursächlich für geklagte Abdominalschmerzen verantwortlich sein könnten, operiert. Die Ergebnisse dieser Eingriffe sind jedoch häufig unbefriedigend.

3.1 Pathophysiologie

Die Pathogenese intraabdomineller Adhäsionen ist 1974 umfassend von Milligan [75] dargestellt worden. Das initial ausgeschiedene Fibrin wird zuerst von polymorphkernigen Leukocyten durchsetzt, die innerhalb des Peritoneums frei wandern können. Im traumatisierten Bereich kommt es um den dritten Tag herum zu einer Kapillardilatation mit einer Anreicherung von Eosinophilen, dennoch werden die Makrophagen der vorherrschende Zelltyp. Einen Tag später ist das Fibrin verschwunden und durch eine große Anzahl von Fibroblasten ersetzt. Am fünften Tag finden sich Kollagenfasern, nach einer Woche sind neue Kapillaren entstanden. Auffällig ist, daß die Kollagenbildung da vermindert ist, wo vermehrt eosinophile Zellen zu finden sind; möglicherweise ist dies Ausdruck eines Antihistamineffektes.

Unsere Vorstellungen von der Ursache der Adhäsionsbildung haben sich in den letzten Jahren gewandelt [75]. In der Vergangenheit war man der Meinung, daß die Adhäsionsbildung durch Verletzung des Peritoneums ausgelöst werde. Unter diesem Gesichtspunkt wurden zur Adhäsionsprophylaxe alle Verletzungen des Bauchfells sorgfältig durch Naht reperitonealisiert. Diese Auffassung wurde von Williams [113] und Robbins [92] widerlegt. Andere Autoren [24, 30, 99, 108] weisen sogar darauf hin, daß die operative Reperitonealisierung selbst die Adhäsionsbildung fördert. Bleibt das Peritoneum unverschlossen, reperitonealisiert es sich innerhalb von fünf Tagen spontan [15, 34]. Die Ursache für die Bildung von intraabdominellen Adhäsionen ist wohl eher in ischämischen Gewebsarealen zu sehen [30, 31, 33, 80, 89, 94, 100, 101, 108]. Andere bereits lange bekannte Ursachen sind im Abdomen verbliebene Fremdkörper wie z.B. Talcum [37], Stärke [1, 28, 73, 105] und Gazepartikelchen [2, 74, 96, 104]. Dazu zählt auch Nahtmaterial, das z.B. zur Reperitonealisierung verwandt wurde. In einer Sektionsstatistik konnten 69% der als Folge früherer Operationen entstandenen Adhäsionen auf Fremdkörper zurückgeführt werden [112].

3.2 Vorbeugung

Der Adhäsionsbildung läßt sich auf drei Wegen vorbeugen:

1. Substanzen wie Heparin, Dextran oder Oxyphenbutazon verhindern die Fibrinablagerung. Auf der anderen Seite ist ihre Anwendung durch ein gewisses Blutungsrisiko belastet [18, 25, 66].

2. Eine gewisse Effizienz ist fibrinolytischen Substanzen wie Papain, Pepsin, Streptokinase, Viokase u.a. bescheinigt worden, jedoch gibt es noch keine konkreten reproduzierbaren Beweise [17, 22, 60, 64, 95, 102, 107]. Eine andere Möglichkeit könnte die Peritoneallavage sein. Allerdings stellte Tolhurst-Cleaver [110] fest, daß die Peritoneallavage die Bildung von Adhäsionen eher fördert als verhindert. Nair [81] konnte in einer Studie an Ratten demonstrieren, daß peroral verabreichtes Papain eine Verminderung der Adhäsionsbildung bei primären und sekundären Laparo-

tomien zur Folge hatte. Ein Vorteil bei intraperitonealer Anwendung dieser Substanz konnte nicht festgestellt werden.

3. Antihistaminica und Steroide bewirken eine Inhibition der fibroplastischen Proliferation und wurden von einigen Autoren als adhäsionshemmend beschrieben [33, 59]. Allerdings konnte Glucksman [48] diese Ergebnisse nicht reproduzieren. Replogle [90] hat beide Substanzen verwendet und konnte bei Kindern einen Effekt sehen. Andererseits hat Grossman [51] diese Patienten nachuntersucht und konnte ernste Langzeitkomplikationen aufzeigen. Diese Ergebnisse wurden auch von Gazzaniga [43] an Ratten reproduziert.

Somit können z. Z. folgende Empfehlungen zur Reduktion der Adhäsionsbildung gemacht werden:

- Im Operationsgebiet sollten keine Fremdkörper verbleiben; z. B. sollten gepuderte Handschuhe immer sauber sein und öfters gewechselt werden, so daß kein Puder aus möglichen Löchern entweichen kann.
- Eine Reperitonealisierung sollte nicht stattfinden.
- Es soll möglichst atraumatisch operiert werden.
- Das Peritoneum soll nicht austrocknen.
- Ischämische Areale sollten mit Netz bedeckt werden, damit entstehende Adhäsionen zu keinen klinischen Folgen führen.

3.3 Diagnostik

Die Mehrzahl aller Chirurgen geht Adhäsionen nur dann operativ an, wenn sie zu Komplikationen Anlaß geben. Die wesentlichste Komplikation ist der Dünndarmileus. Obwohl Schmerzen als adhäsionsbedingte Komplikationen gelten, sind sie in der Regel Folge einer Dünndarmpassagestörung. Die Diagnose einer Passagestörung beruht auf einer konsequenten klinischen Untersuchung und Anamneseerhebung. Klinische Leitsymptome können ein aufgetriebenes Abdomen, sog. Preßstrahlgeräusche und eine Obstipation sein. Die Diagnose kann durch eine Abdomenleeraufnahme, selten durch eine Rectoskopie, bestätigt werden. Ein vorsichtiger Röntgenkontrasteinlauf und/oder Bariumbreischluck sind ebenfalls von hohem Wert bei der Diagnostik eines Dünndarmileus. Wenn ein Dünndarmileus feststeht und gleichzeitig Operationsnarben im Bereich des Abdomens bestehen, ist die Diagnose Adhäsionsileus sehr wahrscheinlich und damit die Indikation zur Adhäsiolyse gegeben.
Eine Laparoskopie kann bei der Diagnostik von Adhäsionen nützlich sein, ihr Wert ist allerdings unbelegt.

3.4 Behandlung

Es gibt drei operative Methoden zur Behandlung von rezidivierenden Dünndarmverschlüssen, die als Folge intraabdomineller Adhäsionen entstanden sind. Noble [82] beschrieb 260 Patienten mit ausgedehnten Adhäsionen, die durch die von ihm beschriebene Plikation behandelt wurden, ohne daß Rezidive aufgetreten wären. Ähnlich gute Ergebnisse sind durch Connolly [24] erzielt worden. Allerdings ist die Noblesche Plikation zeitraubend, die Perforationsgefahr groß, die postoperative Darmatonie meist verlängert, der Eingriff blutig, und die Patienten werden im weiteren Verlauf durch immer wiederkehrende Tenesmen gequält [114]. Aus diesem Grunde empfiehlt Childs [19, 36] die Mesenterioplicatio. Ihre Vorteile liegen in der Kürze der Operation und in der niedrigen Morbidität sowie Letalität; der Eingriff ist genauso effektiv wie die Noblesche Plikation, führt aber zu geringeren subjektiven Beschwerden. Baker [7] beschrieb eine nahtlose Plikation, indem er eine lange doppellumige Sonde über eine Witzelfistel in den von Adhäsionen gelösten Darm einführte und so eine innere Schienung erreichte. Die Vorteile sind eindeutig: Der Darm bleibt leer und ist entlastet, die Methode ist effektiver als die Noblesche Plikation und auch schneller ausführbar. Sie hat eine geringere Morbidität sowie Letalität und ist für den Patienten weniger lästig. Wir sind deshalb gegenwärtig der Meinung, daß die Bakersche Sondenplikation bei adhäsionsbedingtem rezidivierendem Dünndarmverschluß das Verfahren der Wahl darstellt. Dies gilt in besonderer Weise, wenn neben Adhäsionen zusätzlich eine Peritonitis besteht.

Die Bedeutung der Laparoskopie in der Behandlung von Adhäsionen ist z. Z. noch unklar, das Verfahren kann jedoch eine wichtige diagnostische Hilfe sein und gegebenenfalls zur Behandlung unkomplizierter Fälle dienen, insbesondere beim Vorliegen isolierter Adhäsionen.

4 Spätkomplikationen nach Appendektomie

4.1 Intervallappendektomie

Bei einem Teil der Patienten mit einem perityphlitischen Absceß (2–3%) [14] besteht die Ersttherapie in der Drainage des Abscesses. Danach sollte eine Intervallappendektomie angestrebt werden, da die Rezidivhäufigkeit bei belassener Appendix nach 5 Jahren bei 20–50% liegt. Einige Autoren geben sogar eine 10–20%ige Rezidivrate innerhalb der ersten 60 Tage an [11, 14]. Die Intervallappendektomie hat in diesen Fällen eine Komplikationsrate von 28% und darf nicht als simple Operation angesehen werden.

4.2 Tumoren der Appendix

Tumoren der Appendix sind seltene Erkrankungen. Sie werden in der Regel erst diagnostiziert, wenn der Patient sich bereits von der Appendektomie wieder erholt hat. Ihre Diagnose erfolgt häufig zufällig, und der Chirurg ist dann mit dem Problem konfrontiert, ob und welche weitere Therapie über die Appendektomie hinaus notwendig wird. Das Adenocarcinom der Appendix macht dabei etwa 6% der Malignome aus, es findet sich aber nur in 0,08% aller Appendektomien. Die Diagnose wird auch hier selten präoperativ gestellt. In 15% der Fälle wird der Befund bei der histologischen Aufarbeitung der Appendix zufällig erhoben. Allerdings haben auch bereits 10% der Tumoren zum Zeitpunkt der Diagnose metastasiert. Deswegen ist die einfache Appendektomie unzureichend, die rechtsseitige Hemicolektomie ist das Vorgehen der Wahl. Diese Operation führt zu einer Fünfjahres-Überlebensrate von 61%, während bei alleiniger Appendektomie nur mit einer Fünfjahres-Überlebensrate von 21% zu rechnen ist.

Carcinoide finden sich in 0,3%, aber nur 3% dieser Tumoren haben zum Zeitpunkt der Operation metastasiert. Nur ein kleiner Teil der Patienten mit einem Appendixcarcinoid leidet unter der klinischen Symptomatologie des Carcinoidsyndroms. Die Mehrzahl der Tumoren ist an der Appendixspitze lokalisiert und kleiner als 1 cm im Durchmesser. Hier ist die einfache Appendektomie eine adäquate Therapie, wenn nicht regionale Lymphknoten befallen sind (1% aller Fälle) oder der Tumor größer als 2 cm ist. In diesen Fällen ist die rechtsseitige Hemicolektomie indiziert [3]. Mucocelen werden nur in 0,4% diagnostiziert und werden am besten mit lokaler kompletter Ausräumung behandelt. Nicht selten ist ein Carcinom des Coecums oder ein Appendixcarcinoid mit dieser Erkrankung assoziiert.

In letzter Zeit haben McVay [74] und Bierman [12] sowie andere Autoren [10, 57, 58] auf ein signifikant höheres Auftreten von Carcinomen bei appendektomierten Patienten aufmerksam gemacht. Diese Studien sind allerdings alle retrospektiv. In einer prospektiven Studie konnte Moertel [77] dagegen keine Zunahme der Carcinomhäufigkeit nach Appendektomien nachweisen.

4.3 Hernien

Befürchtungen, die hinsichtlich eines vermehrten Auftretens rechtsseitiger Leistenhernien nach Appendektomie bestanden, konnten durch Leech [65] widerlegt werden. Narbenbrüche können dagegen nach allen Appendektomien auftreten. Die Häufigkeit wurde vor dem 2. Weltkrieg mit 27% für alle Appendektomien, jedoch nur mit 1,9% für die blande Appendektomie angegeben. Die Häufigkeit dieser Hernienbildung ist abhängig von Alter, Gewicht, Wundinfektion, Operationsbefund und Geschlecht. Sie entstehen durchschnittlich nach 3,7 Jahren. Aktuellere Zahlen geben die Häufigkeit der Narbenhernien nur noch mit 0,1% für alle Appendektomien an, wobei die Häufigkeit bei Männern über dem 70. Lebensjahr 0,8% beträgt [86].

4.4 Letalität

Die schwerwiegendste Komplikation der Appendektomie ist der Exitus letalis. Die Letalität nach Appendektomie nimmt mit dem Alter und mit der Häufigkeit der Perforation der Appendix zu. Die Letalitätsrate liegt zwischen 0,3 und 1,4% für die nicht perforierte Appendicitis und bei 4,5% für die perforierte Appendicitis. Bei Patienten vor dem 40. Lebensjahr gibt es praktisch keine Letalität, für Patienten jenseits des 50. Lebensjahres ist sie mit 3,8% anzugeben, während 15% aller appendektomierten Patienten, die älter als 70 Jahre sind, an der Operation sterben [55, 62, 67, 76, 109]. Diese Tatsache ist besorgniserregend, wenn man bedenkt, daß die Häufigkeit der Appendicitis bei älteren Menschen zunimmt.

5 Technische Bemerkungen

Die technischen Aspekte der Stumpfversorgung bei der Appendektomie sind nach wie vor in der Diskussion. Die vier am häufigsten gebrauchten Methoden sind die einfache Ligatur, die Ligatur in Kombination mit der Einstülpung, die Einstülpung allein und schließlich die zusätzliche Übernähung des eingestülpten Bereiches.
Der Vorteil der einfachen Ligatur ist die Kürze des Eingriffes, während als mögliche Komplikation eine spätere Adhäsionsbildung und die Ausbildung von Stuhlfisteln zu nennen sind. Die Ligatur mit anschließender Einstülpung kann zu Cöcalabscessen [115] und Nachblutungen führen. Eine zu großzügige Einstülpung kann bei späteren Röntgenaufnahmen des Colons als Cöcalcarcinom mißgedeutet werden [16, 70]. Die gleichen Komplikationsmöglichkeiten ergeben sich auch bei der zusätzlichen Übernähung des eingestülpten Stumpfes [4, 13, 68, 91]. Die alleinige Inversion ist vor allem durch das Blutungsrisiko belastet.
Beim Abwägen aller Vor- und Nachteile der verschiedenen Methoden scheint die Ligatur mit Einstülpung des Appendixstumpfes das Vorgehen der Wahl zu sein. Eine andere umstrittene Frage ist die Art des Nahtmaterials, das zur Stumpfligatur benutzt werden soll, und ob dieses Nahtma-

terial verantwortlich für Fistelbildungen sein kann. Die Fistel ist immer ein Resultat zunächst der Gewebebeschaffenheit, dann der chirurgischen Technik und schließlich des Nahtmaterials. Es gibt z. Z. einige unkontrollierte Hinweise, daß Polyglykol-Fäden die Rate der Fistelbildung nach Appendektomie deutlich reduzieren können [20, 111].

6 Einteilung der Komplikationen

I	II	III
Postoperative Syndrome trotz korrekter Behandlung	Postoperative Syndrome aufgrund einer inadäquaten Behandlung	Präoperative Symptomatik hält an
Wundinfektion	Stuhlfistel	Appendektomie ohne pathologischen Befund
Intraabdomineller Absceß	Carcinom	Intervallappendektomie
Ileus Adhäsionen Hernie Letalität		

Literatur

1. Aarons J, Fitzgerald N (1974) The persisting hazards of surgical glove powder. Surg Gynecol Obstet 138:365
2. Adams JE (1913) Peritoneal adhesions; an experimental study. Lancet 1:663
3. Aho AJ, Heinonen RJ, Lauren PA (1971) Carcinoid tumours of the appendix. Acta Chir Scand 137:801
4. Alvear DT, Callahan DJ, Pilling GP, et al (1974) Total inversion appendectomy, modified. Am Surg 40:413
5. Andersen B, Bendtsen A, Holbroad L, et al (1972) Wound infections after appendectomy. Acta Chir Scand 138:531
6. Askew AR (1970) The Fowler-Weir approach to appendicectomy. Br J Surg 62:303
7. Baker JW (1968) Stitchless plication for recurring obstruction of the small bowel. Am J Surg 116:316
8. Becker WF (1952) Acute adhesive ileus: A study of 412 cases with particular reference to the abuse of decompression in treatment. Surg Gynecol Obstet 95:472
9. Benzer H, Blumel G, Piza F (1963) Über Zusammenhänge zwischen Fibrinolyse und Intraperitonealen Adhäsionen. Wien Klin Wochenschr 75:881
10. Berndt H (1970) Is appendectomy followed by increased cancer risk? Digestion 3:187

11. Beteler D (1964) Recurrent appendicitis, incidence and prophylaxis. Arch Surg 80:666
12. Bierman HR (1968) Human appendix and neoplasia. Cancer 21:109
13. Bishop HC, Filston HC (1973) An inversion-ligation technique for incidental appendectomy. J Ped Surg 8:889
14. Bradley EL, Isaacs J (1978) Appendiceal abscess revisted. Arch Aurg 113:130
15. Bridges JB, Whitting HW (1964) Parietal peritoneal healing in the rat. J Pathol Bacteriol 87:123
16. Bridges JE (1956) Ileo-colic intussusception after appendectomy. Br Med J 755:4995
17. Buchbinder JR (1927) The prevention of peritoneal adhesions and encapsulation. Surg Gynecol Obstet 45:769
18. Buckmer RF, Bordos D, Bell WR, et al (1975) Prevention of experimental postoperative adhesions by ancrod defibrinogenation. J Surg Res 18:377
19. Childs WA, Phillips RB (1960) Experience with intestinal plication and a proposed modification. Ann Surg 152:258
20. Clark CG, Harris J, Elmarri S, et al (1972) Polyglycolic acid sutures and catgut in colonic anastomosis. Lancet 2:1006
21. Cohn I (1968) Intraperitoneal cephalotin in the treatment of experimental appendiceal peritonitis. Am Surg 34:10
22. Collins DL Sandy JT (1965) Peritoneal adhesions; experimental use of fibrinolysin to prevent reformation. Arch Surg 91:413
23. Collins DC (1963) 71 000 human appendix specimens. A final report summarizing 40 years study. Am J Proctol 14:365
24. Connolly JE, Smith JW (1960) The prevention and treatment of intestinal adhesions. Surg Gynecol Obstet 110:417
25. Davidson MM (1949) Systemic administration of heparin and dicumaral for postoperative adhesions. Arch Surg 59:300
26. DeBakey MF (1967) Clinical evaluation of peritoneal irrigation with antibiotic solution. Surgery 62:73
27. Diebold O (1930) Bauchfellverwachsungen: Leichenbefunde bei 700 Sektionen. Arch Klin Chir 158:737
28. Dixon MF, Beck JM (1974) Multiple peritoneal adhesions related to starch and gauze fragments. J Ped Surg 9:531
29. Ellis H (1962) The etiology of postoperative adhesions. Proc R Soc Med 55:599
30. Ellis H (1962) The etiology of postoperative abdominal adhesions. Br J Surg 50:10
31. Ellis H (1961) Studies in intra-abdominal adhesions formation. D. M. Thesis, Univ. of Oxford, England
32. Ellis H (1971) The cause and prevention of postoperative intraperitoneal adhesions. Surg Gynecol Obstet 133:498
33. Eskeland G (1963) Prevention of experimental peritoneal adhesions in the rat by intraperitoneally administered corticosteroids. Acta Chir Scand 125:91
34. Eskeland G (1964) Regeneration of the parietal peritoneum. Acta Pathol Microbiol Scand 62:459
35. Everson NW, Fossard DP, Nash JR, et al (1977) Wound infection following appendicectomy: The effect of extra peritoneal wound drainage and systemic antibiotic prophylaxis. Br. J Surg 64:236
36. Ferguson A, Reihmer VA, Gasper MR (1967) Transmesenteric plication for small bowel obstruction. Am J Surg 114:203
37. Fienberg R (1937) Talcum powder granuloma. Arch Path 24:36
38. Fine M, Busuttil RW (1978) Acute appendicitis: Efficacy of prophylactic preoperative antibiotics in the reduction of specific morbidity. Am J Surg 120:707
39. Flint FB, Kahn AM, Passaro E (1970) Adenocarcinoma of the appendix. Am J Surg 120:707

40. Foster JH, Edwards WH (1957) Acute appendicitis in infancy and childhood: A twenty-year study in a general hospital. Ann Surg 146:70
41. Fowler R (1975) A controlled trial of intraperitoneal cephaloridine administration in peritonitis. J Ped Surg 10:43
42. Fraser-Moodie A (1974) Prevention of wound infections after appendicectomy. J R Coll Surg Edinb 19:121
43. Gazzaniga AB, James JM, Shobe JB, et al (1973) Prevention of peritoneal adhesions in the rat. Arch Surg 110:429
44. Gilmore OJA, Martin TDM, Fletcher BN (1973) Prevention of wound infection after appendicectomy. Lancet 1:220
45. Gilmore OJA, Martin TDM (1974) Etiology and prevention of wound infection in appendicectomy. Br J Surg 61:281
46. Gilmore OJA, Browett JP, Griffen PH, et al. (1975) Appendicitis and mimicking conditions. Lancet II:421
47. Glucksman DL, Warren WD (1966) The effect of topically applied corticosteroids in the prevention of peritoneal adhesions. Surgery 60:352
48. Glucksman DL (1966) Serosal integrity and intestinal adhesions. Surgery 60:1009
49. Grey-Turner G (1906) Intestinal obstruction in association with the veriform appendix. Br Med J 2:1696
50. Grosfeld JL, Solit RW (1968) Prevention of wound infection in perforated appendicitis; experience with delayed primary wound closure. Ann Surg 168:891
51. Grossman JL, Berman IR, Schiller M, et al (1973) Excessive morbidity resulting from the prevention of intestinal adhesion with steroids and antihistamines. J Ped Surg 8:221
52. Haller JA, Shaker IJ, Donahoo JS, et al (1973) Peritoneal drainage versus non-drainage for generalized peritonitis from ruptured appendicitis in children: A prospective study. Ann Surg 177:595
53. Harris S, Rudolf LE (1966) Mechanical small bowel obstruction due to acute appendicitis. Ann Surg 164:157
54. Hobson T, Rosenman LD (1964) Acute appendicitis – When is it right to be wrong? Am J Surg 108:306
55. Hoffman HC (1968) Perforated appendicitis: A 30-year review at the Swedish Medical Center. Am J Surg 34:534
56. Hopkins GB, Tullis RH, Kristensen KAB (1973) Primary adenocarcinoma of the veriform appendix. Dis Colon Rectum 16:140
57. Howie JG, Timperley WR (1966) Cancer and appendicitis. Cancer 19:1138
58. Hubbard TB, Khan MZ, Carag VR, et al (1967) The pathology of peritoneal repair; its relation to the formation of adhesions. Ann Surg 165:908
59. Jacqmain RL, Shumacker HB (1962) Effect of histadyl upon the prevention of peritoneal adhesions. Am J Surg 104:20
60. Jewett TC, Ambrus JL, Ambrus CM, et al (1965) Effects of fibrinolytic enzymes on experimentally produced adhesions. Surgery 57:280
61. Johnson RR, Whitting HW (1962) Repair of parietal peritoneum. Br J Surg 49:653
62. Kazarian KK, Roeder WJ, Mersheimer WL (1970) Decreasing mortality and increasing morbidity from acute appendicitis. Am J Surg 119:681
63. Krook SS (1947) Obstruction of small intestine due to adhesion and bands; investigation of early and late results after operative treatment and etiological study of recurrences. Acta Chir Scand 95:1
64. Kubota T (1972) Peritoneal adhesions. Jpn Med World 11:226
65. Leech P, Waddell G, Main RG (1972) The incidence of right inguinal hernia following appendicectomy. Br J Surg 59:623

66. Lehman EP, Boys F (1940) Heparin in the prevention of peritoneal adhesions; report of progress. Ann Surg 112:969
67. Lewis FR, Holcroft JW, Boey J, et al (1975) Appendicitis, a critical review of diagnosis and treatment in 1 000 cases. Arch Surg 110:677
68. Lilly JR, Randolph JG (1973) On the inversion technique of incidental appendectomy. J Ped Surg 8:887
69. Longland CJ (1971) The prevention of infection in appendicectomy wounds. Br J Surg 58:117
70. Maier WP, Rosemond GP (1969) A late complication of inversion of the appendiceal stump. Am J Surg 118:467
71. Margarey CJ, Rickford CRK, Chant ADB, et al (1971) Peritoneal drainage and systemic antibiotics after appendicectomy. Lancet II:79
72. Marks RM, Halby G (1972) Appendectomy by intussusception. Letter to Editor, Arch Surg 105:532
73. McNaught GH (1964) Starch granuloma; a present day surgical hazard. Br J Surg 51:845
74. McVay JR (1964) The appendix in relation to neoplastic disease. Cancer 17:929
75. Milligan DW, Raftery AT (1974) Observations on the pathogenesis of peritoneal adhesions; a light and electron microscopical study. Br J Surg 61:274
76. Mittelpunk TA, Nora PF (1966) Current features the treatment of acute appendicitis: an analysis of 100 consecutive cases. Surgery 60:971
77. Moertel CG, Nobrega FT, Elveback LR, et al (1974) A prospective study of appendectomy and predisposition to cancer. Surg Gynecol Obstet 138:549
78. Mountain JC, Seal PV (1970) Topical ampicillin in grid-iron appendectomy wounds. Br J Clin Prac 24:111
79. Myllarniemi H (1967) Foreign material in adhesion formation after abdominal surgery. Acta Chir Scand [Suppl] 377
80. Myllarniemi H, Karppinen V (1968) Vascular pattern of peritoneal adhesions. Br J Surg 55:605
81. Nair SK, Bhat IK, Aurora AL, et al (1974) Role of proteolytic enzyme in the prevention of postoperative intraperitoneal adhesions. Arch Surg 108:849
82. Noble TB (1937) Plication of the small intestine as prophylaxis against adhesions. Am J Surg 35:41
83. Noon GP, Beall AC, Jordan GL, et al (1967) Clinical evaluation of peritoneal irrigation with antibiotic solution. Surgery 62:73
84. Otto RE, Ghislandi EV, Lorenzo GA (1970) Primary appendiceal adenocarcinoma. Am J Surg 120:704
85. Pitkanen A (1948) The relation of incisional and inguinal herniae as well as of intestinal disturbances to previous operations for appendicitis with peritonitis. Acta Chir Scand 96:138
86. Pollet J (1977) Appendectomy wounds do herniate. J Roy Coll Surg Edinb 22:274
87. Raf LE (1969) Causes of small intestinal obstruction; a study covering the Stockholm area. Acta Chir Scand 135:67
88. Ragins H, Freeman L, Coomaraswamy R, et al (1966) Clinical and experimental comparison of the Nobel and Child-Phi lips plications of the small bowel. Am J Surg 111:555
89. Renzi E, Boeri G (1903) Das Netz als Schutzorgan. Berl Klin Wochenschr 40:773
90. Replogle RL, Johnson R, Gross RE (1966) Prevention of postoperative intestinal adhesions with combined promethazine and dexamethasone therapy. Ann Surg 163:580
91. Reynolds W (1970) Techniques of total appendectomy. Surg Gynecol Obstet 130:891
92. Robbins GF, Brunschwig A, Foote FW (1946) Deperitonealization; clinical and experimental observations. Ann Surg 130:466

93. Rosenberg IL (1974) The effect of diathermy to the appendix stump in the control of wound sepsis. J R Coll Surg Edinb 19:381
94. Rubin IC (1911) The functions of the great omentum; a pathological and experimental study. Surg Gynecol Obstet 12:117
95. Sanctis AL, Schatten WE, Weckesser EC (1955) Effects of hydrocortisone in the prevention of peritoneal adhesions. Arch Surg 71:523
96. Saxen L, Myllarniemi H (1968) Foreign materials and postoperative adhesions. N Engl. J Med 279:200
97. Sculco TP, Priebe CJ (1977) Management of the appendiceal stump in children. Surg Gynecol Obstet 136:182
98. Sewell IA (1966) The microvascular esponses induced by materials used in operative surgery. Brit J Surg 58:712
99. Singleton AO, Rowe EB, Moore RM (1952) Failure of reperitonealization to prevent abdominal adhesions in the dog. Am Surg 18:789
100. Spellberg MA, Ochsner A (1947) The role of trauma as a possible etiological factor in regional enteritis; effect of non-penetrating traumas on small intestine of dogs. Am J Med Sci 213:579
101. Springer C (1910) Experimentelle Untersuchungen über Verpflanzung ungesticher Netzlappen in der Bauchhöhle. Beitr Klin Chir 67:17
102. Stevens LE (1968) A reassessment of papain in preventing peritoneal adhesions. Am J Surg 115:535
103. Stone HH, Sanders SL, Martin JD (1974) Perforated appendicitis in children. Surgery 69:673
104. Sturdy JH, Baird RM, Gerein AN (1967) Surgical sponges; a cause of granuloma and adhesion formation. Ann Surg 165:128
105. Sugarbaker PH, McReynolds RA, Brook JR (1974) Glove starch granulomatous disease. Am J Surg 128:3
106. Tabert JL, Zuidema GD (1966) Appendicitis - a reappraisal of an older problem. Surg Clin North Am 46:1101
107. Thomas J, Jackson G, Portnoff C, et al (1950) Further experiments on the influence of hyaluronidase on formation of intraperitoneal adhesions in the rat. Proc Soc Exp Biol Med 74:497
108. Thomas JW, Greene JW, Rhoads JE (1951) An experimental study of factors affecting the development and persistence of intraperitoneal adhesions. Surg Forum 1:125
109. Thorbjararson B, Loehr WJ (1967) Acute appendicitis in patients over the age of sixty. Surg Gynecol Obstet 124:1277
110. Tolhurst-Cleaver CL, Hopkins AD, Kwong K, et al (1974) The effect of postoperative peritoneal lavage on survival, peritoneal wound healing and adhesion formation following fecal peritonitis: an experimental study in the rat. Br J Surg 61:601
111. Way S (1974) The use of the "Sac" technique in pelvic exenteration. Gynecol Oncol 2:476
112. Weibel MA, Majno G (1973) Peritoneal adhesions and their relation to abdominal surgery. A post mortem study. Am J Surg 126:345
113. Williams DC (1955) The peritoneum; a plea for a change in attitude towards this membrane. Br J Surg 42:401
114. Wilson ND (1964) Complications of the Noble procedure. Am J Surg 108:264
115. Winner SD, Stanley-Brown EG (1974) Intramural abscess and peritonitis following appendicitis. N Y State J Med 74:2234

Kapitel 15

Rectum und Anus

H. L. DUTHIE

Nach Operationen an Rectum und Anus ist die Rezidivrate des präoperativen Leidens mit Ausnahme maligner Erkrankungen gering. Maligne Erkrankungen werden in diesem Kapitel ausgeklammert. Demnach stehen die unerwünschten Folgeerscheinungen meist im Zusammenhang mit Störungen der Analkontinenz. Entsprechend werden zunächst die zur Erhaltung der Analkontinenz notwendigen Mechanismen beschrieben. Anschließend werden die Ergebnisse chirurgischer Eingriffe in diesem Gebiet behandelt. Auf Störungen der Sexualfunktion wird ebenfalls eingegangen.

1 Mechanismen der Analkontinenz (Tabelle 1)

1.1 Muskelapparat

1.1.1 Glatte Muskulatur

Die circulär angeordnete Rectummuskulatur wird am kaudalen Ende der Rectumapulle dicker und bildet dann den Sphincter internus. Dieser Muskel ist umgeben vom M. pubo-rectalis und von den tiefen und oberflächlichen Teilen des Sphincter externus. Er befindet sich in dauernder elektrisch meßbarer Aktivität. Bei der elektrischen Ableitung lassen sich 2 Formen von Wellen erkennen: Eine Welle mit einem Rhythmus von 16c pro min wird bei allen Probanden gefunden. Eine Welle mit einem Rhythmus von 1–2c pro min kann nur bei 30% der Probanden gemessen werden [17, 34]. Manometrische Messungen des Analkanals spiegeln ebenfalls die Aktivität der Sphinctermuskulatur wider, obwohl die Abgrenzung gegenüber Einflüssen nahe gelegener quergestreifter Muskulatur schwierig ist. Die Messungen können vorgenommen werden mittels kleiner Ballons [30], durch druckempfindliche Obturatoren [19], durch dauerperfundierte Sonden [2, 15] oder mittels Veränderungen der Druckverhältnisse auf kleine, intraluminal gelegene Dehnungsmeßstreifen [5]. Eine Dehnung wird

Tabelle 1. Mechanismen der Analkontinenz

Motorik		
Glatte Muskulatur	Sphincter ani internus	Starke kontinuierliche Aktivität Myogene Kontrollmechanismen Inhibition schon durch geringe Dehnung des Rectums
Quergestreifte Muskulatur	M. pubo-rectalis Sphincter ani externus	Geringe kontinuierliche Aktivität Willkürlicher neuraler Kontrollmechanismus, Inhibition erst durch extreme Dehnung des Rectums
Sensorik		
Rectale Sensibilität	Rectumampulle M. pubo-rectalis	Rezeptoren noch nicht identifiziert
Anale Sensibilität	Mucosa des Analkanals bis 1 cm oberhalb der Linea dentata	Organisierte somatische Receptoren
Anatomische Merkmale		
Ano-rectalwinkel	Angulation zwischen Längsachsen des Rectums und Analkanals	Aufrechterhaltung erfordert Aktivität des M. pubo-rectalis
„Flatterklappenmechanismus"	Anterior-posteriore „Schlitzform" des Analkanals	Ermöglicht optimale Unterstützung der Kontinenz durch intraabdominalen Druck

künstlich hergestellt durch Aufblasen eines im Rectum befindlichen Ballons. Der Druck der proximalen 2 cm des Analkanals wird offenbar hauptsächlich durch den Sphincter internus bewirkt [30]. Duthie u. Watts [10] konnten am Menschen direkt nachweisen, daß der Ruhetonus des Analkanals hauptsächlich eine Funktion des Sphincter internus darstellt. Dieser Nachweis wurde dadurch erbracht, daß zunächst der Ruhetonus mittels perfundierter Katheter bestimmt wurde. Nach Relaxation der Skeletmuskulatur mittels eines neuromuskulären Blockers trat keine Änderung des Sphincterdrucks ein.

Ein wichtiges Funktionsmerkmal des Sphincter internus ist seine Relaxation bei Dehnung des Rectums. Dies führt zu einer Verminderung des

Drucks im oberen Anteil des Analkanals. Eine vorübergehende Ballondehnung mit unmittelbar darauffolgender Entlüftung des Ballons verursacht eine Relaxation, die 10–20 s anhält. Der Sphinctertonus kann sich bei länger anhaltender Dehnung bis zu einem gewissen Grad erholen, doch bleibt der Impuls zur Relaxation so lange bestehen, bis der Ballon völlig entlüftet wird.

Die Reduktion des Druckes im Analkanal ermöglicht den Kontakt des Rectuminhaltes mit der distalen Analschleimhaut, die der somatischen Sensibilität untersteht, und hilft bei der Unterscheidung der Beschaffenheit des Rectuminhaltes. Dadurch können geeignete Kontrollmaßnahmen in Gang kommen. Gase können zurückgehalten oder herausgelassen werden, festeres Material kann durch die Wirkung sowohl des Sphincter internus als auch des willkürlich kontrollierbaren Sphincter externus zurückgehalten werden, bis das Rectum sich der Dehnung angepaßt hat [7].

1.1.2 Quergestreifte Muskulatur

Der Sphincter ani externus besteht aus 3 Abschnitten. Er umgibt den Sphincter internus und den unteren Anteil des Analkanals [23, 31]. Der craniale Abschnitt hat unmittelbaren Kontakt zum Pubo-rectalis-Anteil des Levator ani und ist in seinem Verlauf gelegentlich kaum von ihm zu unterscheiden. Der caudale – oberflächliche – Sphincter externus umgibt die caudalen Anteile des Internus und bildet eine Schlinge, die dorsal am Os coccyx fixiert ist. Der subkutane Anteil des Externus liegt caudal vom unteren Ende des Sphincter internus und wird von den Ausläufern der längsgerichteten Rectummuskulatur septiert. Dieser zirkulär geformte Anteil steht in Verbindung zum perinealen Gewebe. Der puborectale Anteil des M. levator ani liegt der Hinterwand des Schambeins an, verläuft dann nach dorsal und biegt wieder nach vorne um, so daß er das Darmlumen als Schlinge am rectoanalen Übergang umgibt. Wie oben bereits erwähnt, verschmilzt der Pubo-rectalis hier mit dem cranialen – tiefen – Anteil des Sphincter ani externus.

Elektromyographische Untersuchungen zeigen eine kontinuierliche Aktivität dieser quergestreiften Muskulatur. Es lassen sich sowohl tonische als auch phasische Fasertypen durch elektromyographische [16] und histologische [26] Untersuchungen nachweisen. Eine willkürliche Verstärkung der Kontraktion dieser Muskeln ist möglich, kann jedoch nur für die Dauer einer Minute aufrecht erhalten werden. Durch Dehnung des Rectums [28], z. B. während der Austreibungsphase der Defäkation, wird die Kontraktion gehemmt.

1.2 Sensorische Komponenten

1.2.1 Somatische Sensibilität

Die Empfindung für Berührung, Schmerz und Temperaturunterschiede reicht im Analkanal bis zu einem Punkt 1,5 cm proximal der Linea dentata. Die Übermittlung erfolgt durch organisierte Receptoren in der Mucosa [9]. Sie entspringen den Ausläufern der Pudendusnerven.

1.2.2 Rectale Sensibilität

Die Dehnung des Rectums verursacht eine dumpfe perineale Empfindung, die als Defäkationsimpuls interpretiert wird. Die Existenz organisierter Receptoren im Rectum ist bisher nicht bewiesen worden. Man nimmt an, daß Dehnung freier Nervenendigungen an der Wand des Rectums für diese Empfindung verantwortlich sind. Eine gewisse Sensibilität besteht indessen auch nach Rectumresektion bei Dehnung des als Rectumersatz verlagerten Colons. Offenbar können deshalb auch die an der Basis des Beckens befindlichen Receptoren aktiviert werden und die Sensibilität auslösen [18, 29].

1.3 Anatomische Merkmale

Der Anorectalwinkel beträgt 80°. Es handelt sich um den Winkel zwischen der Längsachse des Rectums und der Längsachse des Analkanals. Er wird durch den Tonus des M. pubo-rectalis und des cranialen – tiefen – Anteils des Sphincter externus aufrechterhalten. Die Aufrechterhaltung dieses Winkels stellt einen bedeutenden Faktor für die Speicherfunktion des Rectums dar. In Hockstellung verringert sich der Winkel auf etwa 60° [32]. Der Analkanal stellt einen in anterior-posteriorer Richtung verlaufenden Spalt dar. Möglicherweise funktioniert er nach der Art einer Flatterklappe, indem der intraabdominelle Druck auf der Höhe des Beckenbodens von beiden Seiten her einwirken und durch Apposition der beiden „Klappenblätter" den Verschluß verstärken kann.

2 Die normale anorectale Funktion

Die Summe der motorischen, sensorischen und anatomischen Komponente des Analkanals ist für einen effizienten Schließmechanismus notwendig. Die Kontinenz gegenüber festen Anteilen ist jedoch bei Eintritt von Flüssigkeiten oder Gasen in die Rectumampulle nicht gesichert. Der Eintritt von Flüssigkeit in das Rectum bewirkt eine Relaxation im oberen Anteil des Analkanals. Dadurch kann die Flüssigkeit tiefer treten und die

Zone somatischer Sensibilität erreichen. Dieser Kontakt führt zu einer reflektorischen Kontraktion des quergestreiften Sphincter externus, doch kann diese, wie schon erwähnt, nur für die Dauer einer Minute aufrecht erhalten werden. Paßt sich während dieser Zeit das Rectum dem Flüssigkeitsvolumen an, kommt es dadurch zu einer Verminderung des intrarectalen Drucks und, trotz Abnahme des Sphinctertonus, nicht zu einem Flüssigkeitsaustritt aus dem Anus. Kommt keine ausreichende Anpassung zustande, kann der Austritt von Flüssigkeit nicht vermieden werden. Der Dehnung des Rectums durch Gasansammlung folgt die Relaxation des Analkanals, und zwar in einem Ausmaß, welches noch vor Kontraktion des Sphincter externus das Entweichen von Gasen erlaubt. Im übrigen wird die Kontinenz auch durch das Verhaltensmuster geprägt. Es ist z. B. von sozialen und kulturellen Voraussetzungen abhängig, ob die Notwendigkeit empfunden wird, die Gasentweichung zu beherrschen. Bei eingehender Befragung anorectal gesunder Probanden geben immerhin 5% an, daß sie unter regelmäßiger – obgleich minimaler – Einkotung der Unterwäsche leiden [33, 35]. Die Folgeerscheinungen anorectaler Chirurgie müssen unter diesen Gesichtspunkten beurteilt werden. Der Vergleich von Studien verschiedener Zentren gestaltet sich wegen der Unterschiedlichkeit der Kriterien, die für eine ausreichende Analkontinenz aufgestellt werden, schwierig. Regelmäßiges starkes Einkoten stellt gewiß für die meisten Beobachter ein schlechtes Ergebnis dar. Als ausreichend betrachtet wird jedoch ein weites Spektrum verschiedener Kontinenzgrade. Bei nicht radikalen Rectumresektionen muß der erreichte – vielleicht nicht befriedigende – Kontinenzgrad mit den Belästigungen durch eine permanente Colostomie verglichen werden, so daß die Beurteilung ohnehin relativ ist.

3 Die Auswirkung chirurgischer Eingriffe auf die Analkontinenz

3.1 Rectumresektion (Tabelle 2)

In Abhängigkeit von der Ausdehnung des Tumors kann der Versuch unternommen werden, nach Resektion des Rectums den Anus zu erhalten. Proximal einer rectoskopisch gemessenen Höhe von 10 cm ist die Mehrzahl der abdominellen Resektionen mit End-zu-End-Anastomose problemlos. Dabei ist zu berücksichtigen, daß auf die fiberendoskopisch gemessenen Höhenmessungen wegen der teleskopartigen Dehnbarkeit des Colons kein Verlaß ist. Die postoperative Beherrschung der Anusfunktion bietet bei einem Rectumstumpf von mindestens 7 cm Länge wenig Mühe. Bleiben weniger als 7 cm Rectum übrig, ist die Möglichkeit zur rectalen Anpassung stark eingeschränkt. Zudem ist die rectale Sensibilität in Abhängigkeit von der Länge des Rectumstumpfes und vom Ausmaß des Operationstraumas vermindert. Die Anastomosierung eines Rectumstumpfes von 2–3 cm Länge kann mittels einer abdomino-analen Durchzugsmethode [12] oder von einem hinteren Zugang oder von einem transanalen Zugang aus [18] durchgeführt werden. Beim abdomino-analen Durchzugsverfahren wird das mobilisierte Colon descendens durch den Rectumstumpf geführt, der bis in den intersphincterischen Abschnitt evertiert worden ist. Diese Präparation des Rectumstumpfes zerstört einige sensible Fasern im Pubo-rectalis und beeinträchtigt die Funktion des Sphincter ani internus. Daraus resultiert unabhängig von der Länge des belassenen Rectumstumpfes eine schwere Beeinträchtigung der Analkontinenz [12]. Eine teilweise Erholung der Kontinenz kann dabei mit der Zeit erfolgen [4]. Bei Operationen mit sacralem Zugang ist besondere Sorgfalt geboten, damit der Ansatz des Sphincters externus am Os coccyx und die Innervierung des Analkanals nicht beeinträchtigt werden. Nur unter diesen Voraussetzungen kann die Funktion des Sphinctermechanismus erhalten werden. Beim transanalen Zugang resultiert i. allg. eine nur leichte Dilatation des Analkanals mit Verschlußschwäche der Sphincteren, die sich nach einigen Wochen zurückbildet. Wie oben schon erwähnt, lassen sich die Angaben über die postoperative Analkontinenz in verschiedenen Untersuchungsserien schwer miteinander vergleichen, da die Funktionsergebnisse keinen standardisierten Kriterien unterliegen. Unter Berücksichtigung dieser Tatsache sind bei der tiefen rectalen Anastomose die Ergebnisse nach posteriorem, transsphincterischem und transanalem Zugang denjenigen nach abdomino-analem Zugang überlegen (Tabelle 2).

3.2 Eingriffe zur Behandlung von Hämorrhoiden (Tabelle 3)

Da fast alle Behandlungsmethoden hohe Erfolgsquoten aufweisen, wird die Wahl der Methode hauptsächlich durch Kostenfaktoren und die Möglichkeit einer ambulanten Behandlung beeinflußt. Die Standardtherapie nach Milligan und Morgan stellt eine kurative Behandlungsmethode dar, bedingt jedoch einen längeren Krankenhausaufenthalt und verursacht in etwa 15% der Fälle eine leichte Einschränkung der Kontinenz trotz postoperativ normaler Druckverhältnisse im Analkanal [3]. Das durch die Excision der Hämorrhoiden verursachte Narbengewebe stellt eine Zone verminderter Sensibilität dar und gibt somit zumindest teilweise eine Erklärung für die Verminderung der Kontinenz ab. Nur gelegentlich werden schwere Beeinträchtigungen der Analkontinenz beobachtet. Es sei daran erinnert, daß etwa 5% aller befragten gesunden Personen leichte Verunreinigungen der Unterwäsche und gelegentliche minimale

Tabelle 2. Auswirkungen der chirurgischen Eingriffe beim Rectumcarcinom auf den Mechanismus der Analkontinenz

Operation	Kontinenzfaktoren				Fähigkeit zur rectalen Speicherung von Flüssigkeit	Prozentanteil der unbefriedigenden Kontinenz
	Sensorik		Motorik			
	Rectale Sensibilität	Anale Sensibilität	Tonus d. Sphincter internus	Tonus d. Puborectalis u. d. Sphincter externus		
Hohe vordere Resektion	+	+	+	+	+	0
Tiefe vordere Resektion	±	±	±	+	+	12
Abdomino-analer Durchzug	±	–	±	±	±	10–50
Colo-anale Anastomose	±	+	+	+	+	17

+ = intakt; ± = eingeschränkt; – = stark eingeschränkt bzw. fehlend

Tabelle 3: Auswirkungen der chirurgischen Behandlung von Hämorrhoiden

Operation	Sensorik		Motorik		Fähigkeit zur rectalen Speicherung von Flüssigkeit
	Rectale Sensibilität	Anale Sensibilität	Tonus des Sphincter internus	Tonus des Puborectalis und des Sphincter externus	
Sphincterdehnung (nach Lord)	+	+	+	+	+
Ligatur und Excision (nach Milligan-Morgan)	+	±	+	+	+
Operation nach Whitehead	+	–	+	±	+

+ = intakt; ± = eingeschränkt; – = stark eingeschränkt bzw. fehlend

Kontinenzverluste bei Gasabgang zugeben [35]. Die ausgedehnte Excision des Analkanals nach Whitehead wird in Großbritannien selten durchgeführt. Der Verlust sensibler Schleimhaut im Analkanal ist hier ein wichtiger Faktor in der Entstehung einer Analinkontinenz.

Immer häufiger werden Verfahren angewandt, die sich auch ambulant durchführen lassen oder nur eine kurze Hospitalisation erfordern.

Die Behandlung der Hämorrhoiden durch Injektion, Kryochirurgie oder Gummibandligatur hat selten einen Einfluß auf die Kontinenz. Bei der Gummibandligatur ist allerdings zu berücksichtigen, daß bei Hämorrhoidenträgern mit sehr hohem Sphincterdruck starke Beschwerden im Anschluß an die Ligatur auftreten können, die nicht selten sogar eine Entfernung der Ligatur erfordern. Ein erhöhter Tonus des Sphincter internus mit Stauung der analen Gefäßpolster scheint in der Genese des Hämorrhoidalleidens bedeutsam zu sein, zum mindesten bei jungen Männern. Hier kommt als Behandlungsmethode die Sphincterdehnung bzw. forcierte Dehnung des Analkanals (nach Lord) in Frage. Auch sie kann bei ambulanten Patienten durchgeführt werden, erfordert allerdings eine Vollnarkose. Ob diese Methode langfristig den Sphincterdruck senkt [14] ist noch umstritten [24]. Die günstige Wirkung auf die Hämorrhoiden und der geringe Einfluß auf die Kontinenz sind bei adäquater Selektion von Patienten mit primär hohem Sphincterdruck recht überzeugend. Theoretisch könnte die Abnahme des Druckes im Analkanal während der ersten Woche nach der Sphincterdehnung zu einer Einschränkung der Kontinenz führen. In Praxis ist dies jedoch selten, und die Mehrzahl der zunächst inkontinenten Patienten erholt sich spontan. In Fällen mit fraktionierter Defäkation scheint nicht eine permanente Drucksenkung des Sphincter internus vorzuliegen, sondern eine Sensibilitätsstörung des Analkanals, zum einen als primäre Folge des Hämorrhoidalleidens, zum anderen als sekundäre Folge einer Traumatisierung von Nervenendigungen bei der Sphincterdehnung.

Eine chirurgische Alternativmethode zur Reduzierung der Aktivität des Sphincter internus ist die Sphincterotomie [1]. Die extramucöse Sphincterotomie kann auch ambulant durchgeführt werden. Etwa 20% der Patienten berichten postoperativ über Verunreinigen der Unterwäsche.

3.3 Eingriffe zur Behandlung von Analfisteln

Die chirurgische Behandlung der Analfistel beinhaltet die Spaltung der Fistel in ihrem gesamten Verlauf, außer bei einem Verlauf oberhalb des Pubo-rectalis. In diesem Fall wird die eine Öffnung der Fistel erweitert, um eine ausreichende Drainage zu gewährleisten. Die Pubo-rectalis-Schlinge muß unter allen Umständen geschont werden. Die Fistelspaltung kann die Kontinenz auf zwei Arten beeinflussen.

3.3.1 Wirkung auf die Motorik

In Abhängigkeit von der Lokalisation des Fisteleinganges am Analkanal müssen unter Umständen große Teile des Sphincter internus und des subcutan gelegenen Sphincter externus gespalten werden. Auch wenn die Spaltung lediglich einen verhältnismäßig kleinen Sektor des Analkanals betrifft, kann es infolge Vernarbung der Fistel und nicht exakter anatomischer Adaptierung der Sphinctermuskulatur zur Schwächung und Verkürzung der Hochdruckzone kommen. Bei dem transsphincteren Zugang zum Rectum nach Mason [21] sind theoretisch solche Veränderungen auch zu befürchten, doch lassen sich hier im Gegensatz zur Sphincterspaltung bei Fisteln durch ideale intraoperative Reappositionen Störungen weitgehend vermeiden.

Die Klassifizierung der Analfistel in vier Typen (Abbildung 1) [25] zeigt das Ausmaß der erforderlichen operativen Eingriffe und die wahrscheinlichen Risiken der Entwicklung einer Analinkontinenz aufgrund der Sphincterschädigung bei der Spaltung (Tabelle 4).

1. *Intersphincterische Fistel.* Eine als Ausgangspunkt für die Mehrzahl der Fisteln angesehene Absceßhöhle zwischen den beiden Sphincteren kommuniziert mit dem Analkanal durch den Sphincter internus. Der Weg nach außen führt jedoch, mit Ausnahme eines subcutanen Anteils, am Sphincter externus vorbei. Die Spaltung der Fistel bedingt eine Durchtrennung unterschiedlich großer Anteile des distalen Sphincter internus. Folglich vernarbt der Muskel in diesem Abschnitt.

2. *Transsphincterische Fistel.* Der Fistelverlauf bei dieser Form führt durch die oberflächlichen oder tiefen Abschnitte des Sphincter externus zur Haut des Perineums. Demnach verursacht die Fistelspaltung einen weitaus größeren Defekt in der Druckzone des Analkanals mit ausgedehnter Narbenbildung. Inkontinenzerscheinungen sind deshalb wahrscheinlicher, bleiben jedoch in ihrem Ausmaß begrenzt, da die Pubo-rectalis-Schlinge erhalten werden kann.

3. *Suprasphinctere und 4. extrasphinctere Fisteln.* Bei beiden Typen läßt der chirurgische Eingriff den M. pubo-rectalis und die cranialen – tiefen – Abschnitte des Sphincter externus intakt, da in diesem Bereich auf die Spaltung der Fistel verzichtet wird. Bei der suprasphincteren Form (Typ 3) durchläuft der innere Teil der Fistel den Sphincter internus, der teilweise gespalten wird; der übrige Abschnitt der Fistel, der den Levator ani durchquert und an der Haut mündet, wird nicht eröffnet. Das Vorgehen bei Typ 4 ist ähnlich: Die Fistel wird ausschließlich unterhalb des Pubo-rectalis und des tiefen Anteils des Sphincter externus gespalten. Der innere Verlauf der Fistel bleibt unberührt.

Eine laterale Ausdehnung der Fistel unter Einbeziehung der gesamten Circumferens des Analkanals kann bei allen genannten Typen vorkom-

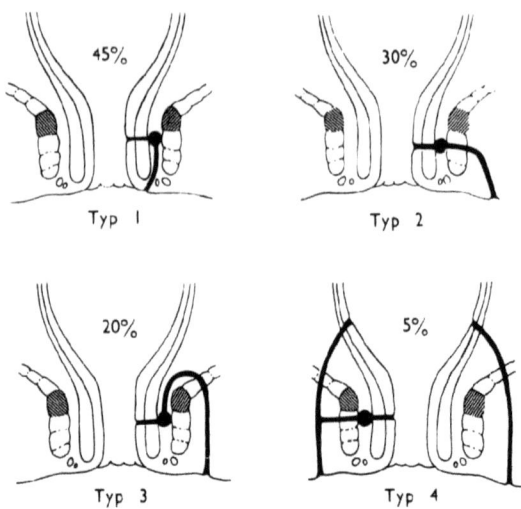

Abb. 1. Die vier Grundformen der Analfistel und ihre Lagebeziehung zum Kontinenzorgan. Typ 1, intersphincter. Typ 2, transsphincter. Typ 3, suprasphincter. Typ 4, extrasphincter. (Aus Parks et al. [25], mit freundlicher Erlaubnis der Autoren und des Herausgebers des British Journal of Surgery)

men (Hufeisenfistel). Die Spaltung einer solchen Fistel vergrößert zwar nicht das Ausmaß der Zerstörung der motorischen Komponenten, sie verursacht jedoch ein ausgedehntes Narbengebiet, das den Analkanal deformiert. Die Störung der Sensibilität ist beträchtlich, Verunreinigungen sind kaum zu vermeiden.

3.3.2 Wirkung auf die Sensibilität

Die somatische Sensibilität ist nach Entfernung und Vernarbung der über dem Fistelgang gelegenen Strukturen hochgradig gestört.

3.4 Eingriffe zur Behandlung von Analfissuren (Tabelle 5)

Die Analfissur kann in den meisten Fällen erfolgreich konservativ behandelt werden, ohne daß Inkontinenzerscheinungen auftreten oder durch die Therapie verstärkt werden. Bei unbefriedigendem Erfolg einer konservativen Behandlung wird i. allg. eine Sphincterdehnung vorgenommen. Die pathophysiologische Grundlage für diesen Eingriff bilden Manometrien an Fissurpatienten. Diese Untersuchungen haben gezeigt, daß der Sphincter ani internus bei Patienten mit Analfissuren hyperton ist. Der Sphincterdruck zeigt u. a. einen überschießenden reaktiven Druckanstieg

Tabelle 4. Auswirkungen der chirurgischen Behandlung der Analfistel auf die motorischen Mechanismen der Analkontinenz

Lage der Fistel	Sphincter externus				Sphincter internus	Pubo rectalis
	Subcutan	Oberflächlich	Tief			
Intersphincter	Partielle Spaltung	Intakt	Intakt		Partielle Spaltung	Intakt
Transsphincter	Gespalten	Gespalten	Partielle bis vollständige Spaltung		Partielle Spaltung	Intakt
Suprasphincter	Intakt	Intakt	Intakt		Partielle Spaltung	Intakt
Extrasphincter	Gespalten	Gespalten	Partielle Spaltung		Intakt	Intakt

Tabelle 5. Auswirkungen der chirurgischen Behandlung der Analfissur

Operation	Sensorik		Motorik		Fähigkeit zur rektalen Speicherung von Flüssigkeit
	Rectale Sensibilität	Anale Sensibilität	Tonus des Sphincter internus	Tonus des Pubo rectalis und des Sphincter externus	
Sphincterdehnung	+	+	$\pm^a$	$\pm^a$	+
Innere transmucöse Sphincterotomie	+	±	±	+	+
Laterale Sphincterotomie	+	+	±	+	+

+ = intakt; ± = eingeschränkt, − = stark eingeschränkt bzw. fehlend
^{a} vorübergehend

im Anschluß an eine durch Ballondehnung des Rectums provozierte Relaxation [22]. Elektrisch zeichnet sich der hypertone Sphincter durch eine besonders große Zahl ultralanger Wellen aus [13]. Diese Veränderungen sind reversibel nach Dehnung des Sphincters. Der Sphinctertonus erlangt bereits nach wenigen Tagen seinen Ausgangswert wieder [8]. Fissurrezidive nach Sphincterdehnung sind mit etwa 3% selten. Leichte Einschränkungen der Analkontinenz sind temporär.

Manometrische Messungen bilden in der Behandlung der Analfissur auch die Grundlage für die Indikationsstellung zur Sphincterotomie des internen bzw. externen Sphinctermuskels. Die Operation erfolgt mittels einer Incision an der anocutanen Grenze. Dieser Zugang liefert bessere Ergebnisse als der Zugang durch die Fissur selbst, vor allem weil die schlüssellochartige Vernarbung vermieden wird, die sonst eine zu Verunreinigungen führende sensibilitätsgestörte Tasche darstellt. Die Komplikationsrate ist mit 7% niedrig und betrifft Störungen der Analkontinenz [6].

4 Untersuchungen zur Beurteilung der Inkontinenz

Bei der Befragung klagen die meisten Patienten über unwillkürliche leichte Kotabgänge bzw. Verunreinigungen; die unwillkürliche Entweichung von Gasen bereitet dagegen relativ geringe Unannehmlichkeiten.
Durch die Inspektion des Anus werden Narbenbildungen und Verformungen erkannt. Die digitale Untersuchung erlaubt die Beurteilung des Sphinctertonus und der Kraft einer willkürlichen Sphincterkontraktion. Diese Untersuchung ermöglicht auch eine Beurteilung des Pubo-rectalis. Durch die digito-rectale Untersuchung werden jedoch nur sehr schwere Anomalitäten erfaßt. Manometrische Messungen erlauben eine adäquate Beurteilung der Sphincteraktivität. Die anale Sensibilität und die Retentionsfähigkeit des Rectums für vorgegebene Flüssigkeitsvolumina können bei der Manometrie ebenfalls direkt gemessen werden und stellen somit eine zusätzliche Methode zur Objektivierung der Sphincterfunktion dar.

5 Wirkung chirurgischer Eingriffe auf die sexuelle Funktion

Die ausgedehnte Rectumresektion beim Carcinom führt beim Mann in etwa $1/3$ der Fälle zu einer temporären sexuellen Funktionsstörung, bei einem weiteren Drittel zur permanenten Dysfunktion [11]. Bei Rectumresektion aus benigner Indikation muß jede Anstrengung unternommen werden, die Auslösung des Rectums möglichst nahe an der Darmwand vorzunehmen, damit die Innervation der Genitalien erhalten bleibt. Trotz dieser Maßnahme leiden beim konventionellen Vorgehen bis zu 25% solcher Patienten unter partieller Dysfunktion. Der Grund hierfür liegt in der Anatomie der Genitalinnervation. Die sympathischen Fasern verlaufen über den Plexus hypogastricus und die Beckennerven zu den Plexus des Beckens. Dort treffen sie auf die parasympathischen Nervi erigentes. Die vornehmlich gelähmten Zonen sind somit in der Umgebung des Promontoriums gelegen, wo während der Ligatur der medianen Rectumarterien die Nerven miterfaßt werden können. Eine weitere solche Risikozone stellt die Umgebung des Plexus prostaticum dar. Im allgemeinen wird angenommen, daß die sympatischen Fasern den Vorgang der Ejaculation, die parasympathischen Fasern die Erektion unterstützen. Erst die bilaterale Läsion scheint deshalb eine Funktionseinschränkung zu verursachen. Eine isolierte Traumatisierung der Nerven des Beckens kann einen Verlust der Ejaculationsfähigkeit zur Folge haben, wobei die Erektionsfähigkeit erhalten bleibt. In den ersten postoperativen Monaten kann der Funktionsverlust rückläufig sein. Bei bestimmten Fällen entzündlicher Darmerkrankungen scheint es sinnvoll, auf die Resektion des Rectums zu verzichten, um die oben genannten Risiken zu vermeiden. Empfohlen wird auch der transsphinctere Zugang zur Präparation der perinealen Bezirke. Dabei wird zwischen dem Sphincter externus und dem Sphincter internus eingegangen [20]. Dieser Zugang schont die Nerven des Beckens. Nur jeder 14. Patient klagt anschließend über temporäre sexuelle Funktionsstörungen.

6 Zusammenfassung

Die Ergebnisse der chirurgischen Eingriffe an Rectum und Anus hängen davon ab, wie gut es dem Operateur gelingt, Motorik, Sensorik und Anatomie der Kontinenzmechanismen zu schonen. Das Ausmaß der Störung der Analkontinenz ist um so größer, je mehr Kontinenzfaktoren während eines operativen Eingriffs in Mitleidenschaft gezogen werden. Die genaue Identifikation dieser Faktoren hat zu Behandlungsmethoden geführt, die eine Schonung genau dieser Faktoren erlauben und gleichzeitig eine erfolgreiche Behandlung der Grundkrankheit ermöglichen. Das gleiche gilt für die Erhaltung der Sexualfunktion.

Literatur

1. Allgöwer M (1975) Conservative management of haemorrhoids. III. Partial internal sphincterotomy. Clin Gastroenterol 4:608–618
2. Bennett RC, Duthie HL (1964) The functional importance of the internal anal sphincter. Br J Surg 51:355–357

3. Bennett RC, Duthie HL (1965) Pressure and sensation in the anal canal after minor anorectal procedures. Dis Col Rectum 8:131–136
4. Bennett RC, Hughes ESR, Cuthbertson AM (1972) Long term review of function following pull-through operations of the rectum. Br J Surg 59:723–725
5. Collins CD, Brown BH, Whittaker GE, Duthie HL (1969) New method of measuring forces in the anal canal. Gut 10:160–163
6. Crapp AR, Williams JA (1975) Fissure-in-ano and anal stenosis. I. Conservative management. Clin Gastroenterol 4:619–628
7. Duthie HL (1975) Dynamics of the rectum and anus. Clin Gastroenterol 3:467–477
8. Duthie HL, Bennett RC (1964) Anal sphincter pressure in fissure in ano. Surg Gynecol Obstet 119:19–21
9. Duthie HL, Gairns FW (1960) Sensory nerve-endings and sensation in the anal region of man. Br J Surg 47:585–595
10. Duthie HL, Watts JM (1965) Contribution of the external anal sphincter to the pressure zone in the anal canal. Gut 6:64–68
11. Goligher JC (1951) Sexual function after excision of the rectum. Proc R Soc Med 44:824–827
12. Goligher JC, Duthie HL, DeDombal FT, Watts JM (1965) Abdomino-anal pullthrough excision for tumours of the mid-third of the rectum. A comparison with low anterior resection. Br J Surg 52:323–335
13. Hancock BD (1977) The internal anal sphincter and anal fissure. Br J Surg 64:92–95
14. Hancock BD, Smith K (1975) The internal sphincter and Lord's procedure for haemorrhoids. Br J Surg 62:833–836
15. Harris LD, Winans CS, Pope CE II (1966) Determination of yield pressures: a method for measuring anal sphincter competence. Gastroenterology 50:754–760
16. Kawakami M (1954) Electromyographic investigation on the human external sphincter muscle of the anus. Japan J Physiol 4:196–204
17. Kerremans R (1968) Electrical activity and motility of the internal anal sphincter. Acta Gastroenterol Belg 31:465–482
18. Lane RHS, Parks AG (1977) Function of the anal sphincters following coloanal anastomosis. Br J Surg 64:596–599
19. Lawson JON, Nixon HH (1967) Anal canal pressures in the diagnosis of Hirschsprung's disease. J Pediatr Surg 2:544–552
20. Lyttle JA, Parks AG (1977) Intersphincteric excision of the rectum. Br J Surg 64:413–416
21. Mason AY (1975) Malignant tumours of the rectum. II. Local excision. Clin Gastroenterol 4:582–593
22. Nothmann BJ, Schuster MM (1974) Internal anal sphincter derangement with anal fissures. Gastroenterology 67:216–220
23. Oh C, Kark AE (1972) Anatomy of the external anal sphincter. Br J Surg 59:717–723
24. Ortiz H, Marti J, Jaurrieta E, Masdevall C, Ferrer J, Sitges A (1978) Lord's procedure: a critical study of its basic principle. Br J Surg 65:281–284
25. Parks AG, Gordon PH, Hardcastle JD (1976) A classification of fistula-in-ano. Br J Surg 63:1–12
26. Parks AG, Swash M, Urich H (1977) Sphincter denervation in anorectal incontinence and rectal prolapse. Gut 18:656–665
27. Phillips SF, Edwards DAW (1965) Some aspects of anal continence and defaecation. Gut 6:396–406
28. Porter NH (1962) A physiological study of the pelvic floor in rectal prolapse. Ann R Coll Surg 31:379–404
29. Scharli AF, Keisewetter WB (1970) Defecation and continence: some new concepts. Dis Col Rectum 13:81–107

30. Schuster M, Hendrix TR, Mendeloff AI (1963) The internal anal sphincter response: manometric studies on its normal physiology, neural pathways and alterations in bowel disorders. J Clin Invest 42:196–207
31. Shafik A (1975) A new concept of the anatomy of the anal sphincter mechanism and the physiology of defecation. The external anal sphincter: a triple loop system. Invest Urol 12:412–419
32. Tagart REB (1966) The anal canal and rectum. Their varying relationship and its effect on anal continence. Dis Col Rectum 9:449–452
33. Taylor I (1975) A survey of normal bowel habit. Br J Clin Pract 29:289–291
34. Wankling WJ, Brown BH, Collins CD, Duthie HL (1968) Basal electrical activity in the anal canal in man. Gut 9:457–460
35. Watts JM, Bennett RC, Goligher JC (1964) Stretching of the anal sphincter in the treatment of fissure-in-ano. Br Med J II:342–343

Kapitel 16
Postoperative Syndrome nach Eingriffen am Pankreas

J.-R. MALAGELADA, V.L.W. GO, W.H. REMINE und E.P. DIMAGNO

1 Anatomische und pathophysiologische Vorbemerkungen

Das Pankreas ist ein langgestrecktes Oberbauchorgan, das üblicherweise in Kopf, Corpus und Schwanz unterteilt wird. Der Kopf des Pankreas steht in enger räumlicher Beziehung zu Duodenum, Ductus choledochus und übrigem Ligamentum hepatoduodenale, der Schwanz zur Milz. Auch Magen, große intraabdominelle Gefäße einschließlich der lymphatischen Abflußwege sowie parasympathische und sympathische Nervenfasern liegen in unmittelbarer Nachbarschaft des Pankreas. Aufgrund der engen anatomischen Beziehung des Pankreas zu den umliegenden Strukturen sind pathophysiologische Wechselwirkungen gut vorstellbar.
Aus physiologischer Sicht besitzt das Pankreas exokrine wie endokrine Funktionen. Die Hauptfunktion des exokrinen Pankreas ist die Sekretion von Verdauungsenzymen, Wasser und Bicarbonat; das endokrine Pankreas ist über die Sekretion von Insulin, Glucagon und Somatostatin an der Regulation von Stoffwechselprozessen beteiligt. Die Funktionsreserven sowohl des exokrinen als auch des endokrinen Pankreas sind groß. So muß z.B. die Enzymsekretion auf 10% der Norm sinken, bevor relevante Maldigestions- und Malabsorptionserscheinungen im Eiweiß- und Fettstoffwechsel auftreten [7]. Vermutlich verfügt auch das endokrine Pankreas über große Reserven [70]. Das Gros der Enzymsekretion findet im Pankreaskopf statt, der große Mengen an acinösen Drüsen enthält. Demzufolge verursacht die Blockade des Ductus pancreaticus erst dann klinisch relevante Funktionsstörungen, wenn sie relativ nahe der Papilla Vateri erfolgt [9]. Diese Tatsache erklärt auch, warum es erst nach ausgedehnter Destruktion des Parenchyms bzw. nach Verlegung oder Obstruktion des Hauptganges weit proximal zu einer klinisch manifesten Pankreasinsuffizienz kommt. Unter den Enzymen des Pankreas ist die Lipase von größter klinischer Bedeutung, da es ein anderes Enzym, das diese Funktion übernehmen könnte, nicht gibt. Die Lipase ist darüber hinaus

schwer substituierbar und gegenüber einem sauren Milieu anfällig. Lipasemangel beeinträchtigt die Fetthydrolyse, so daß Fett-Malabsorption und Steatorrhoe die Folgen sind. Wenn nicht resorbierte Triglyceride nur teilweise hydrolysiert und durch Darmbakterien hydroxyliert werden, entstehen Fettsäuren und Hydroxyfettsäuren, die ihrerseits die Aufnahme von Wasser und Elektrolyten durch das Colon verhindern. Diarrhoen sind die klinische Folge [53]. Ebenfalls wichtig sind die proteolytischen Enzyme, wie z. B. das Trypsin. Sie sind jedoch weitgehend magensäureresistent und können somit leichter durch exogen applizierte Pankreasextrakte ersetzt werden. Funktionell gesehen kann die Amylase dagegen ohne weiteres durch Speichel oder Darm-Carbohydrolasen substituiert werden. Die Bicarbonatsekretion des Pankreas spielt eine wichtige Rolle in der Neutralisation der ins Duodenum gelangten Magensäure. Galle und Duodenalsaft stellen aber ebenfalls Bicarbonatquellen dar und können einen Bicarbonatmangel zumindest teilweise ausgleichen. Bei einer Pankreasinsuffizienz liegt der postprandiale pH-Wert im Duodenum meist unter der Norm [10]. Dadurch wird die Enzymaktivität im Duodenum zusätzlich beeinträchtigt.

Die Regulation der Pankreasfunktion ist nervalen und hormonellen Kontrollmechanismen unterworfen. Secretin und Cholecystokinin (CCK) sind dabei die wichtigsten stimulierenden Hormone. Sie regulieren die Wasser- bzw. Bicarbonat- und Enzymsekretion. Vermutlich gibt es jedoch eine beträchtliche physiologische Überlagerung und Wechselwirkung dieser beiden Hormone [19]. Die Freisetzung von Secretin beruht auf einem eng begrenzten stimulatorischen Mechanismus, nämlich der Säuresekretion, hingegen kann die CCK-Freisetzung durch eine Vielzahl verschiedener Verdauungsprodukte stimuliert werden, so z. B. durch essentielle Aminosäuren, Fettsäuren und Calcium sowie durch Säure und Hyperosmolarität [24, 38, 41, 42, 44]. Die nervale Regulation der Pankreasfunktion des Menschen bedarf noch der genaueren Beschreibung. Eine trunculäre Vagotomie setzt die Reaktionsfähigkeit des Pankreas gegenüber submaximalen CCK-Dosen herab, ohne aber die Reaktionsfähigkeit des Organs auf höhere Dosen dieses Hormons zu verändern [39]. Untersuchungen am autotransplantierten Pankreas des Hundes zeigen, daß die Ursache für die verminderte Reizantwort des Pankreas auf intraluminäre Stimuli nach Vagotomie eher in der Unterbrechung enteropankreatischer Reflexe zu sehen ist als in der reduzierten Freisetzung von CCK [19]. Der Effekt der Vagotomie bedarf jedoch weiterer Abklärung, zumal verschiedene Untersucher sich widersprechende Resultate vorlegten. Ebenso sind auch unsere Kenntnisse über die Rolle der sympathischen Innervation des Pankreas noch unvollständig.

Die physiologischen Kontrollmechanismen der Pankreassekretion bestehen vorwiegend in stimulatorischen Impulsen; es fehlt eine Art „Feinregulierung". Die Bereitstellung eines Übermaßes an Enzymen zur Verdauung der ins Duodenum gelangten Nahrungsbestandteile scheint das Hauptziel zu sein. Relativ kleine Nahrungsmengen stimulieren die Pankreassekretion bereits in einem Ausmaß, das sonst nur durch maximale intravenös applizierte Dosen gereinigter Hormone zu erreichen ist [38, 41]. Dabei verursachen auch unterschiedlichste, willkürlich zusammengesetzte Mahlzeiten eine „maximale" exokrine Pankreassekretion. Dies läßt den Schluß zu, daß durch diätetische Maßnahmen diese maximale postprandiale Pankreassekretion nicht verhindert werden kann. Der zeitliche Ablauf der postprandialen Antwort ist jedoch abhängig vom Typ der Magenentleerung. So verursachen sowohl die rasche als auch die langsame Magenentleerung zwar eine maximale Pankreassekretion, die Dauer der Reizantwort wird jedoch beim erstgenannten Entleerungstyp kürzer sein. Homogenisierte Mahlzeiten, die rascher entleert werden als eine vergleichbare flüssig-feste Nahrung, verursachen eine kürzere Pankreasantwort. Diese Beobachtung ist therapeutisch potentiell bedeutungsvoll [40, 42].

Wechselwirkungen zwischen gastralen, biliären und duodenalen Funktionen sind von physiologischer und pathophysiologischer Bedeutung. Bereits erwähnt wurde die Schlüsselstellung der Magenentleerung für die Dauer der postprandialen Pankreassekretion. Darüber hinaus kann auch eine Hypersekretion des Magens oder eine Beeinträchtigung der für die Neutralisation des Magensaftes verantwortlichen Mechanismen des Duodenums einen abnorm niedrigen pH-Wert im Duodenum verursachen. Bei einem pH-Wert von 4,0 oder weniger werden Lipase und Trypsin irreversibel inaktiviert; es resultiert eine funktionelle Pankreasinsuffizienz [22, 10]. Operative Eingriffe am Magen können die für die Diskriminierung von unzureichend zerkleinerten Nahrungspartikeln notwendigen Mechanismen beeinträchtigen bzw. beseitigen und so zu einer Passage von gröberen Nahrungspartikeln in das Intestinum führen [47]. Dadurch wird die Andauung der Nahrungspartikel durch Pankreasenzyme erschwert, da diese nur an der Oberfläche wirksam werden können. Zusätzlich können gastrointestinale operative Eingriffe eine Koordinationsstörung zwischen Nahrungsangebot und Verdauungsfunktion verursachen, gestörte intraluminäre Durchmischung (pancreaticocibale Asynchronie) und Maldigestion sind mögliche Folgen.

Die funktionellen Wechselbeziehungen zwischen Pankreas, Gallenwegen und Dünndarm entsprechen ihrer engen anatomischen Nachbarschaft. So beeinflussen intraluminäre Gallensäuren die postprandiale Reaktion des Pankreas, wobei dieser Effekt z. T. durch die micellare Lösung der Fettsäuren, z. T. durch Modifikation ihrer Resorptionsraten bzw. durch unterschiedlich große Schleimhautoberfläche im Dünndarm, die der Nahrungsstimulation ausgesetzt ist, bewirkt wird [41, 43]. Im Gegensatz dazu ist es bislang nicht gelungen, auch für den Menschen eine Feed-back-Inhibition der Pankreassekretion durch intraluminäre Enzyme nachzuweisen [32], wie sie für die Ratte gezeigt werden konnte [18]. Die Erforschung der physiologischen Bedeutung dieser Wechselwirkungen steht noch in der Anfangsphase.

2 Postoperative Syndrome bei primären Pankreasläsionen (Tabelle 1)

2.1 Akute postoperative Pankreatitis

Eine akute Pankreatitis kann sich in der unmittelbaren postoperativen Phase nach Eingriffen am Pankreas oder an benachbarten Organen (Gallengängen, Magen, Duodenum usw.) entwickeln. Die Häufigkeit der akuten postoperativen Pankreatitis wird z. B. nach Magenresektion mit bis zu 3% angegeben [20, 48, 52]. Ihre Ursache liegt meist in einer Organtraumatisierung während der Operation, gelegentlich genügt schon eine palpatorische Manipulation durch den Operateur [48]. Warum Resektionen oder ausgedehnte Manipulationen am Pankreas in der Regel ohne nachteilige Folgen durchgeführt werden können, in seltenen Fällen jedoch Kettenreaktionen auslösen, die zum klassischen Bild einer akuten Pankreatitis führen, ist noch unklar. Denkbar ist z. B. eine ungewollte Occlusion oder Verletzung eines Hauptganges, die zu Stauungsphänomenen führen kann. Der akzessorische Gang (D. Santorini) ist besonders bei Magenresektionen wegen Ulcera duodeni gefährdet, da er bei zu weit aboral abgesetztem Duodenum mitligiert werden kann [21]. Drainiert nun dieser akzessorische Gang zufällig das Gesamtpankreas bzw. einen großen Teil davon, wie es bei ca. 10% aller Menschen vorkommt, so kann es zu einer akuten postoperativen Pankreatitis kommen.

Noch schwerer zu erklären ist das Auftreten von akuten postoperativen Pankreatitiden nach pankreasfernen Eingriffen, sogar nach neurochirurgischen Eingriffen [23]. Ob hieran Pharmaka, hämodynamische Veränderungen, Hypoxämien oder metabolische Störungen beteiligt sind, ist ungewiß. Die gleichen pathogenetischen Prinzipien sind u. U. auch an der

Tabelle 1. Postoperative Syndrome am Pankreas

I. Postoperative Syndrome nach primärer Pankreasläsion
  A. Akute postoperative Pankreatitis
  B. Organische Folgen des Operationstraumas
    1. Pankreaspseudocysten und -abscesse
    2. Ascites
    3. Externe Pankreasfisteln
    4. Chronische Pankreatitis
II. Postoperative Syndrome aufgrund einer veränderten Regulation der Pankreasfunktion

Entstehung einer Pankreatitis in der späteren postoperativen Phase, besonders in Zusammenhang mit schwerwiegenden Komplikationen wie Sepsis, gastrointestinale Blutung oder schwere Mangelernährung, ursächlich beteiligt.

Das klinische Bild einer akuten postoperativen Pankreatitis entspricht im wesentlichen dem der akuten Pankreatitis anderer Ätiologie. Sowohl milde Verläufe (nur durch geeignete Laboruntersuchungen erkennbar) als auch schwere Verläufe mit Letalitätsraten bis zu 80% sind bekannt [23, 52]. Wie bei anderen Formen der Pankreatitis sind die Serumwerte der Pankreasenzyme (Amylase, Lipase) und die Ausscheidung von Amylase im Urin erhöht. Bestehen Zweifel über die Genese einer Hyperamylasämie, kann die renale Amylase – Kreatinin-Clearance – bestimmt werden [68]. Das Verhältnis, ausgedrückt in Prozenten, kann folgendermaßen berechnet werden:

$$\frac{\text{Urin-Amylasekonzentration}}{\text{Serum-Amylasekonzentration}} \times \frac{\text{Serum-Kreatininkonzentration}}{\text{Urin-Kreatininkonzentration}} \times 100.$$

Werte über 5,5% lassen eine akute Pankreatitis vermuten; die Empfindlichkeit und Spezifität dieses Tests ist jedoch noch nicht ausreichend untersucht. In jedem Fall sollten Normalwerte für jedes Labor festgelegt werden, da unterschiedliche analytische Methoden Schwankungen der Normalwerte bedingen.

Das therapeutische Vorgehen bei Auftreten einer akuten postoperativen Pankreatitis richtet sich nach den standardisierten Behandlungsschemata der akuten Pankreatitis anderer Genese. Schmerzbekämpfung, Volumensubstitution, Elektrolytausgleich sowie die Behandlung etwaiger Komplikationen [inkl. Hypocalciämie, Hyperglykämie, „adult respiratory distress syndrome" (sog. Schocklunge), Infektionen, Niereninsuffizienz, gastrointestinale Blutung und Mangelernährung] bilden die therapeutische Grundlage. Fortschritte in der Basistherapie der Pankreatitis und ihrer Komplikationen haben in letzter Zeit zu einer Abnahme der Letalitätsraten geführt.

Das gern eingesetzte, jedoch unbewiesene therapeutische Prinzip der „Ruhigstellung" des Pankreas bei der akuten Pankreatitis kann theoretisch durch eine direkte Suppression der exokrinen Pankreassekretion oder durch eine Drosselung der Säureentleerung aus dem Magen ins Duodenum erreicht werden. Letztere Maßnahme führt zu einer Verminderung der Secretinfreisetzung und somit zu einer Abnahme der Pankreassekretion. Dies ist auch die rationelle Überlegung, die der traditionellen Behandlung mit einer Magensonde zugrunde liegt. Ein zusätzlicher Vorteil der Dauerabsaugung besteht in der gleichzeitigen Behandlung des häufig im Rahmen einer schweren Pankreatitis auftretenden paralytischen Ileus.

Den Wert dieser Behandlungsmethode hat jedoch eine kontrollierte Studie in Frage gestellt [34]. Kontinuierliche intravenöse Gaben von Glucagon haben in vitro zu einer Verminderung der Pankreassekretion geführt [8, 30], in kontrollierten Studien ist jedoch eine Verbesserung der Überlebensraten unter Glucagon nicht nachweisbar gewesen [33, 50]. Cimetidin hat keinen direkten inhibitorischen Effekt auf die exokrine Pankreasfunktion, stellt jedoch einen wirksamen Magensekretionshemmer dar [58] und kann in vereinzelten Fällen eine Magensonde überflüssig machen. Der klinische Wert des Cimetidins in der Behandlung der Pankreatitis ist jedoch noch nicht belegt. Weitere experimentelle und klinische Studien müssen durchgeführt werden, ehe ein Großeinsatz dieses Medikaments bei dieser Indikation empfohlen werden kann. Die Inaktivierung zirkulierender proteolytischer Enzyme durch hohe Dosen von Trasylol ist verschiedentlich empfohlen worden [64], jedoch hat sich dieses Medikament in mehreren kontrollierten Studien als nicht effektiv erwiesen [33]. Anticholinergica und Antibioticaprophylaxe sind wahrscheinlich ebenfalls wenig effektiv. In schweren therapieresistenten Fällen ist die operative Reintervention mit Drainage bzw. subtotaler Pankreatektomie zu erwägen [49].

2.2 Organische Folgen des Operationstraumas

2.2.1 Pankreaspseudocysten und -abscesse

Eine intraoperative Traumatisierung des Pankreas kann organische Veränderungen wie z. B. Pseudocysten und Abscesse verursachen. Die gleichen Veränderungen treten gelegentlich auch in Zusammenhang mit einer akuten postoperativen Pankreatitis auf, meist erreichen sie jedoch keine klinische Relevanz. Möglicherweise sind sie Folge einer lokalisierten Pankreasnekrose, andererseits ist es auch denkbar, daß die Andauung des Ductus pancreaticus oder eines seiner Nebengänge den auslösenden Faktor darstellt. Die Pathogenese ist somit noch unklar und sicher multifaktoriell. Zweifellos zählt aber die Behinderung des normalen Flusses von Pankreassaft ins Duodenum, z. B. durch eine Ligatur oder auch durch eine entzündliche Stenosierung des Hauptganges zu den wichtigen pathogenetischen Faktoren. Sie verursacht eine Stase und eine retrograde Infiltration des Pankreasparenchyms mit enzymreichem Sekret.

Als häufigste postoperative organische Läsion ist die Pankreaspseudocyste zu nennen. Sie wird durch den Austritt aktivierter Pankreasenzyme, die eine partielle Autodigestion bewirken, eingeleitet. Dieser Vorgang provoziert eine entzündliche Umgebungsreaktion, die ihrerseits zur Bildung einer retinierenden entzündlichen Membran (Pseudocystenwand) führt. Die Cysten besitzen meist eine unregelmäßige Form und variieren in ihrer Größe zwischen wenigen Millimetern und 30 oder mehr Zentimetern im Durchmesser. Sie liegen dem Pankreas eng an oder werden sogar vom Pankreasparenchym teilweise umhüllt. Die Cysten haben die Tendenz, sich so lange zu vergrößern, bis sich ein Gleichgewicht zwischen Umgebungswiderstand und Sekretionsdruck einstellt. Wird die Cyste spontan oder auch durch chirurgische Maßnahmen ins Darmlumen, in die Peritonealhöhle oder auch nach außen drainiert, verkleinert sie sich und kann obliterieren, sofern die Drainage adäquat ist. Penetrationen von Cysten in umliegende Organe wie Milz, Mediastinum usw. sind beschrieben worden und haben dann eine schlechte Prognose [46].

Die klinischen Symptome einer Pseudocyste sind außerordentlich vielfältig. Unkomplizierte Pseudocysten verursachen nur leichte Symptome wie unklare abdominelle Beschwerden oder reduzierten Ernährungs- und Allgemeinzustand. Bei oraler Ernährung und gleichzeitiger Pankreasinsuffizienz können Diarrhoen auftreten. Pseudocysten werden gelegentlich auch zufällig als abdominelle Resistenz getastet oder fallen röntgenologisch auf durch Kompression von Nachbarorganen, vor allem Magen und Duodenum. Nicht selten weisen nur leicht, jedoch dauernd erhöhte Amylasewerte in Serum und Urin auf eine Pseudocyste hin.

Bei gleichzeitigem Auftreten von Fieber, Schüttelfrost und anderen Sepsiszeichen sowie Symptomen einer Pankreaspseudocyste muß an einen Pankreasabsceß gedacht werden [63]. Dabei handelt es sich in der Regel um eine infizierte Cyste mit eitrigem und bakteriellem Inhalt im Gegensatz zu der für eine Pseudocyste sonst charakteristischen klaren und sterilen Flüssigkeit. Die Entstehungsmechanismen eines Pankreasabscesses (primär oder durch sekundäre Infektion einer Pseudocyste) sind noch unbekannt. Die akute Pankreatitis ist an sich ein aseptischer Vorgang. Die Nekrosen unterliegen jedoch dem Risiko, direkt durch Galle oder indirekt hämatogen bzw. lymphogen infiziert zu werden. Meist werden Bakterien der Coli-Gruppen nachgewiesen, nicht selten jedoch findet sich ein Spektrum verschiedener Organismen [13]. In ganz vereinzelten Fällen kann es sich um einen sterilen Absceß handeln.

Die Diagnose einer Pseudocyste oder eines Abscesses kann durch den röntgenologischen Nachweis von Verdrängungseffekten erhärtet werden. Eine ständige Hyperamylasämie bzw. Amylasurie und, im Falle einer Absceßbildung, eine Leukocytose und gegebenenfalls eine auf der Abdomenübersicht erkennbare, durch den Bakterienstoffwechsel bedingte Gasbildung unterstützen die Diagnose. Eine bessere Aussage erlaubt die abdominelle Ultrasonographie, die besonders geeignet ist, Übergänge von festem zu flüssigem Milieu aufzudecken. Die Vorzüge der Ultraschalluntersuchung gegenüber anderen Untersuchungsmethoden, z.B. dem CT-Scan oder der Arteriographie, sind in ihrer Einfachheit, Zuverlässigkeit und den niedrigen Kosten zu sehen. Zudem ist das Verfahren nicht invasiv und somit ohne Risiken (Tabelle 2).

Tabelle 2. Diagnostik der exokrinen postoperativen Pankreaserkrankung

---

Erste diagnostische Schritte – nicht-invasive Untersuchungen
  Enzyme in Blut und Urin
  Ultraschall oder CT-Scan
Funktionelle Einschätzung – Integrität von Gängen und Parenchym
  Pankreasfunktionstests
Strukturelle Beurteilung
  Retrograde Pankreatographie
  Abdominelle Angiographie

Die Indikation zur Therapie einer unkomplizierten postoperativen Pseudocyste ist umstritten. Befürworter einer frühen Reintervention weisen auf die Komplikationsmöglichkeiten hin (Infektion und Umwandlung der Cyste in einen Abszeß, Erosion der Darmwand und gastrointestinale Blutung, intraabdominelle oder intravasculäre Perforation). Zugegebenermaßen sind dies schwerwiegende Komplikationen; sie sind jedoch relativ selten. Andere Autoren geben einer abwartenden Haltung mit vorsichtiger Verlaufsbeobachtung den Vorzug. Sie weisen darauf hin, daß spontane Resorptionsvorgänge oder gelegentlich auch eine spontane innere Fistelbildung zum Gastrointestinaltrakt das Problem lösen können. Symptome fehlen bei unkomplizierten Cysten oft, das Operationsrisiko ist dagegen relativ hoch. Wahrscheinlich kann man im günstigen Fall konservativ vorgehen (unkomplizierte kleine Cysten ohne Symptome, guter Allgemeinzustand ohne Hinweis auf Sepsis); die operative Intervention sollte den Fällen vorbehalten bleiben, bei denen eine konservative Therapie über zwei bis drei Monate erfolglos gewesen ist oder in denen Komplikationen eingetreten sind. Gute operative Ergebnisse werden durch Cystenexcision mit Pankreasteilresektion im Falle kleiner Cysten oder durch innere Drainage zu Magen oder Dünndarm im Falle größerer Cysten erreicht [66]. Die Drainage nach außen ist nur bei schwerkranken Patienten oder bei Abscessen indiziert.

Pankreasabscesse erfordern eine frühe und ausreichende operative Drainage, da eine Ruptur des Abscesses in die freie Bauchhöhle letale Folgen haben kann [67]. Die Antibioticatherapie – wenn möglich nach Resistenzbestimmung – sollte präoperativ beginnen. Bei ungeklärtem bakteriellen Keimspektrum sind Breitspektrumantibiotica indiziert.

2.2.2 Ascites

Der pankreatogene Ascites stellt eine seltene, jedoch wichtige Komplikation des operativen Pankreastraumas dar. Er wird durch den freien Austritt von Pankreassaft in das Peritoneum und die darauf folgende Serosareaktion ausgelöst. Zwei Drittel aller Fälle von pankreatogenem Ascites, die in der Literatur beschrieben sind, gingen mit einer Pseudocyste einher. In den restlichen Fällen lag entweder eine Fistel zur Peritonealhöhle (weniger als 10%) oder ein unklarer Pankreastumor vor [51, 60]. Die Symptome sind oft unspezifisch und meist Folgen der fortschreitenden Ansammlung von Ascitesflüssigkeit. Die Diagnose wird durch Punktion der Bauchhöhle gesichert; im Punktat finden sich hohe Konzentrationen von Pankreasenzymen. Die mittels endoskopischer retrograder Pankreatographie objektivierbare Kommunikation des Pankreasgangsystems mit dem Peritonealraum sichert ebenfalls die Diagnose. Ein diffuser Austritt von Pankreassekret in die Peritonealhöhle kann gelegentlich auch mit einer 75-Selen-Methionin-Szintigraphie demonstriert werden. In einigen Fällen erweist sich die Laparoskopie als brauchbar. Die Behandlung erfolgt durch eine innere Fisteldrainage in den Dünndarm oder, wenn möglich, durch Resektion des fisteltragenden Pankreasanteiles [4, 60].

2.2.3 Externe Pankreasfisteln

Externe Pankreasfisteln können sich nach den verschiedensten Eingriffen am Pankreas entwickeln. Primär können sie nach Pankreasteilresektion wegen Tumorerkrankungen, nach Eintritt einer Pankreatitis oder nach Pankreasbiopsien entstehen. Zum anderen entwickeln sie sich nach spontaner Ruptur oder nach operativer Drainage einer Pseudocyste oder eines Abscesses. In Ausnahmefällen treten sie als Folge einer akut einsetzenden postoperativen Pankreatitis mit lokalisierter Pankreasnekrose auf [2, 28]. Die drainierte Flüssigkeitsmenge ist unterschiedlich groß und erreicht Volumina bis zu 2 l pro Tag. Die Flüssigkeit besteht meist aus klarem Pankreassaft, erhält jedoch purulenten Charakter bei begleitender Infektion. Die Herkunft der Flüssigkeit ist durch Bestimmung der Amylasekonzentration leicht zu eruieren. Gallensäuren fehlen (sie sind für eine Duodenalfistel charakteristisch). Ein weiterer diagnostischer Hinweis sind (z. T. schwere) Hautmacerationen am Fistelausgang, die durch die proteolytische Enzymaktivität verursacht werden. Mittels röntgenologischer Fisteldarstellung und endoskopischer retrograder Pankreatographie lassen sich die kommunizierenden Wege zwischen Fistel und Pankreasgängen darstellen.

Äußere Pankreasfisteln sind in der Regel konservativ zu behandeln, da sie wie Pseudocysten gelegentlich spontan abheilen. Die umliegende Haut sollte geschützt werden, ein Colostomiebeutel dient dem Auffangen austretender Flüssigkeit. Fisteln, die große Mengen an Pankreassaft sezernieren, können als Folge des direkten Verlustes an Eiweiß und Bicarbonat nach außen und der resultierenden Verdauungsinsuffizienz metabolische Störungen und Ernährungsdefizite verursachen. Deshalb ist eine entsprechende enterale und gegebenenfalls parenterale Substitution von Wichtigkeit. Die Reinfusion von nicht infiziertem Pankreassaft über eine Magensonde hat sich ebenfalls als erfolgreich erwiesen. Auf der anderen Seite ist die Fermentsubstitution durch entsprechende Präparate möglich. Gleichfalls wichtig ist die Drosselung der Pankreassekretion. Wie bereits erwähnt, ist dies theoretisch durch Glucagon- oder Somatostatininfusionen möglich; über ausreichende Erfahrungen mit dieser Methode ist bislang allerdings kaum berichtet worden. Praktischer scheint eine totale parenterale Ernährung zu sein, die gleichzeitig Ernährungsstörungen sowie Wasser- und Elektrolytstörungen behandeln kann und zudem die nahrungsbedingte Pankreasstimulation auf ein Minimum reduziert. In früheren Untersuchungen glaubten wir zeigen zu können, daß intravenös verabreichte Aminosäurenhydrolysate zu einer Verminderung der Pankreasenzymsekretion bei gleichzeitiger Zunahme der Serum-Glucagonwerte führten [8]. Neuere Untersuchungen am Hund zeigen jedoch, daß eine intravenöse Gabe von Aminosäuren-Fettgemischen das Pankreas stimuliert [31]. Weitere Untersuchungen werden darüber Aufschluß geben müssen, ob die totale parenterale Ernährung nun einen Einfluß auf die Pankreasfunktion ausübt oder nicht. Diese orale Elementar- bzw. Semielementardiät scheint weniger geeignet, da auch diese Nahrungsprodukte (essentielle Aminosäuren, Fettsäuren) im Duodenum einen starken Sekretionsreiz für das Pankreas bewirken [41]. Einige Fisteln müssen auf längere Sicht doch operiert werden [28, 62]. Gefürchtete Komplikationen während der Beobachtungszeit sind Blutungen, Infektionen und Erosionen benachbarter Strukturen.

2.2.4 Chronische Pankreasinsuffizienz als Folge operativer Eingriffe

Die akute postoperative Pankreatitis heilt in der Regel ohne Folgen aus, sofern der letale Verlauf vermieden werden kann. Die Entstehung einer chronischen Pankreatitis auf dem Boden eines Operationstraumas ist verschiedentlich diskutiert worden. In der Beschreibung dieser seltenen Fälle werden als Ursache versehentliche Verletzungen oder Gangocclusionen genannt [14, 39]. Experimentell konnte bei Tieren eine chronische Pankreatitis durch einfache Ligatur des Ductus pancreaticus provoziert werden [55]. Im Hundeversuch konnte weiter nachgewiesen werden, daß eine zusätzliche Stimulation der Pankreassekretion oder eine Unterbrechung der Blutzufuhr zum Pankreas eine akute Pankreatitis auslöst [45, 56]. Über die gezielte Ligatur von Haupt- und Nebengängen des Pankreas bei Patienten mit präexistenter Pankreatitis zum Zwecke der Schmerzlinderung ist ebenfalls berichtet worden [5]. Interessanterweise wurde mit dieser Methode keine akute Pankreatitis ausgelöst (vermutlich wegen der präexistenten Erkrankung), sie führte jedoch im Hundeversuch zu einer progressiven Drüsenatrophie [12]. Gleichartige Ergebnisse sind auch bei der therapeutischen Gangocclusion mit lokal injizierbaren alkoholischen Prolamin-Lösungen (Ethibloc, Fa. Ethicon) erreichbar. Über einen Fall einer chronischen Pankreatitis, die durch versehentliche Ligatur des Ductus pancreaticus während partieller Gastrektomie entstand, haben wir 1974 berichtet [37]. Auch Foley, Kilpatrick und Crabtree berichteten 1954 über eine durch Ligatur des Ductus Santorini entstandene chronisch rezidivierende Pankreatitis [14]. In diesem Fall drainierte der akzessorische Gang das gesamte Pankreas. In beiden Fällen besserte sich der Zustand des Patienten nach chirurgischer Beseitigung der Occlusion.

Eine viel häufigere Form der chronischen Pankreasinsuffizienz stellt sich nach Pankreasteilresektionen wegen neoplastischer oder chronisch entzündlicher Erkrankungen ein. Aufgrund der enormen Funktionsreserven des Pankreas (exokrin wie endokrin) führt theoretisch erst die Resektion von 80–90% des Parenchyms zu Steatorrhoe oder Diabetes. Mehrere Gesichtspunkte müssen jedoch Beachtung finden:

Erstens kommt, wie bereits erwähnt, dem Kopf des Pankreas in bezug auf exokrine (und möglicherweise auch endokrine) Kapazität die größte Bedeutung zu. Deshalb wird die Resektion des Kopfes (z. B. bei Operationen nach Whipple) viel eher zur klinisch relevanten Pankreasinsuffizienz führen als die Resektion des Schwanzes oder sogar des Schwanzes einschließlich des Corpus.

Zweitens muß eine mögliche präexistente Pankreaserkrankung in Erwägung gezogen werden, da eine diffuse parenchymatöse Erkrankung die Sekretionskapazität der belassenen Pankreasanteile reduziert.

Drittens sollte an die passagere Natur einiger postoperativer Folgeerscheinungen gedacht werden. So können z. B. subtotale Resektionen in der frühen postoperativen Phase zu exokriner und/oder endokriner Insuffizienz führen, die später wieder abklingt.

Diese passagere Insuffizienz beruht wahrscheinlich auf einer operationsbedingten Funktionseinschränkung. Gelegentlich beobachtet man aber auch eine genau gegenteilige Entwicklung; die exokrine und endokrine Insuffizienz stellt sich nach partieller Resektion erst spät ein, nämlich als Folge einer Ausbreitung der Grundkrankheit auch auf das Restpankreas. Letztlich sollten die besonderen Umstände bedacht werden, die als Folge einer wegen eines Carcinoms oder einer chronischen Pankreatitis durchgeführten totalen Pankreatektomie herrschen.

3 Postoperative Syndrome aufgrund veränderter Regulationsmechanismen der Pankreasfunktion

Operationsmethoden, die zur Veränderung der Anatomie und Physiologie des oberen Gastrointestinaltraktes führen, können Störungen der Pankreasfunktion verursachen. Diese Störungen werden oft als „sekundäre Pankreasinsuffizienz" bezeichnet im Gegensatz zur „primären Pankreasinsuffizienz", die auf einer Alteration des Pankreas selbst beruht. Zu den sekundären Pankreasfunktionsstörungen gehören vor allem die Insuffizienzerscheinungen nach Magenoperationen. Der Grad und die Charakteristik der Störungen sind jedoch verschieden und variieren je nach Operationsmethode. So weiß man, daß die selektiv-proximale Vagotomie eine beschleunigte Entleerung von Flüssigkeiten zur Folge hat, ohne jedoch die Entleerung fester Bestandteile zu beeinträchtigen [3]. In der Annahme, daß Nahrung meist in fester Form eingenommen wird, kann man davon ausgehen, daß die postprandiale Pankreassekretion also nach proximal-gastrischer Vagotomie unverändert ist. Dagegen wird das Pankreas bei der trunculären Vagotomie denerviert und so seine Empfindlichkeit gegenüber CCK und Secretin herabgesetzt. Gleichzeitig wird als Reaktion auf den veränderten intraluminären Nahrungsreiz (Säurereduktion) die CCK- und Secretinfreisetzung aus der intestinalen Mucosa vermindert [31, 39]. Die durch zahlreiche Mechanismen kontrollierte postprandiale Pankreasfunktion scheint nach trunculärer Vagotomie und Pyloroplastik eingeschränkt zu sein [36]. Da Pankreassaft jedoch in großen Mengen sezerniert wird, scheint die Vermutung eher unwahrscheinlich, daß die nachgewiesene Pankreasinsuffizienz entscheidend an der Entstehung der Postvagotomiediarrhoe beteiligt ist. Eine exogene Enzymsubstitution ist deshalb auch kaum sinnvoll.

Magenresektionen und die damit verbundenen verschiedenen Formen der Gastroenterostomie (mit oder ohne Vagotomie) verursachen häufiger schwere Verdauungsstörungen, z. T. durch sekundäre Beeinflussung der Pankreasfunktion:

Erstens sind gastrointestinale Anastomosen oft so angelegt, daß wichtige neurohormonell aktive proximale Darmbezirke (Duodenum) umgangen werden.

Zweitens kommt es je nach Anastomosenform zu unzureichender intraluminärer Durchmischung von nutritiven Substanzen und Verdauungssekreten als Folge eines postoperativ unkoordinierten Zusammenspiels von Nahrungsangebot und Pankreas- bzw. Gallensekretion.

Drittens können als Folge des Verlustes der Pylorusfunktion relativ große Nahrungsbrocken direkt in den Darm gelangen, wo sie nur mangelhaft verarbeitet werden können [47].

Im übrigen wird in einigen Berichten darauf hingewiesen, daß auch eine primäre Pankreasinsuffizienz nach Magenoperationen möglich ist, vermutlich bedingt durch das Operationstrauma [69].
Bedacht werden sollte außerdem die Möglichkeit präexistenter Pankreaserkrankungen, die postoperativ unter dem Streß regulativer Störungen und erhöhter Anforderungen an das Pankreas klinische Relevanzen erlangen können. Aber auch unter Berücksichtigung dieser pathophysiologischen Veränderungen kann das gesunde Pankreas auf so große Funktionsreserven zurückgreifen, daß ausreichende intraluminäre Enzymmengen zur normalen Hydrolyse bereitstehen. Vielmehr können weitere Faktoren wie z. B. eine kurze Passagezeit, eine zu geringe Gallensäurekonzentration usw. für eine Postgastrektomie-Maldigestion mitverantwortlich sein. Der Versuch einer exogenen Substitution von Pankreasenzymen kann sinnvoll sein, doch gelingt es nur selten, postoperativ auftretende Diarrhoen und Steatorrhoen zu beseitigen.
Die Objektivierung der Pankreasfunktion nach Magenresektionen ist Gegenstand zahlreicher Kontroversen und stellt eine methodische Herausforderung dar. Die üblichen Secretin- oder CCK-Tests [11, 16] sind nicht in allen Fällen geeignet, da erstens die anatomischen Veränderungen technische Probleme bei der Sondenplazierung bereiten können und zweitens diese Testmethoden die primäre Pankreasfunktion erfassen, die sekundäre Insuffizienz als Folge einer inadäquaten Reaktion auf intraluminäre Stimuli aber nicht. Durch die Lundh-Probemahlzeit [27] lassen sich beide Probleme auf praktische Art lösen. Standardwerte sollten jedoch jeweils klinikspezifisch ermittelt werden, da nur selten Normalwerte für die „normale Pankreasfunktion" in der Literatur zu finden sind. Eine Alternative bietet die quantitative Bestimmung der Pankreasenzyme bei simultaner intraluminärer Perfusion des Dünndarms mit essentiellen Aminosäuren oder Fettsäuren [6], allerdings fehlt es noch an Erfahrungen mit dieser Methode.

4 Therapeutische Überlegungen zur exokrinen und endokrinen Pankreasinsuffizienz

4.1 Exokrine Pankreasinsuffizienz

Die Behandlung der exokrinen Pankreasinsuffizienz sollte ihrer jeweiligen Pathogenese angepaßt sein. Die Verabreichung oraler Enzympräparate läßt sich – trotz ihrer Verbreitung – bei Patienten mit leichter Pankreasinsuffizienz ohne relevante Resorptionsstörungen kaum rechtfertigen. Andererseits sollte eine schwere exokrine Pankreasinsuffizienz substituiert werden, nicht nur, weil sie unangenehme Diarrhoen verursacht, sondern auch, weil sie Gewichtsverluste und allgemeine Ernährungsstörungen mit

Invalidisierung herbeiführen und in vereinzelten Fällen sogar letal ausgehen kann. Theoretisch ist eine reduzierte Resorption von fettlöslichen Vitaminen (wegen der verlängerten intraluminären Verweildauer der öligen Phase) und eine herabgesetzte Vitamin-B12-Resorption (wegen Verlustes an „Pankreasfaktor") mit anämischen Zuständen denkbar [63]. Klinisch relevant sind diese Probleme jedoch nur selten. Der entscheidende Stützpfeiler der Therapie der exokrinen Pankreasinsuffizienz ist die orale Enzymsubstitution. Eine Vielzahl kommerzieller Pankreasenzympräparate vom Schwein wird angeboten, keines enthält jedoch größere Mengen an Lipase [17]. Folglich sind enorme Mengen von Pankreasenzympräparaten notwendig, um Malabsorption und Steatorrhoe erfolgreich zu behandeln. Eine Alternative zur Gabe von Pankreasfermenten während einer Mahlzeit bietet der Vorschlag von Jordan und Grossmann [29], tagsüber in stündlichen Abständen entsprechende Präparate einzunehmen. Diese zeitliche Einteilung ist sehr unbequem und objektiv gesehen kaum vorteilhaft [10].

Der Hauptgrund für die Notwendigkeit so großer Mengen an oralen Enzympräparaten liegt in der säurebedingten Inaktivierung der eingenommenen Enzyme. Bei Patienten mit einer Pankreasinsuffizienz sinkt postoperativ sowohl der Magen-pH-Wert als auch der pH-Wert des Duodenums (wegen verminderter Ausschüttung von Bicarbonat durch das Pankreas) auf unter 4. Nach unseren Schätzungen sind lediglich noch 15–20% des Trypsins und 6–8% der Lipase, die während der Mahlzeiten eingenommen werden, in Höhe des Treitzschen Bandes aktiv [10]. Sogar diese geringen Enzymmengen verbessern die Verdauung und Resorption, wie bereits oben beschrieben. Bei einer großen Anzahl von Fällen mit fortgeschrittener Pankreasinsuffizienz reicht die Verbesserung der Eiweiß- und Fettverwertung aus, um Ernährungsprobleme zu korrigieren und um Diarrhoen auf ein tolerables Minimum zu beschränken. Bei solchen Patienten reicht die Enzymsubstitution aus. Unglücklicherweise benötigen andere Patienten weit bessere Verdauungsverhältnisse, um einen ausreichenden symptomlosen Zustand zu erreichen. In dieser therapieresistenten Gruppe sind besondere Maßnahmen notwendig, um die ins Duodenum gelangende Enzymmenge zu vergrößern. Die Enzyme müssen vor der Säureinaktivierung geschützt werden. Oral eingenommene Enzyme werden durch Antacida bzw. Cimetidin oder durch einen Überzug vor der Säuredenaturierung bewahrt. Überzogene Präparate befinden sich jedoch noch in der Entwicklungsphase; sie lösen sich z. Z. noch gern im Magen auf, wo freigesetzte Enzyme rasch zerstört werden, oder zu spät im distalen Intestinum. Antacida zur Säureneutralisation und Verhinderung einer raschen pH-Senkung sind empfohlen worden, haben jedoch den Nachteil, das Volumen der Säuresekretion zu steigern (durch Elimination des säurehemmenden Feed-back) mit nachfolgender intraluminärer Enzymverdünnung. Besser geeignet ist der wirksame H_2-Receptor-Antagonist Cimetidin wegen eines doppelten Vorteils: Einmal bewirkt er über die Säuresekretionshemmung einen Schutzeffekt vor der säurebedingten Enzymaktivierung, zum anderen führt er zu einer gleichzeitigen Erhaltung einer relativ hohen Enzymkonzentration durch Verminderung des Verdünnungseffektes einer hohen Säuresekretion [58]. Die Kombination eines Enzympräparates mit Cimetidin beseitigt die Steatorrhoe bei fast allen Patienten.

Nach Magenresektion und gastrojejunaler Anastomose treten Probleme auf, die besonderer Überlegungen bedürfen. Bei diesen Patienten ist die gastrale Säuresekretion üblicherweise vermindert und stellt somit kein Problem mehr dar. Die rasche Magenentleerung gelegentlich auch großer Nahrungsbrocken, verursacht durch den Verlust der antropylorischen Funktion, und die unkoordinierte intestinale Durchmischung von Nahrungsbestandteilen mit endogenen Pankreasenzymen verursachen aber Verdauungsstörungen, die sogar bei großzügigen Gaben von Enzymzusätzen therapieresistent sein können [35]. Entwickelt sich eine Mangelernährung zu einem schwerwiegenden Problem, so können theoretisch Diätzusätze, die keiner Hydrolyse durch Pankreasenzyme bedürfen, einen adäquaten Ernährungszustand gewährleisten.

4.2 Endokrine Pankreasinsuffizienz

Der Diabetes mellitus stellt eine gut definierte Komplikation sowohl der fortgeschrittenen diffusen Pankreaserkrankung als auch der ausgedehnten bzw. totalen Pankreatektomie dar. Beim Menschen ist die genaue endokrine Funktionsreserve des Pankreas unbekannt. Hundeversuche haben gezeigt, daß mindestens 70% des Pankreasparenchyms reseziert werden müssen, bevor sich eine relevante Beeinträchtigung des Kohlenhydratstoffwechsels bemerkbar macht [17]. Klinische Untersuchungen lassen die Vermutung aufkommen, daß der Diabetes nach subtotaler Pankreatektomie häufiger als nach totaler Pankreatektomie durch eine Ketoacidose kompliziert wird. Bei Hunden ist nach partieller Pankreatektomie die Glucagonfreisetzung relativ geringer beeinträchtigt als die Insulinfreisetzung [17]. Es wird angenommen, daß das relative Überwiegen des Glucagons die Entstehung einer Ketoacidose unterstützt [65]. Andererseits reduziert das Fehlen des Pankreasglucagons nach totaler Pankreatektomie die metabolischen Folgeerscheinungen des Insulindefizits auf ein Minimum [1], obwohl Patienten danach insulinempfindlicher reagieren [26]. Die Bedeutung anderer Polypeptide wie z. B. des Pankreaspolypeptids und des Somatostatins, ist in diesem Zusammenhang noch nicht definiert.

Nach subtotaler Pankreatektomie bei diffuser Pankreatitis muß mit einem Diabetes gerechnet werden, der sich im Zuge der Progression der Grundkrankheit im verbliebenen Pankreasteil einstellt. Es ist jedoch bekannt, daß der Diabetes auch nach linksseitiger Pankreatektomie bzw. nach Whipplescher Operation beim Pankreascarcinom vorkommt [25]. Wie bereits erwähnt, gestaltet sich die Therapie schwierig.
Nach totaler Pankreatektomie sind nur geringe Mengen an Insulin erforderlich. Etwa 4–6 Einheiten pro 500 ml 5%iger Glucoseinfusion reichen aus, um den frühpostoperativen Bedarf zu decken. Später beträgt der Insulinbedarf etwa 20 Einheiten pro Tag [15]. Insulinempfindlichkeiten und Hypoglykämien werden jedoch bei etwa 20–50% aller Patienten beobachtet. Die Diabeteseinstellung wird anscheinend durch die Existenz eines präoperativen Diabetes oder durch eine hereditäre Prädisposition nicht beeinflußt. Im allgemeinen kann der Diabetes gut beherrscht werden, über gelegentliche Todesfälle, besonders bei Alkoholikern oder bei Patienten mit mangelnder Selbstdisziplin, ist jedoch berichtet worden. Diabetische Neuropathien und Retinopathien sind beschrieben worden, vasculäre Komplikationen fallen aber in größeren Untersuchungsreihen nicht ins Gewicht und betreffen ohnehin meist Patienten mit alter, präexistenter Diabeteserkrankung [54, 59].

Literatur

1. Barnes AJ, Bloom SR, Alberti KGMM et al (1977) Ketoacidosis in pancreatectomized man. N Engl J Med 296:1250–1253
2. Borgstrom S (1961) External pancreatic fistula. Surg Gynecol Obstet 112:639
3. Brandsborg O, Brandsborg M, Løvgreen NA et al (1977) Influence of parietal cell vagotomy and selective gastric vagotomy on gastric emptying rate and serum gastrin concentration. Gastroenterology 72:212–214
4. Cameron JC (1970) Surgical treatment of pancreatic ascites. Review of Surgery, 27:301–305
5. Cannon JA (1955) Experience with ligation of the pancreatic ducts in the treatment of chronic relapsing pancreatitis. Am J Surg 90:266–280
6. DiMagno EP, Go VLW, Summerskill WHJ (1972) Impaired cholecystokinin-pancreozymin secretion, intraluminal dilution and maldigestion of fat in sprue. Gastroenterology 63:25–32
7. DiMagno EP, Go VLW, Summerskill WHJ (1973a) Relations between pancreatic enzyme outputs and malabsorption in pancreatic insufficiency. N Engl. J Med 288:813–815
8. DiMagno EP, Go VLW, Summerskill WHJ (1973b) Intraluminal and postabsorptive effects of amino acids on pancreatic enzyme secretion. J Lab Clin Med 82:241–248
9. DiMagno EP, Malagelada JR, Go VLW (1979) The relationship between pancreatic ductal obstruction and pancreatic secretion in man. Mayo Clin Proc 54:157–162
10. DiMagno EP, Malagelada JR, Go VLW et al (1977) Fate of orally ingested enzymes in pancreatic insufficiency. N Engl J Med 296:1318–1322

11. Dreiling DA (1975) Pancreatic secretory testing in 1974. Gut 16:653–657
12. Engel S ReMine WH, Dockerty MB et al (1962) Effect of ligation of pancreatic ducts on chronic pancreatitis. Arch Surg 85:1031–1035
13. Evans FC (1969) Pancreatic abscess. Am J Surg 117:537–540
14. Foley FE, Kilpatrick JT, Crabtree SF (1956) Chronic recurrent pancreatitis due to injury to the duct of Santorini: a complication of subtotal gastrectomy. Ann Surg 144:87–92
15. Fortner JG, Kim DK, Cubilla A et al (1977) Regional pancreatectomy: en bloc pancreatic, portal vein and lymph node resection. Ann Surg 186:42–49
16. Go VLW, Hofmann AF, Summerskill WHJ (1970) Simultaneous measurements of total pancreatic, biliary and gastric outputs in man using a perfusion technique. Gastroenterology 58:321–328
17. Graham DY (1977) Enzyme replacement therapy of exocrine pancreatic insufficiency in man. Relation between in vitro enzyme activities and in vivo potencies of commercial pancreatic extracts. N Engl J Med 296:1314–1317
18. Green GM, Lyman RL (1972) Feedback regulation of pancreatic enzyme secretion as a mechanism for trypsin inhibitor-induced hypersecretion in rats. Proc Soc Exp Biol Med 140:6–12
19. Grossman MI (1976) The gastrointestinal hormones: an overview. Proceedings of the 5th International Congress of Endocrinology, Hamburg, July, 1976, Vol 2 James VHT (ed) Amsterdam: Excerpta Medica. pp 18–24
20. Haffner HE, Ramsay EG (1957) Acute pancreatitis following subtotal gastrectomy. Miss Med 54:29–33
21. Hardy JD (1964) Problems associated with gastric surgery. Am J Surg 108:699–716
22. Heizer WD, Cleaveland CR, Iber FL (1965) Gastric inactivation of pancreatic supplements. Bull Johns Hopkins Hos 116:261–270
23. Hollender LF, Gillet M (1969) Pancreatites aigues post-operatoires. J de Chir 97:177–198
24. Holtermuller KH, Malagelada JR, McCail JT et al (1976) Pancreatic, gallbladder and gastric responses to intraduodenal calcium perfusion in man. Gastroenterology 70:693–696
25. Howard JM (1968) Pancreatico-duodenectomy: forty-one consecutive Whipple resections without an operative mortality. Ann Surg 168:629–631
26. Ihse I, Lilja P, Arnesjo B et al (1977) Total pancreatectomy for cancer. Ann Surg 186:675–680
27. James O (1973) The Lundh test. Gut 14:582–591
28. Jordan G (1970) Pancreatic fistula. Am J Surg 119:200–207
29. Jordan PH Jr, Grossman MI (1969) Effect of dosage schedule on the efficacy of substitution therapy in pancreatic insufficiency. Gastroenterology 36:447–451
30. Knight MJ, Condon JR, Smith R (1971) Possible use of glucagon in the treatment of pancreatitis. Br Med J ii 440–442
31. Konturek SJ, Tasler J, Cieszkowski M et al (1978) Intravenous amino acids and fat stimulated pancreatic secretion. Gastroenterology 74:1129 (Abstract)
32. Krawisz BR, Miller LJ, DiMagno EP et al (1978) Absence of feed-back regulation of pancreatic enzyme secretion by pancreatic-biliary secretions in human jejunum. Gastroenterology 74:1051 (Abstract)
33. Lancet editorial (1977) Death from acute pancreatitis: M.R.C. multicentre trial of glucagon and aprotinin. Lancet 2:632–635
34. Levant JA, Secrist DM, Resin H et al (1974) Nasogastric suction in the treatment of alcoholic pancreatitis. A controlled study. JAMA 229:51–52
35. Lundh G (1962) The mechanism of postgastrectomy malabsorption. Gastroenterology 42:637–640

36. MacGregor I, Parent J, Meyer JH (1977) Gastric emptying of liquid meals and pancreatic and biliary secretion after subtotal gastrectomy or truncal vagotomy and pyloroplasty in man. Gastroenterology 72:195–205
37. Malagelada JR, McGill DB (1974) Sudden onset of steatorrhea due to surgical occlusion of the main pancreatic duct. Gastroenterology 67:717–719
38. Malagelada JR, Go VLW, Summerskill WHJ (1973) Differing sensitivities of gallbladder and pancreas to cholecystokinin-pancreozymin in man. Gastroenterology 64:950–954
39. Malagelada JR, Go VLW, Summerskill WHJ (1974) Altered pancreatic and biliary function after vagotomy and pyloroplasty. Gastroenterology 66:22–27
40. Malagelada JR, Go VLW, Summerskill WHJ (1979) Different gastric, pancreatic and biliary responses to solid-liquid and homogenized meals. Dig Dis Sci 24:101–110
41. Malagelada JR, Go VLW, DiMagno EP et al (1973) Interactions between intraluminal bile acids and digestive products on pancreatic and gallbladder function. J Clin Invest 52:1973–2160
42. Malagelada JR, DiMagno EP, Summerskill WHJ et al (1975) Influence of physical state of meals on pancreatic and gallbladder responses in man. Clin Res 23:519A
43. Malagelada JR, DiMagno EP, Summerskill WHJ et al (1975) Influence of physical and gallbladder functions by intraluminal fatty acids and bile acids in man. J Clin Invest 58:493–499
44. Meeroff JC, Go VLW, Phillips SF (1975) Control of gastric emptying by osmolality of duodenal contents in man. Gastroenterology 68:1144–1151
45. Menguy RB, Hallenbeck GA, Bollman JL et al (1957) Ductal and vascular factors in etiology of experimentally induced acute pancreatitis. Arch Surg 74:881–889
46. Merikas G, Stathopoulos G, Katsas A (1968) Painless pancreatic pseudocyst ruptured into the thoracic cavity. Gastroenterology 54:101–104
47. Meyer JH, Shadchehr A, Cohen MB et al (1978) Effect of ulcer operation on size of food particles passed from the canine stomach. Gastroenterology 74:1067 (Abstract)
48. Millbourn E (1949) On acute pancreatic affections following gastric resections for ulcer or cancer and the possibilities of avoiding them. Acta Chir Scand 98:1–21
49. Norton L, Eiseman B (1974) Near total pancreatectomy for hemorrhagic pancreatitis. Am J Surg 127:191–195
50. Olazabal A, Fuller R (1978) Failure of glucagon in the treatment of alcoholic pancreatitis. Gastroenterology 74:489–491
51. Pacifico A, Russell ME, Diethelm AG (1971) Pancreatic ascites associated with an internal pancreatic fistula. Case report and review of the literature. Am Surg 44:331–334
52. Peterson LM, Collins JJ, Wilson RE (1968) Acute pancreatitis occurring after operation. Surg Gynecol Obstet 127:23–28
53. Phillips SF (1975) Diarrhea: pathogenesis and diagnostic techniques. Postgrad Med 57:65–71
54. Pliam MB, ReMine WH (1975) Further evaluation of total pancreatectomy. Arch Surg 110:506–512
55. Popper HL, Sorter HH (1941) Blood enzymes after ligation of all pancreatic ducts. Proc Soc Exp Biol Med 48:384–389
56. Popper HL, Necheles H, Russell KC (1948) Transition of pancreatic oedema into pancreatic necrosis. Surg Gynecol Obstet 87:79–82
57. Regan PT, Malagelada JR, DiMagno EP et al (1977) Comparative effects of antacids, cimetidine and enteric coating on the therapeutic response to oral enzymes in severe pancreatic insufficiency. N Engl J Med 297:854–858
58. Regan PT, Malagelada JR, DiMagno EP et al (1978) Rationale for the use of cimetidine in pancreatic insufficiency. Mayo Clin Proc 53:79–83

59. ReMine WH, Priestly JT, Judd ES et al (1970) Total pancreatectomy. Ann Surg 172:595–604
60. Schindler SC, Schaefer JW, Hull D et al (1970) Chronic pancreatic ascites. Gastroenterology 59:453–459
61. Solomon T, Grossman MI (1976) Vagal control of pancreatic exocrine secretion. Proc Nerves Gut Symp, Phil
62. Tarasidis GC, Hipsely RW (1967) Treatment of postoperative pancreatic fistula. Am Surg 33:425–429
63. Toskes PP, Deren JJ, Conrad ME (1973) Trypsin-like nature of the pancreatic factor that corrects vitamin B_{12} malabsorption associated with pancreatic dysfunction. J Clin Invest 52:1660–1664
64. Trapnell JE, Rigby CC, Talbot CH et al (1974) A controlled trial of trasylol in the treatment of acute pancreatitis. Br J Surg 61:177–182
65. Unger RH, Orci L (1975) The essential role of glucagon in the pathogenesis of diabetes mellitus. Lancet 1:14–16
66. Warren KW, Athanassiades S, Tralerick P et al (1966) Surgical treatment of pancreatic pseudocysts. Review of 183 cases. Ann Surg 163:886–893
67. Warshaw AL (1972) Pancreatic abscesses. N Engl J Med 287:1234–1236
68. Warshaw AL (1976) The kidney and changes in amylase clearance. Gastroenterology 71:702–704
69. Wormsley KG (1972) Pancreatic exocrine function in patients with gastric ulceration before and after gastrectomy. Lancet ii:682–684
70. Yasugi H, Mizumoto R, Sakuzai H et al (1976) Changes in carbohydrate metabolism and endocrine function of remnant pancreas after major pancreatic resection. Am J Surg 132:577–580

Kapitel 17

Postoperative Syndrome nach Eingriffen an der Leber

A. AKOVBIANTZ, M. SCHMID und E. SCHMID

Dank der enormen regenerativen Fähigkeit der Leber sind postchirurgische Spätsyndrome nach Leberresektionen selten. Die chirurgischen Syndrome betreffen in der Mehrzahl die unmittelbare postoperative Phase. Im Gegensatz zu anderen abdominalchirurgischen Eingriffen zeigen die Patienten nach leberchirurgischen Interventionen einige besondere Gesichtspunkte.

1 Klassifizierung der chirurgischen Eingriffe an der Leber

Die gebräuchlichsten leberchirurgischen Eingriffe sind in Tabelle 1 zusammengestellt. Das Lebertrauma ist heute die häufigste Indikation für diese Eingriffe, ausgenommen Gebiete, wo der Echinococcus cysticus endemisch vorkommt.

1.1 Lebernaht

Die Lebernaht muß im Rahmen der Blutstillung gesehen werden. Die Folgen fehlerhafter Technik sind in Tabelle 4 aufgeführt. Wundrandadaptationen führen wir in der Regel nicht durch und achten besonders auf gesicherte Drainage von allfälligem Detritus nach Lebernähten.

1.2 Leberresektionen

Es sind 3 verschiedene Resektionstypen möglich. Einmal das innerhalb eines Segments stattfindende „resectional debridement", dann die „quick-non-anatomic resection" oder atypische Resektion entlang von Demarkationsgrenzen im Bereich des noch intakten Lebergewebes und die anatomischen Resektionen (Segmentresektionen, Lappenresektion und Dreisegmentresektion).

Tabelle 1. Eingriffe bei Lebertrauma

Hämatomausräumung und Drainage
Leber- und Gefäßnaht, Drainage
Resectional Debridement
Atypische Resektion (Quick non-anatomic resection)
Anatomische Resektionen
Ligatur der A. hepatica oder einer ihrer Äste
Gefäßnaht mittels intracavaler Shunt-Technik
Venenligaturen (Äste der V. portae, hepatische Venen)
Vorübergehende Tamponade
Tamponade mit gestieltem Omentum majus

Tabelle 2. Leberfunktion, Resektion, Regeneration

	Leberfunktion	Mögliche Resektion von Lebergewebe	Leberregeneration
Typ A	Keine wesentliche Einschränkung	Bis 85% (ohne Vorbehandlung)	Normal
Typ B	Leichte Einschränkung	Bis 20% (Vorbehandlung nötig)[a]	Begrenzt
Typ C	Schwere Einschränkung	0% (auch nach Vorbehandlung)	Keine

[a] z. B.: Ascitestherapie, Stickstoffbilanzierung etc.

Erfahrungsgemäß können gut 80–85% Lebergewebe ohne große Komplikationen seitens dieses Organs entfernt werden [34, 35]. Die Bedingung ist allerdings, daß gesundes, regenerationsfähiges Gewebe übrigbleibt. Bei elektiven Eingriffen ist darum die Kenntnis der präoperativen Leberfunktion sehr wichtig. Die von Child [12] eingeführte Klassifizierung zur Selektion der Patienten mit Leberzirrhose und portaler Hypertonie für Shunt-Operationen kann in modifizierter Form – analog Stone – [38] auch für Leberresektionskandidaten angewandt werden (Tabelle 2).

1.3 Cystektomien, Drainageoperationen

Entsprechend der Aetiologie, Lokalisation, Größe und des Befalls benachbarter Organe werden bei Cysten und Abscessen verschiedene Eingriffe durchgeführt (Tabelle 3). Traumatisch bedingte subcapsuläre Hämatome räumen wir aus und drainieren.

Tabelle 3. Eingriffe bei Cysten und Abscessen

Punktion, Aspiration
Marsupialisation oder Drainage nach außen
Fenestration der Cyste oder des Abscesses
Partielle Resektion der Cyste
Totale Resektion der Cyste
Interne Marsupialisation/interne Drainage (Cystojejunostomie)
Leberresektion

1.4 Unterbrechung der Blutversorgung

Wir verstehen darunter eine definitive Unterbrechung der Leberversorgung entweder durch Ligatur der A. hepatica propria oder ihrer Äste, der Äste der V. portae oder der hepatischen Venen bei traumatisch bedingten, tiefliegenden Parenchymblutungen. Oft ist eine vorgängige Effizienzprüfung des hämostatischen Effektes möglich, indem man digital oder mittels einer weichen Klemme die Blutzufuhr über das Ligamentum hepatoduodenale unterbricht (Pringlesches Manöver). Die Ligatur der A. hepatica kann bei anderweitig nicht stillbaren Blutungen eine lebensrettende Maßnahme sein. Trotzdem ist der Eingriff nicht risikolos, besonders bei Fällen mit schwerem Schock und hypoxämisch bedingtem Leberzellschaden (s. Tabelle 4).

Bei iatrogener oder traumatischer Verletzung der A. hepatica empfehlen wir nach Möglichkeit eine Rekonstruktion, wenn nötig mit einem Veneninterponat. Mit einer sekundären Thrombose muß jedoch immer gerechnet werden, deshalb sind die gleichen postoperativen Maßnahmen wie nach Ligatur der A. hepatica zu treffen [5]. Bei Verletzungen der V. cava oder von Lebervenen ist es manchmal für die Gefäßnaht nötig, einen vorübergehenden intracavalen Shunt bzw. Bypass anzuwenden.

1.5 Tamponade

Wegen der schwerwiegenden Komplikationen ist eine definitive Tamponade nicht mehr durchzuführen (Tabelle 4). Hingegen kann eine vorübergehende Tamponade bei Versagen anderer Blutstillungsmaßnahmen oder bei Koagulopathien, die durch Massentransfusionen verursacht wurden, durchgeführt werden [13, 19, 22]. Der Vorteil dieses Eingriffs liegt darin, daß er nach 1–5 Tage eine Reoperation unter besseren Bedingungen ermöglicht. Eine definitive Tamponade mit einem gestielten Lappen des Omentum majus wurde ebenfalls mit guten Resultaten bei tiefliegenden Lebervenenverletzungen angewendet [37].

2 Postchirurgische Komplikationen und Syndrome

2.1 Allgemeine Komplikationen

Die Häufigkeit dieser Komplikationen hängt zu einem großen Teil von der Blutstillungstechnik, der Drainage, der Integrität der Gallengänge und der Gallenabflußverhältnisse ab. Als beste Methode der Blutstillung empfehlen wir die individuellen Umstechungen und Ligaturen von Gefäßen. Tiefgreifende Matratzennähte und Massenligaturen, definitive Tamponade, Ligatur der A. hepatica bei schwerer Leberzellschädigung und Verwendung von absorbalen Hämostatica in der Tiefe sollten vermieden werden, da sie oft zu schweren Komplikationen führen (Tabelle 4). Eine ausgiebige Drainage muß mit möglichst vielen, weichen Drains an den tiefsten Stellen erfolgen. Die Integrität der Gallengänge und die Abflußverhältnisse kontrollieren wir mit intracaniculären Methylenblauinjektionen und mit der intraoperativen Cholangiographie. Der Nutzen der T-Drainage ist kontrovers [18, 23, 28], da unter anderem gehäuft gastrointestinale Blutungen wegen Ulcera beschrieben wurden und eine Verminderung von Gallenfisteln nicht bewiesen ist. Wir verwenden die T-Drainage der Gallenwege bei Verletzungen des Hepatocholedochus und ausgedehnten Resektionen mit Gefahr der Cholorrhagie an der Resektionsfläche.

2.1.1 Infektion

Die Infektion zählt zu den häufigsten Komplikationen nach Eingriffen an der Leber [9, 13, 19, 27, 29, 42]. Man beobachtet lokale Infekte im eigentlichen Operationsgebiet, Sepsis und pulmonale Infektionen, welchen zahlenmäßig eine große Bedeutung zukommt. Zur Senkung der pulmonalen Morbidität wird heute die mediane Sternotomie [26] empfohlen.
Pathogenetisch spielen eine inadäquate Technik, Ischämie, Nekrose sowie Mikroinfarzierungen wegen Kontusion von Lebergewebe eine große Rolle, wobei eine Besiedlung des devitalisierten Gewebes vorwiegend mit Keimen des Gastrointestinaltrakts erfolgt [29]. Bei penetrierenden Verletzungen ist die Verschmutzung von außen eine weitere Ursache.
Die Diagnose eines postoperativen Infekts gelingt klinisch. Zur Lokalisation eines Abscesses sind Sonographie und/oder Szintigraphie sehr nützlich.
Die Therapie der lokalen Infekte ist in erster Linie chirurgisch. Unter Antibioticaschutz wird ausgiebig drainiert; findet man viel nekrotisches Gewebe, so ist ein „resectional debridement", in einzelnen Fällen eine Lobektomie angezeigt. Bei Eingriffen mit erhöhtem Infektrisiko wie Traumen und großen Resektionen empfehlen wir eine Antibioticaprophylaxe, wobei bei der Wahl des Antibioticums den anaeroben Keimen speziell Beachtung geschenkt werden muß.

Tabelle 4. Zu vermeidende Blutstillungstechniken und ihre Folgen

Technik	Tiefe Matratzennähte Massenligaturen	Tamponade als definitive Blutstillung	Ligatur der A. hepatica bei schwerer Leberzellschädigung	Absorbable Hämostatica in der Tiefe
Konsequenzen	Totraumbildungen Intrahepatische Hämatome Gallenwegsobstruktionen Devaskularisierung Ischämie, Nekrose	Drucknekrose Retention	Ischämic Nekrose	Fremdkörperreaktion Bakterieller Nährboden
Klinik	Arteriovenöse Fisteln Gallenfisteln Intrahepatische Abscesse Nachblutungen Hämobilie	Abscesse Diffuse Hämorrhagie bei Entfernung Gallenfisteln Hämobilie	Gestörte Leberfunktion Leberversagen bei präexistenter Lebererkrankung Abscesse	Abscesse Gallenfisteln Nachblutungen Hämobilie
Weitere Komplikationen	Cholangitis Rec. Lungenembolien Sepsis, Schock Portale Hypertonie	Sepsis, Schock Gallige Peritonitis Cholangitis	Sepsis, Schock Leberversagen	Sepsis, Schock, Cholangitis

2.1.2 Nachblutung

Pathogenetische Faktoren sind inadäquate Blutstillungstechniken, infekt- oder nekrosebedingte Gefäßarrosionen (Tabelle 4), Gerinnungsstörungen oder lokale biliäre Fibrinolyse [30]. Gerinnungsstörungen sind einerseits abhängig von der Anzahl der Bluttransfusionen [15] wegen verminderter Zufuhr von Gerinnungsfaktoren und qualitativ verminderter Plättchenfunktionen, andererseits können Verbrauchskoagulopathien oder Fibrinolyse auftreten.

Die Diagnose einer Nachblutung wird klinisch gestellt. Eine Koagulopathie wird durch einen Gerinnungsstatus ausgeschlossen. In ausgewählten Fällen kann die selektive Angiographie zur Lokalisation der Blutungsquelle herangezogen werden, evtl. gelingt die sonographische oder szintigraphische Darstellung einer intrahepatischen Blutungs- bzw. Zerfallshöhle.

Die Therapie der Koagulopathie besteht in der Gabe von Frischblut und/oder tiefgefrorenem Plasma. In einzelnen Fällen muß man Thrombocytenkonzentrate oder Gerinnungsfaktoren gezielt verabreichen. Wir empfehlen bereits intraoperativ Vitamin K-Zufuhr und nach jeder 5. Blutkonserve die Gabe von Frischblut oder tiefgefrorenem Plasma.

Liegt keine Koagulopathie vor, so muß die frühe chirurgische Blutstillung vorgenommen werden. Die chirurgische Hämostasemöglichkeiten sind die gezielte Umstechung, die Ligatur der A. hepatica oder ein „resectional debridement"; eine größere Resektion ist selten indiziert.

2.1.3 Gallenfistel

Pathogenetisch kommen hauptsächlich eine nicht erkannte Leberverletzung, ischämische und infektbedingte Parenchymschäden sowie umschriebene Nekrosen nach tief durchgreifenden Lebernähten oder Massenligaturen in Frage (Tabelle 4). Auch eine Obstruktion der abfließenden Gallenwege begünstigt ihre Entstehung. Die Fisteln können cutan, in den Magen-Darmtrakt oder in seltenen Fällen ins Bronchialsystem durchbrechen. Das Ausfließen von Galle in die freie Peritonealhöhle führt zu einem Cholaskos oder – falls die Ansammlung lokalisiert bleibt – zu einer Cholecele [33]. In jedem Fall können als Komplikationen Cholangitiden und/oder Abscesse auftreten. Intrahepatische Gallencysten sind selten.

Die Diagnose wird neben der Klinik mit der Fistulographie und eventuell der ERCP gestellt. Bei Vorhandensein eines T-Drains ist diese an erster Stelle zur Darstellung der Gallenwege und Fistellokalisation zu verwenden.

Sofern keine Obstruktion der ableitenden Gallenwege vorliegt, kann man bei äußeren Fisteln zuwarten, da diese innerhalb von Monaten verheilen.

Bei high-output-Fisteln (Verlust über 500 ml/24 Std) muß man den Flüssigkeits-, Elektrolyt- und Gallensäureverlusten Rechnung tragen und für entsprechenden Ersatz sorgen. In solchen Fällen kann eine hyperkalorische Ernährung in Erwägung gezogen werden, um die Heilung zu begünstigen. Wenn sich trotz allen Bemühungen eine äußere Fistel nicht schließt, muß man chirurgisch intervenieren. Im Vordergrund steht der operative Fistelverschluß, eventuell ist eine Leberresektion indiziert. Besteht eine Obstruktion der ableitenden Gallenwege, so verheilen die Fisteln nicht spontan. Auch genügt der alleinige operative Fistelverschluß nicht. An erster Stelle muß die Obstruktion behoben werden. Die Wahl des Operationsverfahrens hängt von der Lokalisation und der Integrität des Hepatocholedochus ab. Nach unseren Erfahrungen ist die primäre Konstruktion der Gallenwege selten möglich und die Gefahr einer sekundären Stenose sehr groß. Wir bevorzugen die Choledocho- bzw. Hepaticojejunostomie mit einer ausgeschalteten Schlinge nach Roux.

2.1.4 Arteriovenöse Fistel

Aufgrund ähnlicher pathogenetischer Mechanismen wie bei Gallenfisteln können sich intrahepatische arteriovenöse Fisteln entwickeln. Diese belasten das Herz kaum; das hervorstechende Symptom ist die portale Hypertonie. Die Diagnose erfolgt angiographisch.
Da praktisch keine Spontanheilungen vorkommen, muß chirurgisch vorgegangen werden. Die einfachste und risikoärmste Therapie ist die Ligatur der A. hepatica oder einer ihrer Äste. Bei Versagen dieser Maßnahme ist eine Leberresektion in Erwägung zu ziehen. Der Versuch, durch das Leberparenchym hindurch direkt die Fistel freizulegen und zu verschließen, wäre wegen der großen Blutungsgefahr äußerst gefährlich [24].

2.1.5 Hämobilie

Infolge fehlerhafter intraoperativer Blutstillung oder infektbedingter Arrosion von Blutgefäßen kann es zur Blutung in das Gallengangsystem kommen. Die typische klinische Trias besteht in Gallenkoliken (70%), Obstruktionsikterus (60%), Meläna und/oder Hämatemesis (90%) [31]. Die selektive Angiographie erlaubt meist eine genaue Lokalisation der Blutungsquelle. Steht die Gastrointestinalblutung im Vordergrund und bestehen Zweifel an der Blutung ins Gallengangsystem, so kann die endoskopisch retrograde Cholangiographie (ERC) die Diagnose einer Hämobilie erhärten. Gleichzeitig kann eine andere Blutungsquelle im Bereich des oberen Gastrointestinaltraktes ausgeschlossen werden. Blutaustritte aus der Papilla Vateri und Koagula in den Gallenwegen sind pathognomonisch. Häufig gelingt radiologisch die Darstellung eines mit den Gallenwegen kommunizierenden Gefäßes. Bei der Ultraschalluntersuchung

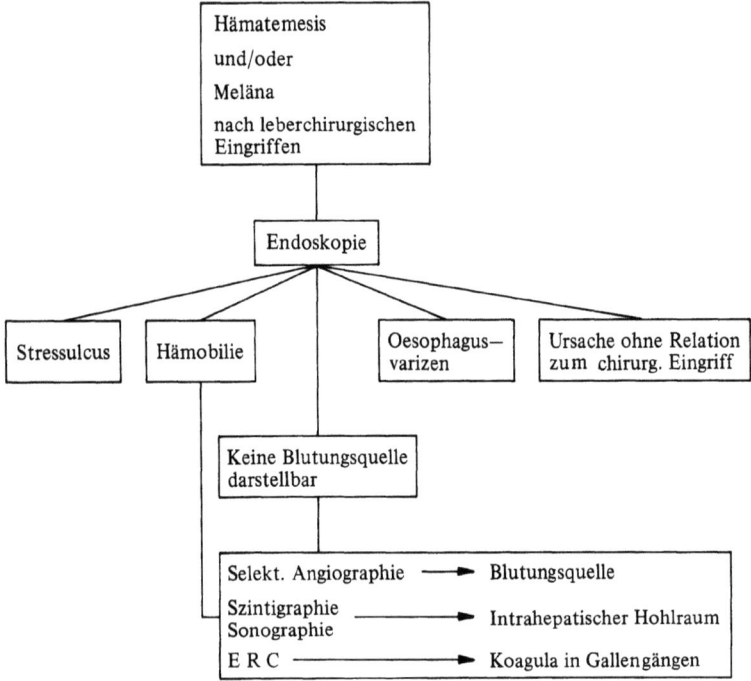

Abb. 1. Untersuchungsschritte bei gastrointestinalen Blutungen

oder bei der Leberszintigraphie kann man eventuell eine Leberzerfallshöhle feststellen (Abb. 1).

Spontanheilungen sind selten, wurden aber bei milder Hämobilie beschrieben [21]. Im allgemeinen ist die Indikation zur Operation gegeben. Bei Vorhandensein einer Höhle ist die Methode der Wahl die Resektion des betroffenen Leberabschnittes. Die Drainage der Leberzerfallshöhle mit lokaler Blutstillung und Verschluß der Gallengänge wird nicht empfohlen, da diese Methode mit einer hohen Rezidivquote behaftet ist [10]. Wird keine Zerfallshöhle gefunden, so stellt die Ligatur der A. hepatica ein Alternativverfahren zur Resektion dar [24].

2.1.6 Benigner postoperativer Ikterus

In diesen Fällen kommt es meistens in den ersten 3 postoperativen Tagen zu einem Ikterus, der bis Ende der ersten Woche zunimmt und im Laufe der 3. postoperativen Woche wieder verschwindet. Das Serumbilirubin steigt eventuell bis zu 28 mg%, wobei sowohl die unkonjugierte wie auch die konjugierte Form erhöht sind. Dieser Ikterus kann nach allen größe-

Tabelle 5. Postoperative Erhöhung des Serumbilirubins

Frühe Hyperbilirubinämie

Als Folge leberchirurgischer Eingriffe
  Hepatopriver Ikterus nach Resektionen
  Resorption intrahepatischer Hämatome
  Akute Leberkongestion infolge Restriktion des venösen Abflusses
  Leberischämie infolge Restriktion des hepatischen Zuflusses
  Hämobilie infolge inadäquater Hämostase, andere Arten einer Obstruktion
  Gallige Peritonitis, Cholocele oder Cholaskos infolge „Leckage" der Gallenwege
  Intrahepatische oder perihepatische Abscesse
  Intrahepatische Gallencyste

Kein direkter Bezug zu leberchirurgischen Eingriffen
  Benigner postoperativer Ikterus
  Halothanikterus, anderer drogeninduzierter Ikterus
  Postoperative Pankreatitis und Cholecystitis
  Hämolyse infolge Massentransfusionen
  Sepsis
  Dekompensation einer vorbestehenden Lebererkrankung
  Thrombose der V. portae oder ihrer Äste

Späte Hyperbilirubinämie

Als Folge leberchirurgischer Eingriffe
  Hämobilie infolge ischämischer Nekrose, Absceß, Aneurysma der A. hepatica, arteriovenöse Fisteln oder intrahepatische Gallencyste
  Obstruktiver Ikterus infolge Stenosierung der Gallenwege
  Cholangitis
  Gallige Peritonitis bei persistierender Gallenfistel
  Intrahepatische oder perihepatische Spätabscesse

Kein direkter Bezug zu leberchirurgischen Eingriffen
  Virushepatitis (Typ B oder C)
  Drogeninduzierter Ikterus
  Dekompensation einer vorbestehenden Lebererkrankung

---

ren abdominalen oder thoracalen Eingriffen auftreten. Der exakte pathogenetische Mechanismus bleibt unbekannt, es scheint sich um eine vorübergehende hepatische Sekretionsstörung zu handeln [32]. Massentransfusionen können diese Ikterusform verstärken. Eine Übersicht über die postoperative Erhöhung des Serumbilirubins gibt Tabelle 5.

2.1.7 Nierenfunktionsstörungen

Nach Leberoperationen kann ein akutes Nierenversagen auftreten. Dabei spielt die akute Kreislaufinsuffizienz eine entscheidende Rolle. Ursächlich beteiligt daran sind Endotoxine bei septischen Infektionen sowie Blutdruckabfall infolge von Blutverteilungsstörungen im Splanchnikusgebiet, Operationstrauma und Narkose [40]. Die Behandlung ist dieselbe wie bei akutem Nierenversagen anderer Genese. Spezielle Beachtung gebührt der Hypovolämie und Bakteriämie.

Davon zu unterscheiden ist das funktionelle Nierenversagen bei terminaler Leberinsuffizienz, welches im anglo-amerikanischen Sprachraum häufig als hepatorenales Syndrom bezeichnet wird. Typisch bei diesen Fällen ist das Fehlen signifikanter morphologischer Nierenveränderungen. Im Gegensatz zum akuten Nierenversagen ist die Funktion der Tubuli intakt [41].

2.2 Spezifische Syndrome nach Resektionen

Das Ausmaß dieser postoperativen Syndrome hängt einerseits von der Masse des funktionsfähigen resezierten Lebergewebes und andererseits von der Funktionstüchtigkeit des verbliebenen Organteiles ab. Die intraoperative Beurteilung der Resektionsmenge ist oft schwierig. Man darf nicht nur die Masse des resezierten Materials allein betrachten, viel wichtiger ist die Größe und der Zustand der Restleber. Selbst wenn sehr große Tumoren entfernt wurden, kommt es zum Beispiel kaum zu metabolischen Störungen, wenn der größte Teil des funktionsfähigen Lebergewebes belassen wurde.

2.2.1 Hämodynamische Störungen

Resektionen von weniger als 30% führen zu keinem relevanten hämodynamischen Störungen. Übersteigt die Resektionsmenge 30% gut durchbluteten Lebergewebes, so kommt es zu einer Verkleinerung der portalen Ausflußbahn. Daraus resultiert eine vorübergehende portale Hypertonie mit Sequestration von Blut ins Splanchnikusgebiet (= Splanchnikus-pooling), was klinisch unter dem Bild eines hypovolämen Schocks erscheinen kann [39].

Ascites und Neubildung von Oesophagusvarizen sind von untergeordneter Bedeutung und bedürfen keiner speziellen Therapie. Sie bilden sich in der Regel innerhalb weniger Wochen zurück. Hingegen muß der peripheren Hypovolämie schon während der Operation und in den ersten postoperativen Stunden größte Beachtung geschenkt werden. Zwischen der Resektionsgröße und dem „Blutverlust" ins Splanchnikusgebiet besteht nach Stone ein gewisser Zusammenhang (Abb. 2). Dem Patienten müssen ausreichend Bluttransfusionen gegeben werden. Es genügt also bei weitem nicht, den intraoperativen extravasalen Blutverlust zu ersetzen. Man richtet sich am besten nach den Werten des zentralen Venendrucks. Etwa die Hälfte des zusätzlich benötigten Blutvolumens muß in den ersten 4–8 Stunden verabreicht werden. Am 4. postoperativen Tag nimmt der Blut-

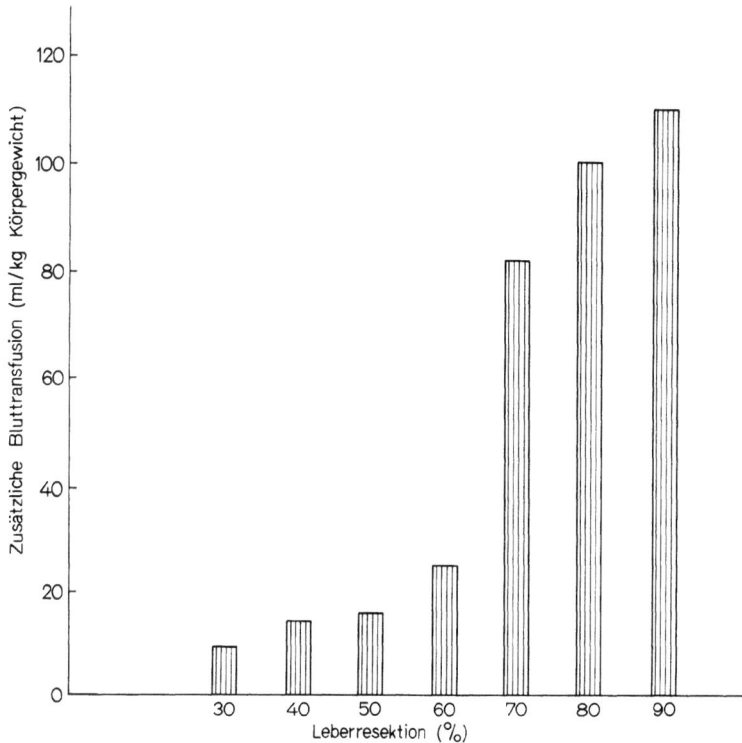

Abb. 2. Zusätzlicher Blutbedarf wegen Splanchnikus-pooling im Verhältnis zur Resektionsmenge

verlust im Splanchnikusgebiet nicht mehr zu und sistiert in den folgenden Tagen [38].

2.2.2 Metabolische Störungen

Kleinere und mittelgroße Resektionen führen in der Regel zu keinen Veränderungen der Blutzuckerwerte [8, 20]. Erst nach Resektionen von über 50% gesunden Lebergewebes kann es gelegentlich zu intra- oder postoperativen Hypoglykämien kommen [38]. Die Ursache liegt einerseits in der Entleerung der Glykogenspeicher und andererseits in einer Störung der Gluconeogenese. Wegen der Hypoglykämiegefahr empfiehlt sich die Verabreichung von 100 g Glukose pro 24 Std in der ersten Woche. Regelmäßige Kontrollen von Blut- und Urinzucker sind angezeigt. Die Bestimmung des Urinzuckers kann ohne weiteres leicht positive Werte ergeben.

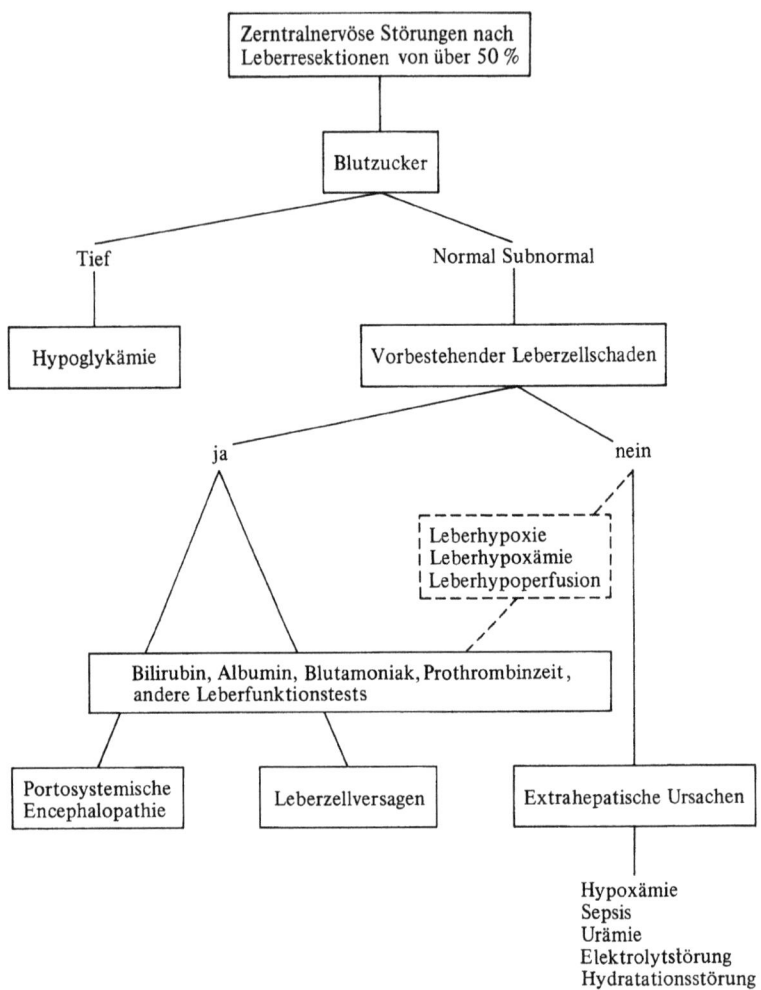

Abb. 3. Untersuchungsschritte bei zentralnervösen Störungen nach Leberresektion

Nach ausgedehnten Resektionen sind unter Umständen 400 g oder mehr Glukose pro 24 Std nötig. Eine auch auf massive Glukosegabe resistente Hypoglykämie ist nach unserer Erfahrung mit 4 Fällen ein prognostisch sehr ungünstiges Zeichen. Diese Patienten entwickelten zusätzlich eine schwere Leberfunktionsstörung und zeigten Zeichen eines Infekts. In allen 4 Fällen kam es zu zentralnervösen Störungen vergleichbar einer Encephalopathie mit letalem Ausgang (Abb. 3).

Infolge Synthesestörung, Eiweißverlusten an der Resektionsfläche und vermehrten Verbrauchs von Aminosäuren für die Regeneration kommt es nach größeren Leberresektionen zu einem Abfall der Plasmaalbuminwerte in den ersten postoperativen Wochen [6, 8]. Bei Resektionen von weniger als 50% empfehlen wir die Gabe von 20 g Albumin pro 24 Std in der ersten Woche, bei Resektionen über 50% 40 g Albumin pro 24 Std Das Ziel dieser Therapie ist, die Serumalbuminwerte über 3,5 g/100 ml zu halten. Nach Almersjö und Bengmark müssen evtl. größere Mengen an Albumin während längerer Zeit gegeben werden [6].

In den ersten postoperativen Tagen beobachtet man eine Erhöhung der Bilirubinwerte im Serum, welche sich im Laufe von 2–3 Wochen normalisieren [8, 20, 38]. Bleibt ein Ikterus längere Zeit bestehen, so müssen die in Tabelle 5 gezeigten Möglichkeiten beachtet werden.

Nach ausgedehnten Leberresektionen kommt es zu einem vorübergehenden Abfall der Gerinnungsfaktoren, was aber in der Regel ohne klinische Bedeutung ist. Es empfiehlt sich eine regelmäßige Kontrolle der Prothrombinzeit; sinkt diese unter 50%, so verabreichen wir 10–20 mg Vitamin K.

2.2.3 Inkomplette Regeneration

Nach Lobektomien treten normalerweise keine Regenerationsprobleme auf, falls funktionstüchtiges, gesundes Lebergewebe belassen wurde. Bei Resektionen über 85% wurde über eine inkomplette Regeneration berichtet [34]. Diese scheint die Konsequenz einer zu ausgedehnten Resektion oder einer gestörten Funktion der Restleber zu sein. Die im portalen Blut enthaltenen hepatotrophen Substanzen spielen bei der Leberregeneration eine wichtige Rolle. Starzl et al. [36] konnten zeigen, daß es hepatotrophe Substanzen pankreatogener Herkunft gibt. Zwei dieser Substanzen sind Insulin und Glucagon. Theoretisch empfiehlt sich die gleichzeitige Gabe von Insulin und Glucagon unmittelbar postoperativ zur Förderung der Leberregeneration nach Resektionen.

2.3 Spezifische Syndrome nach Eingriffen bei Echinococcosen

Mögliche Komplikationen nach Eingriffen bei Echinococcus cysticus sind die sklerosierende Cholangitis, Stauungsikterus wegen Parasitenmembranen im Hepatocholedochus und das Lokalrezidiv.

Zur sklerosierenden Cholangitis kann es bei Verwendung einer parasitoziden 2%igen Formalinlösung kommen, falls zwischen Cyste und Gallenwegen eine Kommunikation vorhanden ist, was wir in 2 Fällen beobachtet haben. Deshalb verwenden wir 10%ige Kochsalzlösung oder 40%ige Glucose.

Ebenfalls können bei Kommunikationen zwischen Cyste und Gallenwegen Parasitenmembranen in den Hepatocholedochus gelangen und zum postoperativen Ikterus führen. Aus diesem Grunde führen wir eine intraoperative Cholangiographie durch, um solche Parasitenmembranen aufzudecken und zu entfernen.

In seltenen Fällen kann eine zurückgelassene Wirtskapsel Hydatidenherde enthalten, die später zu Lokalrezidiven führen (= vésiculation exogène de Dève). Deshalb sind die sog. radikalen operativen Verfahren anzustreben wie Cystektomie und Pericystektomie [2]. Bei zentralen oder leberhilusnahen Cysten sind diese Methoden jedoch nur mit größter Vorsicht anzuwenden, da die Gefahr der Verletzung von großen Gefäßen oder Gallengängen erheblich ist. Nach neuesten tierexperimentellen und unseren klinischen Erfahrungen ist die Gabe von Mebendazol indiziert, wenn eine radikale Chirurgie unmöglich ist oder intraoperativ nicht abgetötete Echinococcusfragmente aus der Cyste freigeworden sind. Eine Behandlung mit Mebendazol ist ebenso angezeigt bei inoperablen Patienten mit multiplem Organbefall [3, 4, 7].

Bei Befall mit Echinococcus alveolaris führen wir in jedem Fall (operierte und inoperable Patienten) eine Langzeittherapie mit Mebendazol durch, da das Wachstum dieser tumorartigen Erkrankung durch dieses Medikament gehemmt wird [4, 44].

2.4 Spezifische Syndrome nach Ligatur der A. hepatica

Der Eingriff sollte immer mit einer Cholecystektomie verbunden werden, auch wenn nur der linke Ast der A. hepatica ligiert wird wegen der Gefahr von gangränösen oder chronischen Cholecystitiden [24].

Die Gefahr nach Ligatur der A. hepatica besteht in der hypoxischen Leberschädigung [5]. Zur Vitalerhaltung der Leber nach Ligatur der A. hepatica spielt ein optimaler Durchfluß in der V. portae mit guter Sauerstoffsättigung die Hauptrolle. Normalerweise beträgt der portale Anteil der Leberdurchblutung beim Menschen 60–65%, liefert jedoch nur 50% des Gesamtsauerstoffbedarfes. Der Rest entfällt auf die A. hepatica. Der entstehende Sauerstoffverlust nach Ligatur der A. hepatica kann unter normalen Bedingungen durch eine vermehrte Sauerstoffausschöpfung des portalen Venenblutes kompensiert werden [43]. Ein irreversibler Leberzellschaden kann vermieden werden, wenn die folgenden Bedingungen beachtet werden:

1. Keine Verminderung des portalen Durchflusses z.B. wegen Ligatur von Ästen der V. portae, Splachnikuspooling oder Hypovolämie anderer Genese.

2. Keine Verminderung der Sauerstoffsättigung im portalen Blut z. B. wegen respiratorischer Insuffizienz, vermindertem Herzminutenvolumen, Rechtsherzinsuffizienz und vermehrtem Sauerstoffverbrauch nach peroraler Nahrungsaufnahme während der Resorptionsphase. Nach Ligatur der A. hepatica sollten die Patienten in den ersten 7–10 Tagen nüchtern gehalten werden [24].

Die Kenntnis der präexistenten oder potentiellen Kollateralkreislaufgebiete wie z. B. das Ligamentum falciforme, das rechte und linke Ligamentum triangulare oder das Ligamentum hepatoduodenale ist insofern von Bedeutung, als unnötige Lebermobilisationen diese Gebiete so beeinträchtigen können, daß allfällige Neubildungen von Kollateralen erschwert werden [11, 17, 25].

Sollten nach Ligatur der A. hepatica oder ihrer Äste umschriebene Nekrosen auftreten, ist eine Reoperation notwendig. Durch die Ligatur der A. hepatica kommt es zu einer ischämiebedingten Entleerung der Glycogenspeicher, was für den postoperativen Verlauf eine gewisse Hypoglykämiegefahr bedeutet. Die Ischämie kann auch zu einer Verschlechterung der Albuminsynthese führen. Aus diesen Gründen sind Blutzucker und Serumalbumine postoperativ zu kontrollieren [1].

Die postoperative Verabreichung von Glucagon ist kontrovers. Es führt zwar zur Verbesserung des portalen Durchflusses; demgegenüber steht aber ein vermehrter Sauerstoffverbrauch der Leberzellen bei gesteigerter Gluconeogenese [18, 24].

2.5 Spezifische Syndrome nach Venenligatur

Ligaturen von Ästen der V. portae oder der Vv. hepaticae sind möglich. Selbst die Ligatur der mittleren und linken V. hepatica scheint zu keinen wesentlichen postoperativen Störungen zu führen [14]. Diese Ligatur führt zu einer Druckerhöhung in den obstruierten Venen, dadurch werden offenbar intraparenchymale venöse Kollateralen geöffnet. Es kann zu einer vorübergehenden portalen Hypertonie mit Oesophagusvarizen und Ascitesbildung kommen.

Die Ligatur eines Astes der V. portae führt zur Atrophie der betroffenen Segmente, beim übrigen Lebergewebe tritt eine regenerative Hyperplasie auf [16, 24]. Für den postoperativen Verlauf gelten ähnliche Gesichtspunkte wie nach der Ligatur der A. hepatica.

Literatur

1. Aaron S, Fulton RL, Mays ET (1975) Selective ligation of the hepatic artery for trauma of the liver. Surg Gynecol Obstet 141:187
2. Akovbiantz A (1970) Therapie des Echinococcus cysticus. Dtsch Med Wochenschr 95:1452
3. Akovbiantz A, Ammann R, Eckert J (1978) Gibt es eine Chemotherapie der Echinokokkose des Menschen? Schweiz Med Wochenschr 108:1101
4. Akovbiantz A, Eckert J, Hess U, Schmid M (1977) Clinical experience with Mebendazole treatment of human echinococcosis. XI th Int. Congr. Hydatidosis, Athen
5. Akovbiantz A, Messmer B, Cadalbert M, Wirth W (1968) Die intraoperative Verletzung der A. hepatica. Bull Soc Int Chir 4:324
6. Almersjö O, Bengmark S (1969) Changes in serum protein fractions after 20–80 per cent liver resections in man – especially albumin changes. Acta Chir Scand 135:311
7. Ammann R, Akovbiantz A, Eckert J (1979) Chemotherapie der Echinikokkose des Menschen mit Mebendazol. Schweiz Med Wochenschr 109:148
8. Aronsen KF, Ericsson B, Pihl B (1969) Metabolic changes following major hepatic resection. Ann Surg 169:102
9. Balasegaram M (1976) The surgical management of hepatic trauma. J Trauma 16:141
10. Becker HD, Schaefer HE, Peiper H-J (1970) Posttraumatische Hämobilie infolge arteriobiliärer Fisteln. Dtsch Med Wochenschr 95:2316
11. Bengmark S, Rosengren K (1970) Angiographic study of the collateral circulation of the liver after ligation of the hepatic artery in man. Am J Surg 119:620
12. Child CG III (1967) The liver and portal hypertension. Saunders, Philadelphia, pp 48–77
13. Defore WW, Mattose KL, Jordan GL, Beall AC (1976) Management of 1590 consecutive cases of liver trauma. Arch Surg 111:493
14. Depinto DJ, Mucha SJ, Powers PC (1976) Major hepatic vein ligation necessitated by blunt abdominal trauma. Ann Surg 183:243
15. Dregner AD, Forster JH (1975) Decreasing morbidity after liver trauma. Am J Surg 129:483
16. Honjo I, Suzuki T, Ozawa K, Takasan H, Kitamura O, Ishikawa T (1976) Ligation of a branch of the portal vein for carcinoma of the liver. Am J Surg 130:296
17. Lewis FR, Lim RC, Blaisdell FW (1974) Hepatic artery ligation: adjunct in the management of massive hemorrhage from the liver. J Trauma 14:743
18. Lim RC, Lau G, Steele M (1976) Prevention of complications after liver trauma. Am J Surg 132:156
19. Lim RC, Giuliano AE, Trunkey DD (1977) Postoperative treatment of patients after liver resection for trauma. Arch. Surg 112:429
20. Lin T-Y, Chen C-C (1965) Metabolic function and regeneration of cirrhotic and noncirrhotic livers after hepatic lobectomy in man. Ann Surg 162:959
21. Lockwood TE, Schorn L, Coln D (1977) Nonoperative management of hemobilia. Ann Surg 185:335
22. Lucas CE, Ledgerwood AM (1976) Prospective evaluation of hemostatic techniques for liver injuries. J Trauma 16:442
23. Lucas CE, Ledgerwood AM (1973) Controlled biliary drainage for large injuries of the liver. Surg Gynecol Obstet 137:585
24. Mays ET (1977) Vascular occlusion. Surg Clin North Am 57:291
25. Mays ET (1967) Observations and management after hepatic artery ligation. Surg Gynecol Obstet 124:801
26. Miller DR (1972) Median sternotomy extension of abdominal incision for hepatic lobectomy. Ann Surg 175:193

27. Ong GB, Lee NW (1975) Hepatic resection. Br J Surg 62:421
28. Pinkerton JA, Sawyers JL, Foster JH (1971) A study of the postoperative course after hepatic lobectomy. Ann Surg 173:800
29. Rubin RH, Swartz MN, Malt R (1974) Hepatic abscess: changes in clinical, bacteriologic and therapeutic aspects. Am J Med 57:601
30. Sandblom P, Mirkovitch V, Gardiol D (1976) The healing of liver wounds. Ann Surg 183:679
31. Sandblom P, Mirkovitch V (1977) Hemobilia: some salient features and their causes. Surg Clin North Am 57:397
32. Schmid M, Hefti ML, Gattiker R, Kistler HJ, Senning A (1965) Benign postoperative intrahepatic cholestasis. N Engl J Med 272:545
33. Schriber K, Akovbiantz A, Kaestner F, Wirth W (1970) Ein Fall von post traumatischer intrahepatischer Gallenzyste mit sekundärer Ruptur und Cholaskos. Schweiz Med Wochenschr 100:1321
34. Starzl TE, Putnam CW, Groth CG, Corman JL, Taubman, J (1975) Alopecia, ascites, and incomplete regeneration after 85 to 95 per cent liver resection. Am J Surg 129:587
35. Starzl TE, Bell RH, Beart RW, Putnam CW (1975) Hepatic trisegmentectomy and other liver resections. Surg Gynecol Obstet 141:429
36. Starzl TE, Francavilla A, Halgrimson CG, Porter KA, Brown TH, Putnam CW (1973) The origin, hormonal nature, and action of hepatotrophic substances in portal venous blood. Surg Gynecol Obstet 137:179
37. Stone HH, Lamb JM (1975) Use of pedicled omentum as an autogenous pack for control of hemorrhage in major injuries of the liver. Surg Gynecol Obstet 141:92
38. Stone HH (1977) Preoperative and postoperative care. Surg Clin North Am 57:409
39. Stone HH, Long WD, Smith RB, Haynes CD (1969) Physiologic considerations in major hepatic resections. Am J Surg 117:78
40. Thiele KG (1976) Niere und hepato-biliäre Erkrankungen. Dtsch Med Wochenschr 101:1134
41. Thiele KG (1977) Nierenfunktionsstörungen bei Leberinsuffizienz – Pathogenese und Therapie. Leber Magen Darm 7:263
42. Trunkey DD, Shires GT, McClelland R (1974) Management of liver trauma in 811 consecutive patients. Ann Surg 179:722
43. Tygstrup N, Winkler K, Mellemgaard K, Andreassen M (1962) Determination of the hepatic arterial blood flow and oxygen supply in man by clamping the hepatic artery during surgery. J Clin Invest 41:447
44. Wilson JF, Davidson M, Moser MR, Rausch RL (to be published) A clinical trial of mebendazole in the treatment of alveolar hydatid disease. Am Rev Resp Dis

Kapitel 18

Postoperative Syndrome nach Cholecystektomie

P. TONDELLI, K. GYR, G. A. STALDER und M. ALLGÖWER

Die Cholecystektomie wird am häufigsten wegen Steinen vorgenommen. Hier ist sie die Behandlung der ersten Wahl. Eine medikamentöse Steinauflösung kommt nur bei einer ausgewählten Patientengruppe in Frage; zudem ist die Chenodeoxycholsäure noch nicht in allen Ländern für den klinischen Gebrauch zugelassen. Aus diesen Gründen wird die Cholecystektomie sehr häufig vorgenommen, und es ist für Chirurgen und Internisten wichtig, mögliche postoperative Probleme zu kennen.

1 Das Postcholecystektomiesyndrom (PCS)

1.1 Definition

Ursprünglich reserviert für funktionelle Störungen infolge Verlust der Gallenblase [77], wird der Begriff PCS heute meist bei allen Symptomen, die nach Cholecystektomie auftreten, verwendet. Der Ausdruck wird hier in diesem erweiterten Sinne benützt und umfaßt die folgenden Symptome, unabhängig davon, ob sie trotz oder wegen der Operation vorkommen und unabhängig davon, ob sie postoperativ persistieren (gebessert oder unverändert), rezidivieren oder gar neu auftreten:

1. Leichte Symptome:
   a) Dyspepsie, postprandiales Druckgefühl im Oberbauch, spezifische Speiseunverträglichkeit, Obstipation und Diarrhoe.
   b) Leichter Oberbauchschmerz.

2. Schwere Symptome:
   a) Schwerer Oberbauchschmerz jeglichen Charakters.
   b) Typische Gallenkolik, Cholangitis, Gallenfistel.

Tabelle 1. Aetiologie des Postcholecystektomiesyndroms und Klassifikation

Einteilung entsprechend der Organlokalisation und der Pathologie	Einteilung entsprechend der Beziehung zur Cholecystektomie		
	Neu auftretende Affektion		Fortbestehende (=übersehene) oder rezidivierende Affektion
	Trotz korrekter Indikation und Technik	Wegen falscher Indikation und Technik	
Biliäre Affektion			
A. Organische			
Gallengangsstein			×
Papillenstenose		×	×
Gallengangsstriktur		×	
Gallenblasenrest/langer Cystikusstumpf		(×)	×
Pankreatitische Choledochusstenose			×
Gallengangstumor			×
B. Nicht-organische			
Metabolische Störung	(×)		×
Funktionelle Störung	(×)		×
Extrabiliäre Affektion			
A. Organische			
Oesophagitis			×
Magen-/Duodenalulcus			×
Pankreatitis			×
Leberaffektion			×
Verletzung der A. hepatica		×	
Kolonaffektion			×
Harnwegsaffektion			×
Affektion von Herz, Pleura			×
Abdominale Verwachsungen	×		
Narbenstörungen		×	
B. Nicht-organische			
Colon irritabile			×
Psychosomatische Störungen			×

1.2 Aetiologie und Klassifikation

Es gibt zahlreiche Ursachen für das PCS (Tabelle 1). Sie können am besten entsprechend ihrer Organlokalisation und ihrer Pathologie eingeteilt werden. So lassen sich biliäre und extrabiliäre Affektionen unterscheiden. Diese wiederum werden in organische und nicht-organische unterteilt. Weiter können aber die Ursachen des PCS nach ihrer Beziehung zur Cho-

Tabelle 2. Häufigkeit des Postcholecystektomiesyndroms und seiner Ursachen

	Bodvall [20]	Stefanini [96]	Hess [44]	Brandstätter [22]
Häufigkeit des PCS				
Zahl der kontrollierten Patienten mit Cholecystektomie	1930	800	919	
Total PSC	764 (40%)	249 (31%)	241 (26%)	
Leichtes PCS	660 (35%)	217 (27%)	—	
Schweres PCS	104 (5%)	32 (4%)	—	
Aetiologie				
Zahl der Patienten mit PCS	764	249	199	47
Total organisch	—	—	116 (58%)	31 (66%)
Organisch biliär	71 (9%)	36 (14%)	9 (4,5%)	20 (43%)
Organisch extrabiliär	—	—	107 (53,5%)	11 (23%)
Total nicht-organisch	—	—	83 (42%)	16 (34%)

Tabelle 3. Verteilung der organischen biliären Aetiologie des Postcholecystektomiesyndrom

	Bodvall [20]	Grill [39]	Hess [44]	Rückert [82]	Stefanini [96]
Zahl der Patienten mit PCS oder Gallenwegsreoperation	72 (PCS)	221 (Reop.)	310 (Reop.)	113 (Reop.)	36 (PCS)
Gallengangsstein (allein oder mit Papillenstenose kombiniert)	58 (81%)	81 (37%)	107 (35%)	47 (42%)	22 (61%)
Papillenstenose (allein)	—	63 (29%)	37 (12%)	25 (22%)	14 (39%)
Gallengangsstriktur	—	16 (7%)	69 (22%)	18 (16%)	—
Andere organische biliäre Affektion	14 (19%)	61 (27%)	97 (31%)	23 (20%)	—

lecystektomie klassifiziert werden. Tabelle 1 gibt eine Gliederung des PCS nach beiden genannten Systemen.

1.3 Häufigkeit

Die Häufigkeit des PCS schwankt in der Literatur zwischen 30 und 40% bezogen auf alle Cholecystektomien [20, 44, 96] (Tabelle 2). Diese Zahl erscheint sehr hoch. Dazu ist allerdings zu bemerken, daß die Mehrzahl der Patienten mit PCS leichte Symptome hat, während nur ca. 15% schwere Symptome verspüren [20, 96]. In ca. 50% der Fälle kann eine organische

Erkrankung nachgewiesen werden [22, 44, 80]. Dabei sind die extrabiliären häufiger als die biliären [20, 44, 96] (Tabelle 2). Während bei den biliären Affektionen Gallengangssteine überwiegen [20, 39, 44, 82, 96] (Tabelle 3), sind Oesophagitis, Ulcus und Pankreatitis die häufigsten extrabiliären Ursachen des PCS [67]. In den anderen 50% der Fälle mit PCS kann keine organische Erkrankung gefunden werden.

1.4 Abklärung

Da in 50% des PCS eine organische Erkrankung vorliegt [22, 44, 80], ist eine genaue Abklärung notwendig, bevor eine metabolische oder funktionelle Störung angenommen werden darf. Eine genaue Anamnese der Beschwerden vor und nach der Cholecystektomie bildet dabei die Grundlage. Je nach Symptomen und Laborresultaten können sich die weiteren Untersuchungen gezielt auf jenes Organ richten, das am wahrscheinlichsten betroffen ist. Findet sich eine Pathologie, sollten aber auch die wichtigsten Nachbarorgane untersucht werden, da nicht selten 2 Affektionen vorhanden sind. Ein mögliches Abklärungsschema zeigt Tabelle 4. Die endoskopisch retrograde Cholangio- und Pankreatographie (ERCP) ist heute eines der wichtigsten Verfahren bei der Abklärung des PCS [15, 17, 29].

2 Biliäre organische Aetiologie des PCS

2.1 Prophylaxe durch intraoperative Untersuchungen

2.1.1 Tests während der einfachen Cholecystektomie

Trotz verfeinerter, präoperativer Abklärungsmöglichkeiten der Gallenwege können Gallengangssteine und vor allem Papillenobstruktionen durch einen Papillenstein oder durch eine Papillenstenose nicht mit genügender Sicherheit nachgewiesen werden. Deshalb empfiehlt sich dringend, während jeder Cholecystektomie intraoperative Tests vorzunehmen, um sicher zu gehen, daß:

1. keine Steine im Gallengang vorhanden sind,
2. keine organische Obstruktion an der Papille vorliegt.

In unserer Klinik werden dazu die folgenden intraoperativen Untersuchungen vorgenommen:

1. druckkontrollierte Cholangiographie (Röntgenbilder und Bildwandler),
2. Druck- und Flußmessung,
3. Cholecystokinin-Test (CCK-Test).

Tabelle 4. Abklärungsgang beim PCS

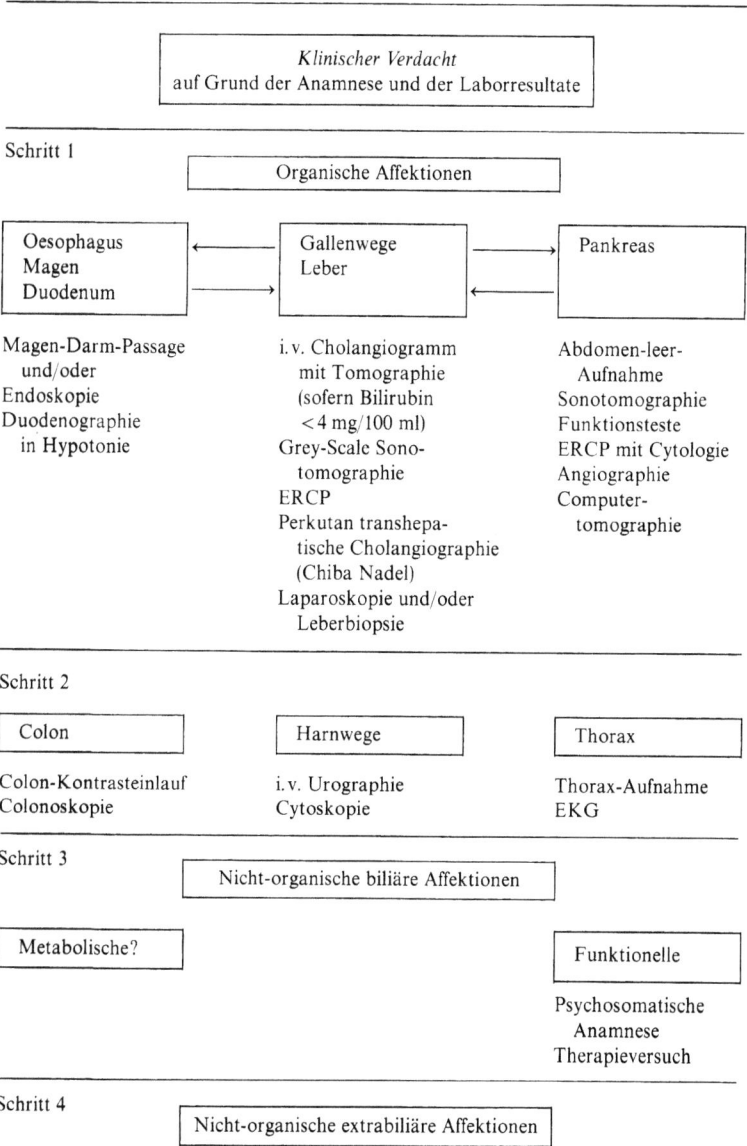

Diese Tests lassen sich auf einfache Weise mit einem an unserer Klinik konstruierten Gerät (Debitomanometer[1]) vornehmen [100]. Damit wird vorerst der Gallengang unter verschiedenen Drucken (14, 20 und 30 cm Kontrastmittelsäule) mit Kontrastmittel gefüllt und bei jedem Füllungsdruck ein Cholangiogramm angefertigt. Anschließend wird der Druck im Gallengang und der Fluß durch die Papille gemessen und zwar vor und nach Verabreichung von CCK (Pancreozymin 115 E i. v.).

Sind Steine im Gallengang vorhanden? Die *druckkontrollierte Cholangiographie* weist Steine im Gallengang mit hoher Treffsicherheit nach. Mehrere Studien zeigten die große Bedeutung dieser Untersuchung. Verläßt man sich auf präoperative Kriterien (z. B. Ikterusanamnese) oder auf Operationsbefunde (z. B. erweiterter Gallengang), läßt man in ca. 5% aller Cholecystektomien Steine im Gallengang zurück [9, 33, 34, 50, 69, 108, 115]. Mit der Cholangiographie sinkt die Frequenz der Residualsteine nach Cholecystektomie auf unter 1% [7, 33, 41, 50, 60, 68, 111]. Verglichen mit der druckkontrollierten Cholangiographie hat die konventionelle Spritzencholangiographie, bei der das Kontrastmittel mit unkontrollierten Drucken injiziert wird, den Nachteil, daß etwa 5% aller Gallengangssteine überdeckt und verpaßt werden [100].

Findet sich eine organische Obstruktion an der Papille? Die konventionelle Spritzencholangiographie ist ungenügend zum Nachweis einer organischen Papillenobstruktion durch Papillenstein oder Papillenstenose. Es ist unmöglich zu entscheiden, ob der Abfluß ins Duodenum normal ist, wenn der dazu notwendige Druck nicht bekannt ist. Doch selbst die druckkontrollierte Cholangiographie ist nicht immer sicher. Die zusätzliche Messung von *Druck und Fluß* erhöht die Treffsicherheit der Diagnose einer organischen Papillenobstruktion. Dabei ist es wichtig, daß ein funktionelles Abflußhindernis im Sinne eines Papillenspasmus mit dem CCK-Test von einem organischen abgegrenzt wird. Die Bedeutung der Druck- und Flußmessung in Kombination mit dem CCK-Test belegen die folgenden Resultate: Mit der Cholangiographie allein werden in ca. 5% aller Cholecystektomien organische Papillenobstruktionen verpaßt [7, 30, 66, 101, 103].

2.1.2 Tests während der Gallengangsrevision

Muß der Gallengang wegen Steinen revidiert werden, empfiehlt es sich, zusätzlich intraoperative Tests vorzunehmen, um sicherzustellen, daß *alle Steine* entfernt sind.

---

1 Alleinverkauf Schweiz: Max Wettstein AG, Rorsacherstr. 44, 9000 St. Gallen. Export: Protek AG, Postfach 2016, CH-3001 Bern

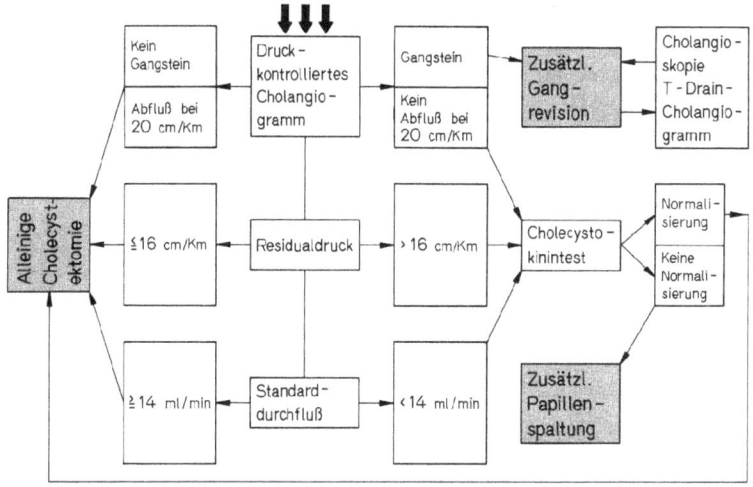

Abb. 1. Einfluß der peroperativen Tests auf die Operationstaktik bei Cholecystektomie

In unserer Klinik werden dazu die folgenden intraoperativen Untersuchungen angewendet:

1. Cholangioskopie
2. T-Drain-Cholangiographie.

Die nachstehenden Resultate belegen die Bedeutung dieser Tests: Verläßt man sich auf die alleinige instrumentelle Revision des Gallengangs, beträgt die Häufigkeit der Residualsteine, bezogen auf alle Gallengangsrevisionen, ca. 20% [45, 48, 59, 60, 88, 90]. Mit Cholangioskopie und/oder T-Drain-Cholangiographie andererseits, sinkt die Häufigkeit auf ca. 2–5% [10, 74, 75, 87, 89, 90, 102].

Zusammenfassend erlauben die intraoperativen Tests während der Cholecystektomie dem Chirurgen mit hoher Treffsicherheit zu entscheiden, ob der Gallengang und die Papille revidiert werden müssen. Damit können biliär-organisch bedingte PCS vermieden werden (Abb. 1).

2.2 Gallengangssteine

2.2.1 Aetiologie

Bei Gallengangssteinen nach Cholecystektomie können Residual- und Rezidivsteine unterschieden werden. Die häufigeren Residualsteine werden *während* der Operation zurückgelassen; die selteneren Rezidivsteine bilden sich *nach* dem Eingriff erneut. Letztere sind oft Folge einer übersehenen Gallenabflußstörung – verursacht durch eine Papillenstenose oder eine Gallengangsstriktur [62, 84] – seltener Folge eines Gallenblasenrests, eines langen Cystikusstumpfes oder der Verwendung von nicht-resorbierbarem Nahtmaterial [2, 61, 70, 92]. So werden anläßlich der Cholecystektomie beim Residualstein das Konkrement selbst, beim Rezidivstein die ursächliche Pathologie zurückgelassen.

2.2.2 Therapie

Zur Behandlung der Residualsteine genügt es, die Konkremente aus dem Gallengang zu entfernen. Bei Rezidivsteinen ist es jedoch wichtig, auch die ursächliche Pathologie im Sinne eines Gallenabflußhindernisses zu beheben, um die erneute Steinbildung zu vermeiden. In den letzten Jahren haben sich in der Behandlung der Gallenblasensteine nach Cholecystektomie nicht-chirurgische Methoden bewährt. 2 Gruppen von konservativen Therapiemöglichkeiten stehen zur Verfügung: während die eine immer anwendbar ist, setzt die andere ein im Gallengang liegendes T-Drain voraus. Die T-Drainage gibt einerseits die Möglichkeit der postoperativen Cholangiographie; andererseits erweitert sie das Spektrum der konservativen Möglichkeiten, Residualsteine zu entfernen. Aus diesen Gründen sollte heute bei jeder Gallengangsrevision ein T-Drain eingelegt werden. Das empfohlene Vorgehen in der Behandlung von Gallengangssteinen nach Cholecystektomie ist in Abb. 2 und 3 wiedergegeben.

Spontaner Steinabgang. Nur kleine Konkremente passieren die Papille spontan. In der Literatur variiert die Häufigkeit zwischen 10% [106] und 35% [13]. 50% der Konkremente, die nach Cholecystektomie spontan abgehen, passieren die Papille innerhalb des ersten postoperativen Monats [13]. Daher ist einerseits ein Abwarten über einen Monat hinaus wenig erfolgsversprechend und birgt andererseits ein nicht zu vernachlässigendes Komplikationsrisiko.

Prograde Steinextraktion. Mondet [71] beschrieb als erster die Methode der prograden Steinextraktion via T-Drain-Kanal. Mazzariello [64, 65] bestätigte die Nützlichkeit der Technik in einer größeren Serie. 1972 entwickelte Burhenne einen speziellen Katheter, der die prograde Extraktion vereinfachte und ihr zu einer breiten Anwendung verhalf. Die Methode führt in 95% zum Erfolg, hat eine Morbidität von nur 5% (Sepsis, Pankreatitis) und eine Letalität von 0% [25].

Endoskopische Papillotomie und retrograde Steinextraktion. Seit der ersten Beschreibung [28, 51] wurde die endoskopische Papillotomie zunehmend in der Behandlung der Gallengangssteine nach Cholecystektomie eingesetzt [83]. Mit einer Diathermiesonde wird die Papille auf einer Länge von 10–20 mm inzidiert [15, 28, 31]. Die endoskopische Papillotomie

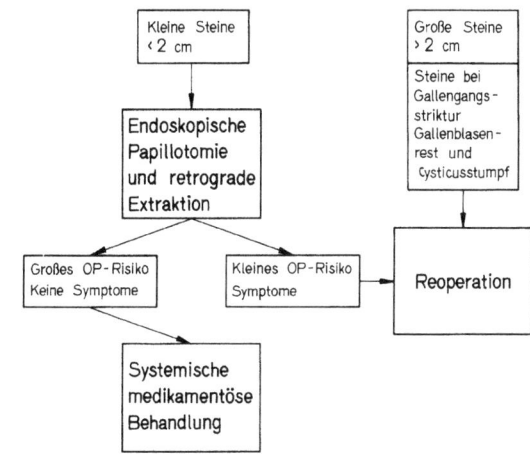

Abb. 2. Behandlung der Gallengangssteine nach Cholecystektomie, wenn ein T-Drain im Gallengang liegt

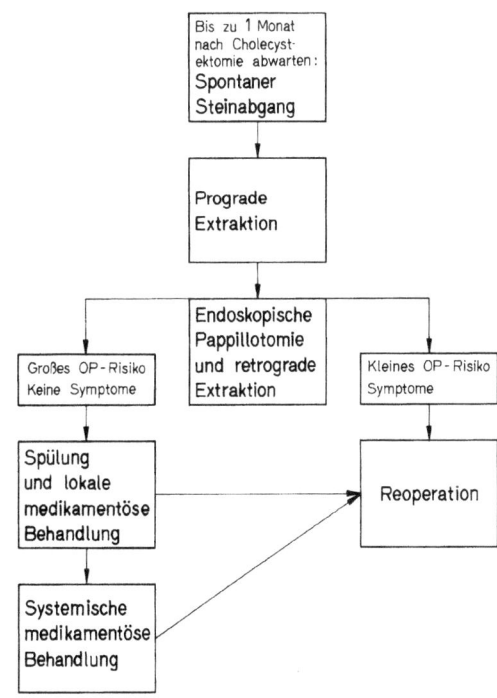

Abb. 3. Behandlung der Gallengangssteine nach Cholecystektomie, wenn kein T-Drain im Gallengang liegt

gelingt in ca. 90% der Fälle. Die Steine können danach entweder spontan abgehen oder mit einer Körbchensonde retrograd extrahiert werden [47]. Eine vollständige Konkrementenfernung gelingt üblicherweise in 80–90% der erfolgreichen Papillotomien. In etwa 10% treten Komplikationen auf, vor allem Cholangitis, Pankreatitis, Blutung und Perforation [29, 83]. Die Letalität des Verfahrens beträgt ca. 1% [54, 83].

Spülung und lokale medikamentöse Therapie. Bei dieser Behandlung wird eine Lösung durch das T-Drain in den Gallengang infundiert. Verwendet werden:

a) Cholesterol-Lösungsmittel wie Äther, Chloroform oder Gallensalzlösungen (Cholat) und
b) Lösungen, die zur Steinfragmentierung führen, wie Heparin oder quaternäre Amine.

Die Erfahrungen mit dieser Therapieart sind zwar begrenzt, doch scheinen die Cholesterol-Lösungsmittel vielversprechend. Wahrscheinlich ist dabei das Verschwinden der Steine durch eine Kombination von Auflösung, Fragmentierung und Spülung bedingt. Die ersten, die diesen Behandlungsweg beschritten, waren Primbaum u. Berlin [78] und später Best et al. [16]. Sie verwendeten Äther, Chloroform oder eine Mischung davon. Obwohl bei der Steinauflösung wirksam, können sie heute wegen schweren Nebenwirkungen nicht mehr empfohlen werden. In den letzten Jahren wurden vor allem Gallensalzlösungen benützt. Empfohlen wird Natriumcholat (100–200 mMol/l in Kochsalz, auf pH 7,5 gepuffert und mit Milipore-Filtration sterilisiert). Die Lösung wird kontinuierlich mit einer Dosierung von 30 ml/Std während maximal 14 Tagen infundiert. Mögliche Nebenwirkungen dieser Behandlung sind Schmerzen, Cholangitis, Pankreatitis und Durchfälle. Sie sind zwar selten, können aber schwere Ausmaße annehmen. Circa 70% der Residualsteine können mit Cholatperfusion eliminiert werden, wobei es meist unmöglich ist, zu entscheiden, ob die Konkremente tatsächlich aufgelöst, lediglich fragmentiert wurden, oder gar intakt die Papille passierten [106].

Systemische medikamentöse Therapie. Noch existieren keine kontrollierten Studien, die die Wirksamkeit der oral applizierten Chenodeoxycholsäure (CDC) in der Behandlung von Residualsteinen einwandfrei beweisen. Theoretisch ist aber ein Effekt der oral verabreichten Gallensäuren auf die Residualkonkremente nach Cholecystektomie zu erwarten. Die Steine stehen im permanenten Kontakt mit dem dauernd zirkulierenden ungesättigten Gallensäurenpool. Es gibt nur einzelne Untersuchungen an wenigen Patienten mit dieser Behandlung. Sie zeigen, daß die Gallengangssteine nach einer Therapiezeit von 3–6 Monaten bei ca. 50% der Fälle verschwinden, zahlenmäßig abnehmen, bzw. sich verkleinern [8, 99,

105]. Diese Resultate sind, wenn auch nicht beweisend, ermutigend. Es scheint, daß die Erfolgsrate etwa gleich ist, wie bei der Behandlung von Gallenblasensteinen mit CDC. Größere Untersuchungen müssen aber noch abgewartet werden.

Reoperation. Bei kleinen Gallengangssteinen sollte die Reoperation erst nach vorgängigem Behandlungsversuch mit konservativen Methoden erwogen werden, da die Letalität ca. 5% beträgt [11, 39]. Bei großen Gallengangskonkrementen ist allerdings die Erfolgsrate der konservativen Therapie gering. Die Operation ist sicher in all jenen Fällen von vornherein angezeigt, bei denen die verursachende Pathologie nicht anders behoben werden kann.

2.3 Papillenstenose

2.3.1 Definition

Unter Papillenstenose versteht man eine gutartige Erkrankung der Papille (exklusive Papillenstein und Papillentumor), die

1. den Abfluß von Galle und Pankreassaft behindert und
2. zu klinischen Symptomen Anlaß gibt (Dyspepsie oder leichter Oberbauchschmerz oder schwerer Oberbauchschmerz, evtl. mit Ikterus, Cholangitis, Pankreatitis).

Die Problematik dieser Definition liegt im Fehlen quantifizierbarer Maße. Die Kriterien für die Diagnose einer Obstruktion variieren denn auch stark. Daher ist die Häufigkeit, mit der die Papillenstenose diagnostiziert wird – betrachtet man die Literaturangaben – sehr unterschiedlich (s. 2.3.3). Wir verwenden für die Diagnose die Druck- und Flußmessung, in Kombination mit einem pharmakologischen Test und sprechen nur bei Vorliegen der folgenden objektivierbaren Meßwerte von Papillenstenose (vgl. 2.1.1 und Abb. 1):

1. Residualdruck über 16 cm Kontrastmittel (Residualdruck = Druck im Gallengang, wenn der Fluß durch die Papille auf Null fällt);
2. Standarddurchfluß unter 14 ml/min (Standarddurchfluß = Flußvolumen durch die Papille während einer Minute bei einem konstanten Druck von 30 cm Wasser);
3. keine Normalisierung dieser Werte nach Verabreichung von Cholecystokinin (Pancreozymin 115 E i.v.).

2.3.2 Aetiologie

Bei den meisten Fällen mit Papillenstenose liegen gleichzeitig Gallensteine vor – in unserer eigenen Serie in 90% [101]. Es ist nicht klar, ob Gallensteine die Papillenstenose verursachen oder umgekehrt. Allgemein anerkannt ist, daß das Trauma sowohl bei Steinpassage [57] als auch bei Papillensondierung bzw. -bougierung [40, 94] eine sekundäre narbige Stenose zur Folge haben kann. Umgekehrt ist aber auch möglich, daß eine primäre Papillenaffektion mit Cholostase die Konkrementbildung auslösen kann [81, 86]. In diesem Zusammenhang ist der histologische Befund der Adenomyomatose bei Papillenstenose besonders interessant [1, 23, 36, 81, 102].

2.3.3 Häufigkeit

Die Häufigkeit der Diagnose Papillenstenose variiert in der Literatur zwischen 0% und 40%, bezogen auf alle Cholecystektomien [3, 4, 21, 27, 35, 44, 52, 72, 95, 101]. Wir diagnostizierten sie in unserem Krankengut in 5% [101]. Entsprechend schwankt die Häufigkeit der Papillenstenose als Ursache des PCS in der Literatur. Während die Papillenstenose in der französischen und deutschen Literatur häufig Erwähnung findet, wird ihre Existenz in englischen und amerikanischen Arbeiten oft bestritten. Das Fehlen einer klaren Definition und eines standardisierten, diagnostischen Vorgehens erklärt diese auseinanderweichenden Ansichten.

2.3.4 Diagnose

Die meisten präoperativen Untersuchungen sind ungeeignet zur Erfassung der Papillenstenose, z. B. das i. v. Cholangiogramm und der Papillenfunktionstest mit Morphium [58]. Sogar die Papillenbefunde der ERCP sind schwierig zu deuten. Die Einführung der retrograden, intracholedochalen Druckmessung [79] und der retrograden Elektromyographie [85] verbessern allerdings die präoperative Abklärungsmöglichkeiten der Papille. Von den intraoperativen Untersuchungen sind nur die Druck- und Flußmessung, kombiniert mit dem CCK-Test, geeignet für die Diagnosestellung (vgl. 2.1.1). Wie erwähnt, stellen wir mit diesem Abklärungsgang eine Papillenstenose bei 5% aller Cholecystektomien fest [101]. Sofern eine Biopsie vorgenommen wurde, ergab die histologische Auswertung in allen Fällen entweder eine schwere chronische Entzündung oder eine Adenomyomatose der Papille [102]. Diese Befunde sind insofern aufschlußreich, als Födisch an einer größeren Serie zeigte, daß ein klarer Unterschied zwischen solchen histologischen Bildern und der Papillenhistologie von Autopsierten ohne Gallenwegsanamnese besteht [36].

2.3.5 Therapie

Die *Papillotomie* – entweder endoskopisch [31, 54, 73, 83] oder chirurgisch [21, 97, 103, 112)vorgenommen – ist die beste Behandlung der Papillenstenose und ergibt ausgezeichnete Langzeitresultate. Wie beim PCS infolge Gallengangssteinen sollte auch beim PCS wegen Papillenstenose vorerst eine nicht-chirurgische Therapie, die endoskopische Papillotomie, versucht werden. Erst beim Versagen ist die Operation angezeigt. In der chirurgischen Behandlung der Papillenstenose wird von der Choledocho-Duodeno-Seit-zu-Seit-Anastomose abgeraten. Dieses Verfahren umgeht lediglich das Hindernis, beläßt aber die Obstruktion des Pankreasganges und führt zu einem Choledochus-Blindsack, in dem zurückgeflossene Speisereste retiniert werden. So kommt es häufig zur Rezidivsteinbildung und zu Cholangitiden [12, 21, 37, 39, 46, 98, 110, 114].

2.4 Gallengangsstriktur

Nahezu alle Gallengangsstrikturen sind Folge einer iatrogenen Verletzung während der Cholecystektomie. Diese ereignet sich etwa bei 0,2% aller Cholecystektomien [43].
Die intraoperative Cholangiographie schützt am besten vor einer Verletzung des Gallengangs: Sie verlangt eine genaue Präparation der cystiko-choledochalen Mündung und zeigt rechtzeitig anatomische Verlaufsvarianten auf.
Zur *Therapie* ist immer ein chirurgischer Eingriff notwendig. Die Resultate der Strikturoperationen sind aber oft unsicher. Die Frequenz der Rezidivstriktur ist hoch. Für die ausgedehnte Striktur ist die Hepatiko-Jejuno-Anastomose mit einer Y-Schlinge nach Roux nahezu weltweit akzeptiert. Dabei ist die nahtlose Anastomosierungstechnik mit Mucosaplastik nach Rodney-Smith die eleganteste Methode [94, 109]. Sie ist technisch relativ leicht und erlaubt eine exakte Schleimhautadaptation zwischen Gallengang und Darm. Die Langzeitresultate sind deshalb in 90% gut [109].

2.5 Langer Cystikusstumpf

Ein langer Cystikusstumpf kann ausnahmsweise einen PCS verursachen, und zwar durch Gallenstase und Steinbildung. Eine zusätzliche Papillenstenose dürfte diesen Mechanismus oft verstärken. In diesem Fall führt eine zunehmende Dilatation zum sog. „Gallenblasenregenerat". Es ist aber unwahrscheinlich, daß ein langer Cystikusstumpf per se zu Symptomen Anlaß gibt, solange er nicht mit Konkrementen kombiniert vorliegt, und zwar aus folgenden Gründen:

1. Ein langer Cystikusstumpf ist kein seltener Befund bei Nachkontrollen von cholecystektomierten Patienten. Ein PCS findet sich aber nur in der Minderzahl dieser Fälle [44].

2. In der Mehrzahl der Patienten, die wegen langem Cystikusstumpf operiert wurden, und bei denen danach das PCS verschwand, fanden sich auch Konkremente [5, 38, 56].

Die Bedeutung des sog. „Amputationsneuroms" als Ursache des PCS ist sehr umstritten [5, 19, 113].

Die Indikation zur Operation bei Patienten mit PCS und langem Cystikusstumpf sollte deshalb nur bei gleichzeitigem Vorliegen von Steinen gestellt werden.

3 Biliäre nicht-organische Aetiologie des PCS

3.1 Metabolische Störungen

Bis heute konnte keine metabolische Veränderung nach Cholecystektomie für das PCS verantwortlich gemacht werden.

Die Cholecystektomie verhindert die Rezidivsteinbildung viel eher durch eine Veränderung der Flußdynamik des Gallensäurepools als durch eine Veränderung seiner chemischen Zusammensetzung. Patienten nach Cholecystektomie verdauen deshalb Fett ebenso gut wie Personen mit funktionierender Gallenblase: es tritt keine Steatorrhoe auf [55]. Allerdings kommt es nach Cholecystektomie zu einigen z. T. nicht allgemein anerkannten Veränderungen im Gallenfettstoffwechsel:

1. Das Fehlen eines Gallen-Reservoirs nach Cholecystektomie hat zur Folge, daß der Gallenfluß konstant und nicht mehr intermittierend ist. Damit verdoppelt sich die entero-hepatische Zirkulationsrate des Gallensalzpools [63].

2. Die Galle wird nicht mehr mit wechselnder Konzentration ausgeschieden – Konzentrationsanstieg während der Mahlzeiten und nachfolgender Abfall – sondern mit konstanter Konzentration ins Duodenum abgegeben [93]. Die Konzentration im Darm bleibt dabei allerdings immer über dem kritischen Wert von 4 mMol/l, der für die Emulsifikation und Absorption von Fett notwendig ist [6].

3. Der konstante Gallenfluß bewirkt eine stärkere Hemmung der Gallensäuresynthese in der Leber. Der Gallensäurepool wird entsprechend kleiner, wobei der Pool der primären Gallensalze vermindert und Deoxycholat, ein sekundäres Gallensalz, zum Hauptbestandteil wird (der bakteriellen Dehydroxylase vermehrt exponiert) [76]. Diese Veränderungen können besonders ausgeprägt sein, wenn die Cholecystektomie mit einer Papillotomie kombiniert wurde [14].

4. Die Ansichten über die Veränderungen der Cholesterol-Konzentration in der Galle nach Cholecystektomie gehen auseinander, wahrschein-

lich bedingt durch Unterschiede in der Untersuchungsanordnung und Methodologie. Neue Arbeiten zeigen, daß die Cholesterolsättigung bei den meisten Patienten unverändert bleibt [53].

3.2 Funktionelle Störungen

Störungen der motorischen Funktion der Gallenwege, wie Dystonie und Dyskinesie [91] werden meist in Zusammenhang mit der Gallenblase gebracht. Analoge Störungen könnten aber auch den Sphincter Oddi nach Cholecystektomie betreffen. Ob solche Mechanismen allerdings zum PCS führen, ist sehr umstritten [80]. In der Literatur finden sich nur spärliche Angaben [20]. Falls funktionelle Störungen überhaupt zu Beschwerden Anlaß geben, dann wahrscheinlich häufiger nach Entfernung einer funktionierenden als einer nicht mehr funktionierenden (radiologisch ausgeschlossenen) Gallenblase [20].
Störungen der motorischen Funktion sollten in jenen Fällen als Ursache des PCS erwogen werden, in denen Dyspepsie und Schmerzen – ähnlich den steinbedingten Koliken, aber von kürzerer Dauer und ohne Fieber und Schüttelfrost – in Verbindung mit Angst und Spannungszuständen auftreten. Die Diagnose kann durch pharmakologische Tests gestützt werden: Nachlassen der Beschwerden auf Inhalation von Amyl-Nitrit oder sublinguale Applikation von Nitroglycerin bzw. Auslösen der Symptome durch Injektion von Morphium [91]. Funktionelle Störungen dürfen allerdings erst nach Ausschluß aller übrigen Ursachen des PCS als gesichert angenommen werden.
Eine allgemein anerkannte Therapie ist nicht bekannt. Bei leichten Symptomen werden Choleretika empfohlen [18]. Schwere Beschwerden sollen auf Progestagene ansprechen [19].

4 Extrabiliäre organische Aetiologie des PCS

Bei der Untersuchung von 121 cholecystektomierten Patienten mit Beschwerden wurden in über 20% extrabiliäre Affektionen, wie Oesophagitis, Ulcus und Pankreatitis, und in über 8% Leberaffektionen gefunden [67]. Bei der Mehrzahl dieser Patienten persistierten die gleichen Beschwerden, die bereits vor der Operation verspürt worden waren. Fälschliche Anschuldigung der Gallenwege oder unvollständige präoperative Diagnose führen zu diesen Problemen. Zurückbleibende Leber- und Pankreasschäden können auch Folge der vorgängigen Gallenwegserkrankung sein. Dies ist ein wichtiges Argument für eine frühzeitige Cholecystektomie [96]. Eine gründliche präoperative Abklärung der Nachbarorgane – Oesophagus, Magen, Duodenum, Pankreas und Colon – ist deshalb indiziert. Falls neben der Gallenwegspathologie gleichzeitig andere Affektionen bestehen, kann dem Patienten mitgeteilt werden, welche Symptome durch die Cholecystektomie verschwinden und welche unbeeinflußt bleiben dürften. Analog mußte bei der Abklärung von Symptomen nach Cholecystektomie vorgegangen werden (Tabelle 4).

5 Extrabiliäre, nicht-organische Aetiologie des PCS

5.1 Irritables Colon

Wahrscheinlich die bedeutungsvollste extrabiliäre, nicht-organische Aetiologie des PCS stellt das irritable Colon dar. Das klassische Syndrom dieser Erkrankung besteht aus Durchfällen, Obstipation – manchmal alternierend auftretend – und Abdominalschmerzen. Oft kommen Flatulenz, Anorexie, Nausea, allgemeine Müdigkeit und selten Erbrechen dazu. Nach sorgfältiger Erhebung der Anamnese ist in diesen Fällen ein Therapieversuch mit einer laxativen Diät und Spasmolytika angezeigt. Er bringt oft Beschwerdefreiheit [32].

5.2 Psychosomatische Störungen

Psychosomatische Störungen können zum PCS führen. Bei einer Untersuchung von 77 Patienten mit PCS hatten über 40% psychiatrische Probleme [26]. In einer anderen Serie von 21 Patienten fand Kakizaki in über 50% psychosomatische Störungen [49]. Allerdings beinhaltete diese Gruppe Patienten mit und ohne Gallenwegspathologie. Diese Zahlen zeigen, daß psychosomatische Affektionen als Ursachen für das PCS durchaus in Frage kommen; sie dürfen allerdings erst nach Ausschluß einer organischen Pathologie für die Beschwerden verantwortlich gemacht werden.

6 Zusammenfassung

30 bis 40% aller Patienten haben nach der Cholecystektomie Beschwerden [Postcholecystektomiesyndrom (PCS)]. In über 50% dieser Fälle läßt sich eine organische Ursache eruieren. Gallengangssteine und Papillenstenose sind dabei die häufigsten organischen biliären Affektionen. Sie können durch geeignete intraoperative Tests während der Cholecystektomie erkannt und behandelt werden. Die Indikation zur chirurgischen Therapie des PCS sollte erst nach vorgängigem Versuch der konservativen Mög-

lichkeiten gestellt werden, oder, wenn die zugrunde liegende Pathologie nicht anders behoben werden kann. Oesophagitis, Ulcus und Pankreatitis sind die häufigsten extrabiliären organischen Ursachen des PCS. Eine unvollständige Abklärung läßt diese Affektionen präoperativ unerkannt. Leber- und Pankreasschädigungen können Folge der ursprünglichen Gallenwegserkrankung sein. Sie lassen sich durch eine frühzeitige Cholecystektomie vermeiden. In den übrigen 50% des PCS läßt sich keine organische Erkrankung nachweisen. Metabolische Veränderungen nach Cholecystektomie sind nicht für das PCS verantwortlich. Die Bedeutung der funktionellen Gallenwegsstörungen ist nicht klar. Das irritable Colon ist die häufigste extrabiliäre, nicht-organische Erkrankung, die zum PCS führt.

Literatur

1. Acosta JM, Nardi GL (1966) Papillitis. Arch Surg 92:354–361
2. Adler GG (1971) Choledochussteinbildung durch nichtresorbierbares Nahtmaterial. Chirurg 42:508–510
3. Alnor PC (1972) Die Papillitis stenosans Vateri. Beitr klin Chir 219:229–240
4. Arianoff A (1968) La sphincterotomie de l'Oddi en chirurgie biliaire. Brussels: Arscia, S.A.
5. Arianoff AA, Gélin A (1957) Les réinterventions sur les voies biliaires. Acta Chir Belg [Suppl] 1
6. Badley BWD, Murphy GM, Bouchier IAD (1969) Intraluminal bile-salt deficiency in the pathogenesis of steatorrhoea. Lancet ii:400–402
7. Baer E (1976) Die Verlässlichkeit der Cholangiomanometrie für Stein- und Papillendiagnostik. Diss Universität Basel
8. Barbara L, Roda E, Roda A, Sama C, Festi D, Mazzella G, Aldini R (1976) The medical treatment of cholesterol gallstones: experience with chenodeoxycholic acid. Digestion 14:209–219
9. Bardenheier JA, Kaminski DL, William VL, Hanlon CR (1969) Ten year experience with direct cholangiography. Am J Surg 118:900–905
10. Bartlett MK, Warshaw AL, Ottinger LW (1974) The removal of biliary duct stones. Surg Clin North Am 54:599–611
11. Baumann J (1969) Gallengangsnachoperationen. Langenbecks Arch Chir 324:183–198
12. Becker H, Brandt P, Ungeheuer E (1977) De-Choledochoduodenostomie, Indikationen und operations-technisches Vorgehen. Med. Klinik 72:1972–1975
13. Bergdahl L, Holmlund DEW (1976) Retained bile duct stones. Acta Chir Scand 142:145–149
14. Bergmann K, Schultheiss HR, Paumgartner G, Preisig R (1974) Effect of cholecystectomy and sphincterotomy on bile acid washout in the dog. Gastroenterology 67:833–841
15. Bernoulli R, Faust H, Gyr K, Thurnherr N, Aenishänslin W, Stalder GA (1977) Prospektive Studie der ersten 197 endoskopisch-retrograden Cholangio-Pankreatikographien (ERCP) in Basel (1973–1975). Schweiz Med Wochenschr 107:1278–1291
16. Best RR, Rasmussen JA, Wilson CE (1953) Management of remaining duct stones by various solvents and biliary flush regimen. Arch Surg 67:839–857

17. Blumgart LH, Sokhi GS, Duncan JG (1975) Endoscopy and retrograde choledochopancreatography in the diagnosis of postcholecystectomy symptoms. Bull Soc Int Chir 34:587–591
18. Bodvall B (1964) Late results following cholecystectomy in 1930 cases and special studies on postoperative biliary distress. Acta Chir Scand 329:1–155
19. Bodvall B (1973) The postcholecystectomy syndromes. Clin Gastroenterol 2:103–126
20. Bodvall B, Oevergaard B (1967) Computer analysis of postcholecystectomy biliary tract symptoms. Surg Gynecol Obstet 124:723–732
21. Böhmig HJ, Fritsch A, Kux M, Stacher G (1969) Indikationen und Ergebnisse der transduodenalen Sphinkterotomie. Langenbecks Arch Chir 323:173–188
22. Brandstätter G, Kratochvil P, Wiedner F (1976) Die diagnostische Bedeutung der endoskopisch retrograden Cholangio-Pankreatikographie beim sogenannten Postcholezystektomiesyndrom. Wien Klin Wochenschr 88:806–810
23. Breitfellner G, Brücke P (1964) Neue Aspekte bei der sogenannten stenosierenden Papillitis. Ein Beitrag zur Histopathologie der Papilla Vateri. Langenbecks Arch Chir 306:191–204
24. Burhenne HJ (1972) Complications of non-operative extraction of retained common duct stones. Am J Surg 131:260–262
25. Burhenne HJ (1976) Non-operative extraction of retained common duct stones. Adv Surg 10:121–136
26. Christiansen J, Schmidt A (1971) The postcholecystectomy syndrome. Acta Chir Scand 137:789–793
27. Cirenei A, Hess W (1977) Chirurgie du foie, des voies biliaires et du pancreas. Padova: Piccin Editore
28. Classen M, Demling L (1974) Endoskopische Sphinkterotomie der Papilla Vateri und Steinextraktion aus dem Ductus Choledochus. Dtsch Med Wochenschr 99:496–497
29. Cotton PD (1977) ERCP. Gut 18:316–341
30. Daniel O (1972) The value of radiomanometry in bile duct surgery. Ann R Coll Surg 51:357–372
31. Demling L, Koch H, Classen M, Belohlavek D, Schaffner O, Schwamberger K, Stolte M (1974) Endoskopische Papillotomie und Gallensteinentfernung. Dtsch Med Wochenschr 99:2255–2257
32. Fahrländer H (1973) Irritables Kolon. Klin Gastroenterol 1:516–520
33. Farha GJ, Pearson RN (1976) Transcystic duct operative cholangiography. Am J Surg 131:228–231
34. Faris I, Thomson JPS, Grundy DJ, Le Quesne LP (1975) Operative cholangiography: a reappraisal based on a review of 400 cholangiograms. Br J Surg 62:966–972
35. Fernandez-Cruz L, Palacin A, Pera C (1977) Benign strictures of the terminal common bile duct. In: The sphincter of Oddi (Ed) Delmont J pp 137–144. Basel: S Karger
36. Födisch HJ (1972) Normale und pathologische Anatomie. Heft Nr 24: Feingewebliche Studien zur Orthologie und Pathologie der Papilla Vateri. Stuttgart: G Thieme
37. Freund H, Charuzi I, Granit G, Berlatzky Y, Eyal Z (1977) Choledochoduodenostomy in the treatment of benign biliary tract disease. Arch Surg 112:1032–1034
38. Glenn F, Johnson O (1955) The cystic duct remnant as a consequence of incomplete cholecystectomy. Surg Gynecol Obstet 101:331–348
39. Grill W (1974) Reinterventionen an den Gallenwegen. Chirurg 45:163–167
40. Grill W, Pichlmaier H (1963) Untersuchungen über die instrumentelle Gallengangsexploration. Langenbecks Arch Chir 296:528–531
41. Havard C (1970) Operative cholangiography. Br J Surg 57:797–807
42. Hess W (1967) Probleme der Operationswahl in der Gallenchirurgie. Chirurg 78:197–201
43. Hess W (1974) Akzidentelle und iatrogene Verletzungen der Gallenwege. Helv Chir Acta 41:639–652

44. Hess W (1977) Praktische Chirurgie, Heft 91: Nachoperationen an den Gallenwegen. Stuttgart: F Enke
45. Hicken NF, McCallister AJ (1964) Operative cholangiography as an aid to reducing the incidence of "overlooked" common bile duct stones: a study of 1003 choledocholithotomies. Surgery 55:753–758
46. Hoerr SO, Hermann RE (1973) Side-to-side choledochoduodenostomy. Surg Clin North Am 53:1115–1122
47. Ikeda S, Tanaka M, Itoh H, Tamura R (1977) A newly devised cutting probe for endoscopic sphincterotomy of the ampulla of Vateri. Endoscopy 9:238–241
48. Jolly PC, Baker JW, Schmidt HM, Walker JH, Holm JC (1968) Operative cholangiography: a case for its routine use. Ann Surg 168:551–565
49. Kakizaki G, Kato E, Fujiwana Y, Hasegawa N (1976) Postbiliary surgery complaints. Psychosomatic aspects. Am J Gastroenterol 66:62–68
50. Kakos GS, Tompkins RK, Turnipseed W, Zollinger RM (1972) Operative cholangiography during routine cholecystectomy. Arch Surg 104:484–488
51. Kawai K, Akasaka Y, Murakami K, Tada M, Kohly Y, Nakajima M (1974) Endoscopic sphincterotomy of the ampulla of Vater. Gastrointest Endosc 20:148–151
52. Kern E (1965) Operationstaktik der Gallenwegsoperationen. Langenbecks Arch Chir 313:264–276
53. Kimball A, Pertsehkidis O, Panveliwalla O (1976) Composition of biliary lipids and kinetics of bile acids after cholecystectomy in man. Am J Dig Dis 21:776–781
54. Koch H, Rösch W, Schaffner O, Demling L (1977) Endoscopic papillotomy. Gastroenterology 73:1393–1396
55. Krondl A, Vavrinkova H, Michalec C (1964) Effect of cholecystectomy on the role of the gallbladder in fat absorption. Gut 5:607–610
56. Larmi TKI, Mokka R, Kemppainen P, Seppala A (1975) A critical analysis of the cystic duct remnant. Surg Gynecol Obstet 141:48–52
57. Laurent J, Floquet J, Guibal F, Watrin B, Vosse A (1977) Primary and secondary odditis. In: The sphincter of Oddi (Ed) Delmont J pp 131–136. Basel: S Karger
58. Laursen T, Schmidt A (1966) Increase in serum-GPT and serum-LDH after administration of morphine to patients suffering from bile-duct dyskinesia. Scand J Clin Lab Invest [Suppl] 92:175–177
59. Letton AH, Wilson JP (1966) Routine cholangiography during biliary tract operations; technique and utility in 200 cases. Ann Surg 163:937–942
60. Lindskog B (1970) Evaluation of operative cholangiography in gallstone-surgery. Lund: Berlingska Baktryckeriet.
61. Mackie DB, Haynes S, May RE (1973) Unabsorbable suture material, a rare cause of recurrent stones in the common bile duct. Br J Surg 60:23–24
62. Madden JL (1973) Common duct stones, their origin and surgical management. Surg Clin North Am 53:1095–1113
63. Malagelada JR, Go VLW, Summerskill WHJ (1973) Bile acid secretion and biliary bile acid composition altered by cholecystectomy. Am J Dig Dis 18:455–459
64. Mazzariello R (1970) Removal of residual biliary tract calculi without reoperation. Surgery 67:566–573
65. Mazzariello R (1973) Review of 220 cases of residual biliary tract calculi treated without reoperation: an eight-year study. Surgery 73:299–306
66. McCarthy JD (1970) Radiomanometry during biliary operations. Arch Surg 100:424–429
67. McClenahan JE, Evans JA, Braunstein PW (1959) Intravenous cholangiography in the postcholecystectomy syndrome. JAMA 159:1353–1357
68. McCormick JStC, Brenner DN, Thomson JWW, McNair TJ, Philp T (1974) The operative cholangiogram. Ann Surg 180:902–906
69. McEvedy BV (1970) Routine operative cholangiography. Br J Surg 57:267–274

70. Meissner K (1976) Gallensteinbildung durch Nahtmaterial – ein vermeidbares Problem. Chirurg 47:231–232
71. Mondet A (1962) Técnica de la extraccion incruenta de los calculos en la litiasis residual del coledoco. Bol Soc Cir 46, 278
72. Müller-Beissenhirtz P, Berger HJ, Alnor PC (1967) Das Problem der Papillotomie im Rahmen der Erkrankungen der ableitenden Gallenwege. Langenbecks Arch Chir 318:217–232
73. Nakajiama M, Kimoto K, Fukumoto K, Ikehara H, Kawai K (1975) Endoscopic sphincterotomy of the ampulla of Vater and removal of common duct stones. Am J Gastroenterol 64:34–43
74. Nora PF, Berci G, Dorazio RA, Kirshenbaum G, Shore JM, Tompkins RK, Wilson SD (1977) Operative choledochoscopy. Am J Surg 133:105–110
75. Ottinger LW, Washaw AL, Bartlett MK (1974) Intraoperative endoscopic evaluation of the bile duct. Am J Surg 127:465–468
76. Pomare EW, Heaton KW (1973) The effect of cholecystectomy on bile salt metabolism. Gut 14:753–762
77. Primbram BOC (1950) Postcholecystectomy syndromes. JAMA 142, 1262
78. Primbram BOC, Berlin MD (1935) New methods in gallstone surgery. Surg Gynecol Obstet 60:55–64
79. Rösch W, Koch H, Demling L (1976) Manometric studies during ERCP and endoscopic papillotomy. Endoscopy 8: 30–33
80. Roth JLA, Berk JE (1976) Symptoms after cholecystectomy (postcholecystectomy syndrome). In Gastroenterology (Ed.) Bockus HL. Volume III, pp 900–915. Philadelpia: WB Saunders
81. Roux M, Rettori R, Debray Ch, Le Canuet R, Laumonier R (1959) Roentgen and pathologic appearance of chronic odditis. J Int Coll Surg 32:599–612
82. Rückert U, Trede M (1974) Zur Reoperation an den Gallenwegen. Beitr Klin Chir 221:281–291
83. Safrany L (1977) Duodenoscopic sphincterotomy and gallstone removal. Gastroenterol 72:338–343
84. Saharia PC, Zuidema G, Cameron JL (1977) Primary common duct stones. Ann Surg 185: 598–604
85. Salducci J, Naudi B, Pin G, Ranieri F, Monges H (1977) Papilla electromyography: endoluminal recording performed in man by perduodenoscopic cannulation. In The sphincter of Oddi (Ed) Delmont J. pp 77–79. Basel: S Karger
86. Sarles JC, Devaux MA, N'Guyen R, Michel G (1974) Action of the chronic irritation of the section of vago-sympathetic nerves upon the choledochal duodenal sphincter in the dog. 9 th Congress of the European Society for Experiment Surgery, Salzburg
87. Schein CJ (1969) Biliary endoscopy, an appraisal of its value in biliary lithiasis. Surgery 65:1004–1006
88. Schulenburg CAR (1969) Operative cholangiography: 1000 cases. Surgery 65:723–739
89. Shore JM, Berci G (1970) The clinical importance of cholangioscopy. Endoscopy 2:117–121
90. Shore JM, Berci G, Morgenstern L (1975) The value of biliary endoscopy. Surg Gynecolo Obstet 140:601–604
91. Siffert G (1976) Motor disorders of the biliary tract: dyskinesia, dystonia, dyssinergia. In Gastroenterology (Ed) Bockus HL. Vol. III, pp 726–734. Philadelphia: WB Saunders
92. Silvennoinen E (1970) Concrements resulting from suture material in the biliary tract, a clinical and experimental study. Ann Chirur Gynaecol [Suppl] 59:169
93. Simmons F, Ross APJ, Bouchier IAD (1972) Alterations in hepatic bile composition after cholecystectomy. Gastroenterol 63:466–471
94. Smith R (1971) Strictures of the bile duct. Progr Surg 9:157–175

95. Spohn K, Müller-Kluge M (1965) Technik und Ergebnisse bei 2000 Operationen an den Gallenwegen. Langenbecks Arch Chir 313:300–311
96. Stefanini P, Carboni M, Petrassi N, Loriga P, De Bernardinis G, Negro P (1974a) Factors influencing the long term results of cholecystectomies. Surg Gynecol Obstet 139:734–738
97. Stefanini P, Carboni P, Petrassi N, De Bernardinis G, Negro P, Loriga P (1974b) Transduodenal sphincteroplasty. Its use in the treatment of lithaisis and benign obstruction of the common duct. Am J Surg 128:672–677
98. Stefanini P, Carboni M, Petrassi N, Basoli A, De Bernardinis G, Negro P (1975) Roux-en-Y-hepaticojejunostomy: a reappraisal of its indications and results. Ann Surg 181:213–219
99. Thistle JL, Hofmann AF, Ott BJ, Stephens DH (1978) Chemotherapy for gallstone dissolution. I. Efficacy and Safety. JAMA 239:1041–1046
100. Tondelli P, Allgöwer M (1974) Vereinfachte intraoperative Cholangiomanometrie und Debitomanometrie. Helv Chir Acta 41:609–613
101. Tondelli P, Allgöwer M (1977) Operationsindikationen und operative Verfahren bei Gallensteinerkrankungen. Ther Umschau 34:869–877
102. Tondelli P, Allgöwer M (1979) Chirurgie der Cholelithiasis. Berlin Heidelberg New York Springer Verlag
103. Tondelli P, Schuppisser JP, Lüscher N, Allgöwer M (1979a) Cholangiographie, Druck- und Durchflussmessung in der Indikationsstellung zur Gallengangsrevision und zur Papillenplastik. Therapiewoche 29:775–776
104. Tondelli P, Gyr K, Lüscher N, Schuppisser JP, Stalder GA, Allgöwer M (1979b) Klinische und endoskopische Spätuntersuchungen nach chirurgischer Papillenspaltung. Helv Chir Acta 45:687–692
105. Toouli J, Jablouski P, Watts JM (1975) Gallstone dissolution in man using cholic acid and lecithin. Lancet ii:1124–1126
106. Way LW, Motson RW (1976) Dissolution of retained common duct stones. Adv Surg 10:99–119
107. Way LW, Admirand WH, Dumphy JF (1972) Management of choledocholithiasis. Ann Surg 176:347–359
108. Wayne R, Cegielski M, Bleicher J, Saporta J (1976) Operative cholangiography in uncomplicated biliary tract surgery. Am J Surg 131:324–327
109. Wexler MJ, Smith R (1975) Jejunal mucosal graft. Am J Surg 129:204–211
110. White TT (1973) Indicatio ns for sphincteroplasty as opposed to choledochoduodenostomy. Am J Surg 126:165–170
111. Wiethoff CA, Wiethoff RA, Gover JL (1974) Operative cholangiography in a rural surgical practice. Arch Surg 109:254–256
112. Willenegger H, Kaiser Ch, Roth B, Müller J (1974) Zur transduodenalen Papillenspaltung. Helv. Chir Acta 41:803–813
113. Zcff RH, Pfeffer RB, Adams PX, Ruoff M (1976) Reoperation for amputation neuroma at the cystic duct. Am J Surg 131:369–370
114. Zittel RX (1969) Leberschädigungen nach biliodigestiven Anastomosen. Langenbecks Arch Chir 325:430–434
115. Zollinger RM (1975) Experiences in operative cholangiography. In Surgery of the liver, pancreas and biliary tract (Ed) Najarian JS, Delaney JP. pp 95–101. New York: Stratton Intercontinental Medical Book Corporation

Kapitel 19

Papillotomie und bilio-digestive Anastomose

M. CLASSEN, F. W. OSSENBERG und H. W. SCHREIBER

1 Die Funktion des Sphincter Oddi: Indikation zu seiner Durchtrennung und Folgen

1.1 Die physiologische Bedeutung des Sphincter Oddi

Die Papilla duodeni major, benannt nach dem Wittenberger Anatomen Abraham Vater (1720), ist der Schlüsselpunkt eines Funktionssystems, das Duodenum, Gallenwege, Leber und Pankreas umschließt. Die physiologische Bedeutung dieses Sphincterorgans beruht einmal in der klappenähnlichen Abschottung des Duodenums zur Verhinderung eines duodeno-biliären und duodeno-pankreatischen Refluxes sowie in der nahrungsadaptierten, synchronen Entleerung von Pankreassaft und Galle in den Intestinaltrakt. Dieser doppelten Aufgabe entsprechend, ist der anatomische Aufbau dieses Sphinctersystems, das sich aus dem M. sphincter pori papillae, dem M. dilatator papillae, dem M. sphincter choledochus sowie dem M. sphincter pancreaticus zusammensetzt, komplex (Abb. 1). Die synchron, in Phasen erfolgende Kontraktion und Erschlaffung der einzelnen Sphincterkomponenten verleiht dem Organ die Funktion einer peristaltischen Pumpe [45], wobei, analog zum Herzmuskel, eine diastolische Füllungsphase und eine systolische Entleerungsphase unterschieden werden können (Abb. 2). Die Sphincterfunktion wird neural (Nervus vagus, plexus coeliacus) und humoral gesteuert [20]. Dabei müssen vier Komponenten aufeinander abgestimmt werden: die Sekretionsdrucke in Leber und Pankreas, der Druck in der Gallenblase sowie der Tonus des Sphincter Oddi [10]. Die Regelgrößen dieses Funktionssystems sind der Druck im Duodenum und im Ductus hepato-choledochus sowie Art, Menge und Zusammensetzung der eingenommenen Nahrung. Selbst nach Cholecystektomie ist der intakte Sphincter Oddi der wichtigste Steuerfaktor der Galleentleerung in das Duodenum [1].

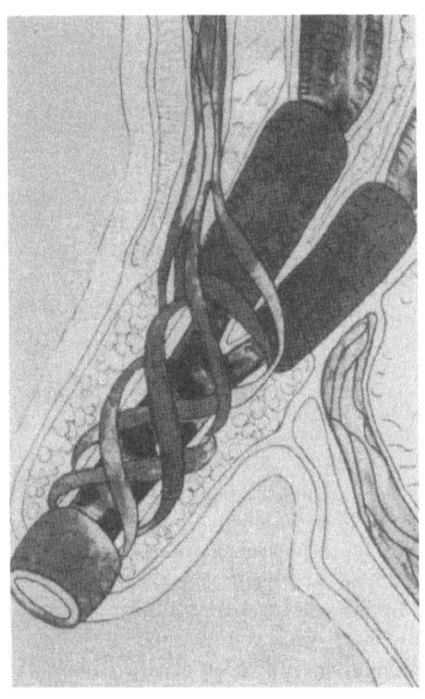

Abb. 1. Muskulatur der Papilla Vateri (Aus: Stolte [42])

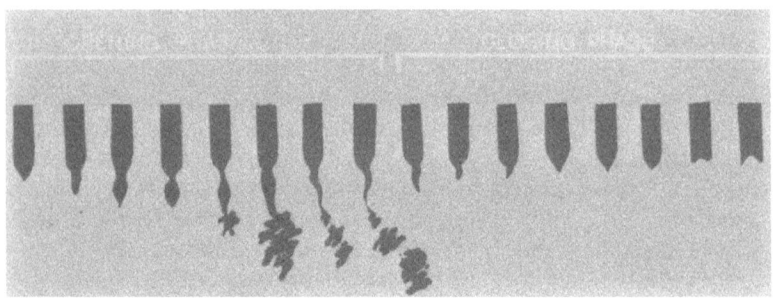

Abb. 2. Funktion der Papilla Vateri. (Aus: Hess [22])

1.2 Pathophysiologische Folgen des Funktionsverlustes des Sphincter Oddi

Dieses Steuersystem wird sowohl durch eine Sphincterotomie als auch durch eine bilio-digestive Anastomose beeinträchtigt oder seiner Funktion beraubt. Dies bedeutet:

1. Verlust der nahrungsadaptierten Steuerung der Galle- und Pankreassekretion, sowie
2. Eröffnung eines Infektionsweges für ascendierende Gallenwegsentzündungen.

Jahrzehntelange chirurgische Erfahrung hat gezeigt, daß der Verlust der nahrungsadaptierten Steuerung der Pankreas- und Gallensekretion keine wesentliche Maldigestion bedingt und daß der operationsbedingte Verlust des Funktionssystems Sphincter Oddi-Gallenblase mit Gesundheit und Wohlbefinden des Patienten vereinbar ist. Untersuchungen von Cholerese, Pankreassekretion und Digestion nach Sphincterotomie und biliodigestiver Anastomose beim Menschen sind kaum dokumentiert. Tierexperimentelle Untersuchungen [2] haben gezeigt, daß der Gallensäurepool nach Cholecystektomie um 40%, und nach zusätzlicher Sphincterotomie um zusätzliche 30% vermindert wird. Inwieweit dadurch die Fettverdauung oder der lithogene Index beeinflußt werden, kann nur vermutet werden.
Umstritten ist, ob der Reflux von keimhaltigem Duodenalinhalt in die Gallenwege infolge der chirurgisch induzierten Ventilinsuffizienz der Papille die Entwicklung einer Cholangitis auslöst. Tierexperimentell konnte an Hunden demonstriert werden, daß selbst die Anlage einer choledocho-colischen Fistel ohne Entwicklung einer Cholangitis toleriert wird [28]. Wir teilen die Ansicht von Fritsch, daß die funktionellen Folgen einer ausgiebigen Sphincterspaltung den Patienten kaum beeinträchtigen [13].

1.3 Präoperative Diagnostik zur Vermeidung postoperativer Syndrome

Zur Vermeidung postoperativer Beschwerden ist eine exakte Indikationsstellung und damit eine präzise präoperative Diagnostik erforderlich. Neben Anamnese, physikalischer Untersuchung sowie Messung der laborchemischen Parameter von Cholestase und Pankreatitis ist die genaue endoskopische und röntgenmorphologische Untersuchung der Gallenwege (ERC, PTC) und des angrenzenden Duodenums, einschließlich der Papilla Vateri (Duodenoskopie) und des Pankreas (ERP) wesentlich.
Fakultativ werden ergänzende Untersuchungen erforderlich, a) bei Verdacht auf Papillenstenose, durch endoskopische Manometrie [18] des duodeno-biliären Druckgradienten und Zangenbiopsie (oder besser Schlingenbiopsie) des suspekten Papillenbefundes, und b) bei Carcinom-Verdacht im Bereich der Gallenwege oder des Pankreas, durch Untersuchung reiner Galle bzw. Pankreassekrets auf Tumorzellen und Tumorantigene.

2 Indikationen für die Sphincterotomie (Papillotomie) oder bilio-digestive Anastomose

Sowohl die Sphincterotomie als auch die bilio-digestive Anastomose dienen der Wiederherstellung des Galleflusses bei extrahepatischer Gallenwegsobstruktion. Das methodische Vorgehen wird von Art und Lokalisation des Abflußhindernisses bestimmt.

2.1 Sphincterotomie; Papillotomie

Die Spaltung des Sphincter Oddi, chirurgisch oder endoskopisch, ist bei einer organischen Papillenstenose indiziert, d. h. beim Vorliegen einer narbigen Stenose des Sphincterapparates oder einer Steineinklemmung im Papillenbereich. Die häufigste Indikation zur Durchführung einer endoskopischen Papillotomie sind übersehene oder neugebildete Konkremente im Ductus hepato-choledochus nach vorausgegangener Cholecystektomie. Beim Papillencarcinom wird die endoskopische Papillotomie durchgeführt, einmal als Palliativmaßnahme im nicht mehr resezierbaren Tumorstadium und zum anderen zur Beseitigung von Ikterus und Pankreatitis vor einem geplanten kurativen chirurgischen Eingriff.
Es zeichnet sich der Trend ab, daß sich die Indikationsbreite zugunsten der endoskopischen Papillotomie verschieben wird. Da jedoch bisher nur wenige detaillierte Langzeituntersuchungen nach endoskopischer Papillotomie vorliegen, sollte dieser Eingriff auf Patienten beschränkt bleiben, bei denen aufgrund von Alter (über 60 Jahre), eines Ikterus oder einer ernsthaften Zweiterkrankung ein erhöhtes chirurgisches Operationsrisiko besteht [8].

2.2 Bilio-digestive Anastomosen

Die Anlage einer bilio-digestiven Anastomose ist indiziert bei Obstruktionen im Bereich des terminalen Ductus choledochus und der Papillenregion, die auch plastisch nicht rekonstruiert werden können.

3 Papillotomie, Sphincterotomie, Sphincteroplastik

Die Papillotomie umfaßt die partielle oder totale Durchtrennung der Mucosa und des Muskelapparates [9, 15].

3.1 Chirurgische Verfahren

Folgende Verfahren stehen zur Papillotomie oder Sphincterotomie zur Verfügung [14, 37]:

a) Transduodenale Papillotomie (Incision der Mucosa).
b) Transduodenale Sphincterotomie (Incision der Mucosa und des Sphincter ampullae).
c) Transduodenale totale Sphincterotomie (Incision bis zum Sphincter choledochus bis zum Erreichen des Lumens).

Diese Operationen können mit oder ohne keilförmige Excision, einer adaptierenden Schleimhautnaht und, falls erforderlich, mit zusätzlicher Incision der Pankreasgangmündung durchgeführt werden.

3.1.1 Sphincterotomie, Papillotomie

Stenosen, die für Bougies oder Dilatatoren bis zum Durchmesser von 3–5 mm durchgängig sind, gelten als reversibel; dies trifft für über 90% aller Stenosen zu. Mit Bougies der Größe 7–9 mm können sie erfolgreich dilatiert werden. Beim Vorliegen einer irreversiblen, narbigen Stenose, insbesondere bei ringförmiger Deformierung des Sphincterapparates führen wir die klassische Sphinctertomie durch; d.h. wir incidieren Schleimhaut, Sphincter ampullae und Sphincter choledochus oberhalb der Einmündung des Ductus pancreaticus.
Beim Vorliegen einer benignen Papillenstenose und gleichzeitiger Cholelithiasis hat sich in jüngster Zeit das kombinierte endoskopische und chirurgische Vorgehen bewährt: präoperative Durchführung einer endoskopischen Papillotomie, anschließend Cholecystektomie. Bei diesem Vorgehen kann sowohl die Duodenotomie und ebenso die Choledochotomie vermieden werden; das Operationstrauma und Risiko wird damit deutlich reduziert.

3.1.2 Sphincteroplastik

Die Sphincteroplastik führen wir nur in seltenen Fällen durch: 1. bei extremer, fadenförmiger Papillenstenose, wenn eine alleinige Sphincterotomie zur Dehnung nicht ausreicht; und 2. beim Vorliegen eines local-resezierbaren Papillentumors. Zwei chirurgische Operationsverfahren stehen zur Verfügung: a) keilförmige Excision von Mucosa, Sphincter ampullae und Sphincter choledochus mit anschließender Mucosa-Naht, b) totale, zirkuläre Excision des gesamten Papillenapparates mit Neuimplantation von Ductus choledochus und Ductus pancreaticus.

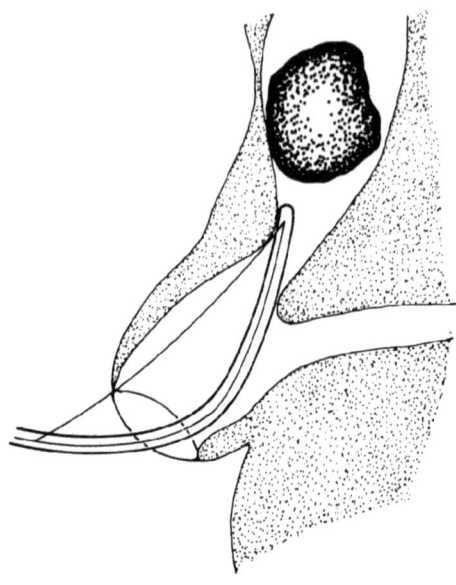

Abb. 3. Schematische Darstellung der endoskopischen Papillotomie. Das Erlanger Papillotom ist in den terminalen Ductus choledochus vorgeführt worden. Der Schneidedraht ist gespannt und auf das zu durchschneidende Papillendach gerichtet

3.2 Endoskopische Verfahren

Basierend auf den instrumentellen und methodischen Grundlagen der endoskopischen, retrograden Kanülierung der Papilla Vateri, wurde 1974 [7, 24] die endoskopische Papillotomie (EPT) eingeführt. Im Prinzip wird dabei durch den Arbeitskanal eines Fiberglas-Endoskopes, das in das Duodenum eingeführt wurde, ein Papillotom (ein PVC-Katheter mit einem extraluminalen Schneidedraht an der Spitze) unter endoskopischer und radiologischer Kontrolle durch die Papille in den Ductus choledochus vorgeschoben; anschließend wird die Papilla Vateri und das Papillendach in einer Länge von etwa 15 mm durchtrennt [33] (Abb. 3). Eine Papillenstenose wird durch dieses Verfahren einfach beseitigt; Gallengangkonkremente treten im allgemeinen spontan durch die neugeschaffene Öffnung in das Duodenum über oder können mit Hilfe eines Dormia-Korb-Katheters aus dem Ductus choledochus extrahiert werden. Bisher wurden weltweit mehr als 4000 endoskopische Papillotomien durchgeführt; in 93% der Fälle konnten Gallengangkonkremente erfolgreich entfernt werden [32].

Dieses Behandlungsverfahren hat sehr wenig Komplikationsmöglichkeiten, erfordert aber große Erfahrung und besonderes manuelles Geschick von Seiten des Endoskopikers. Deshalb sollte die Durchführung dieses Eingriffs gastroenterologischen Schwerpunktzentren vorbehalten bleiben.

3.3 Komplikationen

3.3.1 Chirurgische Komplikationen

Komplikationen der chirurgischen Papillotomie sind: Pankreatitis (1,5–1,9%); persistierende Stenose oder frühe Re-Stenose nach unvollständiger Papillotomie (um 2%); eine zu lange Incision mit Eröffnung des terminalen Ductus choledochus sowie der Duodenalwand mit Austritt von Galle und Duodenalsaft in die Abdominalhöhle und den Retroperitonealraum; intra- und postoperative intramurale Einblutungen in die Papillenregion oder die Duodenalwand mit konsekutiver Wandnekrose und Peritonitis (1%). Seltenere Komplikationen sind die Nahtinsuffizienz und die Incision am falschen Ort, d.h. im allgemeinen oberhalb der Papille.

3.3.2 Komplikationen der endoskopischen Papillotomie

Spezifische Komplikationen der endoskopischen Papillotomie sind bei 7,5% der Patienten zu erwarten: Pankreatitis (1,4%), retroperitoneale Perforation (1,1%), Blutungen (2,8%) und septische Cholangitis (2,2%). Nach unserer Erfahrung sind die akute Pankreatitis und die retroperitoneale Perforation seltene und weniger bedrohliche Komplikationen. Im Gegensatz dazu ist die septische Cholangitis ein ernster Zwischenfall, der oft die direkte chirurgische Intervention erforderlich macht. Die Cholangitis resultiert fast immer aus einer Stagnation des Galleflusses bei gleichzeitiger ascendierender Infektion der Gallenwege.

Neben der Cholangitis ist die Blutung eine relativ häufige und ernste EPT-Komplikation, die meist nach einer wiederholten, zweiten oder dritten ausgedehnten Incision zur Entfernung besonders großer Choledochus-Konkremente auftritt. Die Mortalität der EPT betrug in einer Sammelstatistik bei 1989 Eingriffen 1,2%.

3.4 Syndrome nach chirurgischer und endoskopischer Papillotomie

3.4.1 Syndrome infolge Ventilinsuffizienz der Papille

Sowohl die chirurgische Sphincterotomie als auch die endoskopische Papillotomie zielen auf eine komplette Durchtrennung des Sphincter Oddi. Untersuchungen an einem chirurgischen Patientengut [13] mit Hilfe von

Manometrie und druckkonstanter Debit-Metrie haben gezeigt, daß die totale Sphincterotomie den zuvor erhöhten Residualdruck im Ductus choledochus normalisiert und daß die Durchflußrate durch die Papille um 100% gegenüber der Norm erhöht wird. Nach totaler Sphincterotomie kann der Residualdruck im Ductus choledochus nicht von den Druckwerten bei normaler Papille unterschieden werden. Dieses Phänomen wird mit der Hypothese erklärt, daß entweder Restanteile des Sphincter Oddi oder Teile der Duodenalwand den Funktionsausfall des Sphincter Oddi mit ihrem Tonus und ihrer Motilität kompensieren. Im Gegensatz zu diesen chirurgischen manometrischen Untersuchungen ergaben unsere eigenen duodenoskopischen Druckmessungen nach endoskopischer Papillotomie, daß der duodeno-biliäre Druckgradient im allgemeinen aufgehoben ist.

Andere Funktionen, die an einen intakten Sphincter Oddi gebunden scheinen, waren nach totaler Sphincterotomie ebenfalls noch erhalten: die Verschlußfähigkeit des distalen Choledochus, wenn Kontrastmittel aus den Gallenwegen abströmt [23], das röntgen-cinematographisch zu beobachtende Papillenspiel [34], die Cholecystocinin-Einwirkung auf die Papille [16] sowie eine unbeeinträchtigte Füllung und Entleerung der Gallenblase bei intravenöser Cholangiographie [27].

Daraus folgt, daß die Funktionen des Sphincter Oddi, die den Galletransport in das Duodenum betreffen, von einer kompletten Dissektion nicht wesentlich betroffen werden [13].

Dem gegenüber ist die Ventilfunktion der Papilla Vateri erheblich gestört. Eine Ventilinsuffizienz, d. h. ein duodeno-biliärer Reflux, war nach totaler Sphincterotomie regelmäßig röntgen-cinematographisch unter verschiedenen Bedingungen nachweisbar [13]. Selbst zwei Jahre nach der Operation konnte bei der Mehrzahl der Fälle ein Reflux nachgewiesen werden; die Patienten waren jedoch klinisch unauffällig und beschwerdefrei. Bei Kontrolluntersuchungen 2–7 Jahre nach totaler Sphincterotomie, wurde ein duodeno-biliärer Reflux bei 43% der Fälle beobachtet [4]. Nach endoskopischer Papillotomie fanden wir bei 42% unserer Patienten eine Aerobilie sowie bei 24% einen duodeno-biliären Reflux von Bariumkontrastmittel [6].

3.4.2 Re-Stenose der Papille

Während die Ventilinsuffizienz der Papille dem Operationsziel entspricht und klinisch keine Bedeutung hat, ist die persistierende Stenose der Papille häufigste Ursache postoperativer Beschwerden. Im Einzelfall ist es gewöhnlich kaum möglich zu differenzieren, ob die primäre Sphincterotomie zu kurz war, oder ob es sich um eine frühe Re-Stenose handelt. Re-Stenosen werden sowohl nach ausgedehnter totaler Sphincterotomie und

Sphincteroplastik als auch nach kurzen Papillotomien beobachtet; ob die Mucosa-Naht davor schützt, ist ungewiß [21]. In gleicher Weise kann eine Re-Stenose nach endoskopischer Papillotomie beobachtet werden. Der konsekutive Druckanstieg im Gallenwegsystem führt zu einer Dilatation der extra- und intrahepatischen Gallenwege.

3.4.3 Häufigkeit postoperativer Beschwerden

Nach Sphincterotomie. Beschwerden nach Sphincterotomie, aufgelistet in Tabelle 1, werden mit einer Häufigkeit von 4–16% angegeben [30, 4, 21]. Ursachen dieser Beschwerden sind gewöhnlich Re-Stenose, Residual-Steine im Ductus choledochus oder eine klaffende Papille [4, 21, 30]. Die häufig beobachtete chronisch calcifizierende Pankreatitis [4, 21, 30] besteht meist schon präoperativ und ist nicht als Folge der Sphincterotomie anzusehen (Tabelle 1).

Nach Sphincteroplastik. Störungen nach Sphincteroplastik entsprechen denen nach Sphincterotomie. Das Risiko der Re-Stenose ist höher.

Nach endoskopischer Papillotomie. Jüngere Untersuchungen, im Durchschnitt 2 Jahre nach endoskopischer Papillotomie [6, 35], haben ergeben, daß 12,5% der Patienten über rechtsseitige Oberbauchbeschwerden klagen. Selten findet sich ein Cholestase-Syndrom. Neben extrahepato-biliären Erkrankungen sind gewöhnlich übersehene oder neugebildete Konkremente des Ductus choledochus (2,8%) Ursache dieser Beschwerden.

Tabelle 1. Klassifizierung der Spätkomplikationen nach Sphincterotomie (Papillotomie)

Beschwerden nach Sphincterotomie	Neues Syndrom trotz korrekter Indikation und Technik	Neues Syndrom infolge ungeeigneter Indikation und Technik	Persistenz oder Wiederauftreten präoperativer Beschwerden
Chirurgische Sphincterotomie und Sphincteroplastik	Re-Stenose (0–6%)	Re-Stenose durch unvollständige Sphincterotomie	Stenose durch übersehenes Papillen-Carcinom chronisch-calcificierende Pankreatitis
Endoskopische Papillotomie (EPT)	Cholecystitis (nach EPT bei nicht cholecystektomierten Patienten)		Stenose durch übersehenes Papillen-Carcinom
	Re-Stenose (2,8%) Rezidivierende Gallengangsteine		Residualsteine im Ductus choledochus

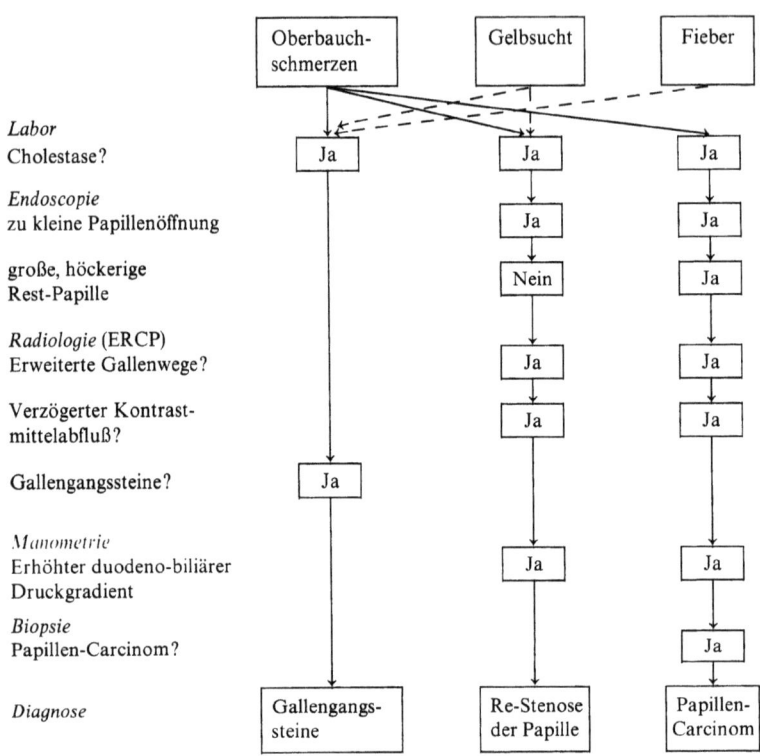

Abb. 4. Diagnostisches Vorgehen zur Abklärung postoperativer Syndrome nach Sphincterotomie (Papillotomie)

3.4.4 Diagnostik und Therapie der Syndrome nach Papillotomie

Rechtsseitige Oberbauchbeschwerden, Koliken und Ikterus bei papillotomierten Patienten erfordern immer eine duodenoskopische Inspektion der Papillenregion und eine retrograde Kontrastierung der Gallenwege und, nach Möglichkeit, des Pankreasgangsystems. Hinweise auf das Vorliegen einer Re-Stenose der Papille ergibt schon der endoskopische Eindruck eines kleinen, bisweilen kaum sichtbaren Choledochus am Oberrand der gespaltenen Papille. Die weitere Absicherung erfolgt mit Hilfe der Cholangiographie unter besonderer Beobachtung des Kontrastmittelabstroms. Zum Ausschluß eines primär übersehenen Papillen-Carcinoms sind gegebenenfalls eine ausgedehnte Schlingenbiopsie von der Papille und Zangenbiopsien aus dem präpapilliären Ductus choledochus erforderlich (Abb. 4 und 5).

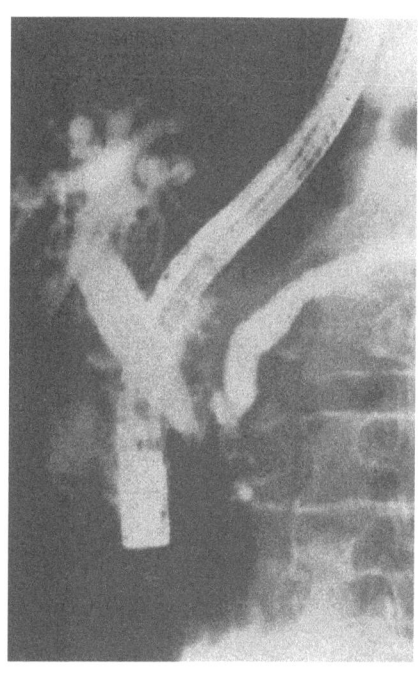

Abb. 5. Stenose nach chirurgischer Sphincterotomie mit konsekutiver Dilatation der extra- und intrahepatischen Gallenwege sowie des Pankreasgangs

Sowohl beim Vorliegen von Residualsteinen im Ductus choledochus als auch bei einer Re-Stenosierung der Papille, ist die endoskopische Papillotomie das Verfahren der Wahl.

4 Bilio-digestive Anastomosen

4.1 Operationsverfahren

Bilio-digestive Anastomosen sind indiziert, wenn der Ductus choledochus, einschließlich des Papillenbereiches, für einen ausreichenden Galleabfluß nicht mehr zur Verfügung steht und auch plastisch nicht mehr rekonstruierbar ist.

4.1.1 Choledochoduodenostomie

Die Choledochoduodenostomie gilt als Ausweichverfahren und steht für Notlösungen zur Verfügung, z. B. bei filiformer Stenose des Ductus choledochus, bei kleinem Carcinom des Pankreaskopfes und nicht sanierbarem Gallengangsteinleiden sowie bei Patienten mit hohem Operationsrisiko.

4.1.2 Cholecystoduodenostomie

Die Verbindung der Gallenblase mit dem Duodenum ist eine seltene Notlösung, so beim Carcinom des Duodenums, des Pankreaskopfes, der Papille oder des terminalen Ductus choledochus.

4.1.3 Choledocho-Hepatico-Enterostomie

Dieses Verfahren ist angezeigt, wenn der Ductus choledochus und hepaticus nicht mehr für eine Anastomose geeignet sind. In diesem Fall wird der Ductus hepaticus retrocolisch in Höhe der Bifurkation oder darüber mit einem ausgeschalteten Jejunum-Segment anastomosiert. Für die totale oder partielle End-zu-Seit oder Seit-zu-End-Anastomose bevorzugen wir die Mucosa-Zylinder-Plastik nach Smith [38, 39]. Ist die Bifurkation zerstört, werden der rechte und der linke Ductus hepaticus getrennt implantiert [9, 19].

4.1.4 Komplikationen

Akute Komplikationen nach Choledochoduodenostomie sind extrem selten; sie treten auf in Form einer Nahtinsuffizienz mit Entwicklung einer Peritonitis oder Gallenfistel. Nahtinsuffizienz mit umschriebener oder generalisierter biliärer Peritonitis wurde als Frühkomplikation der selten durchgeführten Cholecystoduodenostomie beobachtet. Eine typische, aber seltene Komplikation nach Hepatico-Jejunostomie ist die Nahtinsuffizienz der Anastomose mit Entwicklung einer biliären Peritonitis und einer passageren oder persistierenden Gallenfistel. Die Operationsmortalität wird mit 0–4% angegeben [3, 26, 40].

4.2 Postoperative Syndrome

4.2.1 Nach Choledochoduodenostomie

Obwohl mit der latero-lateralen Choledochoduodenostomie in hohem Prozentsatz ausgezeichnete Behandlungsergebnisse erzielt werden, ist dieses Behandlungsverfahren in den letzten Jahren in Zweifel gesetzt worden aufgrund typischer Langzeitkomplikationen, die in etwa 10% der Fälle beobachtet werden. Typische Komplikation ist die Bildung eines Blindsacksyndroms: Der retroduodenale Abschnitt des Ductus choledochus, zwischen Anastomose und Papilla Vateri, füllt sich mit Nahrungsresten oder Gallensteinen und kann so Ursache rechtsseitiger Oberbauchbeschwerden und Koliken sein. Darüber hinaus führt die Ansammlung von Galleschlamm zur intermittierenden Obstruktion der Anastomose und damit zu einer akut rezidivierenden Cholangitis und Empyembildung in dem retroduodenalen Blindsack. Dieses retroduodenale Blindsack-Syn-

Tabelle 2. Klassifizierung der Spätkomplikationen bei bilio-digestiver Anastomose

Beschwerden nach bilio-digestiver Anastomose	I Neues Syndrom trotz korrekter Indikation und Technik	II Neues Syndrom infolge ungeeigneter Indikation und Technik	III Persistenz oder Wiederauftreten präoperativer Beschwerden
Choledocho-duoenostomie	Blindsack-Syndrom, Stenose der Anastomose	Schmerzhafter Säurereflux bei zu weit proximal angelegter Anastomose	Gallengangsteine Pankreatitis
Cholecysto-duodenostomie	Cholecystitis mit entzündlicher Stenose des Ductus cysticus Biliäre Gastritis		
Choledocho-Hepatico-Enterostomie	Stenose der Anastomose Rezidivierende Gallengangssteine Peptische Ulcera		Residualsteine (intrahepatisch oder in blind verschlossenen Choledochussegment)

drom wird selten, in etwa 4% der Fälle, beobachtet, besonders wenn die Papille nicht mehr durchgängig ist [12, 20, 21].

Häufigste Ursache postoperativer Beschwerden nach Choledochoduodenostomie ist eine Schrumpfung der Anastomose, die besonders dann auftritt, wenn die Anastomose nicht primär abheilt oder wenn sie mit einem nur gering erweiterten Ductus choledochus durchgeführt wurde [21]. Die Verengung der Anastomose, oft kombiniert mit Gallensteinen im proximalen Choledochussegment, kann Hauptursache von akuter Cholangitis und Ikterus sein und wird bei 0,4% der Patienten als Langzeitkomplikation beobachtet [28].

Bei normaler Anlage der Anastomose wird bei allen Patienten regelmäßig eine Aerobilie und ein massiver Reflux des Barium-Kontrastmittels bis in die feinen intrahepatischen Gallenwegsverzweigungen beobachtet. Im Gegensatz zur früheren Anschauung wird dieser duodeno-biliäre Reflux nicht mehr als entscheidende, eine Cholangitis auslösende Ursache angesehen [28]. Hess [21] gibt jedoch an, daß bei Anlage der Anastomose im proximalen Duodenum der intensive, noch nicht neutralisierte Reflux von saurem Magensaft in die Gallewege schmerzvoll ist. Als charakteristisch für dieses Syndrom gilt ein scharfer, rechtsseitiger Oberbauchschmerz, der wenige Minuten nach Nahrungsaufnahme einsetzt und mehrere Minuten anhält.

Die gastroskopische Untersuchung der Patienten mit Choledochoduodenostomie ergibt häufig das Vorliegen einer biliären, atrophischen Gastritis mit intestinaler Metaplasie (Tabelle 2).

4.2.2 Nach Cholecystoduodenostomie

Anastomosen zwischen Gallenblase und Duodenum führen in hohem Maße zu Komplikationen. Die Gallenblase wird zwangsläufig vom Intestinaltrakt her infiziert; die daraus resultierende Entzündung greift auf den Ductus cysticus über und führt zu einer Stenose, die die Anastomosenfunktion aufhebt. Da dieses Operationsverfahren jedoch im allgemeinen nur als Notfallmaßnahme bei inoperablen Tumoren eingesetzt wird, wird diese typische Langzeitkomplikation selten beobachtet.

4.2.3 Nach Choledocho-Hepatico-Enterostomie

Postoperative Beschwerden sind selten; 75–85% der Patienten bleiben beschwerdefrei [3, 26, 40]. Postoperative Beschwerden in Form von rechtsseitigen Oberbauchschmerzen, Koliken, Ikterus oder Schüben einer Cholangitis sind gewöhnlich bedingt durch Schrumpfung der Anastomose oder Residualkonkremente.

Stenosen der Anastomose werden in der vorliegenden Literatur mit einer Häufigkeit von 1–23% angegeben [3, 5, 21], wobei sich die Striktur im Durchschnitt 4 Jahre nach Anlage der Anastomose [21] ausbildet und fast regelmäßig zu einer Cholangitis führt. Bismuth und Mitarbeiter [3] sehen intrahepatische Residual-Steine als Hauptursache postoperativer Komplikationen an. Auch Residual-Steine in dem distalen, blindverschlossenen Choledochussegment können Ursache postoperativer Schmerzen sein.

Verschiedene Autoren [29, 40] fanden bei bis zu 22% ihrer Patienten peptische Ulcera nach Anlage einer Hepatico-Jejunostomie. Diese gehäufte Incidenz peptischer Läsionen erklären sie mit der Annahme, daß die alkalische Galle, die unter physiologischen Bedingungen die Magensäure neutralisiert, durch Anlage dieser bilio-digestiven Anastomose vom Duodenum abgeleitet wird. Obwohl dieses Phänomen von anderen Untersuchern nicht bestätigt werden konnte [3, 40] sollte ein Ulcus duodeni als Ursache von Oberbauchbeschwerden bei diesen Patienten immer ausgeschlossen werden.

4.3 Diagnostik und Therapie

4.3.1 Nach Choledochoduodenostomie

Methode der Wahl zur Abklärung postoperativer Schmerzen nach Choledochoduodenostomie ist die ERCP mit endoskopischer Inspektion der

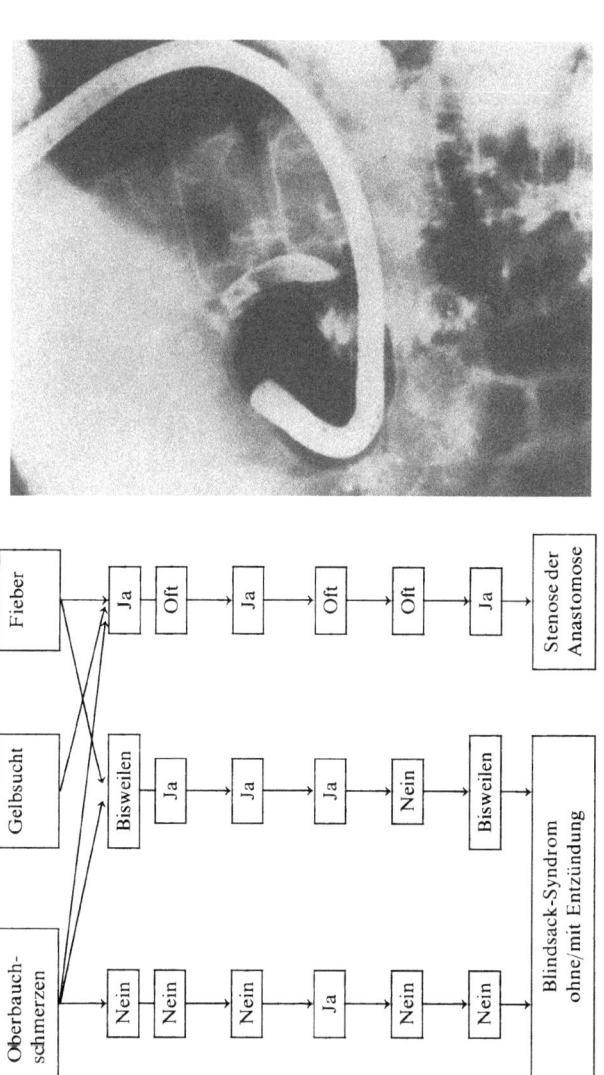

Abb. 7. Blindsack-Syndrom nach Choledochoduodenostomie mit Konkrementen im distalen Choledochussegment. Der Katheter wurde durch das Choledochoduodenostoma vorgeschoben

Labor
Cholestase?

Entzündung?

Endoskopie
Stenose der
Anastomose?

Radiologie (ERCP)
Steine oder Schlamm
im distalen Blindsack?

Steine im Ductus
choledochus oberhalb
der Anastomose?

Verzögerter Kontrast-
mittelabfluß durch
die Anastomose?

Diagnose

Abb. 6. Diagnostisches Vorgehen zur Abklärung postoperativer Syndrome nach Choledochoduodenostomie

351

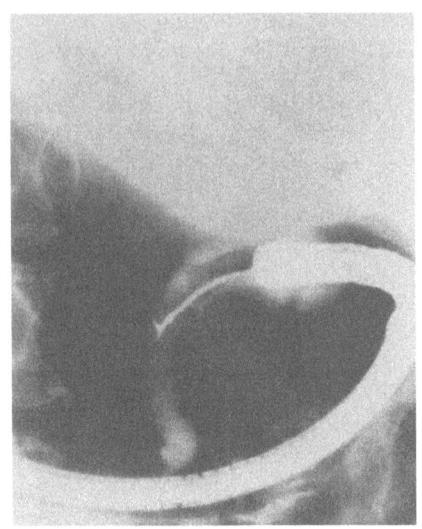

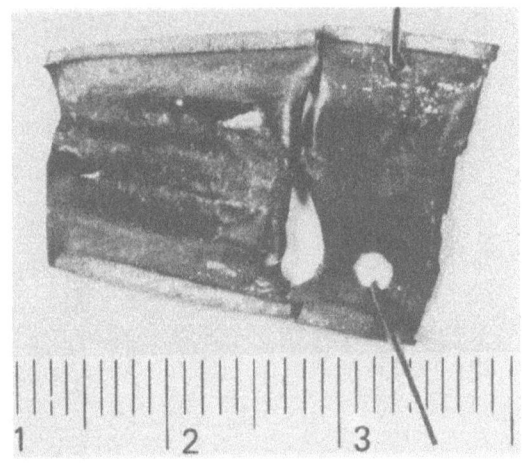

Abb. 8a. b. Endoskopische Behandlung eines Blindsack-Syndroms, bedingt durch den Überrest eines T-Drains im distalen Choledochussegment. **a** Die Biopsie-Zange, durch das Choledochoduodenostoma in den distalen Choledochusabschnitt vorgeschoben. **b** Der extrahierte Fremdkörper

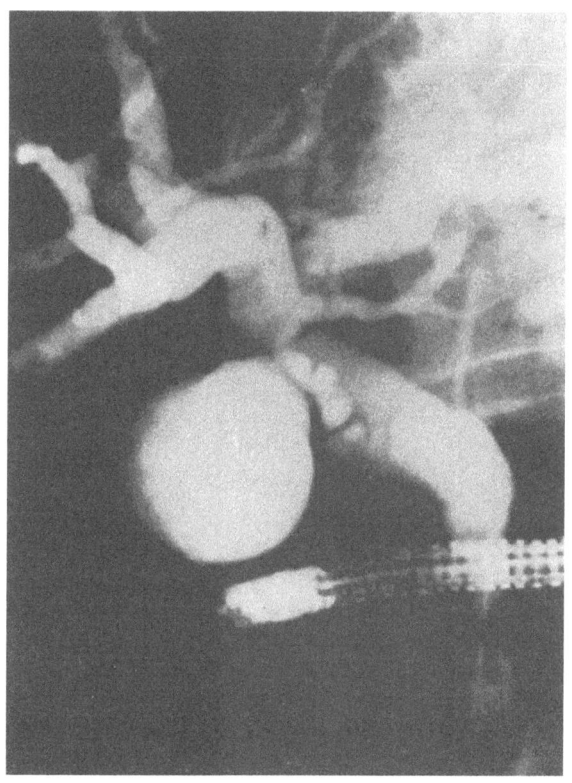

Abb. 9. Stenose einer bilio-digestiven Anastomose nach Cholecystoduodenostomie. Dilatation der Gallenwege

Anastomose und der Papillenregion sowie mit Kontrastmittelinstillation in den Ductus choledochus, sowohl retrograd durch die Papille als auch durch das Choledochoduodenostoma. Beim Vorliegen eines retroduodenalen Blindsack-Syndroms kann unmittelbar anschließend eine endoskopische Papillotomie durchgeführt werden, um Konkremente und Nahrungsreste aus dem distalen Choledochussegment zu entfernen. Beim Vorliegen einer geschrumpften Anastomose kann zunächst versucht werden, Abflußhindernisse der Galle in Form von Konkrementen im distalen Choledochussegment oder einer Papillenstenose durch eine endoskopische Papillotomie zu beseitigen. Dieses Vorgehen wird jedoch bisweilen nicht ausreichen, da sich oft neben einer Schrumpfung der Anastomose auch eine Striktur des Ductus choledochus in Anastomosenhöhe ausgebildet hat. Als Notfallbehandlung bei Patienten mit akuter Cholangitis kann versucht werden, die Anastomose unter endoskopischer Kontrolle mit dem Papillotom vorsichtig zu erweitern und Steine aus dem proximalen Choledochussegment mit Hilfe eines Fogarty-Katheters zu extrahieren (nicht ohne Risiko!). Bei gegebener Operationsfähigkeit ist eine De-Anastomosierung mit anschließender Rekonstruktion des Ductus choledochus jedoch vorzuziehen. Beim Vorliegen einer Stenose des distalen Ductus choledochus muß eine Hepatico-Jejunostomie angelegt werden (Abb. 6–9).

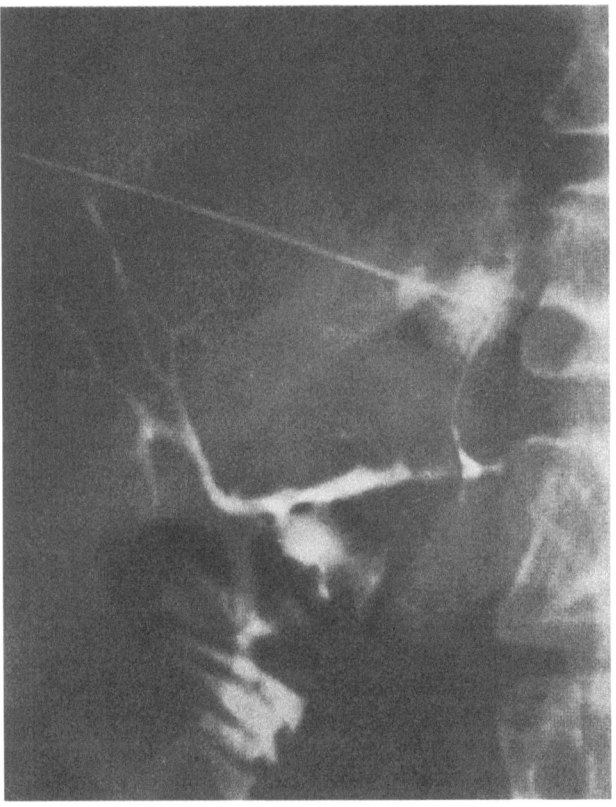

a

Abb. 10a, b. Oberbauchschmerzen nach Hepatico-Jejunostomie. **a** Perkutane transhepatische Cholangiographie: Normaler Kontrastmitteldurchtritt durch die Anastomose. **b** Ein Gallenstein im distalen, blindverschlossenen Choledochusstumpf, der später durch endoskopische Papillotomie entfernt wird

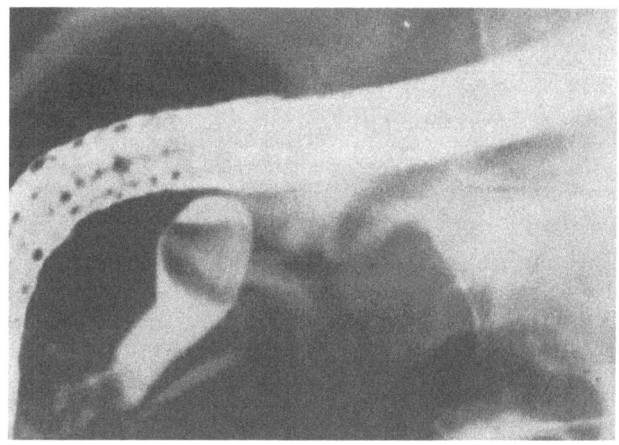

Abb. 10 b

4.3.2 Nach Choledocho-Hepatico-Enterostomie

Wichtigste Untersuchung zur Abklärung von Beschwerden nach Choledocho-Hepatico-Enterostomie ist die Durchführung einer perkutanen transhepatischen Cholangiographie mit Hilfe der Chiba-Nadel zum Ausschluß einer Stenose der Anastomose und intrahepatischer Gallengangsteine. Zusätzlich empfiehlt sich der Ausschluß von Residual-Steinen im distalen, blindverschlossenen Choledochussegment mit Hilfe der ERCP (Abb. 10).

Die Behandlung einer stenosierten Choledocho-Hepatico-Enterostomie bereitet erhebliche technische Schwierigkeiten. Das ideale Verfahren in diesen Fällen ist die Auftrennung der bestehenden Anastomose, die Resektion der zuführenden Schlinge und die Neuanlage einer bilio-digestiven Verbindung [21].

Literatur

1. Ashkin JR, Lyon DT, Skull SD, Wagner CJ, Soloway RD (1978) Factors affecting delivery of bile to the duodenum in man. Gastroenterology 4:560–565
2. Bergmann K, Schultheiss von HR, Paumgartner G, Preisig R (1974) Effect of cholecystectomy and sphincterotomy on bile acid wash out in the dog. Gastroenterology 67:833
3. Bismuth H, Franco D, Corlette MB, Hepp J (1978) Long-term results of Roux-en-Y hepaticojejunostomy. Surg Gynecol Obstet 146:161–167
4. Böhmig HJ, Fritsch A, Kux M, Stacher G (1967) Indikationen und Ergebnisse der transduodenalen Sphincterotomie. Langenbecks Arch Chir 323:173–188
5. Bowers RM (1964) Morbid conditions following choledochojejunostomy. Ann Surg 159:424

6. Burmeister W, Hagenmüller F, Wurbs D, Ossenberg FW, Classen M (1978) Langzeituntersuchungen nach endoskopischer Papillotomie (EPT). 33 Tagg. Dtsch. Ges. Verdauungs- u. Stoffwechselkrankheiten, Hamburg
7. Classen M, Demling L (1974) Endoskopische Sphinkterotomie der Papilla Vateri und Steinextraktion aus dem D. choledochus. Dtsch Med Wochenschr 99:496–497
8. Classen M, Ossenberg FW (1978) Indications for endoscopic papillotomy. In: Classen M, Geenen J, Kawai K, Ossenberg FW (eds) The Papilla of Vater and its Diseases. Witzstrock, New York
9. Couinaud C, Modaressi H, Malamoud J (1961) Anastomoses bilio-digestives intrahilaires. Presse Medicalle 69:2211–2214
10. Delmont J (1977) An attempt to collate. In: Delmont J (ed) The Sphincter of Oddi. Karger, Basel
11. Eichfuss HP, Farthmann EH, Schreiber HW, Schumpelick V (1976) Chirurgie der Gallenwege – Historisches und Entwicklungstendenzen. Med Welt 27:713–716, 764–768, 787–793
12. Freund H, Charuzi J, Granit G, Berlatzky Y, Eyal Z (1977) Choledochoduodenostomy in treatment of benign biliary tract disease. Arch Surg 112:1033
13. Fritsch A (1966) Die Wirkung der Durchschneidung des Sphinkter Oddi auf den Gallefluss und die Papillenfunktion. Klin Med 21:49–68
14. Fritsch A (1978) Zur Chirurgie der Papilla Vateri. Acta Chir 13:173–184
15. Germain M, Martin E, Gremillet C (1977) Embryology of the sphincter of oddi. In: Delmont J The Sphincter of Oddi. Karger, Basel
16. Grill W, Pichlmaier H, Hernandes M (1963) Experimentelle Untersuchungen über den Verschlußmechanismus der distalen Gallenwege nach transduodenaler Sphinkterotomie. Langenbecks Arch Chir 302:220
17. Gütgemann A (1961) Reanastomosierung bei Narbenstenosen des D. choledochus und hepaticus. Chirurg 32:161–163
18. Hagenmüller F. Ossenberg FW, Classen M (1977) Duodenoscopic manometry of the common bile duct. In: Delmont J The Sphincter of Oddi. Karger, Basel
19. Hepp J, Pernod R, Hautefeuille P (1966) Les lésions concernants la convergance radiculaire en chirurgie biliaire réparatrice. Ann Chir 20:382–386
20. Hess W (1961) Die Erkrankungen der Gallenwege und des Pankreas. Thieme, Stuttgart
21. Hess W (1977) Nachoperationen an den Gallenwegen. Encke, Stuttgart
22. Hess W (1978) Physiology of the papilla Vateri. In: Classen M, Greenen J, Kawai K, Ossenberg FW (Ed) The Papilla Vateri and its Diseases. Witzstrock, Baden-Baden
23. Kaiser E (1958) Postoperative Veränderungen des normalen und des pathologischen Choledochus. Helv Chir Acta 25:5
24. Kawai K, Akasaka Y, Murakami K, Tama M, Kohil Y, Nakajima M (1974) Endoscopic sphincterotomy of the ampulla of Vater. Gastrointest Endosc 20:138-151
25. Kümmerle F, Schmidt HD (1978) Operative dilatation of the sphincter of Oddi. In: Demling L, Classen M (eds) Endoscopic Sphincterotomy on the Papilla of Vater. Thieme, Stuttgart
26. Lane CE, Sawyers JL, Riddell DH et al (1973) Long-term results of Roux-en-Y hepatocholangiojejunostomy. Ann Surg 177:714
27. Leger L, Michon H, Guyet-Rousset P, Fujishiro Y (1963) Sphincterotomie et physiologie vésiculiere. J Chir (Paris) 85:129
28. Madden JL, Chun JY, Kandalaft S, Parekh M (1970) Choledochoduodenostomy. Unjustly maligned surgical procedure? Am J Surg 119:45–54
29. McArthur MS, Longmire WP Jr (1971) Peptic ulcer disease after choledochojejunostomy. Am J Surg 122:155
30. Moreaux J, Teixeira A (1966) Les résultats éloignés de la sphinctérotomie oddienne. Ann Chir 20:340

31. Ossenberg FW, Classen M (1979) Endoscopic-radiological examination and therapy in biliary tract disease. In: Wright R, Alberti G, Milward-Sadler H, Karran SJ (eds) Liver and Biliary Disease. A pathophysiological Approach. Saunders, London
32. Ossenberg FW, Wurbs D, Classen M (1978) Risks and complications of endoscopic therapy in biliary tract disease. III. International Symposium of Gastrointestinal Endoscopy, Brussels 1977. European Press, Gent
33. Ottenjann R (1978) Instruments and technique of endoscopic papillotomy (EPT). In: Demling L, Classen M (eds) Endoscopic Sphincterotomy of the Papilla of Vater. Thieme, Stuttgart
34. Ritter U (1961) Funktion und Funktionsstörungen der extrahepatischen Gallenwege. Klin Wochenschr 39:821
35. Roesch W, Koch H, Demling L (1978) Endoscopic papillotomy (EPT) and therapy of ductal stones. Late results. In: Classen M, Geenen J, Kawai K, Ossenberg FW (eds) The Papilla Vateri and its Diseases. International Workshop. Madrid 1978. Witzstrock, New York
36. Safrany L (1970) Transduodenal endoscopic sphincterotomy and extraction of bile duct stones. World J Surg 2:No 4
37. Schriefers KH (1969) Transduodenale Papillotomie und Papillosphinkterotomie. In: Baumgartl F, Kremer K, Schreiber HW (eds) Spezielle Chirurgie für die Praxis, Vol. II/1. Thieme, Stuttgart, pp 429–436
38. Smith R (1964) Hepaticojejunostomy with transhepatic intubation. A technique for high strictures of hepatic ducts. Br J Surg 51:186–191
39. Smith R (1971) Stricture of bile ducts. In: Progress in Surgery, Vol 9. Karger, Basel
40. Stefanini P, Carboni M, Patrassi N, Basoli A, De Bernardis G, Negro P (1975) Rouxen-Y hepaticojejunostomy: a reappraisal of its indications and results. Ann Surg 181:213
41. Stolte M (1978) Anatomy of the papilla Vateri. In: Classen M, Geenen J, Kawai K, Ossenberg FW (eds) The Papilla Vateri and its diseases. Witzstrock, Baden-Baden
42. Stolte M (979) Anatomy of the Papilla Vateri. In: Classen M, Geenen J, Kawai K, Ossenberg FW (eds) The Papilla Vateri and its diseases. Witzstrock, Baden-Baden
43. Stolte M, Becker V, Assmus KD, Frommsdorff L (1978) Pathological anatomy of the papilla of Vater. In: Demling L, Classen M (eds) Endoscopic Sphincterotomy of the Papilla of Vater. Thieme, Stuttgart
44. Stuart M, Hoerr SO (1972) Late results of side-to-side choledochoduodenostomy and of transduodenal sphincteroplasty for benign disorders. Am J Surg 123:67–72
45. Tansy MF, Innes DL, Martin JS et al (1976) A functional description of the canine choledochoduodenal flutter valve. Am J Dig Dis 21:233–241

Kapitel 20

Postoperative Syndrome nach Shuntoperationen bei portaler Hypertension

J. T. GALAMBOS und W. D. WARREN

Die Indikation zur chirurgischen Intervention bei portaler Hypertension ist durch die vorausgegangene oder gegenwärtige Blutung aus Oesophagusvaricen gegeben.

1 Klassifizierung von Patienten für die Shuntchirurgie

Die Auswahl der für eine Shuntoperation in Frage kommenden Patienten erfolgt unter zwei Gesichtspunkten:

1. Das Operationsrisiko ist geringer als das einer Rezidivblutung.
2. Der „lebenslimitierende Faktor" eines Cirrhotikers mit Varicenblutung ist die rezidivierende Blutung und nicht seine Grundkrankheit.

Bei Patienten mit aktiver oder fortgeschrittener Leberparenchymerkrankung stellt das Leberversagen in der Regel den „lebenslimitierenden Faktor" dar. Bei diesen Patienten sind die postoperativen Folgekrankheiten durch eine Exacerbation oder durch eine Acceleration einer präoperativen Leberinsuffizienz bedingt. Im Falle einer inaktiven Cirrhose im Frühstadium sind die Folgekrankheiten meist als Komplikation des chirurgischen Eingriffes selbst aufzufassen. Alle postoperativen Syndrome, die sich bei Patienten mit einer Oesophagusvaricenblutung als Folge einer portalen Hypertension bei prähepatischem Block wie Pfortaderthrombose, Schistosomiasis oder idiopathischer Genese einstellen, sind als direkte Folge der Shuntoperation anzusehen. Bei diesen Patienten ist eine Shuntoperation in jedem Falle indiziert, da hier nicht die Leberinsuffizienz, sondern die Varicenblutung den „lebenslimitierenden Faktor" darstellt.

2 Klassifizierung der Shuntoperationen

Es gibt nur zwei grundsätzlich verschiedene Shuntverfahren:
Das erste reduziert Druck und Flow in den gastrooesophagealen Varicen durch Verminderung des Pfortaderdrucks (portale Dekompression) und entspricht damit einem totalen Shunt. Hier allerdings gibt es zwei Möglichkeiten:

a) eine ausschließlich extrahepatische portale Dekompression (portocavaler End-zu-Seit-Shunt),
b) eine sowohl intra- als auch extrahepatische Dekompression der Pfortader (z. B. portocavaler Seit-zu-Seit-Shunt).

Ob dabei die Pfortader selbst oder einer ihrer direkten Äste mit der Vena cava oder einem von deren Ästen anastomosiert wird, spielt für den Effekt des Shunts keine Rolle. Ebenso ist es ohne Relevanz, ob eine direkte Venenanastomosierung durchgeführt oder ob ein Implantat zwischengeschaltet wird; der hämodynamische Effekt ist in beiden Fällen der gleiche. Der zweite Shunttyp vermindert selektiv ausschließlich den Druck in den gastrooesophagealen Varicen, ohne den Druck im Pfortadersystem und damit die portale Restperfusion der Leber nennenswert zu beeinflussen; dies entspricht einem selektiven Shunt.

3 Verfahrenswahl bei Shuntoperationen

Mit zunehmender Erfahrung ist es klar geworden, daß eine Unterbrechung der Pfortaderdurchblutung, z. B. durch einen totalen Shunt, sowohl bei Patienten mit als auch bei Patienten ohne Cirrhose, deren Hepatocyten bis dahin vom Pfortaderblut erreicht wurden, unweigerlich zu einer Leberschädigung führt. Wichtig ist deshalb die Unterscheidung zwischen Patienten mit einer noch ausreichend guten portalen Perfusion, die dem funktionierenden Leberparenchym eine adäquate Substratzufuhr garantiert, und solchen Patienten, deren portale Leberdurchblutung ohnehin schon eingeschränkt ist. Das Ausmaß der portalen Durchblutung bei der Cirrhose kann durch folgende radiologische Untersuchungen beurteilt werden:

1. Die venöse Phase der Angiographie über die A. mesenterica superior erlaubt eine gute Aussage über die portale Durchblutung der Leber (Tabelle 1, Abb. 1 und 2).
2. Bei einer Splenoportographie sollte die Darstellung der Pfortader mit ihren Ästen angestrebt werden, wodurch ebenfalls eine Aussage über die portale Durchblutung der Leber möglich wird. Bei Patienten mit sehr gro-

Tabelle 1. Die Beurteilung der portalen Leberperfusion, basierend auf der venösen Phase der Angiographie über die Arteria mesenterica superior

Grad I	*Gute Perfusion*	– Darstellung des Pfortaderstammes inklusive der Gabelung und der intrahepatischen Äste
Grad II	*Mäßige Perfusion*	– Darstellung nur der größeren Äste der Pfortader bis zur Gabelung
Grad III	*Schlechte Perfusion*	– Darstellung des Pfortaderstammes (meist inkomplett)
Grad IV	*Keine Perfusion*	– Keine Darstellung der Pfortader

ßer Milz kann es jedoch vorkommen, daß das Kontrastmittel im großen Blutvolumen der Milz und in den Collateralgefäßen weitgehend versackt. In diesen Fällen ist dann kaum eine Darstellung der Milzvene, geschweige denn des Pfortadersystems zu erwarten.
3. Eine dritte Möglichkeit, die portale Perfusion zu erfassen, bietet die Lebervenendarstellung. Werden bei Injektion eines Kontrastmittels über einen die Vena hepatica okkludierenden Katheter die großen Äste der Pfortader oder sogar der Pfortaderstamm selbst sichtbar, kann davon ausgegangen werden, daß eine sehr schlechte bzw. keine portale Perfusion mehr besteht (Grad III bzw. IV in Tabelle 1).

4 Wahl des Zeitpunktes für eine Shuntoperation

Nachdem die Indikation zu einem speziellen Shuntverfahren für einen Patienten gestellt ist, muß der Zeitpunkt der Operation festgelegt werden. Wenn die Operation in einer Phase schwerer entzündlicher bzw. nekrotischer Vorgänge in der Leber ausgeführt wird, muß mit postoperativen Komplikationen, fortschreitender Leberinsuffizienz und sogar letalem Ausgang gerechnet werden. Dies kann vor allem bei einer bioptisch nachgewiesenen akuten Hepatitis, einer aggressiv-chronischen Hepatitis oder einer alkoholtoxischen Hepatitis der Fall sein. Eine befriedigende Alternative zur Shuntoperation, die das Risiko rezidivierender Blutungen ebenfalls zuverlässig mindert, gibt es nicht. Wegen der Häufigkeit postoperativer Encephalopathien nach druckmindernden Eingriffen am Pfortadersystem haben einige Zentren allerdings Shuntoperationen gänzlich eingestellt. Auf der Suche nach Alternativen erproben sie andere, einen Shunt vermeidende Methoden.
Es gibt tatsächlich zwei Patientengruppen, bei denen ausschließlich eine nicht-anastomosierende Methode als Alternative zur konservativen Therapie versucht werden kann:

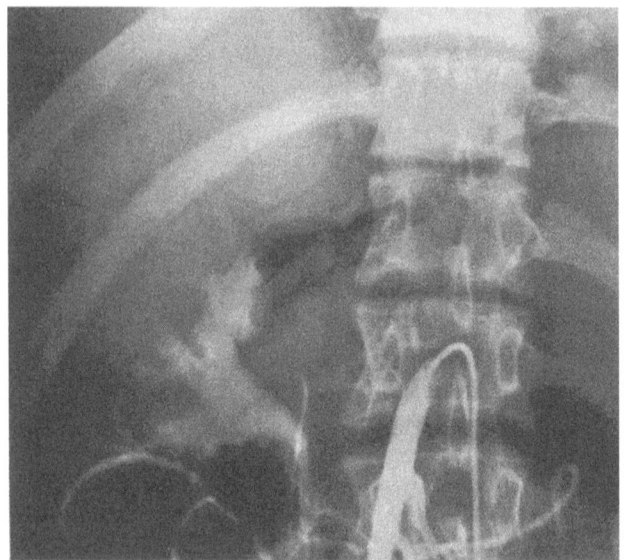

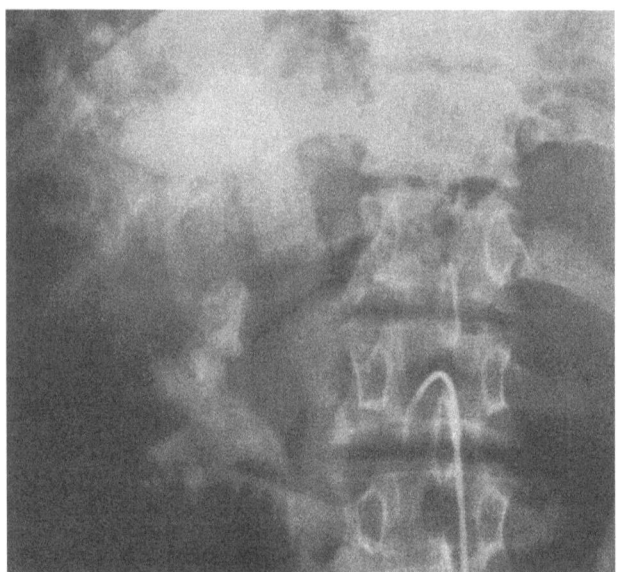

Abb. 1a, b. Angiographie über die Arteria mesenterica superior bei Lebercirrhose. *a* Arterielle Phase: Es kommt zu keiner Darstellung der Lebergefäße. *b* Venöse Phase: Der Pfortaderstamm, seine Aufzweigung und die kleineren Äste sind dargestellt; dies entspricht einem Grad I (gute portale Durchblutung der Leber)

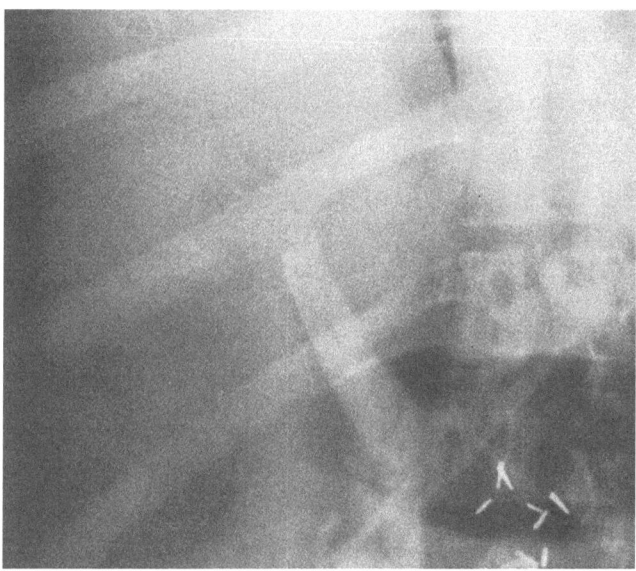

Abb. 2. Angiographie über die Arteria mesenterica superior nach splenorenalem Shunt (venöse Phase). Der Pfortaderstamm ist teilweise dargestellt, seine rechte und linke Aufzweigung jedoch nicht. Das entspricht einem Grad III (schlechte portale Durchblutung der Leber)

1. Patienten, bei denen u. U. mehrmals eine Shuntoperation ausgeführt worden ist, bei denen aber jeder Shunt thrombosierte und nun keine shuntfähige Vene mehr übriggeblieben ist.
2. Bei Patienten, bei denen eine arterielle Versorgung der Leber nicht mehr besteht. Hier führt der totale Shunt zu einer Ausschaltung der gesamten afferenten Blutzufuhr – eine Situation, die mit dem Leben nicht vereinbar ist. In diesen Fällen kann nur noch ein selektiver Shunt oder eine portale Arterialisation mit portocavalem End-zu-Seit-Shunt in Erwägung gezogen werden.

5 Postoperative Syndrome nach Shuntoperationen

Man unterscheidet zwei Arten von postoperativen Komplikationen:

1. die unmittelbar postoperativ auftretenden Komplikationen und
2. die Komplikationen, die im späteren Verlauf Monate bzw. Jahre nach der Operation auftreten (Tabelle 2).

Tabelle 2. Postoperative Syndrome nach Shuntoperationen

Totaler Shunt	Selektiver Shunt
	Spezifische frühe Komplikationen
	Postoperativer Ascites
	Chylöser Ascites
Leberversagen	
Encephalopathie	
	Blutungen aus dem oberen Gastrointestinaltrakt
	Shuntthrombose
	Späte Komplikationen
Shuntthrombose	Shuntthrombose
	Pfortaderthrombose
Ulcus pepticum	Ulcus pepticum
Encephalopathie	
Progression der zugrundeliegenden Lebererkrankung	

Die frühen postoperativen Komplikationen können ihrerseits wiederum in zwei Kategorien unterteilt werden:

a) allgemeine, bei jedem großen abdominalchirurgischen Eingriff zu erwartende Komplikationen,
b) spezielle, für Shuntoperationen charakteristische Komplikationen.

5.1 Frühe postoperative Komplikationen

5.1.1 Allgemeine Komplikationen

Man kann davon ausgehen, daß Lungenembolien bei Cirrhotikern mit einer Thrombocytopenie und verlängerten Prothrombinzeiten selten sind. Klinische Zeichen einer Lungenembolie werden dennoch gelegentlich beobachtet. In seltenen Fällen kommt es sogar zu tödlichem Verlauf. Deshalb ist es wichtig, daß klinisch suspekten kardiovasculären Symptomen auch beim Patienten mit Lebercirrhose in der postoperativen Phase die gleiche Aufmerksamkeit geschenkt wird wie bei jedem anderen postoperativen Patienten. Aus diesem Grunde sollte auch der Cirrhotiker nach einer Shuntoperation gutsitzende elastische Strümpfe tragen. Die Indikation zur Heparinisierung ist umstritten.

Die Gefahr einer postoperativen Pneumonie ist dagegen groß, besonders bei Patienten mit Alkoholcirrhose. Noch höher ist das Risiko beim Not-Shunt, bei Patienten mit einer Leukopenie und Patienten mit fortgesetztem Alkoholabusus. Zu den Faktoren, die ohnehin nach abdominellen Eingriffen die Atelektasenbildung begünstigen, kommt bei Shunt-Patienten noch die Entwicklung eines Ascites hinzu. Die Therapie des postoperativen Ascites ist nach einem totalen Shunt in der Regel einfacher als nach einem selektiven Shunt; dieser Unterschied wird jedoch erst nach der zweiten postoperativen Woche klar. Die Atelektasenbildung wiederum begünstigt bronchopulmonale Infektionen. Nur eine sorgfältige postoperative Lungenpflege verhindert die Atelektasenbildung und stellt die Ventilation der basalen Lungensegmente sicher. Alkoholiker sind in der Regel auch Raucher; chronische Bronchitiden und obstruktive Lungenerkrankungen kommen in dieser Patientengruppe gehäuft vor. Die Bronchialtoilette dieser Patienten ist erschwert, die Sekretlösung und das Abhusten erfordern einen intensiven pflegerischen Einsatz. Vor einer elektiven Shuntoperation sollte deshalb am besten einige Wochen zuvor das Rauchen eingestellt werden.

Durch eine postoperative Behandlung mit Corticosteroiden können nach unserer Erfahrung Häufigkeit und Ausmaß der postoperativen Atelektasenbildung über eine Verbesserung der Ventilation vermindert, Ileuszustände verkürzt und das allgemeine Wohlbefinden des Patienten gefördert werden. Die Steroide werden 48 Std. lang hochdosiert, beginnend am Morgen des Operationstages, verabreicht, im Laufe der nächsten 48 Std ausschleichend dosiert und danach abgesetzt. Bei Patienten mit einer chronisch aktiven Hepatitis im Rahmen ihrer Cirrhose wird die Corticosteroidtherapie auch über die unmittelbare postoperative Phase hinaus fortgesetzt.

Der postoperative Ileus kann nach jedem abdominellen Eingriff zu einem Problem werden, insbesondere ist dies jedoch nach Shuntoperationen der

Fall. Routinemaßnahmen wie z. B. das Legen einer Magensonde sind selbstverständlich, wenngleich wegen der Möglichkeit der Schleimhautläsionen im Oesophagus und im Magen eine längere Plazierung nicht ohne Risiko ist. Unter hochdosierter Corticosteroidgabe kann jedoch die postoperative Darmparalyse verkürzt und somit die orale Ernährung früher begonnen werden. Metoclopramid erscheint zwar pathophysiologisch sinnvoll, ist aber bislang in seiner Wirkung auf die Paralyse nach Shuntoperationen noch nicht ausreichend untersucht worden.

Nach der dritten postoperativen Woche wird eine Erhöhung der Transaminasen oder das Auftreten eines Ikterus häufig als Exacerbation der Grundkrankheit fehlinterpretiert. Wenn die präoperative Leberbiopsie keine Zeichen einer aktiven Cirrhose zeigte, ist es unwahrscheinlich, daß das Aufflackern der Transaminasen so spät nach der Operation auf die chronische Leberkrankheit zurückzuführen ist. Wahrscheinlicher ist die Diagnose einer akuten Hepatitis. Deshalb sollte eine Leberpunktion durchgeführt werden. Bioptisch ist die Diagnose „akute Hepatitis" bei der Alkoholcirrhose leicht zu stellen, bei der nicht alkoholisch bedingten Cirrhose kann sie allerdings in einzelnen Fällen Schwierigkeiten bereiten. Die Exacerbation einer chronischen Hepatitis beginnt in der Regel innerhalb der ersten zwei postoperativen Wochen.

5.1.2 Spezielle Probleme nach Shuntoperationen

Während der frühen postoperativen Phase sind bestimmte postoperative Syndrome als direkte Folge der Shuntoperation anzusehen.

5.1.2.1 Postoperativer Ascites

Eine intravenöse Flüssigkeitsüberlastung kann nach einem totalen Shunt ebenso problematisch werden wie nach einem selektiven Shunt. Die Entwicklung eines Ascites ist nach Shuntoperationen fast die Regel, da während des operativen Eingriffs eine Fülle von Lymphgefäßen freigelegt und durchtrennt wird. Die austretende Lymphe unterhält den postoperativen Ascites. Nach einem totalen Shunt nimmt allerdings die Ascitesbildung aufgrund des verringerten Pfortadersystemdruckes rasch ab. Der selektive distale splenorenale Shunt ist so konzipiert, daß die hohen Drucke im Pfortadersystem zur Erhaltung der portalen Restperfusion aufrechterhalten werden. Gleichzeitig erfordert der Eingriff eine ausgedehnte Präparation im Retroperitonealraum. Die Ligatur jedes retroperitoneal gelegenen dilatierten Lymphgefäßes vor seiner Durchtrennung ist so gut wie unmöglich. Deshalb führt schon die Freilegung der Milz- und Nierenvene zu einer bereits intraoperativ sichtbaren Lymphorrhoe in diesem Bereich. Diese retroperitoneale Lymphorrhoe setzt sich während des postoperativen Verlaufes fort und trägt wesentlich zur Ascitesbildung bei. Hinzu kommt, daß die Ascitesproduktion selbst durch den Eingriff nicht vermindert wird, da im Gegensatz zum totalen Shunt der Druck im extrahepatischen Pfortadersystem nicht vermindert wird. In diesem Sinne stellt der selektive distale splenorenale Shunt geradezu einen Eingriff, der die Ascitesproduktion fördert, dar.

Wichtigstes Ziel bezüglich des postoperativen Ascites ist die Prävention. Es ist zu berücksichtigen, daß die Nierenfunktion bei allen Cirrhotikern, unabhängig davon, ob ein Ascites bereits vor der Operation bestanden hat oder nicht, eingeschränkt ist. Weder die Natrium- noch die Wasserausscheidung ist bei diesen Patienten normal. In den ersten vier bis fünf postoperativen Tagen sollten Flüssigkeitsbilanzen mindestens alle acht Std vorgenommen werden, um einerseits einen durch zu hohe Natriumgaben bedingten Ascites, andererseits eine durch zu hohe Wassergaben bedingte Hyponatriämie oder Hypoosmolarität zu verhindern. Elektrolyt-, Harnstoff- und Hämatokritwerte im Serum müssen in dieser Phase mindestens einmal täglich bestimmt werden. Die postoperative parenterale Infusionstherapie sollte auf Glucoselösungen und auf natriumarme Albuminlösungen beschränkt werden; kochsalzhaltige Infusionen sollten nur ausnahmsweise appliziert werden. Das Ziel der Infusionstherapie liegt in der Aufrechterhaltung einer ausreichenden Urinausscheidung und in der Verhinderung von Störungen des Elektrolythaushalts. Das spezifische Gewicht des Urins sollte jedoch leicht im konzentrierten Bereich, d.h. über 1014, liegen und die Ausscheidung etwa 30–60 ml pro Stunde betragen. Nur ein ausreichendes Plasmavolumen kann eine gute Perfusion der Niere unterhalten. Die Infusionstherapie muß eine Erhöhung der Harnstoff-N-Werte vermeiden (prärenale Azotämie). Mit überlegter Infusionstherapie gelang es uns bei fast allen unseren zuletzt operierten 80 Patienten, die Ascitesbildung nach selektiv distalem splenorenalem Shunt auf zwei bis vier Liter zu beschränken. Diese Patienten haben innerhalb eines Monats, meist sogar in den ersten 10 bis 14 Tagen, d.h. noch während ihres stationären Aufenthaltes, ihren Ascites über die Niere ausgeschieden.

Die Behandlung großer Ascitesvolumina: Bestand bei einem Patienten vor der Operation kein Ascites, so läßt sich der postoperative Ascites in der Regel durch Natriumrestriktion gut beherrschen. Einige Patienten benötigen vorübergehend eine Spirolactontherapie, wobei 150–200 mg/Tag ausreichen. Patienten mit präexistentem Ascites müssen mit größeren postoperativen Ascitesvolumina rechnen. Natriumrestriktion und Spirolactontherapie reichen hier meist nicht aus. Eine Zusatztherapie mit potenten Diuretica führt praktisch immer zu prärenaler Azotämie und kann ein tödlich verlaufendes hepatorenales Syndrom einleiten. Eine der möglichen Komplikationen einer postoperativen Diureticatherapie ist die progressive Niereninsuffizienz. Ihre Ursache liegt oft darin, daß die Funktionseinschränkung der Niere nicht rechtzeitig erkannt wird und geeignete Maßnahmen zur Therapie unterbleiben. Letzten Endes kann man nur wenig unternehmen, um hämodynamische Veränderungen bei Cirrhotikern auszugleichen, andererseits können Störungen der Nierendurchblutung wie die Nierenrindenischämie leicht provoziert werden. Deshalb muß für einen ausreichenden venösen Rückstrom und ein entsprechendes Herzzeitvolumen gesorgt werden, damit eine optimale Nierendurchblutung gewährleistet ist. Diurese und Gewichtsverlust dürfen bei Cirrhose-Patienten nicht auf Kosten der Nierenfunktion forciert werden, besonders nicht in der postoperativen Phase. Das Problem wird sicherer und wirkungsvoller durch eine adäquate Infusionstherapie gelöst. In diesem Zusammenhang hat sich bei uns folgendes Vorgehen bewährt: Zunächst Infusion von 500 ml Plasma oder 5%ige Albuminlösung in 2 Std (4 ml/min), danach 40–60 mg Furosemid i. v. und anschließend 250–500 ml 20%iges Mannitol in 45–90 min (6 ml/min). Diese Therapie bewirkt in der Regel eine rasche Diurese und kann täglich wiederholt werden, bis der Ascites sich weitgehend zurückgebildet hat. Trotz dieser raschen Diurese sind prärenale Azotämie- oder Hyponatriämiezustände nicht zu befürchten. Allerdings muß dieses Schema auf solche Patienten beschränkt bleiben, deren Kreatinin-Clearance über 30–35 ml/min liegt. Eine Nierenfunktion, die diese Kriterien nicht erfüllt, muß vor Beginn der Diureticatherapie auf Normwerte gebracht werden. In vereinzelten Fällen entwickelt sich nach distalem splenorenalem Shunt ein so ausgedehnter Ascites, daß auch eine optimale Infusionstherapie nicht zum Ziele führt. Die Bauchdecken können enorm gespannt sein und Atmung sowie Nahrungsaufnahme behindern. Eine vorübergehende Entlastung kann durch eine Ascitespunktion erzielt werden, die auch den venösen Rückstrom, das Herzzeitvolumen und die Nierenfunktion verbessert, sofern eine Aufrechterhaltung des zirkulierenden Blutvolumens gelingt. Da bei derartigen Patienten der Ascitesraum rasch wieder mit Plasmaflüssigkeit aufgefüllt wird, muß die Ascitesentlastung durch wiederholte Punktionen vorgenommen werden. Nur so kann ein immer wieder auftretender praller Ascites vermieden werden. Während der Punktionen sollte eine Überwachung des zentralen Venendruckes erfolgen und dieser unter gleichzeitiger Infusion von Frischplasma oder 5%iger Albuminlösung auf Werten von 4–5 mm Hg gehalten werden. In vereinzelten Fällen müssen große Volumina an Ascitesflüssigkeit abpunktiert werden, entsprechend groß ist dann der Bedarf an kolloidosmotisch wirksamer Volumensubstitution. Es sei hier noch bemerkt, daß Albuminlösungen (nur salzarmes Albumin) bei cirrhotischen Patienten keinen effektiven Plasmaexpander darstellen. Ascitesreinfusionen können u. U. versucht werden. In der postoperativen Phase enthält der Ascites jedoch Blut und Gewebsbestandteile, so daß bei intravenöser Injektion die Gefahr einer schweren Fremdkörperreaktion mit Fieber, disseminierter intravasculärer Gerinnung etc. besteht. Erst wenn der Ascites klar wird und die Konzentration des unbekannten toxischen Faktors sinkt, ist eine Reinfusion erlaubt; dies ist meist nicht vor der vierten postoperativen Woche der Fall. Dann besteht auch die Möglichkeit, einen LeVeen-Shunt zwischen Peritoneum und Subclavia anzulegen. Das Risiko eines LeVeen-Shunts nimmt nach der vierten postoperativen Woche ab. Vor diesem Zeitpunkt ist dieser Shunt mit einer Letalität von 46% behaftet.

Zusammenfassend kann man sagen, daß der postoperative Ascites nach distalem splenorenalem Shunt häufig ist, meist nur gering ausgeprägt ist und in 90% der Fälle auf eine Behandlung bestehend aus Natriumrestriktion, Diuretica, Spirolacton und u. U. intermittierenden Gaben von Furosemid in kleinen Dosen anspricht. Bei bereits präoperativ bestehendem Ascites kann der postoperative Ascites allerdings ein schwieriges therapeutisches Problem darstellen.

5.1.2.2 Chylöser Ascites

Einige Patienten entwickeln nach selektiv-distalem splenorenalem Shunt einen Ascites bestehend aus Darmlymphe bzw. Chylus. Der Chylus behindert die Rückresorption der Ascitesflüssigkeit über das Peritoneum parietale durch eine entzündliche Reaktion desselben. Das Risiko eines chylösen Ascites nach distalem splenorenalem Shunt kann durch Natriumrestriktion in Verbindung mit einer fettarmen Diät vermindert werden. Die orale Aufnahme wird in der postoperativen Zeit auf 1–2 g Natrium und auf 20–40 g Fett pro Tag beschränkt. Bei leicht beherrschbarem Ascites reicht die Limitierung auf 2 g Natrium und 40 g Fett aus. Nur bei ausgeprägtem Ascites wird eine weitergehende Restriktion des Natriums notwendig. Die Fettrestriktion bleibt während der ersten beiden postoperativen Monate bestehen. Sobald die Entstehung eines chylösen Ascites feststeht, sollte eine vollständige Entleerung durch Punktion vorgenommen werden. Sodann wird die Fettaufnahme auf 20 g pro Tag reduziert. Meist genügen bereits ein bis drei Punktionen, um diese Komplikation zu beherrschen. Nur bei 2% unserer Patienten wurde ein anhaltender bzw. ein rezidivierender chylöser Ascites beobachtet, der jedoch stets einer diätetischen Therapie zugänglich war. Es sei jedoch vermerkt, daß ein chylöser Ascites gelegentlich nach Entlassung aus der stationären Behandlung rezidivieren kann, nämlich dann, wenn Appetit und Fettkonsum zunehmen.

5.1.2.3 Leberversagen

Die Leberinsuffizienz ist eine der gefährlichsten Komplikationen des totalen Shunts. Da ein totaler Shunt jede portale Leberperfusion unterbricht oder umkehrt, kann sowohl eine verminderte hepatocelluläre

Funktion als auch eine Schädigung der Leberzellen im Sinne einer Nekrose auftreten. Die Leberinsuffizienz manifestiert sich durch einen in der unmittelbaren postoperativen Phase auftretenden fortschreitenden Ikterus. Der postoperative Ikterus wird in zwei Kategorien unterteilt:

1. Die postoperative Cholestase, die durch zunehmende Bilirubinwerte mit gleichzeitiger Erhöhung der alkalischen Phosphatase gekennzeichnet ist (die Prognose dieser Hyperbilirubinämie ist relativ günstig).
2. Die Hyperbilirubinämie, die nur von einer mäßig erhöhten alkalischen Phosphatase begleitet wird und durch deutlich erhöhte und rasch zunehmende Bilirubinwerte gekennzeichnet ist. Die Prognose dieses Ikterus ist deutlich schlechter.

Eine milde, vorübergehende Form einer Hyperbilirubinämie wird häufig beobachtet und steht meist in Relation zur Anzahl der intraoperativ gegebenen Blutkonserven. Eine nach der ersten postoperativen Woche auftretende Zunahme der Bilirubinwerte sollte jedoch Anlaß zur Sorge sein. Treten erste Zeichen einer Hyperbilirubinämie in Kombination mit erhöhten Transaminasen erst am Ende der dritten postoperativen Woche auf, so handelt es sich wahrscheinlich um eine transfusionsbedingte Hepatitis, die eine weit bessere Prognose aufweist als ein Ikterus bei Lebercirrhose, der durch eine Leberinsuffizienz als Folge der Shuntoperation entstanden ist. Die beste Prophylaxe der postoperativen Leberinsuffizienz ist die frühe Identifizierung von Risikopatienten und die zeitliche Verschiebung des geplanten operativen Eingriffs. Deshalb ist die präoperative Diagnostik etwa vorhandener aktiver Schübe einer chronischen Hepatitis bzw. einer alkoholtoxischen Hepatitis von so großer Wichtigkeit.

5.1.2.4 Encephalopathie

Die postoperative Encephalopathie kann Folge einer massiven intraoperativen Bluttransfusion sein. Es sei daran erinnert, daß der Ammoniakgehalt einer gekühlten Blutkonserve im Laufe einer dreiwöchigen Aufbewahrungszeit um mehr als das Hundertfache zunimmt. Der Normalfall der postoperativen Encephalopathie nach totalem Shunt sieht jedoch folgendermaßen aus: Dem Patienten geht es gut, solange er nicht ißt. Am vierten bis sechsten Tage nimmt er zum ersten Male etwas zu sich. Ein bis zwei Tage später beobachtet man, daß der Patient schläfrig wird und z. B. bei der Morgenvisite schläft, sich aber leicht wecken läßt. Am darauffolgenden Tage ist der Schlaf tiefer, das Wecken des Patienten erschwert. Am nächsten Tag befindet sich der Patient bereits im Koma. Dieser Verlauf führt rasch zum Tode. Nur die sofortige Relaparotomie mit künstlicher Occlusion des Shunts kann den Patienten retten. In einigen glücklich verlaufenen Fällen konnte eine spontane Thrombosierung des Shunts beobachtet werden, so daß die Patienten nach vorübergehendem Koma wieder erwachten. Die Shuntthrombose hat natürlich den Nachteil, daß erneute Rezidivblutungen im weiteren postoperativen Verlauf zu erwarten sind.

Eine Encephalopathie kann sich nach Durchführung eines distalen splenorenalen Shunts sowohl unmittelbar postoperativ als auch zu einem späteren Zeitpunkt entwickeln. Die frühe Encephalopathie beginnt, sobald der Patient post operationem Eiweiß oral zu sich nimmt, besonders dann, wenn schon präoperativ eine Encephalopathie bestand. Diese Art der Encephalopathie gleicht der Encephalopathie, die nach totalem Shunt beobachtet wird. Eine frühe postoperative Encephalopathie ist ein Zeichen dafür, daß größere Collateralvenen, die an der kleinen Kurvatur des Magens gelegen sind, intraoperativ nicht ligiert wurden. Diese Collateralgefäße stellen eine Verbindung zwischen der Pfortader, in der ein hoher Druck herrscht, und der anastomosierten Milzvene, in der ein niedriger Druck zu messen ist, dar. Auf diese Weise wird die Selektivität des Shunts aufgehoben und der Shunt im Endeffekt in eine komplizierte Variation eines portocavalen Seit-zu-Seit-Shunts umgewandelt. Steht die Diagnose einer frühen postoperativen Encephalopathie fest, müssen die Collateralgefäße angiographisch identifiziert werden. Sie entspringen meist einer großen V. coronaria ventriculi und können chirurgisch ligiert werden, sofern keine Kontraindikation zu einer Revision besteht. Für den erfahrenen Angiographen ist es auch möglich, eine percutane Katheterisierung dieses Astes der Vena portae mit anschließender Occlusion, z. B. mit einem Gewebekleber, durchzuführen. Ebenso effektiv ist die Injektion von Thrombin. Dem Gewebekleber sollte aber der Vorzug gegeben werden, da das Thrombin u. U. in die Milzvene gelangen kann. Die möglicherweise entstehenden Milzinfarkte würden eine Gefahr für den neu angelegten splenorenalen Shunt darstellen.

Eine zweite mögliche Ursache einer frühpostoperativen Encephalopathie ist die Pfortaderthrombose. Die portale Leberperfusion wird dadurch reduziert bzw. ganz ausgeschaltet. Somit werden die gleichen Verhältnisse hergestellt wie nach Umleitung des portalen Blutflusses durch Ligatur der Pfortader mit portocavalem End-zu-Seit- oder Seit-zu-Seit-Shunt.

Die spätpostoperative Encephalopathie ist eine seltene Komplikation des distalen splenorenalen Shunts, viel häufiger ist sie dagegen nach totalem Shunt zu beobachten. Die Behandlung der Encephalopathie beginnt mit einer Restriktion von Ammoniak und Eiweiß. Der Proteingehalt der Nahrung wird auf 0,5–0,7 g pro kg Körpergewicht täglich, beziehungsweise auf nicht mehr als 40 g Eiweiß pro Tag reduziert. Diese Menge ist für eine adäquate Stickstoffbilanz ausreichend. Folgende Nahrungsmittel enthalten große Mengen an Ammoniak: Käse (außer Hüttenkäse), Aufschnitt, Hackfleisch, über Monate oder Jahre hinweg tiefgefrorenes Fleisch, Gelatine enthaltende Nahrungsmittel, Zwiebeln und Kartoffeln, die länger als sechs Monate gelagert wurden. Fleischsorten und Gemüse behalten trotz kühler Lagerung ihren Ammoniak produzierenden Metabolismus. Für die Therapie einer flüchtigen Encephalopathie empfehlen sich Neomycingaben sowie eine Restriktion von Nahrungseiweiß und Ammoniak. Bei der chronischen Form der Encephalopathie ziehen wir Lactulose in einer Dosierung vor, die notwendig ist, um täglich zwei Stuhlgänge zu provozieren. Der Stuhl-pH wird regelmäßig kontrolliert, um eine optimale Effektivität der Lactulose zu gewährleisten, besonders wenn Zweifel am Erfolg der Therapie bestehen. Ansonsten sind Kontrollen des Stuhl-pH nicht notwendig.

5.1.2.5 Blutungen

Leichte gastrointestinale Blutungen in der unmittelbaren postoperativen Phase eines selektiv-distalen splenorenalen Shunts sind durchaus normal und können bei 20–25% aller Patienten beobachtet werden. In Zukunft wird diese Komplikation sicher häufiger auftreten, da man heute eher dazu neigt, ausgedehntere Devascularisationen im Bereich des Magens durchzuführen, als dies früher in der Anfangsphase der Entwicklung dieses Shunttyps der Fall war. Während des Eingriffs wird der Magen mit Haken so lange hochgehalten, bis Milzvene und Nierenvene freigelegt und anastomosiert sind. Die extensive Devascularisation entlang der großen und insbesondere entlang der kleinen Kurvatur des Magens erfordert weitere Manipulationen in diesem Bereich. Es ist also nicht verwunderlich, wenn innerhalb der ersten zwei postoperativen Wochen Magenschleimhautblutungen auftreten. In etwa 10% der Fälle machen diese Blutungen aus dem oberen Gastrointestinaltrakt Bluttransfusionen erforderlich. Die Blutungen sistieren in den meisten Fällen spontan, sobald die größeren Magen- und Oesophagusvaricen durch den Shunt ausreichend entlastet sind. Die Dauer der Blutung beträgt im Normfall einige Tage bis zu einer Woche. Nur selten sind die Blutungen so stark, daß Pitressin-Infusionen notwendig werden. Es kann dann erforderlich werden, die Pitressin-Infusionstherapie für die Dauer von 4–6 Tagen durchzuführen, da ein zu frühes Absetzen der Infusion zu Blutungsrezidiven führen kann. Schwere Blutungen werden selten beobachtet und sind wie die leichten naturgemäß von vorübergehendem Charakter. Nach einigen Wochen nimmt die Effektivität des distalen splenorenalen Shunts mit zunehmender Dekompression der gastralen und oesophagealen Varicen zu. Die Stauung im Magenbereich läßt nach, folglich hören Blutungen, auch schwere, auf. Derartige gastrointestinale Blutungen werden nur in der unmittelbar postoperativen Zeit beobachtet. Deshalb erlangt dieses Problem nur vorübergehend Bedeutung und stellt nach Entlassung der Patienten keine Gefahr mehr dar. Späte postoperative Blutungen werden nach selektiv-distalem splenorenalem Shunt nicht häufiger beobachtet als nach einem portocavalen Shunt.

Eine andere Ursache der postoperativen Blutungen aus dem oberen Gastrointestinaltrakt ist eine Thrombose der neu angelegten splenorenalen Anastomose. Diese Komplikation kann dann beherrscht werden, wenn sie frühzeitig durch eine postoperative Angiographie erkannt wird. Postoperative Blutungen kommen auch nach totalem Shunt vor; häufige Ursache sind Magenschleimhauterosionen besonders bei Patienten, bei denen die Varicenblutung mittels einer Sengstaken-Sonde zum Stillstand gebracht wurde oder bei denen über längere Zeit eine Magensonde gelegen hat. Besonders gefährdet sind auch Patienten, die präoperativ Aspirin oder Alkohol zu sich genommen haben. Akut auftretende gastroduodenale Läsionen und Varicen können ebenfalls als Blutungsquelle in Frage kommen. Aus diesem Grunde sollte jeder blutende Shunt-Patient umgehend endoskopiert werden. Wenn endoskopisch blutende oder auch nicht blutende, aber prall gefüllte Varicen gesehen werden, muß sofort eine Angiographie durchgeführt werden. Ist der Shunt offen bzw. sieht man endoskopisch flache, nicht blutende Varicen, so sollte eine Therapie wie beim „Streßulcus" eingeleitet werden. Diese Patienten erhalten intravenös Cimetidin; 300 mg Cimetidin alle 6 Std (1,2 g/Tag) reichen aus, um die Magensaftsekretion um 80% zu senken. In diesen kritischen Situationen strebt man jedoch an, die Magensekretion gänzlich zu eliminieren und möglichst hohe pH-Werte im Magen herzustellen. Deshalb ist die zusätzliche Gabe von Antacida indiziert. Varicenblutungen sind immer Folge einer Thrombosierung des Shunts. Tritt die Shuntthrombose innerhalb der ersten zwei bis drei postoperativen Tage auf, so kann eine Relaparotomie zur Thrombektomie indiziert sein. Eine Rethrombosierung eines früh thrombektomierten Shunts ist selten. Dagegen muß mit einer Rethrombosierung des Shunts gerechnet werden, wenn der Thrombus erst relativ spät entfernt worden ist. Eine zweite Shuntoperation sollte bei all den Patienten durchgeführt werden, bei denen keine Anzeichen einer Encephalopathie nach der ersten Operation nachzuweisen waren.

5.1.2.6 Shuntthrombose

Die Occlusion der selektiv-distalen splenoralen Anastomose kann unterteilt werden in eine frühe und in eine späte Occlusion. Die häufigste, aber vermeidbare Ursache ist eine technisch fehlerhaft angelegte Anastomose. Die Konstruktion einer splenorenalen Anastomose ist für den versierten Gefäßchirurgen keine Schwierigkeit. Bei einigen Patienten bestehen jedoch erschwerende Umstände wie ausgedehnte Collateralgefäße, Fettsucht oder eine Splenomegalie. Wichtig ist, daß die selektive splenorenale Anastomose am Ende der Operation nicht nur bei eingestelltem Situs in-

spiziert wird, sondern auch, nachdem die Haken entfernt worden sind und die umliegenden Organe ihre physiologischen Positionen wieder eingenommen haben. Abknickung, Spannung und Torsion müssen ausgeschlossen werden. Die Anastomose muß beim Nachweis einer technischen Unzulänglichkeit rückgängig gemacht und neu angelegt werden.
Die Häufigkeit einer Shuntthrombose auch bei technisch einwandfreier Anastomose liegt bei ca. 5%. Üblicherweise treten diese Occlusionen in Zusammenhang mit Milzinfarkten auf. Eine frühe Shuntthrombose tritt sehr häufig auf, wenn bei der Shuntoperation gleichzeitig die Milzarterie ligiert wird. Obwohl die Unterbindung der Milzarterie schlagartig einen Hypersplenismus korrigieren kann, führt diese Maßnahme in 75% der Fälle zu einer frühen Thrombosierung des Shunts. Wie bereits dargestellt, ist beim Nachweis einer frühpostoperativen Thrombose eine operative Entfernung des Thrombus möglich; gleichzeitig kann die Anastomose revidiert und gegebenenfalls die Korrektur eines operationstechnischen Fehlers vorgenommen werden. Nur durch die Revision kann man eines dauerhaft intakten Shunts sicher sein. Wird eine Thrombosierung jedoch erst spät, d. h. zu einem Zeitpunkt, an dem der Thrombus sich organisiert und eine fibröse Umwandlung erfahren hat, diagnostiziert, so ist die bleibende Durchgängigkeit des Shunts auch nach cirurgischer Entfernung des Thrombus nicht mehr gewährleistet. Dieser Umstand unterstreicht die Notwendigkeit einer frühen postoperativen Angiographie zur Objektivierung eines funktionierenden Shunts. Allerdings kann auch beim symptomfreien Patienten, der keine gastrointestinale Blutung aufweist, eine Thrombosierung des Shunts vorliegen.

5.2 Späte postoperative Komplikationen

5.2.1 Shuntthrombose

Eine Spätthrombose eines selektiven Shunts ist eine extreme Seltenheit. Bei keinem der 160 Patienten, die von den beiden in der Technik des splenorenalen Shunts erfahrensten Teams (Miami und Atlanta) operiert worden sind, konnte eine Spätthrombose nachgewiesen werden. Von anderen Gruppen wurde jedoch über einige spät einsetzende Thrombosierungen berichtet. Die Ursachen hierfür konnten nicht eruiert werden, technische Faktoren können jedoch dazu beigetragen haben.
Es erhebt sich die Frage, wie blutende Oesophagusvaricen behandelt werden sollen, wenn feststeht, daß eine Thrombose des distalen splenorenalen Shunts ursächlich für die Blutung verantwortlich ist. Zunächst kann versucht werden, den Shunt zu revidieren, den Thrombus zu entfernen und eine adäquate Anastomose herzustellen. Wird die Occlusion jedoch erst später entdeckt, bleiben nur zwei Alternativen:

1. Man kann splenektomieren und die blutenden Gefäße im gastrooesophagealen Übergang und im Magenfundus umstechen. Dieses Vorgehen hat seine Indikation, wenn die Konstruktion eines totalen Shunts entweder technisch unmöglich oder kontraindiziert ist. Die entstehende Situation ist vergleichbar mit der, die bei einer Milzvenenthrombose entsteht, in der ebenfalls der Varicendruck durch die Milzhypertension verstärkt wird.
2. Die andere Alternative ist die Anlage eines totalen Shunts, z. B. einer portocavalen oder einer mesocavalen H-Anastomose mit Interponat. Die Wirksamkeit eines solchen totalen Shunts ist allerdings umstritten, da die Collateralen zwischen Pfortader und V. azygos fehlen. Diese Verbindungen sind im Rahmen des operativen Vorgehens beim selektiven distalen splenorenalen Shunt durchtrennt oder unterbunden worden. Wahrscheinlich verliert der totale Shunt dadurch an Wirkung. Diese Frage kann jedoch in Anbetracht der geringen Erfahrungen nicht mit Sicherheit beantwortet werden. In vereinzelten Fällen konnte jedoch eine Hämostase erreicht werden.

Die Thrombosierung eines totalen Shunts ist abhängig von der Größe der Anastomose und der Durchflußgeschwindigkeit in Höhe der Anastomose. Deshalb ist diese Komplikation beim portocavalen Shunt selten, häufiger jedoch beim proximalen splenorenalen Shunt oder bei Verwendung einer Dacron-Prothese bzw. eines anderen Interponats. Die Thrombosierungsrate des mesocavalen H-Shunts ist in der späten postoperativen Phase relativ hoch. Die Behandlung thrombosebedingter rezidivierender Oesophagusvaricenblutungen gleicht der Behandlung der ursprünglichen Blutung, vorausgesetzt, es werden noch shuntfähige Gefäße für eine erneute Anastomose gefunden.

5.2.2 Pfortaderthrombose

Eine Pfortaderthrombose ist nach selektivem Shunt selten, kommt jedoch in 1–3% der Fälle vor. Eine Lumeneinengung der Pfortader wurde bei ca. 15% aller Patienten festgestellt, bei denen nach Ablauf von 2–6 Jahren nach splenorenalem Shunt eine Angiographie über die Arteria mesenterica superior durchgeführt wurde.

5.2.3 Ulcus pepticum

Bisher ist man davon ausgegangen, daß peptische Ulcera bei Patienten mit Cirrhose gehäuft vorkommen. Diese Vermutung konnten wir anhand unserer Erfahrungen nicht bestätigen. Verschiedentlich ist auch behauptet worden, daß nach portocavalem Shunt jeder vierte Patient ein peptisches Ulcus entwickelt. Auch hier sprechen unsere Erfahrungen und die einer Reihe anderer Autoren gegen diese Behauptung. Ebenso fehlt der Nachweis, daß peptische Ulcera nach selektiven Shuntoperationen vermehrt vorkommen. Dennoch kann sich ein peptisches Ulcus durchaus auch bei einem Shunt-Patienten entwickeln, unabhängig davon, ob ein totaler oder ein selektiver Shunt vorliegt. Die Therapie unterscheidet sich dann nicht von der eines Ulcus bei einem Patienten ohne Shunt.

5.2.4 Encephalopathie

Die wichtigste Spätkomplikation des totalen Shunts ist die Encephalopathie. Ihre Manifestation erstreckt sich von kaum spürbarem intellektuellem Verfall bis hin zum tiefen Koma. Die großen Untersuchungsserien über die Langzeitergebnisse des portocavalen Shunts basieren auf den Verlaufsbeobachtungen an männlichen Alkoholikern, die in den „Veterans-Administration" – oder in öffentlichen Krankenhäusern behandelt wurden. Ein geringer intellektueller Verfall war in dieser Bevölkerungsgruppe kaum zu beurteilen, weil hier intellektuelle Ansprüche und Anforderungen im täglichen Leben ohnehin begrenzt sind. In einem differenzierteren Krankengut jedoch, bei dem das weitere Schicksal technisch hochqualifizierter oder geistig anspruchsvoller Patienten verfolgt wird, kann der intellektuelle Verfall eine Katastrophe darstellen. Unsere Erfahrungen stimmen mit denen von Elsas und Mitarbeitern überein, die zeigen konnten, daß bei prospektiven psychometrischen und psychologischen Tests nach Shunteingriffen charakteristische Einschränkungen der geistigen Funktionen nachweisbar waren. Die Auswirkung eines Shunts auf das verbale Ausdrucksvermögen war dagegen wesentlich geringer. Wahrscheinlich ist dies auch der Grund dafür, weshalb ein neuropsychiatrischer Verfall durch eine Routineuntersuchung nicht erfaßt wird. Nur spezielle Testverfahren und detaillierte Anamnesen unter Berücksichtigung der Fähigkeiten des Patienten, den intellektuellen Anforderungen eines leitenden oder technischen Berufes gerecht zu werden, können Störungen der Fähigkeit, höhere intellektuelle Funktionen zu erfüllen, erfassen. Je empfindlicher die Testmethoden sind, desto größer ist der Anteil solcher Shunt-Patienten, bei denen neuropsychiatrische Störungen nachgewiesen werden können. Diese Feststellung entspricht auch unseren Erfahrungen, die wir in einer randomisierten prospektiven klinischen Studie an Patienten, die für einen totalen bzw. selektiven Shunt ausgesucht wurden, gemacht haben. Bei allen Patienten mit reduzierter portaler Perfusion konnten wesentlich ausgeprägtere Abweichungen in den psychometrischen Tests, aber auch in den Leberfunktionsprüfungen, nachgewiesen werden als bei Patienten mit noch guter portaler Perfusion. Es erscheint jetzt klar, daß die Gründe für den postoperativ eintretenden Verfall neuropsychiatrischer Funktionen der sowohl ein Nachlassen der intellektuellen Leistungen als auch eine veränderte Bewußtseinslage umfaßt, in der reduzierten portalen Durchblutung des Leberparenchyms bzw. sogar in einem totalen Stopp der portalen Blutversorgung der Hepatocyten zu sehen sind. Je anspruchsvoller der Beruf oder die Tätigkeit, d. h. je höher die intellektuellen Anforderungen an den Patienten, desto schwerwiegender sind die persönlichen Folgen eines totalen Shunts. Je stärker die präoperative Durchblutung der Leber noch war, desto abhängiger sind die Leberzellen vom portalen Blutangebot. Entsprechend groß ist die Schädigung der Leber durch einen totalen Shunt, und entsprechend hoch ist das Risiko einer cerebralen Funktionseinschränkung.

Die spät auf einen distalen splenorenalen Shunt folgende Encephalopathie geht mit der Entwicklung von Collateralen zwischen dem Hochdrucksystem der Pfortader und dem Niederdrucksystem des distalen splenorenalen Shunts einher. Die Collateralgefäßbildung, die sich meist entlang der kleinen Kurvatur des Magens oder zur Pankreasloge hin vollzieht, verursacht im Endeffekt eine Umwandlung des selektiven Shunts in einen totalen Shunt. Der distale splenorenale Shunt wird somit zu einem modifizierten portocavalen Shunt mit Seit-zu-Seit-Anastomose. Das beste Mittel gegen eine Collateralenbildung zwischen Pfortader und Shunt ist die Prävention. Eine ausgedehnte Devascularisation zum Zeitpunkt der Erstoperation beugt einer späteren Collateralenbildung in diesem Bereich vor. Ein zusätzlicher Faktor, der die Collateralenbildung begünstigt, ist die weitere Zunahme der portalen Hypertension im Zuge einer fortschreitenden Fibrosierung der Leber. Die Zunahme des intrahepatischen Widerstandes unterstützt die Ableitung des portalen Blutes vom Leberparenchym. Gelingt es, durch transhepatische Pfortaderangiographie den Ursprung der Collateralgefäße zu identifizieren, können diese durch einen Katheter mit Cyanoacrylat oder Thrombin gezielt thrombosiert werden.

5.2.5 Verlauf der Grundkrankheit

Der selektiv-distale splenorenale Shunt schädigt die Leber nicht in dem Maße, wie es der totale Shunt tut. Der splenorenale Shunt kann jedoch die Progression der Grundkrankheit ebenfalls nicht aufhalten. Ob die anhaltende Aktivität der Cirrhose dem natürlichen Verlauf dieser Erkrankung entspricht und somit einer Therapie nicht zugänglich ist oder ob sie Folge eines kontinuierlichen Alkoholabusus und einer Mangelernährung ist, die wiederum eine dauernde aktive Leberdestruktion unterhalten, ist noch offen. Beide Situationen fördern die progressive Fibrosierung einer cirrhotischen Leber. Die Veränderungen sind zwar nicht Folge des chirurgischen Eingriffes, dieser trägt aber dennoch wesentlich zur Entstehung eines postoperativen Leberversagens bei. Der Spontanverlauf der Grundkrankheit, ob alkoholtoxischer Genese oder nicht, hat einen wesentlichen Einfluß auf die weitere Entwicklung und die Prognose des Patienten. Aus diesem Grunde können unsere Erfahrungen mit dem selektiv-distalen splenorenalen Shunt nicht mit den gut dokumentierten Ergebnissen des sog. prophylaktischen und des therapeutischen portocavalen Shunts verglichen werden.

6 Lohnt sich die Shuntchirurgie?

Eine wirksame Alternative zur Shuntchirurgie, die ebenso signifikant die Häufigkeit rezidivierender Blutungen bei einem Patienten mit einer Lebenserwartung von einem oder mehr Jahren reduziert, gibt es nicht. Allerdings ist es bislang unbewiesen, ob die Ausschaltung rezidivierender Blutungen die Überlebensdauer des einzelnen Patienten verlängert. Die für einen selektiven Shunt willkürlich ausgesuchten Patienten lebten nicht länger als diejenigen Patienten, die einen totalen Shunt erhielten. Mit Nachdruck muß aber betont werden, daß 1. unsere Untersuchungen keine unoperierten Kontrollen enthielten und 2. die Lebensqualität der Patienten mit selektivem Shunt die der Patienten mit totalem Shunt bei weitem übertraf, vor allem in Anbetracht der deutlichen Unterschiede in der Incidenz einer Encephalopathie. Ebenfalls sollte nicht vergessen werden, daß die randomisierten Studien an Shunt- und Kontrollpatienten hinsichtlich des prophylaktischen und therapeutischen Nutzens der Shuntchirurgie nicht mit unseren Untersuchungen oder Erfahrungen verglichen werden können. Deshalb kann der fehlende Nachweis einer verlängerten Überlebenszeit, der in öffentlichen Krankenanstalten mit einem Shunt versehen, fehlernährten, männlichen, amerikanischen Alkoholiker nicht auf ein differenzierteres Krankengut übertragen werden. Jedenfalls besteht heute Einigkeit darüber, daß der selektive Shunt effektiv das Risiko rezidivierender Varicenblutungen vermindern kann, ohne gleichzeitig ein unannehmbares Encephalopathierisiko heraufzubeschwören.

Literatur

1. Conn HO (1974) The rational evaluation and management of portal hypertension. In: Schaffner F, Sherlock S, Leevy C (eds) The Liver and Its Diseases. Intercontinental Medical Book Corp, New York
2. Conn HO, Lindenmuth WW, May CJ, Ramsby GR (1972) Prophylactic portacaval anastomosis. A tale of two studies. Medicine 51:27–40
3. Rueff B, Prandi D, Degos F, Sicot J, Degos J-D, Sicot C, Maillard J-N, Fauvert R, Benhamou J-P (1976) A controlled study of therapeutic portacaval shunt in alcoholic cirrhosis. Lancet 1:655–659

4. Jackson FC, Perrin EB, Felix WR, Smith AC (1971) A clinical investigation of the portacaval shunt: V. Survival of the therapeutic operation. Ann Surg 174:672–701
5. Resnick RH, Iber FL, Ishihara AM, Chalmers TC, Zimmerman H, The Boston Inter-Hospital Liver Group (1974) A controlled study of the therapeutic portacaval shunt. Gastroenterology 67:843–857
6. Mikkelsen WP (1974) Therapeutic portacaval shunt. Arch Surg 108:302–305
7. Powell WJ, Klatskin G (1968) Duration of survival in patients with Laennec's cirrhosis. Influence of alcohol withdrawal, and possible effects of recent changes in general management of the disease. Am J Med 44:406–420
8. Alexander JF, Lischner MW, Galambos JT (1971) Natural history of alcoholic hepatitis. II. The long-term prognosis. Am J Gastroenterol 56:515–525
9. Soterakis J, Resnick RH, Iber FL (1973) Effect of alcohol abstinence on survival in cirrhotic portal hypertension. Lancet 2:65–67

Sachverzeichnis

Absceß, intraabdomineller 248
–, perityphlitischer 246, 247, 252
Adaptation nach Dünndarmresektion 180–182
Adhäsiolyse, laparaskopische 239
Adhäsionen nach Appendektomie 248–252
– nach Colonresektion 238, 239
Adhäsionsbildung, Prävention 250, 251
Adhäsionsileus 249
Afferent-loop-Syndrom 133, 134
A. hepatica, Ligatur 310, 311
Alkoholcirrhose 365
Anämie nach Colonresektion 235, 236
– nach Gastrektomie 143, 144, 167–171
– nach Vagotomie 105
Analfissuren 270–272
Analfistel, chirurgische Therapie 268–270
–, extrasphincter 269
–, intersphincterisch 269
–, suprasphincter 269
–, transsphincterisch 269
Analkontinenz 261–264
Analkontinenzstörungen 261, 267, 269, 272
Anastomose, bilio-digestive 337–355
–, gastroduodenal 116
–, gastrojejunal 116
Anastomoseninsuffizienz 19, 23, 37, 38, 131
– nach Colonresektion 230, 231
– nach Shuntoperation 195
Anastomosenstenose 131–133, 236–238
Anastomosenulcera 142
Antirefluxchirurgie 56–71
–, Störungen nach 62, 63
–, Teleskopphänomen 64, 66, 68, 70, 71
Antrektomie 122–128, 136, 141
Anus praeter 217
– –, endständig 222–224
– –, Ischämie des Stomas 222

Appendektomie 245–255
–, Wundinfektionen 246, 247
Appendixtumoren 253
Arteriovenöse Fistel, intrahepatisch 303
Ascites 284, 285
–, chylöser 364, 369
–, postoperativer 364, 366–369
Ascitesentlastung 368
Atelektasenbildung 365

backwash-Ileitis 217
Bakterielle Fehlbesiedlung 158, 159
Bakterielles Kontaminationssyndrom 207–210
Barrett-Syndrom 65, 67
Belsey-Mark IV-Operation 60, 61
Bezoare 132, 133
Blasenfunktionsstörung, neurogene 241
Blindsacksyndrom 207–210, 348–353
– nach Bypass 209, 210
Blutstillung durch Coagulation 21
– durch Gefäßligatur 21
– durch Relaparotomie 26
Blutstillungstechniken nach Leberoperation 299–302
–, ungeeignete 301
Bypass s. Shuntoperation
Bypass-Operation, Indikationsstellung 193, 205

Cholangitis, akute 354
–, sklerosierende 309
Cholecystektomie 315–331, 341
–, funktionelle Störungen 329
–, metabolische Störungen 328, 329
–, Residualsteine 320
Cholecystitis 35
Cholecystoduodenostomie 348
Choledocho-Hepatico-Enterostomie 348
–, Stenose der Anastomose 349, 350, 353
Choledochoduodenostomie 347

Choledochus-Blindsack 327
Cholelithiasis 139, 317–325
–, medikamentöse Therapie 324
– nach Ileostomie 219
– nach Shuntoperation 203
Cholorrhagie 300
Chymus im Darmlumen 181, 182, 187
Cirrhose nach Bypass 200, 201
Cöliakie 138
Colektomie 213–216
–, Mortalität 214
–, verzögerte Wundheilung 215, 216
Colitis ulcerosa 215, 220
–, unspezifische nach Colonresektion 235, 236
Colomyotomie 242, 243
Colon irritabile 138, 139, 316
– – nach Cholecystektomie 330
Colonperforation nach Colostomie 224
Colonresektion, Anämie 235, 236
–, Diarrhoe 234, 235
–, Obstipation 235
Colonteilresektion 229–243
Colostomie 213, 222–226
–, Carcinomrezidiv 224
–, doppelläufig 223–226
–, Herniation 223
–, kontinente 225
–, Prolaps 223, 226
–, Retraktion 223
–, Stenose 223, 224
Cystektomie, postoperative Komplikationen 310
Cysticusstumpf, langer 327, 328

Darmentleerung, funktionelle Störungen nach Colonresektion 232
Darmstenosen 231
Dehiscenz 195
Denervations-Syndrom 69, 70, 95
Diabetes nach Pankreatektomie 287, 291
Diät nach Dünndarmresektion 186, 187
Diarrhoe bei Pankreasinsuffizienz 289
– nach Colonresektion 234, 235
– nach Dünndarmresektion 183, 184
– nach Ileostomie 218, 219
– nach Shuntoperation 195–197
– nach Vagotomie 102–104
Divertikelabtragung 49, 51–53
Divertikelrezidiv 48
Dünndarmfunktion 232, 233
Dünndarmileus 249, 251
–, rezidivierender 252

Dünndarmpassagestörungen 249
Dünndarmresektion 177–190
–, Adaptationsmechanismen 180–182
Dumping-Syndrom 88, 94, 95, 116–119
– nach totaler Gastrektomie 172, 173
– nach Vagotomie 101, 102, 104
Duodenoalpassage, Erhaltung nach totaler Gastrektomie 166
Dyspepsie 329
Dysphagie, postoperativ 97

Echinococcus cysticus 309, 310
Elektrolythaushalt 40, 41, 232–234
– bei Pankreatitis 281, 286
– nach Dünndarmresektion 183–185, 189
Encephalopathie 364, 370–372, 376–378
Endokrine Störungen 42
Enteritis regionalis 177
Entlastungscolostomie 231
Ersatzreservoirs nach totaler Gastrektomie 164–166

Fettsucht, Shuntoperation 193–206
Fistel, tracheooesophageal 54
Fundoplicatio, Teleskopphänomen nach 70, 71

Gallenblasengangrän 35
Gallenfistel 302, 303
Gallengangsstriktur 322, 327
Gallenreflux 115, 120, 121, 123, 140, 141
Gallenrefluxoesophagitis 115, 119
Gasbloat-Syndrom 57, 58, 64, 69
Gastrektomie, metabolische Folgen 142–146
–, totale 153–173
Gastritis 126–131
–, Korrelation zum Magencarcinom 130
–, postoperativ 127–129
Gastroduodenale Anastomose 116
Gastrointestinale Blutungen nach Shuntoperation 372
Gastrojejunale Anastomose 116
Gastropexie 71
Gerinnungsstörungen 24
Gewichtsverlust nach Gastrektomie 146, 154–156

Hämobilie 303, 304
Hämorrhoiden, chirurgische Therapie 266–268
Harnwegskonkremente nach Ileostomie 219

Hemicolektomie 180
Hepatico-Jejunostomie 350, 354
Hepatitis, akute 361
–, alkoholtoxisch 361
Hernien nach Appendektomie 253, 254
– nach Shuntoperation 195
Hiatushernie 55, 57, 114
Hyperamylasämie 281, 283
Hyperbilirubinämie 370
Hypoglykämie 307, 308
Hypovolämie, periphere 306

Ikterus 340, 346, 349, 366
–, postoperativer 304, 305, 309
Ileocöcalklappe, Resektion 209, 210
Ileostoma-Prolaps 217, 218
Ileostomie 213, 216–221
, Diarrhoe 218, 219
–, inkontinente 216
–, kontinente 219, 220
–, mechanische Komplikationen 220
–, metabolische Störungen 221
Ileus, mechanischer 29, 177
–, –, Therapie 32, 33
– nach Appendektomie 248
– nach Colektomie 215
–, paralytischer 29, 32, 281
–, postoperativer 27–33, 231
Intervallappendektomie 252
Intestinale Pneumatose 199

Jejunuminterponate 119, 125

Kachexie nach Shuntoperation 201, 202
Kardiafunktion, gestörte 113–116
–, Verbesserung 114
Kardiainkontinenz 57
Kardiaresektion 72
Kardiovasculäre Komplikationen 43
Keimkontamination, postoperativ 34, 35
Knochenerkrankungen nach Gastrektomie 144, 145
Kohlenhydratstoffwechselstörungen 41
Koliken 346, 348
–, steinbedingt 329
Kostenanalyse, Ulcus duodeni 3–17
Kostenvergleich, chirurgische und internistische Therapie 6–8
Kurzdarmsyndrom 177–179
–, chirurgische Therapie 189

Leberabsceß 298, 299
Leberblutungen 299, 300
–, Tamponade 299

Lebercirrhose 362–368, 377
Lebercyste 298, 299
Leberfunktionsstörungen 42
Leberinsuffizienz nach Shuntoperation 199–201, 369, 370
Leberresektionen 297–311
–, hämodynamische Störungen 306, 307
–, metabolische Störungen 307–309
–, zentralnervöse Störungen 308
LeVeen-Shunt 369
Lungenembolie nach Shuntoperation 365

Magenausgangsstenosen 129
Magencarcinom 153
–, Korrelation zur Gastritis 130
Magenentleerungsstörungen nach Vagotomie 99–104
Magenerythem 140, 141
Magenfistel nach Valvuloplastik 60
Magenhypersekretion nach Dünndarmresektion 182, 183
Mageninkontinenz 116–119
– nach Vagotomie 100–104
Magenmotilitätsstörungen nach Vagotomie 100, 101
Magenpolypose, diffuse 153
Magenretention 88
Magenwandnekrose nach Vagotomie 96, 97
Magnetverschluß bei Colostomie 225
Malabsorption des Dünndarms 207
– nach Vagotomie 105
Malabsorptionsursachen nach totaler Gastrektomie 158–160
Mangelernährung nach totaler Gastrektomie 160–164
Manschette, enge 61–64
Medikamente-Abusus 137
Medikamentenresorption nach Shuntoperation 197, 198
Milzverletzungen bei Valvuloplastik 60, 61
Motilitätsstörung, postoperativ 28–31
–, –, Therapie 31, 32
Morbus Crohn 214, 220, 236, 238
Mucosaveränderungen nach totaler Gastrektomie 160
Myotomie, unvollständig 50, 51
–, vollständig 51

Nahtinsuffizienz 34, 36, 38
Nahtmaterial, Einfluß auf Ulceration 141, 142

Niereninsuffizienz nach Leberoperation 305, 306
Nierensteine nach Shuntoperation 198
Noblesche Plikation 252

Obstipation nach Colonresektion 235
Oesophagitis 114–116, 316, 318
- nach Cholecystektomie 329
Oesophagus, Eingriffe bei gutartigen Erkrankungen 47–73
-, Motilitätsstörungen 52–54
-, - nach Vagotomie 97–99
Oesophagusatresie 53, 54
Oesophaguscarcinom 77
Oesophagusersatz 77–92
-, Anastomosenabsceß 82, 86
-, Anastomoseninsuffizienz 80–85
-, Anastomosenstrikturen 86–88
-, Coloninterponate 78, 79
-, Fistelbildung 81–85
-, Jejunuminterponate 78, 79
-, Mageninterponate 78, 79
-, Nekrose 79–81, 85
-, Reflux nach 89, 90
Oesophagusperforation 60
- bei Vagotomie 96
Oesophagussphincter, Achalasie 55
-, Eingriffe 48–52
-, Inkontinenz 55, 57
-, unterer, Superkontinenz 61–64
Oesophagusstenose 52–72, 97, 98
Oesophagusstrikturen 54
Oesophagusvaricen 374, 375
Oesophagusvaricenblutung 359
Osteomalacie 144
- nach Shuntoperation 203
Osteoporose 144
- nach Shuntoperation 203

Pancreaticocibale Asynchronie 160, 166
Pankreasabsceß 282–284
Pankreasfistel 285, 286
Pankreasinsuffizienz, chronische 286, 287
-, endokrine 291, 292
-, exokrin 289–291
- nach Gastroenterostomie 288
- nach Magenresektion 288
Pankreasläsionen 277–292
Pankreaspseudocyste 282–285
Pankreatektomie 287
Pankreatitis 23, 316, 318, 340
-, akute postoperative 280–282, 286
- nach Cholecystektomie 329

Papilla Vateri, Carcinom 346
- -, Re-Stenose 344–347
- -, Ventilinsuffizienz 343, 344
Papillenspasmus 320
Papillenstenose 316–318, 322, 325–327, 341, 342
Papillotomie, chirurgische, postoperative Komplikationen 343
-, endoskopische 322, 326, 327, 337–355
-, -, postoperative Komplikationen 343
Parenterale Ernährung nach Dünndarmresektion 188, 189
Passagedauer der Mahlzeit nach totaler Gastrektomie 159, 160
Peritonitis nach Colektomie 214
Pfortaderthrombose 359, 364, 375
Phantom-Ulcus 138, 139
Polyposis coli 214
Portale Hypertension 359–377
- Leberperfusion 361
Postcholecystektomiesyndrom 315–331
Postgastrektomiesyndrome 113–146
Postoperative Blutungen 20–27
Postvagotomiesyndrom 88, 89, 93–107
Pseudoobstruktion des Colon 198
Psychiatrische Komplikationen nach Shuntoperation 203, 204
Pyloroplastik 127–129, 140–143

Rectale Sensibilität 264
Rectumprolapskorrektur 241, 242
Rectumresektion 265, 266
Rectumstenosen 241
Recurrensparese 51, 52
Reflux, duodenogastral 104, 119–125, 128, 129, 134, 139, 140
-, gastrooesophageal 49, 114, 115
-, -, Antirefluxchirurgie 56–71
-, -, nach Myotomie 71, 72
-, -, nach Vagotomie 98, 99
-, nach Oesophagusersatz 89, 90
Resorptionsstörungen nach totaler Gastrektomie 156–160
Retraktion der Colostomie 223
Rezidivulcus 132–136
- nach Vagotomie 106, 107
Rheumaerkrankungen nach Shuntoperation 199
Roux-Y-Anastomose 135, 171–173
Roux-Y-Umwandlung 119, 124, 125, 133

Säure-Basen-Balance nach Dünndarmresektion 183–185, 189

Säure-Basen-Haushalt 232–234
–, Störungen 40, 41
Säuresekretion 135–137
Schistosomiasis 359
Schluckstörungen 53
Sensorische Störungen 42, 43
Sepsis, gramnegativ 37, 39, 40
–, postoperativ 33–40
Serombildung 195
Sexualstörungen nach Colektomie 216, 240, 241
– nach Rectumresektion 272, 273
Shuntoperation 193–206
– bei portaler Hypertension 359–378
–, Komplikationen 195–204
–, Methoden 194, 195
Shuntthrombose 364, 373, 374
Speichelfistel, cervikal 51, 52
Sphincterdehnung 268, 272
Sphincterdruck 261–263, 268, 270
Sphincterinkontinenz nach Rectumresektion 266, 267
Sphincter oddi, Funktionsverlust des 338, 339
Spincteroplastik 340, 341, 345
Sphincterotomie 268, 340, 341
Sprue 138
Stauungsikterus 309
Steatorrhoe 287, 289
Steinextraktion, prograd 322, 323
–, retrograd 322, 323
Stenose der Anastomose 131–133, 236
Stomakomplikationen nach Ileostomie 217
Streßblutungen 23, 24

Streßulcus 26
Stuhlfistel 230
– nach Appendektomie 254

T-Drainage 300

Ulcus duodeni, Kostenanalyse 3–17
– pepticum 364, 375, 376
Urologische Komplikationen nach Colonresektion 240, 241

Vagotomie, Magenentleerungsstörungen 99–104
–, Magenwandnekrose 96, 97
–, Milzverletzung 96
–, Oesophagusperforation 96
–, proximale 113, 141
–, selektive 94, 96
–, selektiv-proximale 94, 96, 113, 122, 123, 126, 127
–, –, Kostenschätzung 13–16
–, trunculäre 93, 94, 96, 113, 117, 122, 126, 127, 140, 141
Valvuloplastik, Dysphagie nach 65, 66, 69
–, Magenfistel 60
–, Milzverletzung 60, 61
–, Sodbrennen nach 67, 68
Varicenblutung 359
Ventilinsuffizienz der Papilla Vateri 343, 344
V. porta, Ligatur 311

Wechselschnitt 246
Witzelfistel 80, 88

Zenker-Divertikel 48

Interdisziplinäre Gastroenterologie

Ulcus-Therapie

Ulcus ventriculi und duodeni: Konservative und operative Therapie

Herausgeber: A. L. Blum, J. R. Siewert

Mit Beiträgen von R. Arnold, H. Bauer, H. D. Becker, J. Bivetti, A. L. Blum, H. H. Brändli, U. von Büren, K. Ewe, E. H. Farthmann, G. Feifel, G. E. Feurle, F. Fischer, M. Fischer, W.-P. Fritsch, F. Halter, M. L. Hefti, E. Hentschel, C. Herfarth, A. Hollinger, K. H. Holtermüller, R. Largiadér, W. Lorenz, S. Martinoli, N. Merkle, R. Ottenjann, H.-J. Reimann, W. Rösch, M. Rothmund, E. Seifert, J. R. Siewert, A. Sonnenberg, H. Troidl

1978. 104 Abb., 62 Tab. XXV, 409 Seiten
DM 36,–
ISBN 3-540-08742-7

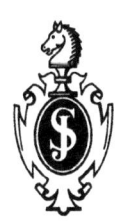

Springer-Verlag
Berlin
Heidelberg
New York

Die Therapie des Gastroduodenal-Ulcus hat sich in den letzten Jahren entscheidend geändert. Fast gleichzeitig sind neue Wege in der konservativen und operativen Behandlung beschritten worden. Die Ergebnisse sind noch widersprüchlich, alte scheinbar gesicherte Prinzipien jedoch schon in Frage gestellt. Eine neue Standortbestimmung ist somit notwendig geworden.

Dieser Aufgabe hat sich erstmals eine Gruppe von Gastroenterologen aus Klinik und Forschung gemeinsam gestellt. Die Fülle aktueller Informationen und ihre therapeutischen Konsequenzen sind in diesem Buch umfassend dargestellt. So ist ein modernes Konzept praktischer Ulcus-Therapie, dargeboten in einfacher und verständlicher Form, entstanden. Die Tatsache, daß der Therapieplan von Chirurgen und Internisten gemeinsam entworfen wurde, macht dieses Buch auch zu einer wertvollen Hilfe für die Allgemeinpraxis.

Interdisziplinäre Gastroenterologie

In Vorbereitung:

Reflux-Therapie

Gastrooesophageale Refluxkrankheit: konservative und operative Therapie

Herausgeber: A. L. Blum, J. R. Siewert

Unter Mitarbeit von A. Akovbiantz, H. Bauer, W. Berges,
A. L. Blum, R. Earlam, V. Eckardt, G. Feifel,
F. Grönninger, F. Hagenmüller, F. Halter, T. H. Heil,
P. Heitmann, J. Hellemans, K. H. Holtermüller,
H. R. Koelz, G. Lepsien, D. Liebermann-Meffert, G. Lux,
G. Miller, W. Rösch, M. Rothmund, M. Savary,
G. Schattenmann, V. Schumpelick, J. R. Siewert,
A. Sonnenberg, J. Treichel, G. N. Tytgat, H. F. Weiser,
T. H. Weyhrauch, M. Wienbeck, J. H. Witte

1980. Etwa 110 Abbildungen. Etwa 360 Seiten

Springer-Verlag
Berlin
Heidelberg
New York

Die gastrooesophageale Refluxkrankheit ist eine sehr häufige, aber immer noch weithin unbekannte und in ihrer Relevanz oft unterschätzte Erkrankung. In diesem Buch wird das bislang erarbeitete Wissen über diese Krankheit verständlich dargestellt und ein praktikables Konzept konservativer und operativer Therapie in gemeinsamer Diskussion zwischen Internisten und Chirurgen entwickelt. Das Buch ist deshalb für alle Ärzte ein wertvoller Ratgeber.

Erscheint voraussichtlich im Herbst 1980

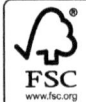

MIX
Papier aus verantwortungsvollen Quellen
Paper from responsible sources
FSC® C105338

If you have any concerns about our products,
you can contact us on
ProductSafety@springernature.com

In case Publisher is established outside the EU,
the EU authorized representative is:
**Springer Nature Customer Service Center GmbH
Europaplatz 3, 69115 Heidelberg, Germany**

Printed by Libri Plureos GmbH
in Hamburg, Germany